AF533147

Ellen Lang-Langer

Trennung und Verlust

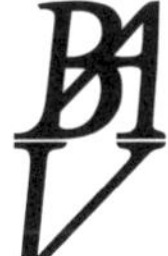

Die Kinder und Jugendlichen in den Fallstudien erfuhren Verlust durch den Tod eines Elternteils, durch Adoption und Heimunterbringung, durch die Scheidung der Eltern und durch eine zeitweilige Trennung von einem Elternteil.

Das Spektrum der Erkrankungen umfasst Entwicklungsstörungen mit vorwiegend neurotischen Anteilen bis hin zu solchen mit traumatischen und psychotischen Anteilen.

Die psychoanalytische Langzeitbehandlung deckte die Tendenz zur Verleugnung früher Trennungs- und Verlusterfahrungen auf und eröffnete den dringend benötigten Raum, um dem Verlorensein und der Wut, Hilflosigkeit und Ohnmacht Ausdruck zu verleihen. Die Auflösung der inneren Abwehrhaltung machte die Therapie schwierig und doch für die Kinder sehr lohnend.

Die Autorin:

Ellen Lang-Langer, Dr. phil., Analytische Kinder und Jugendlichen-Psychotherapeutin in eigener Praxis, Dozentin, Supervisorin und Leiterin des Ausbildungsbereichs am Institut für Analytische Kinder- und Jugendlichen-Psychotherapie in Frankfurt a. M., Veröffentlichungen in Fachzeitschriften.

Ellen Lang-Langer

Trennung und Verlust

Fallstudien zur Depression in Kindheit und Jugend

Brandes & Apsel

Sie finden unser Gesamtverzeichnis mit aktuellen Informationen
im Internet unter: www.brandes-apsel-verlag.de
Wenn Sie unser Gesamtverzeichnis in gedruckter Form wünschen,
senden Sie uns eine E-Mail an: info@brandes-apsel-verlag.de
oder eine Postkarte an:
Brandes & Apsel Verlag, Scheidswaldstr. 22, 60385 Frankfurt a. M., Germany

1. Auflage 2009

Umschlag und DTP: Franziska Gumprecht, Brandes & Apsel Verlag, Frankfurt a. M.
Druck: Impress, d.d., Printed in Slovenia
Gedruckt auf säurefreiem, alterungsbeständigem und chlorfrei gebleichtem Papier.

Bibliografische Information der Deutschen Nationalbibliothek:
Die Deutsche Nationalbibliothek verzeichnet diese Publikation in der Deutschen Nationalbibliografie; detaillierte bibliografische Daten sind im Internet über http://dnb.ddb.de abrufbar.

ISBN 978-3-86099-376-7

Inhalt

Gleich einem Fluß
lenkte die harsche Zeit mich um.
Mein Leben ward vertauscht.
Verlief in einem anderen Tal,
an anderen Gegenden vorbei.
Und meine eignen Ufer kenn ich nicht.
(*Anna Achmatowa*, Nordische Elegien)

Einleitung

Erfahrungen von Trennung und Verlust zeichneten das Leben meiner Patienten und vermischten sich mit dem Boden, auf den sie gefallen waren. Der Boden dieser Erfahrungen, der manchmal einer war, in dem haltende Objekte zur Verfügung standen und gestanden hatten, war in anderen Fällen einer, der die Geschichte der Verlust- und Trennungserfahrungen meiner Patienten vermengte mit der schicksalhaften, traumatischen Vergangenheit und Verstricktheit der betreuenden Objekte. Ein unbewusster Schmerz drängte in allen Fällen an und verschaffte sich, oft nach sehr vielen Jahren, Ausdruck und Bedeutung.

Der Modus des Umgangs mit der Wirklichkeit war bei all meinen Patienten, als ich sie kennenlernte, ein depressiver. Sie fühlten sich schuldig und beschämt über ihr Verlassensein. Sie fürchteten ihr Recht auf Leben verwirkt zu haben. Häufig idealisierten sie die toten, sich trennenden Objekte. In einigen Fällen intonierte die Symptomatik meiner Patienten das Depressive, in vielen Fällen wehrte sie es ab. Manchmal waren die Symptome laut, manchmal leise.

Stets war es die Unfähigkeit dieser Patienten, ihre aggressiven Bestrebungen zu integrieren, die sie in einen depressiven Zustand führte. Sie, die nur schuldhaft überlebt hatten, mussten die sie verlassen habenden Objekte schonen, sie nahmen sich selbst zurück. Ihr unbewusster Hass auf diese Objekte richtete sich in vielen Fällen gegen das Selbst, in anderen brach er unspezifisch und als fremd erlebt aus. Da war eine unglaubliche Angst, die verlorenen Objekte noch einmal zu zerstören, eine Panik vor dem Untergang ihrer eigenen Existenz, ein sich Anklammern am verlorengegangenen Objekt.

Eine spezifische Symptombildung konnte ich nicht feststellen. Jedes Symptom (Rückzüge, Konzentrationsstörungen, Raubüberfälle, Diebstähle, Schreien, Schlafstörungen, Panikattacken, aggressive Durchbrüche etc.) war auf seine Weise in der Lage, eine zugrunde liegende Geschichte von Trennung und Verlust zu erzählen.

Ich werde mich mit der Diagnostik der über Jahre andrängenden und verleugneten Depression beschäftigen, der Tatsache, dass es viele meiner Patienten vermochten, über einen langen Zeitraum hinweg zu überleben, indem sie sich in einer verzweifelten Weise festhielten an der Welt der von ihnen getrennten, verlorenen und untergegangenen Objekte. Der Stand der inneren Entwicklung und Strukturbildung wurde zu einem wichtigen Thema meines Nachdenkens. Es ist interessant, dass es sich bei allen Fällen um Entwicklungsstörungen verschiedenster Ausprägungen handelt. Frühe Einbrüche und Diskontinuität beherrschten das Bild. Das Spektrum umfasst die Entwicklungsstörung mit vorwiegend neurotischen Anteilen bis hin zur Entwicklungsstörung mit traumatischen und psychotischen Anteilen. In keinem der Fälle kann ich von einer infantilen Neurose berichten. Reale Erfahrungen von Trennung und Verlust in einer frühen Zeit tendieren dazu, eine neurotische Verarbeitung zu verunmöglichen.

Die psychoanalytische Behandlung, wie ich sie über den Zeitraum von in der Regel zwei bis drei Jahren in zweistündiger wöchentlicher Frequenz durchführte, eröffnete meinen Patienten einen Raum, den sie dringend benötigten, um ihrem Verlorensein, der damit unbewusst verbundenen Wut, Ohnmacht, Hilflosigkeit und Destruktivität, ihrer Überlebensschuld einen Ausdruck zu verschaffen.

Trennung ist dem Leben inhärent und unausweichlich. Unter bestimmten Bedingungen fördert Trennung die Entwicklung des Kindes und befähigt es, ein eigenes Leben zu führen.

Die Kinder und Jugendlichen, über die ich berichten werde, erfuhren Trennung und Verlust als etwas, das über sie hereinbrach, etwas, das sie niemals aktiv hatten anstreben und gestalten können. Der sichere Boden, auf dem der Wunsch nach Trennung und Separation wachsen kann, existierte für diese Patienten nicht. Die Trennungs- und Verlusterfahrungen geschahen zumeist ohne Vorankündigung, in vielen Fällen schlossen sie, aufgrund des geringen Lebensalters der Kinder, ein Bewusstsein derselben aus. Was geschehen war, war oft, als sei es nicht geschehen. Es exisitierte in Bildern und Schatten, die sich über ihr Leben legten. Die Tendenz zur Verleugnung von Trennungs- und Verlusterfahrungen in der frühen Kindheit durch die begleitenden Objekte war in allen Fällen vorhanden. Die Bewusstlosigkeit des Kindes schien die Bedeutungslosigkeit von allem, was es in diesem Stadium erfahren hatte, zu bestätigen.

Ich hatte stark zu kämpfen mit dieser Logik der Vernunft, des Bewusstseins, die der »Logik« des Unbewussten, der Tatsache, dass nichts, wann auch immer es geschah, spurenlos bleibt, gegenüberstand. Zeugten nicht die Symptome, Bildern gleich – war man nur bereit, sie zu lesen und anzuerkennen – davon? Es gibt keine gewachsene gesellschaftliche Anerkennung für die Bedeutung der Erfahrungen von Trennung und Verlust in der Kindheit. Es gibt, so schien es mir oft, eine Art von flachem Bewusstsein über diese Art der Vorgänge. Die Flachheit besteht darin, dass etwas zwar faktisch anerkannt, aber nicht gefühlt werden kann, vielmehr abgewehrt bleiben muss in dieser Flachheit des flüchtigen Anerkennens. Die Flachheit dieses faktischen Anerkennens rationalisiert das Gewesene, wehrt es ab und entraubt es der Bedeutung. Dieser Vorgang entspricht der Abwehr meiner Patienten, die, als ich sie kennenlernte, scheinbar lebten, als sei nichts gewesen. Was gewesen, in der inneren Welt geschehen war, hatte abgespalten werden müssen in den explosiven, psychotisch anmutenden Teil ihres Ich. Ist es nicht so, dass der von diesen Kindern und Jugendlichen abgespaltene Anteil ihres Ich, der dem verlorenen Objekt anhing, auch deshalb hatte abgespalten werden müssen, weil der bedrohliche Aspekt dieses Teils in der Welt der existierenden Objekte, der Realität, keinen Bestand haben durfte und verleugnet werden musste?

Die von mir beschriebenen Erfahrungen von Trennung und Verlust in Kindheit und Jugend können, so hoffe ich, das innere Drama der Betroffenen beleuchten und einen Einblick geben in ihren Kampf zu überleben. Auch bei den beiden Kindern, die die Trennung ihrer Eltern im Alter von sieben und elf Jahren erlebten, führte dieses Szenarium zur Wiederbelebung einer frühen Unsicherheit über das Objekt.

Ich werde verschiedene Formen von Trennung und Verlust untersuchen. Unter dem Begriff Verlust fasse ich die endgültige Trennung durch den Tod eines bedeutsamen Objektes. Der Begriff des Verlustes ist eine Variante der Trennung, in der das reale Objekt unwiderruflich verlorenging. In einigen Fällen, die ich beschreiben werde, geht es um den Verlust von Vater oder Mutter durch Tod. Darüber hinaus wird mich die Trennung von einem Elternteil durch Scheidung beschäftigen. In mehreren Fällen, die ich beschreiben werde, wurden die Kinder sehr früh von ihren Eltern weggegeben, verbrachten einige Zeit in Krankenhäusern und Heimen und wurden dann adoptiert; ein Kind lebte dauerhaft in einem Heim. Ich werde auch von Kindern berichten, die für einen Zeitraum von einigen Monaten oder Jahren bei Familienangehörigen untergebracht wurden. Die Auswirkung scheinbar geringer Trennungszeiten wird mich beschäftigen, etwa die tagsüber stattfindende Fremdbetreuung durch Tagesmütter oder in Krabbelstuben. In einem Fall geht es um die Folgen sehr kurzfristiger Trennungserlebnisse von der Mutter.

Meine Patienten befanden sich, als ich sie kennenlernte, in einem Zustand inneren Verlorenseins. Sie hatten ein wichtiges Objekt in einer dramatischen Weise vorübergehend oder für immer verloren. Dieses Erlebnis führte in allen Fällen zur Bedrohung der inneren, schützenden, libidinös besetzten Instanz eines versorgenden Objektes. Das innere Erlebnis der *vorübergehenden Trennung* von diesem Objekt glich in vielen Fällen, wenn man absieht von der Unmöglichkeit der Wiedergutmachung, in gewisser Weise dem *vollkommenen Verlust* dieses Objektes bei Patienten mit realen Verlusterfahrungen. In der unbewussten, inneren Welt kommt die Trennung dem Verlust gleich und verhindert das Wiederfinden des verlorenen Objektes. Es geht unter in Wut und Hass. Sehr oft wird es idealisiert.

In wirklich vielen Fällen intonierte das reale Trennungs- oder Verlustgeschehen ein vorangegangenes Nicht-Gehaltensein. Es spitzte sich gleichsam zu, was sich über einen längeren Zeitraum hinweg angebahnt hatte. Für alle Scheidungskinder trifft dies zu, auch für die meisten Patienten mit Verlusterfahrungen, die Zeugen eines langen Sterbens eines Elternteiles wurden und der Präokkupiertheit des verbleibenden Elternteiles.

Auch bei Patienten mit passageren Trennungserfahrungen brachten diese in einigen Fällen, so schien es mir immer wieder, etwas zum Ausdruck, was in der Beziehung zwischen Eltern und Kind zuvor bereits virulent gewesen war: eine schicksalhafte Verflechtung, eine Schwierigkeit dem Kind zur Verfügung zu stehen und seine Bedürfnisse anzuerkennen.

I.

Diagnostik und theoretischer Bezugsrahmen

Vorbemerkung

Der Verlust oder die Trennung von einem bedeutsamen Objekt in der Kindheit führte die Patienten, die ich beschreiben werde, in den Zustand einer über einen langen Zeitraum hinweg andrängenden Depression, in Vereisung, Angst und Schuld, manchmal in eruptiv ausbrechende und als fremd erlebte Aggressivität. Die »lauten« und die »leisen« Symptome werden mich beschäftigen. Ich werde die inneren Vorgänge benennen, die in einer Depression mündeten.

Eine Übersichtstabelle zu Beginn der Behandlung gibt Auskunft über Sympomatik, Strukturniveau, das Alter der Patienten zu Beginn der Behandlung und zum Zeitpunkt der Trennungs- bzw. Verlusterfahrung und über die Länge und Frequenz der durchgeführten Therapie.

In diesem ersten Teil meiner Arbeit werde ich meinen diagnostischen Rahmen erörtern und einige Forscher vorstellen, die für das Verständnis meiner Patienten mit Trennungs- und Verlusterfahrungen bedeutsam waren.

Ich werde mich mit den Phänomenen von Übertragung und Gegenübertragung beschäftigen und versuchen, die spezifische Übertragungs- und Gegenübertragungskonstellation bei den von mir behandelten Kindern und Jugendlichen zu erläutern.

Dieser erste Teil wird eingeleitet mit einigen Ausführungen zur Wahrnehmung und Anerkennung von Trennungs- und Verlusterfahrungen, die, wie ich während der Arbeit mit meinen Patienten erfuhr, eng verknüpft sind mit der Wahrnehmung und Anerkennung der Realität.

Wahrnehmung und Anerkennung von Trennungs- und Verlusterfahrungen

Trennung von einem versorgenden Objekt oder aber dessen Verlust in Kindheit und Jugend führen sehr häufig zu einem depressiven Krankheitsbild, manchmal im Sinne einer kaschierten Depression. Die Symptome sind vielfältig. In manchen Fällen intonieren sie das Depressive, in anderen wehren sie es ab. *Zur manifesten Symptombildung kommt es oft erst viele Jahre nach der erlebten Trennungs-/Verlusterfahrung.* Dies führt dazu, dass die Genese des jeweiligen Symptoms, die in einer lange zurückliegenden Verlusterfahrung wurzelt, verleugnet ist und erst im Behandlungsverlauf Bedeutung gewinnen darf.

Viele der von mir behandelten Kinder und Jugendlichen schienen über einen Zeitraum von Jahren all ihre Energie in der Anpassung an ihre reale Lebenssituation und die Verleugnung ihrer schmerzlichen Erfahrungen verbraucht zu haben. Die Eltern oder die Adoptiveltern erlebten die ausbrechende Symptomatik der Kinder nach einer oft langen Phase der Normalität als »wie vom Himmel gefallen« und in keinem Bedeutungszusammenhang mit den frühen Trennungs- und Verlusterfahrungen.

Es gibt nicht wirklich eine Kultur in unserer Gesellschaft, die den Erlebnissen von Trennung und Verlust Bedeutung zuspricht. Gleichwohl fanden die von mir behandelten Patienten und ihre Eltern, aufgrund einer oft lärmenden Symptomatik, nicht nur den Weg zu mir, sie konnten sich in der Mehrzahl der Fälle auf eine langfristige Behandlung einlassen. Dies beinhaltete im Verlauf eines mühsamen und schmerzlichen Prozesses die Anerkennung früher Verlusterfahrungen, eine Art von Zusammenführung der manifesten Symptomatik und ihrer Genese.

Die psychoanalytische Behandlung, wie ich sie durchführte, unter Einbeziehung der Anamnese und von Übertragung, Gegenübertragung und Widerstand, schien mir gerade aufgrund des zeitlich intensiven Raumes, den eine solche Behandlung zur Verfügung stellt, als ein geeignetes Mittel, die über Jahre verleugnete Bedeutung von Trennung und Verlust zu eruieren und zu benennen, einen psychischen Raum dafür zu schaffen. Manchmal habe ich gedacht, es ging für meine Patienten darum, eine Geschichte zu erzählen, die unbewusst andrängte, bewusst verschollen war und als unwirklich erlebt wurde. Es ging, so schien es mir, um die Anerkennung der Realität der Erfahrung von Trennung und Verlust, die eine Bedingung war für meine Patienten, sich der Wirklichkeit wieder stellen zu können. Sie erzählten diese Geschichte über einen langen Zeitraum hinweg nicht mit Worten, denn Worte standen für das, was sie oft in einer frühen Zeit erlebt hatten, nicht zur Verfügung. *Sie begannen ihre Geschichte in allen Fällen zu erzählen, indem sie sich meinen Versuchen, sie zu erreichen, verweigerten.* Jeder meiner Patienten brachte mich auf seine Weise in die Position völliger Hilflosigkeit, Ohnmacht und Verzweiflung.

In einer unbewussten Weise, so könnte man das sagen, brachten mich meine Patienten dazu, etwas von dem zu fühlen, was sie erlebt hatten und mit dem sie sich unermesslich einsam fühlten. Sie zwangen mich in einen Zustand hinein, der oft über meine Kraft ging, in eine Einsamkeit und ein Scheitern, eine Wut, manchmal schrecklichen Hass und Ausweglosigkeit. Erst wenn sie sicher sein konnten, mich damit zu erreichen, konnte es weitergehen, durfte es Worte geben. Sehr langsam und zögernd, so empfand ich das, tauchten Worte auf. Ich hatte immer das Gefühl, ganz still sein zu müssen, um das plötzliche Auftauchen von Worten, die in einer Beziehung zu mir standen, nicht zum Verstummen zu bringen.

In einer gewissen Weise sprachen mir meine Patienten eine Existenz zu, nachdem ich lange daran gezweifelt hatte, ob ich überhaupt für sie existierte. Diese Existenz war ungemein fragil. Ich hatte keinen Zweifel daran, dass sie ihre eigene Existenz als so zerbrechlich erlebten, wie ich meine empfand. Unbewusst waren sie gefangen in depressiven Gefühlen und Identifikationen mit den getrennten, sie verlassenden und verlorenen Objekten.

Ich kann nur betonen, wie wichtig es für diese Patienten war, einen Raum für die oft lange zurückliegenden Trennungs- und Verlusterfahrungen zu finden. *Sie benötigten sehr viel Zeit, sich dieses Raumes zu vergewissern und sich in ihm zu bewegen.* Die Symptome, aufgrund derer sie gekommen waren, verschwanden in vielen Fällen schon nach kurzer Zeit. Ich glaube, dass das so war, weil diese Patienten in einer unbewussten Weise empfinden konnten, dass sie an einem Ort angekommen waren, der ihnen gehörte, an dem sie sicher waren, an dem sie schweigen, sich zurückziehen, hassen, verachten, misstrauen und weglaufen und schreien konnten, ohne des Objektes verlustig zu gehen.

Es war aber ein langer Weg, über das, was zwischen mir und den Patienten geschah, in Kommunikation zu treten. Das Band, das sich unbewusst zwischen uns herzustellen begann und zur Entlastung der Patienten in ihrer Lebenswelt führte, war brüchig über einen langen Zeitraum. Sie fürchteten dieses Band, es durfte keinesfalls benannt werden. Sie kamen ja nicht und sagten: Ich brauche Hilfe. Davon waren sie meilenweit entfernt. Eher sagten sie: Lass mich, ich brauche dich nicht, lass mich in Ruhe. Ich will nicht bei dir sein, ich will weg sein. Ich hasse dich, ich werde dir niemals vertrauen, es ist alles sinnlos, alles. Was willst du von mir? Warum gehst du nicht? Ich werde dich dazu bringen, dass du aufgibst, du wirst schon sehen, wie sinnlos alles ist. Lass mich gehen, warum lässt du mich nicht gehen?

Sie fürchteten die Sprache, die Worte, in denen ich zu ihnen zu sprechen suchte. Sie hassten meine Existenz, wenn sie sich mit Worten konturierte. Sie hatten Angst, noch einmal verlorenzugehen, wenn sie meinen Worten lauschten. Sie mieden und boykottierten das Dritte, das ich in meinen Versuchen, zu sprechen und Bedeutung zu verleihen, repräsentierte. Sie sehnten sich in vielen Fällen danach, mit mir zu verschmelzen.

Es war wirklich ein langer Weg, den ich mit meinen Patienten gehen musste, nachdem sie sich in einer intuitiven und unbewussten Weise ihres Raumes versichert hatten. Eigentlich ging es immer darum, die Realität ihrer Geschichte in der Wirklichkeit, in einem Raum zwischen uns zu verankern, ohne dass sie erneut verlorengingen.

Leonard Shengold hat es als Seelenmord beschrieben, wenn das Kind an der Wahrnehmung dessen gehindert wird, was um es herum vorgeht. Er beschäftigte sich mit der völlig unvorbereiteten Trennung des Autors Rudyard Kipling von seinen Eltern, die ihn im Alter von sechs Jahren, ohne sich zu verabschieden, zusammen mit seiner kleinen Schwester für einen Zeitraum von sechs Jahren in England zurückließen. Kiplings Mutter äußerte später, sie habe ihm die Qualen des Abschieds ersparen wollen. Shengold schreibt: »Ganz bestimmt teilte Alice Kipling den Mangel an Einfühlungsvermögen in das Kind, der in der Viktorianischen Zeit vorzuherrschen schien und der häufig von einer Generation zur anderen als Bestandteil des Zwanges, die Vergangenheit zu wiederholen, weitergegeben wurde.«[1] Als ich das las, dachte ich an die Filme der Robertsons, an die Eltern, die ihre Kinder im Krankenhaus nur durch eine Scheibe hindurch sahen, wenn sie sie besuchten, weil sie ihnen, wie die Mutter Kiplings, die Qualen des Abschieds ersparen wollten.

> Ich dachte auch an Sebastian, der von seinen Eltern zu einer Tagesmutter gebracht wurde und der über den Zeitraum von 1½ Jahren dablieb, obwohl die Eltern daran zweifelten, ob er da wirklich gut betreut würde. Sie brachten ihn schließlich in einer Krippe unter, wo er um sich biss. Als ich ihn im Alter von zehn Jahren kennenlernte, befand er sich in einem depressiven Zustand, er konnte sich nicht wehren und schlief viel, auch am Tag.
>
> Ich dachte an Eugenia, Maria und Tim, die nicht bei fremden Menschen untergebracht wurden, sondern bei ihren Großeltern, und die lange nicht verstehen konnten, was mit ihnen geschehen war.

Kipling wurde zum Schöpfer des *Dschungelbuch,* der Geschichte eines im Dschungel verlorengegangenen Jungen, der dort eine neue Mutter, eine Wölfin, fand, die bereit war, mit einem Tiger auf Leben und Tod zu kämpfen, um ihn zu retten.

In England, allein bei fremden Menschen, begann Kipling, wie verrückt zu lesen. Er tat nichts anderes mehr. Er war halb blind, als seine Mutter ihn nach sechs Jahren holen kam. In dem Roman *Das Licht erlosch* berichtet er später über die Geschichte zweier Waisenkinder. Das Eröffnungsgedicht huldigt seiner Mutter in einer so absoluten Weise, dass Shengold es als ironisch bezeichnete:

»Mutter mein, o Mutter mein!/Und würde mir Fluch und Verdammnis zuteil/Ich weiß, wessen Beten mich machte heil,/Mutter mein, o Mutter mein!«[2]

Über die von Shengold betonte Ironie des Autors war ich mir keineswegs sicher. Vielmehr dachte ich, dass Kipling in diesem Eröffnungsgedicht, in dieser extremen Huldigung seiner Mutter, seine in dem Roman *Das Licht erlosch* beschriebene Leidensgeschichte zweier Waisenkinder, in gewisser Weise zurückzunehmen trachtete.

Shengold selbst vermutete das an einer Stelle. Kipling konnte nicht bleiben bei der Wahnehmung des Verlassenseins vom versorgenden Objekt und der damit

[1] Leonard Shengold, Soul Murder, S. 293.

[2] Ebd., S. 223.

verbundenen Anklage, er benötigte die idealisierte Mutter, um zu überleben – in England und sein ganzes Leben lang. Das Licht, das erlosch, als er allein mit der Schwester zurückblieb, seine blindgelesenen Augen, die die Mutter suchten, benötigten sehr stark der Phantasie, der Beschwörung eines phantasierten Objektes, das heil macht, eines idealisierten Objektes. In dieser Weise erinnerte er mich an meine Patienten, deren Licht in einer ähnlich dramatischen Weise erloschen war, ohne dass sie davon hätten kund tun können.

Erfahrungen von Trennung und Verlust, die nicht von einfühlsamen und begleitenden Objekten geteilt werden können, tendieren dazu, das Kind, seine gesamte Existenz und sein Fühlen auszulöschen. Hiergegen kämpft es an mit Idealisierung und Verleugnung. Es kann nicht überleben ohne die inneren Abwehrmechanismen von Verleugnung und Idealisierung, die das, was Shengold »Seelenmord« nannte, intonieren.

In vielen Fällen eröffnete die Behandlung meinen Patienten die Möglichkeit, sich mit ihrem über einen langen Zeitraum hinweg verleugneten Schmerz zu konfrontieren, mit ihrer Einsamkeit, ihrer Merkwürdigkeit. Sie fanden eine neue Möglichkeit der Wahrnehmung der Realität, die in allen Fällen aus dem Raum entstand, der ihre Vergangenheit, ihre Erfahrungen von Trennung und Verlust, anerkannte. Sie gewannen ein Gefühl für sich selbst, ihren Körper. Sie anerkannten etwas ungemein Schmerzliches, das sie lange verleugnet hatten. Ich hatte immer das Gefühl, dass sie in einem Rhythmus zu atmen lernten, der ihr eigener war.

Depression und Objektverlust

Depression im Kinder- und Jugendalter ist ein Krankheitsbild, das sich in einem breiten Spektrum von Symptomen Ausdruck verschaffen kann. Die depressive Strömung imponierte in allen Fällen als etwas Leises, manchmal versteckt in lauten und lärmenden Symptomen, immer verborgen in Lähmung, Eingefrorensein und Angst vor dem Leben und der als fremd empfundenen Welt der Objekte.

Die Genese der Krankheit, die in der Angst vor Objektverlust wurzelt, liegt oft viele Jahre zurück, und die Betroffenen verbringen ihr Leben über einen langen Zeitraum hinweg, als wäre nichts gewesen. Reale, verleugnete Erfahrungen von Trennung und Verlust, oft in einer sehr frühen Zeit, drängen unbewusst an. Das Vertrauen in die Welt der Objekte ist empfindlich gestört, die unbewusste Angst vor der Wiederholung der Trennungs- und Verlusterfahrungen ist immer da. Die sich schließlich Ausdruck verschaffende Symptomatik intoniert in einigen Fällen die Depression, in anderen stellt sie einen Versuch der Abwehr derselben dar.

Schon früh schilderte Freud den Ursprung der Angst als die Angst vor Trennung und Objektverlust. Er beschäftigte sich mit einem dreijährigen Jungen, der Angst vor der Dunkelheit hatte, und führte aus: »Er fürchtete sich [...] nicht vor der Dunkelheit, sondern weil er eine geliebte Person vermisste, und konnte versprechen sich zu beruhigen, sobald er einen Beweis von deren Anwesenheit erhalten hatte.«[3]

John Bowlby[4] beschrieb den frühen Verlust einer Bezugsperson als Hauptursache für im späteren Lebensalter entstehende Depressionen. Plötzliche Trennungen, Abwesenheit der betreuenden Person über einen längeren Zeitraum, aber auch deren affektive Abwendung, so Bowlby, haben eine elementare Verunsicherung zur Folge. Margret Mahler[5] ging davon aus, dass einer Depression im Erwachsenenalter eine frühkindliche Depression vorausgeht.

Welche inneren Mechanismen werden wirksam bei realen Verlust- und Trennungserfahrungen und in welcher Weise münden sie in dem Krankheitsbild der Depression? Der Verlust eines Objektes löst schwere Trennungsängste aus. Immer geht es darum, das verlorene Objekt in der inneren Welt festzuhalten. Freud sprach in diesem Zusammenhang von der Introjektion des verlorenen Objektes, die als eine Abwehrbewegung gegen den Objektverlust zu verstehen ist. Es kommt zu einer Identifizierung mit dem verlorenen, introjizierten Objekt. Im Kontext dieser Identifizierung entsteht ein *Ich-Verlust,* genauer gesagt: Die Identifizierung des Ich mit dem verlorenen Objekt, das es introjizierte, führt zu einer Ich-Spaltung. Die Verleugnung der Realität geht damit einher. Man muss sich das in folgender Weise vorstellen: Ein Teil des Ich hält die Verbindung zur Realität in einer mühevollen Weise aufrecht (als wäre nichts geschehen). Dieser Teil des Ich erscheint verarmt, denn er erklärt die Ereignisse der Vergangenheit für bedeutungslos, zum bloßen Faktum und entleert sie. Es ist, als wäre nichts geschehen, man könnte das auch in folgender Weise beschreiben: Es ist, als sei dieser Teil des Ich nicht »dabeigewesen«. Er verfällt in seiner Entleerung der Depression, Gefühlen von Fremdheit in der Realität, im Umgang mit den lebenden Objekten, die er gleichsam zu »überleben«, zu ertragen trachtet, aber niemals meint.

Was »geschah« – was in der inneren Welt geschah, im Gegensatz zu der Wahrnehmung des »Als-wäre-nichts-Geschehen« –, findet sich in dem abgespaltenen Teil des Ich wieder, der dem Verlorenen anhängt. Hier drängt etwas sehr Leben-

---

3 Sigmund Freud, Drei Abhandlungen zur Sexualtheorie, S. 126.

4 John Bowlby, Trennung.

5 Margret Mahler, On Sadness and Grief in Infancy and Childhood.

diges an, Gefühle von Hilflosigkeit und Bedürftigkeit, unerfüllbare *Wünsche an das verlorene Objekt,* manchmal eine unbändige Wut. Dieser abgespaltene, »psychotische«[6] Züge tragende Teil des Ich verleugnet die Realität, den Objektverlust. Das Ich wehrt also den Objektverlust ab, indem es sich spaltet, wobei der eine Teil sich mit dem verlorenen Objekt identifiziert, diesem anhängt und den Verlust verleugnet, während der andere, der *entleerte, verarmt erscheinende Teil,* den Verlust, die Realität anerkennt, sie aber der Bedeutung beraubt. Dieser depressive Teil schützt das Objekt mit Ich-Verarmung. Der psychotisch anmutende Teil enthält authentische Gefühle von Hilflosigkeit und Hass, die er mit dem verlorenen Objekt verhandeln will. Er kann nicht aufhören, dies anzustreben, deshalb muss dieses verlorene Objekt in dem abgespaltenen, psychotisch erscheinenden Teil des Ich lebendig bleiben.

In dem inneren Spaltungsvorgang des Ich gründet das Phänomen des »Als-sei-nichts-Gewesen«, die Unbemerkbarkeit der andrängenden Depression, die sich schließlich in allen möglichen Symptomen Ausdruck verschafft. Sämtliche Symptome meiner Patienten erzählten eine Geschichte von Schmerz, eine Geschichte von der Unvereinbarkeit der Realität mit dem inneren, unbewussten, abgespaltenen Erleben, denn »verliert das Individuum das Objekt (Objektverlust), so tritt ein unerträglicher Zustand ein, der über das Ausmaß der normalen Trauer weit hinaus geht und durch ›eine außerordentliche Herabsetzung (des) Ichgefühls‹ und eine ›großartige Ichverarmung‹ (Freud, 1916) gekennzeichnet ist«.[7] »Das Ich versucht verzweifelt, diejenigen vitalen narzisstischen Zufuhren vom introjizierten Objekt zu erhalten, die ursprünglich vom realen Objekt gefordert wurden.«[8]

Es ist nun so, dass das vom Ich introjizierte Objekt zu einem gleichsam idealen Selbst wird, einer idealen Selbstrepräsentanz, die Gefühle von Minderwertigkeit, Schuld und Beschämung auszulösen droht und die Verhandlung von Aggression und Bedürftigkeit verunmöglicht. Sehr oft sind es Verschmelzungsphantasien, die die Diskrepanz zwischen dem introjizierten idealen Selbst und dem minderwertigen, beschämten realen Selbst auslöschen sollen. Die radikalste Version der Verschmelzung mit dem verlorenen »Idealobjekt« ist die Idee des Suizides, der Auslöschung des realen Selbst.

Der innere Entwicklungsstand der von mir behandelten Kinder und Jugendlichen zum Zeitpunkt der Trennungs-/Verlusterfahrungen, vor allem das Stadium der Objektkonstanz, war entscheidend für ihre Möglichkeit, eine annähernd neurotische Gestaltung ihres Erlebens zu finden. Das gehemmte Lebendigsein dieser

6 Jean-Michel Quinodoz, Die gezähmte Einsamkeit, S. 77.

7 Wolfgang Loch (Hrsg.), Die Krankheitslehre der Psychoanalyse, S. 243.

8 Ernest Bibring, The Mechanism of Depression, S. 17.

Patienten, eine Art von Erstarrung, die ich in allen Fällen wahrnehmen konnte, gründet in dem durch den Objektverlust ausgelösten Ich-Verlust, in der Spaltung des Ich.

Verborgen von dem die Realität in einer fatalistischen, verleugnenden, eingefrorenen Weise hinnehmenden Teil des Ich lauerte eine abgespaltene, unbändige, ungebremste Wut und Aggressivität, die in einigen Fällen an einem bestimmten Punkt der Entwicklung der Patienten scheinbar unvermutet und unspezifisch ausbrach und sie zu mir führte. Sie wurde als fremd und unkontrollierbar erlebt.

Die Selbstvorwürfe, die viele äußerten, etwa »ich bin komisch«, »ich bin anders als die anderen Menschen«, »ich mache alles falsch«, »am liebsten wäre ich unsichtbar«, sind zu lesen als die Vorwürfe gegen das verlorene Objekt: »Du bist komisch, seltsam, warum hast du das getan, du machst alles falsch, warum bist du so, warum hast du mich verlassen, warum hast du dich unsichtbar gemacht für mich, warum muss ich mich festhalten an dir und untergehen?«

Die Aggression gegen das Objekt verschafft sich hier Ausdruck in der Aggression gegen das Selbst. Das verlassende Objekt wird in diesem inneren Vorgang zu schützen gesucht, es darf nicht wirklich sterben und untergehen, weil dies, so scheint es, dem Untergang der gesamten Existenz gleichkäme. Das Ich hält sich fest am untergegangenen, verlorenen, getrennten Objekt und spricht sich schuldig.

Die zunehmende Verlebendigung meiner Patienten im Verlauf der Behandlung stand im Zusammenhang mit einer beginnenden Integration der beiden Teile ihres Ich. Sie fanden einen Raum und Worte für ihre anschwellende, abgespaltene Wut. *In einigen Fällen war diese Wut in einer für die Betroffenen unkontrolliert und als fremd erlebten Weise ausgebrochen, in anderen hatte sie sich gegen das Selbst gerichtet.*

Trennung und Tod kamen, so dachte ich manchmal, über diese Patienten wie eine Naturgewalt. Indem einige die Schuld bei sich selbst suchten, versuchten sie, diese Vorgänge zu handhaben und sich zu strukturieren.

Auf einer traumatischen Basis bildet sich, so könnte man zusammenfassend sagen, ein fragiles Ich, das sich spaltet, um zu bestehen. In der Realität bewegt sich der verarmte, gelähmt, depressiv und vereist wirkende Teil. Ihm fehlt es sichtlich an Lebendigkeit. Alles Bedrängende, alle authentischen Gefühle werden abgespalten in den Teil des Ich, den Quinodoz den »psychotischen« nennt. Das ist, wie ich meine, folgerichtig, denn dieser abgespaltene Teil des Ich stellt eine Bedrohung dar mit seiner Explosivität. Wie ich beschreiben werde, brach dieser Teil bei einigen meiner Patienten unvermutet aus: Wenn sich die Betroffenen in ihm befanden, wussten sie von dem anderen, der Realität zugewandten und alles zu überleben trachtenden, entleerten Teil nichts. Befanden sie sich hingegen in diesem, war ihnen der explosive Teil ihres Ich, der dringende Wünsche an das verlorene Objekt beinhaltete, verstellt und ging unter in depressiven Gefühlen.

Ich dachte oft, dass der abgespaltene, explosive Anteil des Ich letztlich nicht »psychotisch« zu nennen ist. Es war vielmehr so, dass das Abgespaltene, der Welt des verlorenen Objektes Angehörende, psychotisch Anmutende seine »verrückte« Dimenson verlor, wenn es in die Beziehung einzutreten begann. Die in den »verrückten« Teil des Ich projizierte Angst vor Ablehnung verlor mit dem Eintritt in die Beziehung, die sich während der Behandlung herstellte, die psychotische Ebene und konnte als Abwehr deutlich werden. Was »weggesperrt«, psychotisch erscheinend hatte werden müssen, verdankte sich der einsamen Angst vor einer nicht-integrierbaren, der Welt der Objekte fernen Erfahrung.

Warum konnten diese Patienten, als ich sie kennenlernte, nicht trauern? Warum waren sie so aufgeladen von den toten, von ihnen getrennten, sie einmal verlassen habenden Objekten?

Freud erwähnt die Bedeutung des Besetzungsabzuges der Libido von dem verlorenen Objekt als Voraussetzung der Trauerarbeit: »... das Ich, gleichsam vor die Frage gestellt, ob es dieses Schicksal [den Tod] teilen will, lässt sich durch die Summe der narzisstischen Befriedigungen, am Leben zu sein, bestimmen, seine Bindung an das vernichtende Objekt zu lösen.«[9] In ihrer Arbeit über verwaiste Kinder schreibt Erna Furman: »Wir kamen zu dem Schluss, dass Trauer um ein Liebesobjekt [...] erst dann zum Gegenstand theoretischer Erwägungen gemacht werden kann, wenn das Kind die Stufe der Objektkonstanz [...] erreicht hat.«[10] Sie fügt hinzu: »Die Kinder konnten den Besetzungsabzug vom toten Liebesobjekt in dem notwendigen Unfang erst leisten, nachdem sie sich sozusagen satterinnert und gesehnt hatten. [...] Das Kind konnte die Ersatzperson nicht wirklich lieben, wenn diese ihm nicht eine Restbindung an das alte Objekt erlaubte und ihm nicht bei der Trauerarbeit half.«[11] Furman bezog sich mit diesem Phänomen des »Sich-Satterinnerns« vorwiegend auf Fälle von Kindern, die zum Zeitpunkt des Verlustes entweder bereits in Analyse waren oder aber sehr kurz, Wochen oder wenige Monate, nach dem Vorfall bei den Therapeuten vorgestellt worden waren. Für die von mir behandelten Patienten mit lange zurückliegenden Trennungs- und Verlusterfahrungen bezweifelte ich die Möglichkeit des »Sich-Satterinnerns«.

Viele Fakten bezüglich der Trennungs- und Verlusterfahrungen blieben unerinnerbar, aber auch nicht verifizierbar. Immer wieder hatte ich den Eindruck, mich in einem undurchdringlichen Labyrinth zu befinden, in dem es keine Zeit und keinen

9 Sigmund Freud, Trauer und Melancholie, S. 442.

10 Erna Furman, Ein Kind verwaist, S. 56.

11 Ebd., S. 118.

Ort gab. Es war merkwürdig, aber manchmal schien es keinerlei Fakten zu geben, alles widersprach sich, die Zeugen der Trennungs- und Verlusterfahrungen lieferten einander widersprechende Momente. Was zum Zeitpunkt der traumatischen Ereignisse in der inneren Welt der Kinder geschehen war, drängte an und verschaffte sich Ausdruck in den Szenen der Behandlung. Manchmal tauchten Erinnerungen auf, die ein neues Licht auf die Vergangenheit werfen konnten. Manchmal gelang es, Worte zu finden für einen lange vergessenen Schmerz. Das früh getrennte, in manchen Fällen für immer verlorene Objekt und die damit verbundenen Gefühlszustände behielten eine labyrinthische Dimension. Dies wurzelt in der schmerzlichen Tatsache, dass es nicht möglich ist, die Vorgänge der Vergangenheit, die sich mit unzähligen Abwehrbewegungen sowohl der Betroffenen als auch der Zeugen vermischen, in ihrer Gänze zurückzuholen.

In einer begrenzten Weise könnte man die Behandlung meiner Patienten gleichwohl mit dem Versuch einer schließlichen Trauerarbeit, einer Entwicklung weg von den toten Objekten, mit Freuds Worten »zur Summe der narzisstischen Befriedigung, am Leben zu sein« vergleichen, einer Art von Erlösung aus der Depression.

Diagnostik

Übersicht der behandelten Fälle

Patient	**Alter zu Beginn der Be-hand-lung**	**Alter zum Zeitpunkt der Tren-nungser-fahrung**	**Art der Trennung, ~ des Verlustes**	**Dauer/ Frequenz der Be-handlung**	**Symptome**	**ICD-10 Dia-gnose**	**Struktur-diagnose**
Margitte	18 J.	2 J.	Tod des Vaters	180 Std./ 2-stdg.	Schlafstörungen	F 51.0	Entwicklungsstörung, vorw. neurot. Anteile
Marc	11 J.	10 J.	Tod des Vaters	150 Std./ 2-stdg.	Autistisches Verhalten	F 34.0	Entwicklungsstörung, vorw. neurot. Anteile
Frauke	17 J.	5 J.	Tod der Mutter	150 Std./ 2-stdg.	Leistungsabfall, Rückzug	F 34.0	Entwicklungsstörung, neurot., traumat. Anteile
Marlene	6 J.	2,5 J.	Tod des Vaters	150 Std./ 2-stdg.	Panikattacken, Einkoten	F 84.3 F 34.0	Entwicklungsstörung, traumat., psychot. Anteile
Bruno	9 J.	7 J.	Tod der Mutter	70 Std./ 2-stdg.	Versagensangst, Rückzug	F 34.0	Entwicklungsstörung, vorw. neurot. Anteile
Doris[1]	8 J.	10,8 J.	Tod der Mutter	150 Std./ 2-stdg.	Verweigerungs-haltung	F 34.0	Entwicklungsstörung, neurot., traumat., psychot. Anteile

[1] Doris' Mutter starb während der Behandlung.

Carolina	15 J.	nach der Geburt	Verlust der Eltern/ Adoption	220 Std./ 2-stdg.	Seh-, Gehstörung	F 44.82 F 34.0 F 93.0	Entwicklungsstörung, neurot., psychot., traumat. Anteile
Luisa	8 J.	3 J.	Heim/Adoption	60 Std./ 2-stdg.	Schreiattacken	F 93.0 F 34.0	Entwicklungsstörung, traumat., psychot. Anteile
Manuela	11 J.	1,5 J.	Tod der Mutter/ Adoption	210 Std./ 2-stdg.	Schreiattacken	F 93.0 F 34.0	Entwicklungsstörung, neurot., psychot., traumat. Anteile
Karl	11 J.	4 J.	Heim-unterbringung	210 Std./ 2-stdg.	Rückzug	F 92.0 F 94.0 F 34.0 F 93.0	Entwicklungsstörung, traumat., psychot. Anteile
Johan	13 J.	4 J.	Trennung von der Mutter/ Scheidung	160 Std./ 2-stdg.	Aggression, depressives Verhalten	F 93.0	Entwicklungsstörung, psychot., traumat. Anteile
William	12 J.	11 J.	Trennung vom Vater/ Scheidung	180 Std./ 2-stdg.	Schulangst	F 40.1	Entwicklungsstörung, vorw. neurot. Anteile
Michael	5 J.	5 Mon.	Trennung vom Vater/ Scheidung	175 Std./ 2-stdg.	Kopfschmerzen, Stottern	F 54.0 F 98.5	Entwicklungsstörung, neurot.,psychot. Anteile
Jonas	5 J.	2 J.	Trennung vom Vater/ Scheidung	150 Std./ 2-stdg.	Aggression, Verweigerung	F 92.0	Entwicklungsstörung, neurot., psychot. Anteile
Florian	14 J.	6 J.	Trennung vom Vater/ Scheidung	150 Std./ 2-stdg.	Leistungsabfall, Suizidgedanken	F 92.0	Entwicklungsstörung, vorw. neurot. Anteile

Aischa	15 J.	2 J.	2-jährige Trennung von der Mutter	240 Std./ 2-stdg.	Depressiver Zusammenbruch	F 43.0 F 93.0	Entwicklungsstörung, traumat., neurot. Anteile
Eugenia	14 J.	4 J.	1,5 Jahre Trennung von den Eltern	140 Std./ 1-stdg.	Diebstähle	F 92.0	Entwicklungsstörung, traumat., neurot. Anteile
Maria	14 J.	nach der Geburt	1,5 Jahre Trennung von der Mutter	240 Std./ 2-stdg.	Raubüberfälle	F 92.0	Entwicklungsstörung, traumat., neurot., psychot. Anteile
Sebastian	10 J.	3 Mon.	Wechselnde Fremdbetreuung	150 Std./ 2-stdg.	Konzentrationsstörungen	F 92.0	Entwicklungsstörung, vorw. neurot. Anteile
Yvonne	5 J.	2 J.	Kurzfristige Trennung von den Eltern	60 Std./ 1-stdg.	Trennungsangst	F 93.0 F 34.0	Entwicklungsstörung, vorw. neurot. Anteile
Tim	14 J.	1 J.	1-jährige Trennung von der Mutter	180 Std./ 2-stdg.	Pseudodebilität	F 83.0 F 92.0	Entwicklungsstörung, vorw. traumat. Anteile

Erläuterungen zur Diagnostik

Bei allen Kindern und Jugendlichen, die eine Behandlung bei mir aufnahmen, handelte es sich um eine andrängende, latente, depressive Strömung, die über einen Zeitraum von oft vielen Jahren hinweg abgewehrt und verleugnet worden war und die sich schließlich in allen möglichen Symptomen ihren Ausdruck verschaffte. Erst im Behandlungsverlauf gelang es, die mannigfaltige Symptomatik zu lesen als depressive Spur im Kontext der Erfahrungen von Trennung und Verlust.

Welche Zeichen zeugten von dem depressiven Zustand meiner Patienten?

Laute und leise Symptome

All meine Patienten erlebte ich als fremd der Wirklichkeit, verloren, nicht dazugehörend, wie ausgestoßen, ohne Vertrauen in die Welt der Objekte, einsam, zurückgezogen, gelähmt und ohne einen lebendigen Zugang zu ihren aggressiven Bestrebungen. Sie waren gefangen in der Schuld ihres Überlebens, sie empfanden die Tatsache ihres Lebens als beschämend, sie wollten sich verstecken und verbergen, sie glichen »Zombies«, halb dem Leben, halb dem Tod verhaftet. Bei einigen brachen Aggression und Destruktivität unvermittelt und eruptiv aus. Bei ungefähr der Hälfte der von mir behandelten Patienten war dies der Fall. Wie lässt es sich verstehen und deuten, dass so viele, nämlich die Hälfte meiner Patienten, Zuflucht nahmen zu dieser aus Zuständen von Vereisung ausbrechenden, stets als fremd erlebten, aggressiven Gestaltung? Wenn man die Idee ernst nimmt, dass ein Kind mit seiner Symptomatik eine Geschichte erzählt, dann ist die laute Weise, diese Geschichte zu intonieren, ein Versuch, gehört zu werden. Er zeugt von der mangelnden Möglichkeit der Verinnerlichung, einer perennierenden Einsamkeit, einem Um-sich-schlagen-Müssen, einem Nicht-halten-Können, was nicht gehalten ward. Die »lauten« Symptome sprechen von einem nicht zur Verfügung stehenden inneren und äußeren Raum, aufgrund schicksalhafter Verkettungen kaum zur Verfügung stehenden Objekten, einem scheiternden Versuch der Anpassung und Identifizierung, einem Kampf auf Leben und Tod – um Gehörtwerden.

Die »laute Symptomatik« stellt aber auch, so könnte man vermuten, einen omnipotenten Ausbruchsversuch aus der bedrängenden, depressiven Strömung dar. Diese Kinder brachten den zerbrochenen Spiegel der verlorenen Objekte, in dem sie sich nicht mehr erkennen konnten, mit ihrem Schreien und Um-sich-Schlagen einen Moment lang *noch einmal* zum Zerbersten. Sie machten sich zu Tätern; auf diese Weise suchten sie allem Unerträglichen, das ihnen passiv geschehen war, zu entrinnen, und wiederholten gleichsam, was zu ihrem Leid geführt hatte.

Insgesamt lässt sich sagen, dass die Kinder und Jugendlichen mit »lauten Symptomen« über eine ungemein brüchige innere Struktur verfügten. Mit dem »Lauten« schrien sie etwas heraus, was sie in ihrer inneren Welt peinigend bedrängte. Die Depression, die Fremdheit in der Welt der Objekte, die Einsamkeit, das Gelähmtsein wurden bei diesen Patienten *aktiv* gewendet in einen omnipotenten Sturm, der die narzisstische Wunde, den Verlust der spiegelnden Objekte, aber auch eine als unerträglich empfundene Schuld abwehrte und verdeckte. Bei Manuela, Luisa, Leon, Marlene, Johan, Michael, Jonas, Maria, Eugenia, in gewisser Weise auch bei Doris und Yvonne war dies der Fall.

Die Patienten mit den »leisen« Symptomen litten in einer bewusstseinsnäheren Weise. Sie waren dichter an ihrem Verwundetsein, einem *passiven* Erleiden. Sie gingen unter in Schuld, die die Kinder, die die laute Symptomatik wählten, abzuwehren suchten. Sie erlebten sich als für immer Ausgestoßene, sie »schrien« nicht. Man könnte sagen, es standen ihnen Möglicheiten der Verinnerlichung zur Verfügung, die den Patienten mit »lauten« Symptomen mangelte. Tatsächlich handelte es sich in diesen Fällen (Bruno, Margitte, Frauke, Tim, Sebastian, Aischa, Carolina, Marc, William, Florian) vorwiegend um Entwicklungsstörungen mit neurotischen Anteilen.

Der unbewusste Verführungsgestus

An dieser Stelle möchte ich auch auf ein Phänomen aufmerksam machen, das mich immer wieder beschäftigte. Sowohl bei den »leisen« als auch bei den »lauten« Symptomen hatte ich es in einigen Fällen mit Kindern und Jugendlichen zu tun, die mit der Attraktivität ihrer Erscheinung, die sie besaßen, einen unbewussten Verführungsgestus gegenüber dem Objekt intonierten (Frauke, Marlene, Eugenia, Maria, Aischa, Manuela, Luisa, Sebastian, Johan). Bei diesen Kindern und Jugendlichen handelte es sich um Menschen, deren verführerischer Gestus von ihrem Wunsch, in diesem zu überleben, sprach. Sie wirkten oft wie gekommen aus einer anderen Zeit, einem fremden Ort, fremd, elfenhaft und unberührbar in ihrer Attraktivität. Sie erinnertern mich an Narzissus[12], von dem ich später berichten werde. Es war, als sei es gerade ihr Verführungsgestus, die Schönheit ihrer Gestalt, mit der sie alle zu enttäuschen trachteten, die sie zu berühren suchten.

Bei einigen fiel es mir wirklich schwer, mir vorzustellen, wie einsam und verloren sie waren, als ich sie zum ersten Mal sah. Ich konnte im Verlauf der Behandlungen verstehen, wie stark diese Patienten ihren Rückzug von der Welt in einer unbewussten Weise konterkarierten mit dem Verführungsgestus ihrer Gestalt, wie sie in dieser Form ihrer Körperlichkeit dem verlorenen Objekt anhingen, es zu halten und zu verführen suchten. Es schien mir immer, als sei es die Gestaltung

[12] Siehe Teil III: Gebrochener Spiegel, verlorener Glanz.

der Attraktivität ihrer Erscheinung, mit der sie, im Gegenzug zu ihren Rückzügen, darum kämpften, wahrgenommen zu werden – und zwar nicht in der einsamen und zerstörten, beschämenden Weise, in die der Verlust bzw. die Trennung vom Objekt sie versetzt hatten. Diesen unbewussten Verführungsgestus meiner Patienten nenne ich deshalb elfenhaft, weil ihm jegliche ödipale Dimension scheinbar fehlte. Er glich einem seltsamen, verlorenen Wunsch, bestehen zu wollen. Es war, als sagten diese Patienten mit ihrer körperlichen Präsenz: Siehst du nicht, wie schön ich bin, kannst du mich gar nicht sehen, es kann nicht sein, dass du mich verlassen hast, ich habe doch immer versucht, schön zu sein für dich. Erkenne mich, sonst muss ich sterben. Es handelte sich in diesen Fällen um eine Art von Sexualisierung des frühen Bedürfnisses gehalten zu werden, um Pseudo-Ödipalität.

In einer unbewussten Weise sprachen sie nicht mit den lebenden Objekten, die sie mit ihrer Erstarrung in Schach hielten, sie meinten die toten oder über einen langen, zu langen Zeitraum von ihnen getrennten Objekte, denen sie die Treue hielten, während alle, die sich in einer realen Weise um sie bemühten, gleichsam verhungern mussten, wie sie selbst verhungert und verdurstet waren in Scham und Schuld.

Das *Symptom* ist Zeichen, Anzeichen einer psychischen Erkrankung. Mittels des Symptomes wird etwas Inneres nach außen, an die Oberfläche gebracht. Dem Symptom zugrunde liegt die innere *Struktur* des Patienten. Eine Strukturdiagnose benennt Entwicklungsdefizite, das Ausmaß vorhandener und verlorener Struktur. Die Symptome der von mir behandelten Patienten mit Entwicklungsstörungen aufgrund von Erfahrungen von Trennung und Verlust fluktuierten stark und konturierten sich im Behandlungsverlauf.

> Michael, ein Kind, das mit Stottern und Kopfschmerzen bei mir angemeldet worden war, entwickelte schon kurz nach Behandungsbeginn heftige Aggressivität. Die hemmende Symptomatik, mit der ich ihn kennengelernt hatte, schwand vollkommen. Ich hatte es mit einem Kind zu tun, das sich in keiner Weise kontrollieren und beherrschen konnte und dabei war, verrückt zu werden. Sowie ein Raum für die den Patienten bedrängenden Gefühle von Hass und Destruktivität entstand, verlor sich die hemmende Symptomatik, mit der er angemeldet worden war, und offenbarte erst das Ausmaß an mangelnder Struktur. Worauf ich hinaus will, ist folgendes: Michaels Symptomatik, mit der er bei mir angemeldet wurde, verdankte sich einer gerade noch möglichen, verzweifelten Abwehr seiner destruktiven Gefühle, die sofort zusammenbrach, als die Behandlung begann. Dieser Vorgang ermöglichte mir einen Einblick in die zusammenbrechende Struktur dieses Kindes, von der die Symptome, mit denen er bei mir angemeldet worden war, nicht hatten sprechen können. Gleichwohl, davon gehe ich aus, erzählte er mit diesen Symptomen, sei-

nem Stottern und seinen Kopfschmerzerzen, seine Geschichte, die ich im Behandlungsverlauf verstehen konnte als einen Versuch, seine brüchige innere Struktur aufrechtzuerhalten. Michael kämpfte in der Behandlung um seinen früh verlorenen inneren und äußeren Vater.

Die Behandlung eines Symptomes bleibt statisch und vordergründig, auch wenig effektiv und nachhaltig, wenn es nicht gelingt, dieses in einer psychodynamischen Weise zu erfassen und die unbewusste Geschichte seiner Genese, aber auch die zugrunde liegende innere Struktur zu verstehen.

Zunächst werde ich nun den Stand der symptomorientierten ICD-10-Diagnostik beschreiben. Anschließend werde ich mich mit der psychoanalytischen Sicht der Symptombildung beschäftigen. Meine Überlegungen werden durch eine strukturbezogene Diagnostik ergänzt. Abschließend füge ich eine komprimierte, psychodynamische Diagnose der einzelnen Fälle an.

Symptombezogene Diagnostik (ICD-10-Diagnostik)

Wie lassen sich die von mir behandelten Patienten mit einer über einen langen Zeitraum andrängenden, latenten, sich schließlich in einer oft lauten Weise in Symtomen Ausdruck verschaffenden Depression mit der vorliegenden symptombezogenen ICD-10-Diagnostik klassifizieren? Als Hauptsymptome der Depression nach ICD-10 gelten Herabgestimmtheit (die meiste Zeit, seit mindestens zwei Wochen), Interessenverlust, Freudlosigkeit, Aktivitätsein-schränkung, Antriebslosigkeit, schnelle Ermüdbarkeit, Müdigkeit. Als weitere mögliche Symptome werden benannt: kognitive Einschränkungen (Konzentration, Aufmerksamkeit), Unentschlossenheit oder Unschlüssigkeit, reduziertes Selbstwertgefühl, geringes Selbstvertrauen, Gefühle der Wertlosigkeit, unangemessene Schuldgefühle, Selbstvorwürfe, psychomotorische Agitation oder Gehemmtheit, Suizidgedanken, suizidales Verhalten, Schlafstörung, Appetitmangel oder -steigerung mit Gewichtsveränderung.

Mehler-Wex und Kölch machen in ihrer Übersichtarbeit darauf aufmerksam, dass sich die Symptome im Kindes- und Jugendalter von denen der Erwachsenen unterscheiden. »Besonderheiten bei Minderjährigen sind die hohe Remissionsrate (33%) bei gleichzeitig hohem Chronifizierungsrisiko (80%) bis ins Erwachsenenalter, außerdem die im Vergleich zu Erwachsenen eingeschränkt verfügbaren evidenzbasierten pharmakotherapeutischen Optionen.«[13] Sie betonen die Altersabhängigeit der depressiven Symptomatik bei Kindern und Jugendlichen und führen

[13] Mehler-Wex, Kölch, Depressive Störungen in Kindes- und Jugendalter, S. 122ff.

bei *Kleinkindern* somatische Symptome (Appetit-, Schlaf- und Gedeihstörung) ohne organpathologisches Korrelat an. »Nach einer Initialphase mit Schreien und Weinen können die Kinder im Verlauf zunehmend passiver und desinteressierter werden.«[14] Bei *Vorschulkindern* werden reduzierte Psychomotorik, Lustlosigkeit, Stimmungsschwankungen, Reizbarkeit und Aggressivität erwähnt. *Schulkinder* berichten über Traurigkeit, Schuldgefühle, Versagensangst und neigen dazu, sich aus Sozialkontakten zurückzuziehen. Bei *Jugendlichen* »stehen – den Erwachsenen ähnlich – Leistungsprobleme, sozialer Rückzug, Antriebs- und Interesseverlust sowie Zukunftsängste, Selbstwertprobleme und gegebenenfalls Suizidalität im Vordergrund. Auch Reizbarkeit, geringe Frustrationstoleranz, Jähzorn und externalisierendes sowie histrion anmutendes Verhalten können im Jugendalter Ausdruck einer Depression sein.«[15]

Als wesentliche Belastungsfaktoren bei Kindern und Jugendlichen mit depressiven Erkrankungen werden folgende genannt: Verlust eines Elternteiles, konflikthafte Elternbeziehung und Scheidung, alleinerziehender Elternteil, psychische oder körperliche Erkrankung eines Elternteiles, Deprivation, längerfristige Trennungserlebnisse im ersten Lebensjahr, niedriger Sozialstatus, Migration.

Als Ziele einer psychotherapeutischen Behandlung bei Depression im Kindes- und Jugendalter nennen die Autoren: Abbau belastender Faktoren, Aufbau positiver Aktivitäten, Strukturierung des Alltags, Förderung und Bewusstmachung vorhandener Ressourcen, Training sozialer Kompetenzen, Erlernen von Problemlösungsstrategien, Modifikation negativer Perzeptions- und Interpretationsmuster, Steigerung von Selbstsicherheit und Selbstwert.

Der Evidenzgrad, so die Autoren, hinsichtlich einer kurz- und mittelfristigen Wirksamkeit sei am höchsten für die kognitive Verhaltenstherapie (Aneignung von Problemlösungs- und Stressbewältigungsstrategien sowie Selbstmanagement und Modifikation negativer Denkstile), gefolgt von der »interpersonalen Therapie« (Bearbeitung zwischenmenschlicher Dysfunktion durch Training interpersonaler Konfliktbewältigung und sozialer Kompetenz). Hinzu kommen familientherapeutische Ansätze zur Stärkung der erzieherischen Kompetenz der Sorgeberechtigten. Bezüglich der Pharmakotherapie wird bei Kindern ab dem achten Lebensjahr Fluoxetin, bei Jugendlichen Sertralin empfohlen.

Eine psychoanalytische Langzeitbehandlung, wie ich sie durchführte, kommt in der Übersichtsarbeit gar nicht vor.

Ich denke, es ist wichtig, hier zu erwähnen, dass das National Institute for Mental Health, wie Leuzinger-Bohleber im Kontext der von ihr am Sigmund Freud Ins-

---

[14] Ebd.

[15] Ebd.

titut in Frankfurt am Main durchgeführten Depressionsstudie mitteilt, feststellen musste, dass 75% der depressiven, erwachsenen Patienten nach allen Formen der Kurzzeittherapie einen Rückfall innerhalb von fünf Jahren erlitten, bei 50% von ihnen nahm die Erkrankung einen chronischen Verlauf.[16]

Vor allem bezüglich der von den Autoren Mehler-Wex und Kölch als wesentliche Belastungsfaktoren angegebenen Umstände, die zur Depression im Kindes- und Jugendalter führen, schließe ich mich an, wenngleich ich eine wesentliche Ergänzung vornehmen möchte: Auch kurzfristige Trennungserlebnisse in den ersten Lebensjahren führen zu schwerwiegenden Depressionen in der Folgezeit; gerade diese erscheinen mir insgesamt als unterbewertet, auch was das vorherrschende gesellschaftliche Verständnis angeht.

Bei den von mir behandelten Kindern und Jugendlichen mit den verschiedensten Erfahrungen von Trennung und Verlust drängte hinter einer Vielzahl von Symptomen und Abwehrbewegungen die Depression an und wurde im Behandlungsverlauf deutlich.[17] Dabei bereitete mir die Diagnose nach der vorliegenden ICD-10-Diagnostik erhebliche Probleme, die ich im folgenden anhand einiger Beispiele ausführen werde.

Die symptomorientierte Diagnostik insgesamt berücksichtigt die innere Struktur und den Entwicklungsstand des Kindes in einer nicht ausreichenden Weise. Hinzu kommt, dass das Zeitfenster der ICD-10-Diagnostik Störungen, die über einen sehr langen Zeitraum in einer latenten Weise vorhanden und abgewehrt sind, schlecht erfassen kann.

Weder die Anpassungsstörung **F 43.0**, die eine zeitliche Nähe zu den belastenden Faktoren benennt, noch die posttraumatische Belastungstörung **F 43.1**, die entweder als chronisch oder ebenfalls zeitnah der Belastung beschrieben wird, beschreiben die Pathologie von Kindern und Jugendlichen, bei denen die Folgen des Traumas mitunter erst viele Jahre nach den aktuellen Ereignissen wirksam werden. Oft vermochten die Kinder, sich über einen wirklich langen Zeitraum einer neu gefundenen Umgebung anzupassen. Das Aufbrechen der alten Wunde geht in der Regel einher mit neuen Entwicklungsanforderungen.

F 92.0: Störung des Sozialverhaltens mit depressiver Störung: Diese Kategorie verlangt die Kombination einer Störung des Sozialverhaltens im Kindesalter (**F 91**) mit anhaltenden, eindeutig depressiven Symptomen, wie ausgeprägte Traurigkeit, Interessenverlust und Freudlosigkeit bei üblichen Aktivitäten, Schuldgefühle und Hoffnungslosigkeit. Schlafstörungen und Appetitverlust können ebenfalls vorhanden sein.

---

16 http://www.psychoanalyse-aktuell.de/therapie/depression.html

17 Vgl. hier: Strukturdiagnose/Tabelle zum Beginn der Behandlung.

Ich war geneigt, diese Ziffer zu diagnostizieren, es war aber in vielen Fällen deutlich, dass es oft keine eindeutigen depressiven Symtome gab, diese verbargen sich in einer unbewussten Weise hinter einem breiten Spektrum aggressiver und sonstiger Symptomatik. Zwar enthüllten sie sich in einer szenischen Weise, wurden aber erst im Behandlungsverlauf virulent.

F 93.0: Emotionale Störung mit Trennungsangst im Kindesalter: »Normalerweise zeigen Säuglinge und Vorschulkinder ein bestimmtes Maß an Angst vor realer oder befürchteter Trennung von Menschen, an die sie gebunden sind. Eine Störung mit Trennungsangst soll nur dann diagnostiziert werden, wenn die Furcht vor Trennung den Angstfokus darstellt und eine solche Angst erstmals während der ersten Lebensjahre auftritt. Sie unterscheidet sich von der normalen Trennungsangst durch einen außergewöhnlichen Schweregrad (einschließlich einer abnormen Dauer über die typische Altersstufe hinaus) und durch eine Beeinträchtigung sozialer Funktionen. Zusätzlich verlangt die Diagnose, dass keine allgemeine Störung der Persönlichkeitsentwicklung besteht (falls vorhanden, ist eine Kodierung in Abschnitt F4 in Betracht zu ziehen). Trennungsangst, die in einer nicht entwicklungsangemessenen Altersstufe (z. B. der Adoleszenz) auftritt, soll hier nicht klassifiziert werden, es sei denn, sie stellt eine abnorme Fortsetzung der entwicklungsbezogenen Trennungsangst dar.«[18]

Auch diese Ziffer zu benutzen, stellte mich vor erhebliche Probleme. Es ging in sehr vielen Fällen um unbewusste Trennungsangst, die sich aber in einer vollkommen anderen Symptomatik ausdrückte.

F 34.0, anhaltende affektive Störung. konnte in wenigen Fällen von mir gut benutzt werden. »Es handelt sich um anhaltende, meist fluktuierende Stimmungsstörungen, bei denen die Mehrzahl der einzelnen Episoden nicht ausreichend schwer ist, um auch nur als leichte depressive oder hypomanische Episode gelten zu können. Sie ziehen jedoch beträchtliches subjektives Leiden und Beeinträchtigungen nach sich. Intervalle mit normaler Stimmung fehlen oder dauern allenfalls wenige Wochen. Die Dauer beträgt bei Erwachsenen mindestens zwei Jahre, bei Kindern und Jugendlichen mindestens ein Jahr.« [19]

Nicht benutzen konnte ich die Ziffer **F 32/33**, Depressive Episode/Rezidivierende depressive Störung, und zwar aufgrund des eingeschränkten Zeitfensters: mindestens zwei Wochen, Episoden zwischen drei und zwölf Monaten. Ausschlußdiagnose: Emotionale Störung mit Trennungsangst im Kindesalter.

Insgesamt kann man sagen, dass es mittels der vorhandenen ICD-10-Diagnos-

[18] Dilling, Mombour, Schmidt (Hrsg.), Internationale Klassifikation psychischer Störungen, S. 329.

[19] Ebd., S. 159.

tik kaum gelingt, depressive Störungen zu beschreiben, die in der kindlichen Entwicklung über einen langen Zeitraum, über viele Jahre hinweg, andrängen, die verleugnet wurden, in allen möglichen Symptomen ihren Ausdruck suchten und ihre Wurzel in frühen Erfahrungen von Trennung, Verlust, Traumatisierung und Deprivation haben. Ich dachte oft, dass diese Tatsache einer spezifischen Art der Verleugnung der Bedeutung dieser Erfahrungen auf gesellschaftlicher Ebene entspricht.

Symptombildung aus psychoanalytischer Sicht

Das *neurotische Symptom* ist Ausdruck eines nicht bewussten Konfliktes in der inneren Welt, eine Kompromissbildung. Auf der einen Seite des Konfliktes stehen die verinnerlichten Regeln und Gesetze, auf der anderen Seite die unbewussten Triebkräfte und Wünsche, die auf unmittelbare Befriedigung zielen. Dazwischen steht das Ich. Mithilfe des Symptoms versucht das von zwei Seiten bedrängte Ich, zu vermitteln zwischen Hemmung und Lust, beiden Seiten gerecht zu werden, einen Kompromißss zu finden. Das Symptom signalisiert die Not des Ich, die Seite des Triebhaften und die von Regel und Gesetz miteinander in Einklang zu bringen.

Im Falle einer *Entwicklungsstörung* gelingt die geschilderte innere Strukturbildung nicht oder aber sie wurde vorzeitig abgebrochen. Ausreichende Identifizierungen mit verinnerlichten Elternobjekten fehlen. Wo beim neurotischen Kind aufgrund seiner Identifizierung mit den libidinös besetzten Elternobjekten die Hemmung überwiegt, die Angst, den Anforderungen des inneren Gesetzes nicht genügen zu können, steht beim entwicklungsgestörten Kind der Ansturm des Triebhaften, das Andrängen unbeantworteter Es-Bedürfnisse. Häufig geht es bei Kindern, die in ihrer Entwicklung gestört sind darum, dass in frühen Phasen »böse«, aggressive Gefühle, die zu dieser Zeit gehören, in der Versagung schwer zu ertragen ist, nicht integriert werden konnten und abgespalten werden mussten. In ihrer abgespaltenen Form finden sie Ausdruck im Symptom. Das Symptom ist in diesen Fällen nicht Ausdruck einer Kompromissbildung, einer unbewussten Auseinandersetzung mit den inneren Elternrepräsentanzen und triebhaften Es-Ansprüchen, sondern Ausdruck andrängender Es-Bedürfnisse. Ich wähle hier den Ausdruck andrängender Es-Bedürfnisse anstelle des Begriffes triebhafter Es-Ansprüche, die ich beim neurotischen Kind vorziehe, weil es bei Entwicklungsstörungen zur Konfliktkonstellation des neurotischen Kindes gar nicht kommt. Das entwicklungsgestörte Kind bleibt in vielen Fällen allein mit den triebhaften Es-Geschehnissen, deren Ansturm es ausgeliefert ist, ohne eine ausreichend vorhandenene innere Elternrepäsentanz, mit der es sich auseinandersetzen könnte.

Allgemein lässt sich sagen, dass das Symptom und die ihm zugrunde liegenden Konflikte und Entwicklungsstörungen zu schwinden beginnen, wenn es in die Beziehung zum Therapeuten eintritt. Man könnte auch sagen: Das Schwinden des Symptoms in der Außenwelt bedeutet, dass nun etwas davon in der Beziehung zum Therapeuten gelebt und gehalten werden kann. Während der therapeutischen Stunde wird der Behandler zum Gefäß der abgewehrten Gefühle des Patienten. Das Ziel der Behandlung ist es, diese im Behandler aufgehobenen Gefühle in einer für den Patienten erträglichen Form zurückzugeben. Sehr oft handelt es sich dabei um Gefühle von Ohnmacht, Hilflosigkeit, Ausweglosigkeit, Depressivität, aber auch mörderischer Aggressivität.

Das gleiche Symptom kann Ausdruck einer Neurose, eines inneren Konfliktes und einer Entwicklungsstörung, einer mangelnden inneren Strukturbildung sein. In »Hemmung, Symptom und Angst« schreibt Freud 1926: »Im [...] Verlauf der Neurose enthüllt sich oft die Tendenz, ein traumatisches Erlebnis ungeschehen zu machen als ein symptombildendes Motiv von erstem Rang [...] Die Symptome werden geschaffen, um die Gefahrsituation zu vermeiden, die durch die Angstentwicklung signalisiert wird.«[20]

Bei Entwicklungsstörungen handelt es sich in der Regel um frühe Erfahrungen von Einbrüchen, Diskontinuität und Deprivation, die zur Symptombildung führen.

Gibt es eine spezielle, signifikante Syptombildung bei Patienten mit Erfahrungen von Trennung und Verlust? Bei der Behandlung meiner Patienten schien es mir, als sei jedes Symptom auf seine Weise in der Lage, Erfahrungen von Trennung und Verlust zum Ausdruck zu bringen. Der jeweilige Entwicklungsstand der inneren Welt der Patienten kreierte im Zusammenhang mit dem Schweregrad der Trennungserfahrung Symptome wie Schlafstörungen, autistisches Verhalten, Panikattacken, Einkoten, depressive Gefühle, Versagensangst, Rückzüge, Seh- und Gehstörungen, Schreiattacken, Triebdurchbrüche, Schulangst, Verweigerung im sozialen Bereich, Diebstähle, Raubüberfälle, Konzentrationsschwierigkeiten und akute Trennungsangst. Bei den Patienten, die einen Elternteil durch Tod verloren, dominierte eine Symptomatik von Rückzug und Hemmung. *Bei Patienten, in deren Lebensgeschichte früh starke traumatische Faktoren wirksam waren, fällt das Fehlen des Hemmenden in der Symptomatik auf.* Zwei von drei adoptierten Kindern traten mit massiven Schreiattacken hervor. Bei Kindern mit passageren Trennungserfahrungen wiederum findet sich das gesamte Spektrum von Symptomen, von Rückzügen bis hin zu Raubüberfällen.

[20] Sigmund Freud, Hemmung, Symptom und Angst, S. 129.

Man muss davon ausgehen, dass jedes Kind mit der Art seiner Symptomatik seine ganz bestimmte Geschichte erzählt. Die Trennung, der Verlust, das kann man vielleicht allgemein so ausdrücken, führte entweder zu einer eher neurotischen Verarbeitung, einer im Inneren gehaltenen Symptomatik, oder aber zu der Unfähigkeit, diese verinnerlichte Möglichkeit der Verarbeitung zu finden. In dieser Weise unterscheiden sich die Patienten mit Erfahrungen von Trennung und Verlust nicht von allen anderen Patienten, die ich kennengelernt habe. Es ist aber auffällig, dass in allen von mir beschriebenen Fällen Erfahrungen von Trennung und Verlust zu Entwicklungsstörungen verschiedenen Grades und nicht zu einer infantilen Neurose führen. Von einer infantilen Neurose kann ich in keinem der Fälle berichten, wohl aber von mehr oder weniger neurotischen Verarbeitungsmöglichkeiten.

Erfahrungen von Trennung und Verlust sind etwas sehr Reales. Übersteigen sie ein erträgliches Maß, tendieren sie dazu, neurotische Verarbeitungsmechanismen zu verunmöglichen. Sie tendieren zu einem Herausschreien und Ausagieren der Trennungserfahrung, zu einem Überrumpeln der Abwehr, dem Hemmenden. Nur die Kinder, die im Verlauf ihrer Erfahrung von Trennung und Verlust die Möglichkeit hatten, sich auf zuverlässige Objekte zu berufen, tendierten dazu, eine hemmende Symptomatik zu entwickeln. In der Regel war es dann so, dass die im Symptom aufgehobene aggressive Seite der Patienten nur sehr schwer zugänglich war.

Bei allen Behandlungen, dies lässt sich tatsächlich verallgemeinernd bemerken, ging es um mehr oder weniger abgewehrte depressive Gefühle. Hinter den sehr verschiedenen Symptomen, die die Patienten ausprägten, drängte das Depressive an. In wenigen Fällen stand es von Anfang an im Vordergrund.[21] In der Mehrzahl der Fälle verbarg es sich hinter einer lauten Symptomatik. In kaum einem Fall hatte ich es mit Patienten zu tun, die traurig waren, trauerten. Die Bedeutung von Trennungs-und Verlusterfahrungen war in allen Fällen abgewehrt.

»Bei der Trauer ist die Welt arm und leer geworden, bei der Melancholie ist es das Ich selbst. Der Schatten des Objekts fiel so auf das Ich, welches nun [...] wie das verlassene Objekt beurteilt werden konnte.«[22] Die Leere und Armut des Ich, in der sich eine nicht wieder gut zu machende Leere der Welt, eine durch das verlorene Objekt verlustig gegangene Welt spiegelte und der Versuch dies mitunter in einer manischen Weise rückgängig zu machen, kennzeichnete die innere Welt meiner Patienten.

Erfahrungen von Trennung und Verlust werden in aller Regel von den zur Verfügung stehenden Elternobjekten zunächst bagatellisiert. Die Akzeptanz der Bedeutung dieser Erfahrungen wird wesentlich verhindert, weil die Elternobjekte be-

21 Siehe Tabelle: Beginn der Behandlung.

22 Sigmund Freud, Trauer und Melancholie, S. 203.

strebt sind, sich vor eigener Schuld zu schützen. Hinzu kommt die allgemeine, gesellschaftlich favorisierte Verleugnung der Bedeutung von Trennungserfahrungen, die ebenfalls in der Angst vor Schuld wurzelt.

Trennungs- und Verlusterfahrungen sind unauflöslich verbunden mit Gefühlen von Schuld. Tatsächlich begegnete ich keiner individuellen Geschichte, die nicht mit dem Thema Trennung und Verlust in Berührung stand. Die ca. 200 Behandlungen, die ich bislang insgesamt durchführte, waren sämtlich von diesem Thema betroffen. Alle mir nahestehenden Menschen, mit denen ich im Verlauf der Arbeit an diesem Thema sprach, fühlten sich in einer ganz bestimmten Weise persönlich berührt und verfielen in Nachdenklichkeit. Es war, als berührte ich mit dieser Thematik etwas, das keinen ausließ und eine latente Traurigkeit auslöste.

Es gibt, so möchte ich abschließend bemerken, keine spezifische Symptombildung bei Erfahrungen von Trennung und Verlust. Vielleicht ist das so, weil diese Erfahrung ein wirklich ubiquitäres Phänomen ist und auf allen Stufen, auf allen Strukturniveaus psychischer Entwicklung ihren Ausdruck findet. Gleichzeitig haftet dieser Erfahrung etwas Tabuisiertes an. Sie findet immerzu statt, löst Scham und Schuld aus und wird verleugnet oder kontraphobisch beantwortet. Warum ist das so? Ich glaube, dass die durch Trennung und Verlust ausgelösten Verletzungen in der Regel unbewusst als etwas begriffen werden, was keinen Bestand haben, nicht realisiert werden darf, weil sie den Ablauf des alltäglichen Lebens und der Normalität empfindlich stören. Sie tendieren, werden sie realisiert, zu depressiven Gefühlen.

Die zugrunde liegende Depression eint die multiple Symptomatik bei Erfahrungen von Trennung und Verlust. Einige Patienten waren sichtbar geprägt von ihrem inneren Kampf mit den depressiven Strömungen. Es war manchmal ihr Körper, der von etwas sprach, für das es keine Worte gab. Er hing an ihnen wie ein toter Gegenstand und ließ sich nur mit unendlicher Mühe in Spannung versetzen. Es waren sehr oft ihre Augen, die mir eine latente Trauer und ein verzweifeltes Verlorensein vermittelten, was auch immer sonst sie mir mit ihren Worten sagten. Es war auch etwas, was man förmlich »riechen« kann, eine Art von Zurückgezogensein, eine extreme Angst vor der Antwortlosigkeit des Objektes, ein Sich-schützen-und-panzern-Müssen, ein Unsichtbar-sein-Wollen. Tatsächlich war es mein körperliches Empfinden und Wahrnehmen der Patienten, über die ich etwas verstehen konnte, was sich erst nach langer, langer Zeit vielleicht in Worte übersetzen ließ. Hierzu gehörte meine Wahrnehmung dieser Patienten als elfenhaft, als von einem anderen Stern herabgefallen. Wirklich auffallend war bei den meisten meiner Patienten die zunehmend narzisstische Besetzung ihres Körpers im Verlauf der Behandlung, der Gewinn an Spannung, überhaupt die Wahrnehmung von sich selbst als etwas Körperlichem, Daseiendem, zu Gestaltendem.

Interessant ist, dass die Gründe der Anmeldung auf Anhieb nur sehr selten auf unbewusste depressive Anteilen schließen ließen. War dies, wie in wenigen Fällen, doch so, war der Zusammenhang mit vorausgegangenen Trennungs- und Verlusterfahrungen verleugnet. »Ich fühle mich immer komisch«, »mir ist alles egal«, »ich bin anders als andere Menschen«, äußerten diese Patienten häufig. Mit der Art ihren Zustand zu beschreiben befanden sie sich auf einer fortgeschrittenen, bewusstseinsnäheren Ebene der Selbstbeobachtung und Selbst-einfühlung. Es war ihnen möglich, Worte für etwas zu finden, was sie fühlten. Was ihnen fehlte und wonach sie unbewusst suchten, war ein Verstehen, ein Begreifen dieser als disparat und ich-dyston erlebten Befindlichkeit.

»Als die Türme in Amerika einstürzten, konnte ich nicht mehr aufhören zu weinen«, sagte eine Patientin. »Als die Türme in Amerika an einem 11. September einstürzten, habe ich nicht mehr aufhören können, an meine Mutter zu denken, die an einem 11. September gestorben ist«, berichtete eine andere. Es war ganz deutlich, wie unbewusst nahe diese Patienten, die dem Bild der einstürzenden Türme Bedeutung verliehen, einer Metapher von Untergang und aggressiver Bedrohung, sich dem Zusammenbruch ihrer eigenen inneren Welt befanden. Gleichzeitig waren sie meilenweit davon entfernt. Was sie unbewusst spüren und verstehen konnten, war dem Bewusstsein nicht wirklich zugänglich. Gefühle von Trauer und Aggression blieben über einen langen Zeitraum hinweg abgewehrt, vor allem aber die Bedeutung ihrer Erfahrungen von Trennung und Verlust.

Es war immer deutlich, wie gefährlich es war, lebendig zu sein und zu fühlen, als lauerten der Tod oder erneute Trennung, wagten sie es einfach nur zu leben. Lebendigsein selbst war diesen Patienten ein sträflicher Übermut, der den Verfolger auf den Plan rief. Dies verstand ich folgendermaßen: Die Verarbeitung des Verlustes findet in der inneren Welt in der Regel als Versuch der Identifizierung mit dem verlorenen oder zeitweise getrennten Objekt statt. Im Falle des realen Todes dieses Objektes ist Todesangst die Folge. Im Falle der zeitweisen Trennung kommt es zur Angst vor der Wiederholung dieser Erfahrung, in der inneren Welt oft der Todesangst gleich. In beiden Fällen handelt es sich um die Angst, wie das verlorene/verlassende Objekt, dem der Patient in seiner Identifizierung schuldbehaftet anhängt, sterben zu müssen. Bei Menschen mit Erfahrungen von früher Trennung und Verlust kann die Angst vor dem Tod, dem Verlöschen ihrer eigenen Existenz letztlich nicht in einer ausreichenden Weise abgewehrt werden. In der Behandlung geht es meist darum zu ertragen, überlebt zu haben, in einem weiteren Schritt darum, dem Todessog der verlorenen Objekte, die als schuldig Sprechende imaginiert werden, zu entgehen. Wesentlich hierfür ist neben dem Übertragungsgeschehen, die im Behandlungsprozess entstehende Fähigkeit der Patienten Trennungs- und Verlustszenarien ihres Lebens anschauen und ihnen Bedeutung geben zu können.

Tod von Menschen ihres weiteren Bekanntenkreises löste bei diesen Patienten stets schwere Ängste vor dem eigenen Tod aus. »Nächste Woche bin ich tot«, äußerte ein Patient, dessen Klassenkamerad gestorben war. Die Phantasie eines verfolgenden und strafenden Objektes war immer da, Innen und Außen vermischten sich. Das abwesende, verlorene Objekt torpediert die Anwesenheit der »bösen Brust«, in der Folge bedrängende Gefühle von Todesangst.

Viele meiner Patienten vermochten über einen langen Zeitraum hinweg nicht zu spielen, jeglicher Spielraum fehlte ihnen, es war alles tödlich ernst. Die ödipale Entwicklung aller Patienten war gestört. Entweder fand die Trennung so früh statt, dass sie die gesamte folgende Entwicklung prägte und die ödipale Situation mit Verlustängsten einfärbte, oder aber es war so, dass die Verluste und Trennungen die gewonnene, innere Struktur der Patienten zu zerstören drohten. Frühe Wünsche an das verlorene, versorgende Objekt gewannen im Zuge der ödipalen Entwicklung eine begehrende, suchthafte Gestaltung, die die Welt der Objekte mitunter insgesamt in einer Weise einzubinden suchte, als könnten Trennung und Verlust rückgängig gemacht werden.

Strukturbezogene Diagnose

Bei den von mir behandelten Fällen handelt es sich durchweg um Entwicklungsstörungen mit neurotischen, traumatischen, manchmal auch psychotischen Anteilen. Ich spreche deshalb in keinem der Fälle von einer infantilen Neurose, weil frühe Determinanten und Traumatisierungen durch reale Verlusterfahrungen das Bild beherrschen. In der Regel geht es um scheiternde Separation sowie das Wiederaufleben derselben in der Adoleszenz. Die damit einhergehende depressive Grundstimmung wird häufig *abgewehrt* mit aggressivem Verhalten, Triebdurchbrüchen, Diebstählen, Raubüberfällen, Konzentrationsstörungen, Schreiattacken, Seh-/Gehstörungen, Verweigerung. In anderen Fällen wird das Depressive *intoniert,* gestaltet durch Rückzug, Versagensangst, Schlafstörungen, Schulangst, Scham. In einigen Fällen zerstörten die realen Einbrüche die Entwicklungsmöglichkeiten, den Aufbau einer inneren Struktur. Oft fanden die Erfahrungen von Trennungen und Verlust in einer frühen Phase der Entwicklung des Kindes statt, in der entscheidende Strukturierungen gerade begonnen hatten und durch die Einbrüche in Frage gestellt und brüchig wurden.

Was ist überhaupt innere Struktur? Freud verstand darunter den Aufbau vor allem des Über-Ich, der internalisierten elterlichen Gesetze, eine Identifizierung mit diesen, das sich dem Es, dem Ansturm des Unbewussten und Triebhaften gegenüberstellte und mittels des Ich, der Repräsentanz von Bewusstheit und Gegenwart, dem Vermittler zwischen beiden, einen Kompromiss zu finden trachtet, der einen Umgang mit der Realität ermöglichte. Das Symptom, eine Kreation des Ich, ist bei *neurotischen* Störungen eine Kompromissbildung zwischen Es und Über-Ich, zwischen triebhaftem, unbewusstem Wunsch und Gesetz.

Die Diagnose einer *Entwicklungsstörung* bedeutet, wie ich bereits im Kapitel »Symptombildung aus psychoanalytischer Sicht« ausführte, zum einen Einbrüche in die Entwicklung, zum anderen eine häufig brüchige innere Strukturbildung. Eng damit verbunden ist die mangelnde Identifizierungsmöglichkeit mit real anwesenden, fürsorglichen Objekten, die das Kind bei inneren Konflikten, vor allem mit der Aggression, ausreichend begleiten können. Bei einer Entwicklungsstörung findet sich das Ich dem Ansturm des Triebhaften, der Es-Kräfte ausgeliefert, weil der Pol der Über-Ich-Entwicklung, der elterlichen Regeln und Gesetze, in der inneren Welt nur defizitär ausgebildet ist und nicht integriert werden konnte. Der Charakter des Über-Ich bei Entwicklungsstörungen ist in der Regel archaisch, unversöhnlich und von vernichtender Qualität. Die bei Entwicklungsstörungen vorherrschenden Symptome intonieren insofern häufig den Pol des Es, des Triebhaften. Es findet keine Kompromissbildung zwischen Es und Über-Ich statt. Ein bewusster Leidensdruck, der sich ja dem Zwiespalt zwischen Es und Über-Ich verdankt, fehlt sehr oft. Die archaische, nicht integrierte Qualität des Über-Ich beinhaltet für das Ich die Situation eines immerwährenden Nicht-genügen-Könnens. Der triebhafte Ansturm torpediert eine vernichtende, zutiefst änstigende, verfolgende und als fremd erlebte und äußere Gesetzesinstanz. Die Bearbeitung der ödipalen Szene, die innere Akzeptanz des Elternpaares und der eigenen kindlichen Rolle, die ein Ausgeschlossensein beinhaltet, kann nicht stattfinden, weil heftig andrängende frühe Gefühle von existentieller Bedrohung und Verlorengegangensein Identifizierungen behindern. Die ödipale Entwicklung wiederbelebt vielmehr erneut ein frühes Verlorengegangensein und wird deshalb gemieden.

In den Fällen einer Entwicklungsstörung mit überwiegend neurotischen Anteilen trifft der Einbruch in die Entwicklung auf eine vorhandene innere Struktur und real haltende Objekte. Bei meinen Patienten mit einschneidenden Trennungs- und Verlusterfahrungen bedeutete dies, trotz einer Störung ihrer Entwicklung, ein unbewusstes Vermögen der Aufrechterhaltung, vielleicht sollte ich besser sagen, des Kampfes um diese Struktur.

Wie geht das fragile, in vielen Fällen gerade sich konstituierende Ich damit um, wenn alles durcheinander gerät und von unten nach oben gekehrt wird, wenn ein Elternteil stirbt, ein Elternteil die Familie verlässt oder auf unbestimmte Zeit nicht präsent ist? Was ist, wenn es gar nicht mehr möglich ist, Struktur auszubilden und sich an dieser, den Eltern, abzuarbeiten, zu wüten gegen die Gesetze und zu versuchen, einen eigenen Weg zu finden? Was, wenn da kaum etwas ist? Was, wenn alles sich verflüchtigt, bevor man es kaum wahrzunehmen in der Lage war? Die unbewusste Identifizierung mit den toten oder getrennten Objekten, das verstand ich erst spät, war auch ein Versuch der Strukturierung, den meine Patienten unternahmen. Indem sie sich festhielten an den verlorenen Objekten, dem Vergangenen Leben einhauchten, versuchten sie, den Zustand ihres eigenen Verlorenseins, der Tatsache eines erfahrenen Zerbrochenseins von allem, was wichtig war, zu entgehen. Dafür zahlten sie einen hohen Preis. Sie entfremdeten sich der Wirklichkeit und den ihnen zur Verfügung stehenden Objekten.

Eine brüchige, mangelhafte Strukturbildung ist meines Erachtens gleichzusetzen mit einer Schutzlosigkeit des Ich, das sich nur in einer ungenügenden Weise auf den Pol der Über-Ich-Bildung, eine Integration der elterlichen und tradierten Regeln, verlassen kann. Bei den von mir durchgeführten Behandlungen war dies durch Erfahrungen von Trennung und Verlust in einer frühen Zeit bedingt. Es handelte sich um Trennungs- und Verlusterlebnisse im Alter zwischen einem Monat und vier Jahren. In drei Fällen waren die Kinder zum Zeitpunkt der Trennungs-/Verlusterfahrung älter. Marc war zehn Jahre alt, William elf Jahre und Bruno sieben Jahre. In diesen drei Fällen spielten über Jahre wirksame traumatisierende Faktoren im Vorfeld eine wichtige Rolle.

In der Tat glaube ich, dass es für einen einigermaßen strukturierten Menschen sehr schwer ist, nachzuvollziehen, was in einem Kind vorgeht, das des Schutzes der Struktur entbehrt oder diese verlor. Wie vergehen die Tage, die Wochen, die Jahre ohne diesen Schutz? Viele meiner Patienten machten aus wenig viel. Sie nutzten die kleinsten Möglicheiten, sich innerlich zu ordnen, Menschen, Zeit und Raum zu überstehen, in die sie wenig Hoffnung und Vertrauen zu setzen in der Lage waren. Sie zogen sich in vielen Fällen von der Gegenwart, den realen Objekten zurück, um deren Anforderungen in einer entleerten Art zu erfüllen. In einer unbewussten Weise hielten sie sich fest an den toten und verlorenen Objekten.

»Du steckst fest in einem Kellerloch«, hatte Sebastian zu mir gesagt und ein Bild von mir gemalt, wie ich feststeckte in diesem Loch. Er sagte das in einer Zeit, in der er mich unermesslich hasste und vernichten wollte. Es war aber auch eine Zeit, in der er sich am liebsten selbst vernichtet hätte. Er wollte alles, was er jemals bei mir gemalt hatte, zerstören, vor allem aber jene Bilder, in denen er Menschen gezeichnet hatte, die auf die verschiedenste Weise getötet worden waren. Das war er, der in einem wirklich finsteren und verlassenen Kellerloch steckte. Nur in diesem vermeinte er die ihn bedrängenden Gefühle von Hass und unermesslicher Wut zu überstehen. Sein Bild des Kellerloches aber war das Bild einer symbolischen Gestaltung. Auch die mörderischen Bilder, die er vernichten wollte, waren von symbolischer Gestaltung. In Sebastians innerer Welt gab es ein Objekt, einen Raum, dem er im Behandlungsverlauf seinen Hass zumuten konnte. Es gab seine Bilder, die etwas von ihm berichten konnten, sie berichteten von seinem Hass und seiner Wut, die er gegen sich selbst zu richten tendierte, er wollte sie zerstören, *weil er sich sehr davor fürchtete, die Objekte zu zerstören.*

Vielen meiner Patienten gelang eine solche Gestaltung ihrer Gefühle nicht. Sie saßen in dem von Sebastian so genannten Kellerloch und konnten darüber nicht berichten. Ihr Hass fand keine annähernd neurotische, symbolische Form der Gestaltung, weil sie in einer sehr frühen Zeit das Vertrauen in die Objekte und die damit verbundene Sicherheit vollkommen verloren hatten.

Karl wollte nicht seine Bilder zerstören, sondern ganz real mich, mich und nur mich. Er versetzte mich mit seinem Kommen in Angst und Schrecken. Seine Wut und sein Hass hatten keine symbolische Form. Er steckte, ohne darüber Auskunft geben zu können, konkret in einem Kellerloch, einem inneren Verließ, in dem er jegliches Vertrauen in die Welt der Objekte verloren hatte. Konnte er eines Objektes habhaft werden, wollte er es zerstören, um nicht von ihm zerstört zu werden.

Die Entwicklungsstörungen, die ich im folgenden klassifizieren werde, haben viele graduelle Unterschiede und verlaufen von der Entwicklungsstörung mit vorwiegend neurotischen Anteilen, die Sebastian repräsentiert, bis hin zu der Entwicklungsstörung mit traumatischen und psychotischen Anteilen, für die Karl steht. Auf verschiedenen Ebenen der Entwicklung und in den vielfältigsten Symptomen drängten bei meinen Patienten mit Trennungs- und Verlusterfahrungen depressive Gefühle an, die sich im Verlauf der Behandlung Ausdruck verschafften. In den meisten Fällen handelte es sich um frühe Einbrüche in die Entwicklung, nämlich vor dem Erreichen der Objektkonstanz.

1. *Entwicklungsstörung mit vorwiegend neurotischen Anteilen*[23]
   Die Störung der Entwicklung des Kindes trifft auf eine vorhandene, wenngleich umkämpfte innere Struktur und haltende Objekte.

2. *Entwicklungsstörung mit vorwiegend traumatischen Anteilen*
   Frühe traumatische Vorkommnisse verhindern den Aufbau einer inneren Struktur, oder aber die vorhandene Struktur war so fragil, dass sie in den traumatischen, Vorkommnissen unterging und nahezu zerstört wurde.

3. *Entwicklungsstörung mit traumatischen und psychotischen Anteilen*
   Frühe traumatische Vorkomnisse, die in diesen Fällen stets eine dramatische Verflechtung mit dem *traumatischen* Schicksal der betreuenden Objekte be-

[23] Siehe Tabelle: Beginn der Behandlung.

inhaltet, münden in einem Szenarium, in dem die Wirklichkeit zu etwas so Unerträglichem wird, dass das Ich dazu tendiert, sich aus dieser zurückzuziehen und eine Gegenwelt zu errichten. Die Wahrnehmung der Realität ist empfindlich gestört und »verrückt«.

4. *Entwicklungsstörung mit neurotischen und traumatischen Anteilen*
   Es gibt Ansätze einer neurotischen Verarbeitungsmöglichkeit, einer inneren Strukturbildung, die aber von dem Druck der innerlich präsenten frühen traumatischen Erfahrungen immer wieder überrollt und in Frage gestellt wird.

5. *Entwicklungsstörung mit neurotischen und psychotischen Anteilen*
   Eine tendenziell vorhandene innere Strukturbildung wird im Verlauf der Entwicklung brüchig und offenbart ihre Instabilität. Das Ich flieht die Realität zunehmend und kann ihr nicht standhalten. Eine neurotisch anmutende Symptombildung wehrt psychotische Strömungen ab. Übermächtige, vereinnahmende Projektionen der Eltern oder eines Elternteils spielen hier eine wesentliche Rolle.

6. *Entwicklungsstörung mit neurotischen, traumatischen und psychotischen Anteilen*
   Die vorhandenen Ansätze einer neurotischen Verarbeitungsmöglicheit, einer inneren Strukturbildung werden von innerlich präsenten und andrängenden, schwerwiegenden frühen traumatischen Erfahrungen, die vereinnahmende Projektionen des versorgenden Objekts beinhalten, immer wieder in einer Weise überrollt und infrage gestellt, ausgelöscht, dass das Ich dazu neigt, eine unerträgliche Realität zu fliehen, zu verzerren und zu verrücken.

Psychodynamische Diagnostik der einzelnen Behandlungsfälle

Die psychodynamische Diagnostik verbindet die Symptombildung, die darin enthaltene Abwehrbewegung und die andrängenden Es-Bedürfnisse mit dem Strukturniveau des Patienten und der Genese der Pathologie. Aus systematischen Gründen steht die psychodynamische Diagnostik der einzelnen Behandlungsfälle an dieser Stelle. Sie kommt einer ersten Vorstellung meiner Patienten gleich und bedarf der Lektüre der Beschreibung der Fallgeschichten, um wirklich nachvollzogen werden zu können.

Margitte
Entwicklungsstörung mit vorwiegend neurotischen Anteilen. ICD-10: F 51.0
Symptom: Schlafstörungen
Separations- und Autonomiekonflikte, die sich im Symptom der Schlafstörung äußern und ihren Wunsch und ihre Angst sich von der Mutter zu trennen intonieren, wurzeln im frühen, verleugneten Verlust des Vaters, der unbewussten Gleichsetzung von Sexualität und Tod.

Der Tod ihres Vaters, als sie zwei Jahre alt war, wurde von der zu Beginn der Behandlung gerade 18-jährigen Patientin vollkommen verleugnet. Sie lebte nicht in der Wirklichkeit und verbrachte ihr Leben wie ein von einem fremden Stern auf die Erde heruntergefallenes Mädchen. Wut und Aggressivität erschienen ihr als seltsame, obskure Regungen, die sie nicht betrafen. Sie, für die der Vater keinerlei Bedeutung haben durfte, konnte nicht groß werden, weil Sexualität für sie gleichbedeutend war mit Tod und Sterben. Was sie am meisten ersehnte, sich wegzubewegen von der Mutter, war ihr unmöglich, weil weg von der Mutter der tote Vater auf sie zu warten schien.

Marc
Entwicklungsstörung mit vorwiegend neurotischen Anteilen. ICD-10: F 34.0
Symptom: Autistisches Verhalten
Die Identifikation mit dem von Anbeginn wenig präsenten, sich zurückziehenden Vater wird im Verlauf von dessen langer Erkrankung und seines schließlichen Todes virulent in einem autistisch anmutenden Rückzug des Patienten, der heftige aggressive Bestrebungen abwehrt.

Der Patient kam zu mir, als er elf Jahre alt war, ein Jahr zuvor war sein Vater gestorben. Er lebte in einer abgeschotteten Welt, in der er, identifiziert mit dem Vater, ungeheures Wissen über historische und geographische Themen anhäufte. Er fürchtete sich, so stellte sich heraus, panisch vor der Realität, der Gegenwart, die ihm eine einzige Katastrophe von Bedrohung, Gefahr und Tod war. Tatsächlich war es so, dass er nahezu täglich von seinen Klassenkameraden geschlagen wurde. Was ihn bedrückte, waren nicht die Schläge, sondern dass er weinen musste, wenn er geschlagen wurde.

Frauke
Entwicklungsstörung mit neurotischen und traumatischen Anteilen.
ICD-10: F 34.0
Symptom: Depressionen
Die imaginierte Schuld über den Tod der Mutter, von der sie sich nicht verabschieden konnte, setzte einen Abwehrprozess in Gang, in dessen Folge sie all ihre

Anpassungsfähigkeiten mobilisierte um zu bestehen.

Die Patientin, die ich im Alter von 17 Jahren kennenlernte, hatte ihre Mutter im Alter von fünf Jahren verloren. Sie wuchs bei ihrer Tante auf, die sie Mutter nannte, von der sie sich aber innerlich fern hielt. Als sie zu mir kam, hatte sie das Gefühl, dass es nirgendwo einen Platz für sie gäbe. Sie fand sich merkwürdig und anders als alle anderen Menschen. Auf mich wirkte sie wie eine Elfe, die es unter die Menschen verschlagen hatte.

Bruno
Entwicklungsstörung mit neurotischen und traumatischen Anteilen.
ICD-10: F 34.0
Symptom: Rückzug, Versagensangst
Der Tod seiner alkoholkranken Mutter, über deren Krankheit er sich geschämt hatte und die er an ihrem Erbrochenem erstickt vorfand, führte, nachdem der Patient bei seinem Vater untergebracht war, zu einem in der Identifikation mit der Mutter angestrebten Rückzug von der Außenwelt. Er, ein wirklich kluger Junge, wollte unbewusst versagen und untergehen.

Bruno war zu Behandlungsbeginn neun Jahre alt. Zwei Jahre zuvor hatte er seine Mutter verloren und wuchs nun bei seinem Vater auf. »Die Vergangenheit ist vorbei«, sagte er zu mir, »es ist alles vorbei«, immer wieder sagte er das. Es war wie eine Beschwörung. Er fürchtete sich vor seiner Sehnsucht nach der Vergangenheit und mied die Gegenwart, die Realität.

Marlene
Entwicklungsstörung mit traumatischen und psychotischen Anteilen.
ICD-10: F 84.3, F 34.0
Symptom: Panikattacken, Einkoten
Aufgrund der schweren Krankheit ihres Vaters und der Überlastung ihrer Mutter stand dieser Patientin wenig Entwicklungsraum zur Verfügung. Der Tod ihres Vaters, an dem sie sich unbewusst schuldig fühlte, führte zu psychotisch anmutenden Phänomenen von Desorientierung und Panik.

Als ich sie zum ersten Mal sah, war sie gerade sechs Jahre alt. Bei der Schuleingangsuntersuchung hatte sie wie eine Verrückte um sich geschlagen und geweint. Sie war kaum geboren, da erkrankte ihr Vater an einer unheilbaren Krankheit, an der er starb, als sie noch keine drei Jahre alt war. Sie erlebte ein Martyrium mit ihrem Vater, der sie betreute und am Sterben war. Sie sah ihn zusammenbrechen, nachdem sie ihm in einem Wutanfall ihre Tasche an den Kopf geschleudert hatte, und kurz darauf sterben.

Michael
Entwicklungsstörung mit neurotischen und psychotischen Anteilen.
ICD-10: F. 54.0, F 98. 5
Symptom: Stottern, Kopfschmerzen
Gegen die Projektionen seiner Mutter und die Abwesenheit seines leiblichen Vaters kämpfte dieser Patient in einer verzweifelten Weise an. Sein Stottern, seine Kopfschmerzen wehrten eine heftige aggressive Strömung ab und entfremdeten ihn jeglicher Normalität.

Als ich den Patienten im Alter von acht Jahren kennenlernte, wollte er mich schlachten und töten und in die Luft sprengen, weil ihm das als die einzige Möglichkeit erschien »Nein« zu mir zu sagen. Es gab nur alles oder nichts. Er verbrachte sein Leben in einem Alptraum andrängender, ihn überschwemmender Aggressivität. Er kannte seinen leiblichen Vater nicht. Einmal hatte der Vater Michael auf dem Arm gehabt, kurz nach seiner Geburt, dann war er für immer aus seinem Leben verschwunden. Die Mutter hatte Michael unbewusst für ihren eigenen Vater geboren, dessen Vater von den Nazis getötet worden war, als er ein kleiner Junge war. Michael war dabei, völlig verrückt zu werden, als ich ihn kennenlernte.

Doris
Entwicklungsstörung mit neurotischen, traumatischen und psychotischen Anteilen.
ICD-10: F 34.0
Symptom: Rückzug, Unerreichbarkeit
Im Kampf mit der unbewussten Identifikation mit der verleugneten Krankheit ihrer schwer kranken Mutter, wirkte diese Patientin wie versteinert in ihrem Nein, das sie ihrer Mutter in allen alltäglichen Situationen entgegenhielt. Sie war ein zum Zerreißen angespannt starkes Mädchen, das mich mit seinem Schweigen und seinem Hass zur Verzweiflung brachte. Sie war besessen von der Angst zu unterliegen in unseren Spielen, die wir schweigend spielten wie unversöhnliche Feinde. Du willst mich töten, ich darf nicht leben, schien sie mir zu sagen.

Doris hatte immer mit ihrer Mutter gekämpft, sie beneidet und bewundert, sie wäre gerne so schön gewesen wie sie, so stark, wie in Stein gemeißelt. Sie hasste es, wenn sie weinen musste, plötzlich, wenn sie mir erzählte, dass sie es nicht schaffen konnte, gar nichts. Darf ich leben, schien sie mich zu fragen, wenn meine Mutter, die ich so hassen muss, sterben wird? Warum macht sie das mit mir, warum geht sie? Sie will mich mitnehmen, ich sehe es in ihren Augen. Ich will und darf nicht leben.

Doris entwickelte im Verlauf der Behandlung einen Spielraum, sie erinnerte sich ihres Vaters, der sie zum Lachen bringen konnte. Doris' Vater kam schließlich mit der Mutter zusammen zu den Elterngesprächen, was einer wirklichen Gratwanderung gleichkam. Doris genoss diese Zeit, sie blühte auf. Aber diese Zeit war begrenzt. Während sie aufblühte, erlitt die Mutter einen erneuten, letzten Krankheitsschub.

Während der Behandlung dieser zehnjährigen Patientin wurde ich zur Zeugin des Sterbens ihrer Mutter. Doris' Angst und Verlorenheit, ihre Identifizierung mit dem sterbenden Objekt, schien mir letztlich alles auszulöschen, was während der Behandlung zwischen mir und der Patientin entstanden war.

Carolina
Entwicklungsstörung mit traumatischen, psychotischen und neurotischen Anteilen.
ICD-10: F.44.82 F 34.0, F 93.0
Symptom: Seh- und Gehstörungen
In der Adoleszenz entwickelte die Patientin Geh- und Sehstörungen, die ihre frühen Erfahrungen von Ausgesetztsein wiederbelebten. Ihr altersgerechter Wunsch, sich von ihrer Adoptivmutter zu lösen, rief die Angst, von dieser ihrerseits verlassen zu werden, auf den Plan.

Carolina, zu Beginn der Behandlung 15 Jahre alt, wurde als Säugling vor einem Krankenhaus abgelegt und lernte ihre leiblichen Eltern niemals kennen. Im Alter von zwei Jahren kam sie zu ihren Adoptiveltern, denen sie sehr viel bedeutete. Ihr Leben vollzog sich scheinbar unauffällig, bis sie im Alter von 14 Jahren Seh- und Gehstörungen entwickelte. Carolina hatte sich, ihre Herkunft für unbedeutend erklärend, in einer manischen Weise bemüht, wirklich zu sein, in der Wirlichkeit zu leben. Wie ein Kartenhaus brach dieser Versuch zusammen. Dass sie sich wie ein Mensch fühlte, der weder gehen noch sehen, noch leben kann, brachte sie zu mir. Sie lebte nicht in der Wirklichkeit. Sie war ein Zombie, unbewusst in ihren schrecklichen nächtlichen Träumen immerzu beschäftigt mit Trennung und Tod.

Yvonne
Entwicklungsstörung mit vorwiegend neurotischen Anteilen.
ICD-10: F 93.0 F 34.0
Symptom: Trennungsschwierigkeiten
Das kurzfristige Verlassensein vom mütterlichen Objekt intonierte bei dieser Patientin ihre prinzipielle Unsicherheit über die Mutter, der es aufgrund ihrer eigenen Lebensgeschichte sehr schwergefallen war, Yvonne anzunehmen. Yvonne entwickelte heftige Trennungsängste.

Yvonne, die gerade vier Jahre alt war, als sie zu mir kam, war nicht in der Lage ihre Realität zu akzeptieren. Sie besaß keinen Spielraum.

Nur wenige Minuten der Trennung von ihren versorgenden Objekten im Alter von knapp zwei Jahren hatten die Möglichkeit, die Liebe dieser Objekte anzuerkennen, vollkommen zerstört. Sie konnte ihre Mutter nie wieder so sehen, wie sie gegenwärtig war, sie musste sie immerzu so sehen, wie sie gewesen war, als sie sie verlassen hatte. In den passageren Szenen des Verlassenseins von ihrer Mutter belebte sich die unbewusste Angst der Patientin vor der Mutter, die sie nur schwer annehmen konnte.

Luisa
Entwicklungsstörung mit traumatischen und psychotischen Anteilen.
ICD-10: F 34.0, F 93.0
Symptom: Schreiattacken
Luisa konnte nicht aufhören zu schreien. Erfahrungen von Trennung und Folter verfolgten sie und zerstörten immer wieder ihre und die Möglichkeiten ihrer überforderten Adoptivmutter, miteinander in einer vertrauensvollen Weise in Beziehung zu treten.

Die zum Zeitpunkt unserer Bekanntschaft achtjährige Luisa war im Alter von 3½ Jahren zu ihren Adoptiveltern gekommen, nachdem sie zuvor ein Martyrium von Trennung, Verlust und Folter durchlitten hatte. Sie wurde ein bei ihren Freundinnen beliebtes Mädchen und eine glänzende Schülerin. Zu Hause schrie sie stundenlang und belog ihre Adoptiveltern bei jeder kleinen Gelegenheit. Ihre Geschichte von Trennung und Folter spaltete sie in zwei verschiedene Menschen. Ein Teil suchte sich anzupassen, ein anderer schlug um sich und schrie und schrie und hielt fest an einer vergangenen Welt, die unerträglich gewesen war.

Karl
Entwicklungsstörung mit traumatischen und psychotischen Anteilen.
ICD-10: F. 92.0, F94.2, F 34.0, F 93.0
Symptom: Rückzug
Karl, der Feuer an der Wiege seines kleinen Bruders gelegt und von seiner überforderten Mutter quasi ausgesetzt worden war, verlor nach wechselnden Aufenthalten in Psychiatrie und Heimen alle Hoffnung und wirkte extrem zurückgezogen, gepeinigt von schweren unbewussten Gewaltphantasien.

Für den Patienten, der elf Jahre alt war, als ich ihn kennenlernte und der seit seinem fünften Lebensjahr in einem Heim aufgewachsen war, bedeutete Trennung ein überwältigender Zustand von vollkommenem Fallengelassenwerden. Diesen Zustand suchte er zu vermeiden, indem er sich vereiste und zu einem lebenden Toten machte. Heftige Destruktivität lauerte hinter der Decke der Vereisung, die er sich zugelegt hatte. Karl lebte in einer schrecklich einsamen Welt von Hass und Wut.

Manuela
Entwicklungsstörung mit tramatischen, psychotischen und neurotischen Anteilen.
ICD-10: F 93.0, F 34.0
Symptom: Schreiattacken
Nachdem ihre Adoptivmutter nach vielen Jahren der Zweisamkeit mit der Patientin einen Partner gefunden hatte, konnte Manuela nicht mehr aufhören zu schreien. Sie hatte schreckliche Angst wieder verlorenzugehen und auf der Straße zu liegen, in den Armen ihrer toten Mutter, an der sie gesaugt hatte.

Die Behandlung Manuelas fand ein schlimmes Ende. Vermutlich brachte ihre Adoptivmutter sie in ein Heim. Sie konnte Manuela nicht mehr ertragen. Manuela hatte, sie war elf Jahre alt, bei der kleinsten Versagung der Mutter geschrien. Sie hatte es nicht ertragen können, dass die Mutter einen Partner fand. Während der Behandlung hörte Manuela, die im Alter von zwei Jahren neben ihrer toten Mutter gefunden worden war, auf zu schreien. Nach einer Phase des Lügens und Betrügens wurde sie vollkommen depressiv, sie brach regelrecht zusammen. Das »Schreien« war ihr Versuch gewesen, lebendig zu sein und nicht zu sterben. Sie imaginierte sich als Mörderin ihrer Mutter.

Johan
Entwicklungsstörung mit traumatischen und psychotischen Anteilen.
ICD-10: F 93.0
Symptom: Aggressive Durchbrüche, Traurigkeit
Johan war aufgrund seiner extremen Schwerhörigeit und den allgemeinen Bedingungen seines Aufwachsens mit präokkupierten Eltern im Alter von vier Jahren nicht im Stadium der Objektkonstanz. Er musste seine Eltern immerzu anfassen, um sich ihrer Präsenz zu versichern. Als die Mutter die Familie verließ, wähnte er sie tot und vermeinte einen Geist zu sehen, wenn sie ihn besuchte.

Trennung bedeutete für den vierjährigen Johan, dessen Mutter sich von der Familie trennte, Tod. Er identifizierte sich mit seiner von ihm getrennten Mutter, die tausend Gegenstände ihrer verstorbenen Eltern aufbewahrte und in einer idealisierten Vergangenheit lebte. Wie sie begann er die Schätze der Toten, der Gespenster, zu sammeln, um ihnen Leben einzuhauchen. Sie interessierten ihn mehr als die Lebenden. Man könnte sagen, er lebte in einer Gespensterwelt von Toten, die am Leben gehalten werden mussten, als ich ihn im Alter von 13 Jahren kennenlernte.

Florian
Entwicklungsstörung mit traumatischen und neurotischen Anteilen.
ICD-10: F 92. 0
Symptom: Schulische Probleme, Depressionen
Die Trennung von seinem Vater, Florian hatte sich im Alter von sieben für seine Mutter »entschieden«, sowie die viel spätere Entscheidung seiner Mutter, eine Partnerschaft mit einer Frau aufzunehmen, führten bei dem Patienten zu Desorientierung und Schuld. In einer verzweifelten Weise stand er zwischen Vater und Mutter.

Florian, 15 Jahre alt, hatte ich während der Behandlung unbewusst auf der Bank der U-Bahn getroffen, wo er darüber nachgedacht hatte, sich das Leben zu nehmen, weil er nicht gewusst hatte, wie er Vater und Mutter in sich zusammenbringen sollte.

Wie auf der Flucht streunte er durch die Straßen und konnte die Schule nicht mehr besuchen. In der Behandlung suchte er seinen Vater, von dem er sich, identifiziert mit der Mutter, kritisiert und verurteilt fühlte. »Ich brauche jemanden, mit dem ich über meinen Vater sprechen kann«, hatte er gesagt, als wir uns zum ersten Mal sahen. Florian suchte sich seinem Vater und seinen konservativen Ansprüchen anzupassen, um ihn nicht zu verlieren, er idealisierte ihn in einer verzweifelten Weise. Er stand vor ihm und konnte nicht bestehen. In einer unbewussten Weise war er das Abbild der verurteilten Mutter, von der loszukommen er sich sehnte. Florian konturierte sich im Behandlungsverlauf. Er benötigte es stark, sich seinem Vater entgegenzustellen, um ihn, aber auch einen eigenen Weg zu finden.

Aischa
Entwicklungsstörung mit traumatischen und neurotischen Anteilen.
ICD-10: F 43. 0 , F. 93.0
Symptom: Depressionen
Frühe Trennungen bewältigte diese Patientin mit dem manischen Versuch der Anpassung. Im Alter von 15 Jahren brach sie zusammen. Sie konnte wochenlang ihr Bett nicht mehr verlassen und wurde in eine psychiatrische Klinik eingewiesen.

Sie meldete sich in einer so quirligen und fröhlichen Art und Weise bei mir an, die Zweifel daran weckte, ob sie bei mir richtig sei. Sie, ein afrikanisches Mädchen, das im Alter von vier Jahren ihrer Mutter, die sie im Alter von zwei Jahren verlassen hatte, nach Deutschland nachgeschickt wurde, fühlte sich nirgendwo zu Hause. In der Übertragung zu mir nährte sie in einer dramatischen Weise die Sehnsucht nach einem Objekt, das sie nie verlassen würde. Das Ende der Behandlung verdeutlichte die Unmöglichkeit der Verwirklichung dieser Sehnsucht und die Begrenztheit der Behandlung.

Jonas
Entwicklungsstörung mit neurotischen und psychotischen Anteilen.
ICD-10: F 92.0
Symptom: Wutausbrüche
Jonas befand sich unbewusst in einem Clinch auf Leben und Tod mit seiner Mutter, die den Vater des Patienten, der sie verlassen hatte, entwertete und sich wie allein auf der Welt fühlte. Wie ich später erfuhr, litt sie stark unter dem Tod ihrer Großmutter, die gestorben war, als sie mit Jonas schwanger war. Jonas trat um sich, er verweigerte jegliche Anpassung, er konnte nicht lächeln, als ich ihn im Alter von fünf Jahren kennenlernte.

In den nur vordergründig anal anmutenden Kämpfen mit der Mutter, seinem panischen Treten und Um-sich-Schlagen wurde dieser Patient überflutet von Todesangst, die mich oft daran erinnerte, dass Jonas an der Brust seiner präokkupierten Mutter zu verhungern gedroht hatte und in seinen ersten beiden Lebensjahren viermal an Lungenentzündung erkrankte war.

Der Trennung von seinem Vater im Alter von drei Jahren ging die Geburt der Schwester im Alter von zwei Jahren voraus. Jonas malträtierte seine Schwester, sowie er ihrer habhaft werden konnte. Seine Verzweiflung gipfelte in der unbewusst schuldhaft erlebten Trennung vom Vater, den er imaginierte als hinweggespült von der Flutwelle seiner Wut. Er fürchtete, die Mutter, um die er so leidenschaftlich kämpfte, zu verlieren, wenn er den Vater liebte. Er fürchtete, von ihr mit dem Tod bestraft zu werden, wenn er einem Dritten Bedeutung gab. Er hatte keinen Spielraum, alles war ernst. Er hielt sich fest an seiner Finsternis, seiner Destruktivität.

William
Entwicklungsstörung mit vorwiegend neurotischen Anteilen. ICD-10: F 40.1
Symptom: Schulangst
Nach der dramatischen Trennung seiner Eltern im Alter von elf Jahren konnte William die Schule nicht mehr besuchen. Er war stark mit der jahrelangen Opferhaltung seiner Mutter identifiziert. Er sehnte sich danach, unsichtbar zu sein. Er hatte Angst, in der Schule geschlagen zu werden. Er wollte am Morgen nicht aufstehen. Seine Mutter hatte sich nach jahrelangen gewalttätigen Auseinandersetzungen von seinem Vater getrennt, den er liebte. Er bot sich dem Vater unbewusst anstelle der Mutter an und wirkte mitunter wie ein Stricher auf mich.

Da war aber auch sein älterer Bruder, der bei der Mutter immer die erste Geige gespielt zu haben schien. Im Alter von drei Wochen hatte sie William abgestillt, weil sie mit dem Bruder ins Krankenhaus gehen musste, und ihn dem Vater überlassen. In seinen ersten beiden Lebensjahren war William immer wieder krank. Er war nie trotzig und kämpferisch wie der Bruder.

Mit seiner Symptomatik kämpfte er unbewusst um die erste Geige. Er, der unsichtbar sein wollte, wollte gesehen werden. Im Behandlungsverlauf entwickelte William eine ungemein aktive Rolle bezüglich der Geschicke seiner Familie. Er begann, mit seinen Eltern zu kämpfen, aber er arbeitete auch daran, sie zu halten und, soweit das möglich war, zusammenzubringen. Er brachte eine Art von Versöhnung zustande, ohne die er nicht hatte leben können.

Tim
Entwicklungsstörung mit vorwiegend traumatischen Anteilen.
ICD-10: F. 83.0, F. 92.0
Symptom: Pseudodebilität
Der Patient erkannte seine Mutter nicht wieder, die ihn im Alter von knapp zwei Jahren nach einjähriger Trennung mit nach Deutschland nahm. Er wirkte in der neuen Umgebung zurückgezogen und lernte lange nicht die neue Sprache. Er hielt sich fern von anderen Kindern und blieb am liebsten in seinem Zimmer. Als ich ihn im Alter von 14 Jahren kennenlernte, besuchte er eine Sonderschule und hatte Angst vor Gleichaltrigen.

Tim sprach sehr lange nicht mit mir, zumeist schaute er unter sich. Manchmal nickte er oder schüttelte den Kopf und wirkte dabei wie debil. Es war immer sehr still in diesen Stunden, ich konnte es kaum ertragen. Hätte er mich nicht mitunter in seiner hellwachen Art plötzlich angeschaut, wenn ich etwas sagte, was ihn zu beschäftigen schien, ich hätte aufgegeben. Es war, als ob er in den Stunden noch einmal neu zu sprechen lernte, indem er in seiner stummen Weise meine Worte zu ergründen suchte. Ich war beeindruckt von seiner Möglichkeit des Fühlens und Wahrnehmens, als er nach einigen Monaten aufzutauen begann.

Eugenia
Entwicklungsstörung mit traumatischen und neurotischen Anteilen.
ICD-10: F 92.0
Symptom: Diebstähle
Die unvorhergesehene, eineinhalbjährige Trennung von ihren Eltern im Alter von vier Jahren führte unbewusst zur Unmöglichkeit sich anzuvertrauen, die von der Patientin stark verleugnet wurde. Die Diebstähle im Alter von 14 Jahren, die sie zu mir führten, intonierten ihr inneres Thema des Betrogen-worden-Seins. Sie wirkte unermesslich einsam und voller Schuld im Angesicht ihrer aggressiven Bestrebungen.

Eugenia hatte einige Male in einem Drogeriemarkt Kosmetika gestohlen, schließlich stahl sie einer Freundin die Handtasche. Manchmal, wenn ich sie sah, ging mir ein Lied nicht aus dem Kopf, das ich einige Male gehört hatte: Es ist alles nur geklaut. Eugenia konnte ihren Eltern nicht mehr vertrauen, die sie eineinhalb Jahre bei der Großmutter zurückgelassen hatten. Das Schlimmste für Eugenia war, sich mit dem Verlust dieses Vertrauens zu konfrontieren, das ihrem »Klauen« zugrunde lag. Sie hatte schreckliche Angst, noch einmal verlorenzugehen und nie mehr gefunden zu werden.

Maria
Entwicklungsstörung mit traumatischen, psychotischen und neurotischen Anteilen.
ICD-10: F 92.0
Symptom: Raubüberfälle
Nach einer einjährigen Trennung nach ihrer Geburt lebte die Patientin zusammen mit ihrer Mutter, an die sie sich stark und ausschließlich band. Sie hatte keine Freunde. Die Heirat der Mutter und die Geburt eines Bruders – Maria war inzwischen vierzehn Jahre alt – vermittelten der Patientin ein Gefühl des Ausgestoßenseins, das in einem unbewussten Zusammenhang mit der frühen Trennung von der Mutter stand. Sie schloss sich einer Mädchengruppe an und verübte mit dieser einige bewaffnete Raubüberfälle auf Frauen im Alter ihrer Mutter. Sie wirkte wie vereist, als ich sie zum ersten Mal sah.

Maria fand sich selbst merkwürdig und anders als alle anderen Menschen. »Ich habe immer abseits gestanden«, sagte sie, »ich war gar nicht da.« Maria hatte keinen Kontakt zu ihren lebendigen Gefühlen. Sie war eine lebende Tote. Sie vereiste sich, um einem übermächtigen, abgespaltenen Hass zu entkommen, der aus ihr herausbrach, als die Mutter sich der Umklammerung Marias entwandt. Es war sie, die sie töten wollte, als sie die Pistole auf Frauen in deren Alter richtete und dabei verstummte, während die anderen Mädchen das Sprechen übernahmen. Es gab keinen inneren Raum und keine Worte für ihren mörderischen Hass.

Sebastian
Entwicklungsstörung mit neurotischen und traumatischen Anteilen.
ICD-10: F 92.0
Symptom: Konzentrationsstörungen
Sebastian konnte die frühen Trennungen von seiner Mutter (Tagesmutter, Krabbelstube) nicht verarbeiten. Hinter seinem Um-sich-Beißen und den folgenden Konzentrationsstörungen verbargen sich schwere depressive Gefühle, ein Gefühl frühen Verlorenseins und der Desorientierung, verstärkt durch die Geburt des sechs Jahre jüngeren Bruders. Hinzu kam die tabuisierte Geschichte des Selbstmordes seines Großvaters väterlicherseits, der sich erschossen hatte.

Als Sebastian im Alter von zehn Jahren zu mir kam, schlief er viel, auch am Tag. Er ließ sich von seinem kleinen Bruder schlagen, den er häufig mit kleinen

Geschenken bedachte. Endlos grübelte er darüber nach, wie unmöglich es ihm sei, jemanden zu schlagen. In der Behandlung erinnerte sich Sebastian seiner »Beißer-Anteile«.

Viel schwerer war es, mit der abgewehrten Bedürftigkeit des Patienten in Kontakt zu kommen. In der Behandlung dieses Patienten erlebte ich mich wie gefangen in Ironie und Abgeklärtheit. Ich hatte den Eindruck, diesen Patienten erst ganz am Ende der Behandlung wirklich erreichen zu können und sein frühes Leiden, das ich über einen langen Zeitraum hinweg, wie er selbst und seine Eltern, zu verleugnen getrachtet hatte, anerkennen zu können.

Theoretischer Bezugsrahmen und Praxis der Behandlung

Bei meiner Beschäftigung mit Trennung und Verlust in der psychotherapeutischen Behandlung von Kindern erlebte ich folgende Konzepte als hilfreich und erhellend: Margaret Mahlers Forschungen zur Objektkonstanz, Henry Krystals Arbeit über das infantile Trauma sowie die von James und Joyce Robertson in ihren Filmen festgehaltene Beschäftigung mit Kleinkindern in Trennungssituationen und Melanie Kleins Arbeiten zur depressiven Position. Während ich mit meinen Patienten arbeitete, bildeten diese Konzepte für mich einen spontanen Bezugsrahmen. Sie halfen mir immer wieder, die Dynamik der Kinder, mit denen ich arbeitete, zu verstehen. Ich spreche deshalb von einem »spontanen Bezugsrahmen«, weil ich diese Konzepte an keiner Stelle bewusst heranzog.

In der Behandlungssituation ist der Therapeut mit seinem Patienten wirklich allein. Er ist geworfen auf seine inneren Ressourcen, auf seine Fähigkeit zur Selbstbeobachtung, auf seine Wahrnehmung dessen, was der Patient in ihm auslöst. Der theoretische Bezugsrahmen bildet in gewisser Weise ein Netz, eine dritte, haltende Instanz.

Während ich mit meinen Patienten einen Raum und eine gewisse Zeitspanne teilte und ihnen mit meinen Interventionen manchmal einen Entwicklungsraum eröffnen konnte, vermischte, assimilierte sich die Arbeit dieser Forscher, mit denen ich mich im Laufe meines Lebens beschäftigt hatte, mit meiner individuellen Geschichte und Prägung, aber auch mit dem, was die Geschichte meiner Patienten in mir auslöste.

Margaret Mahler, deren Forschungen sich um den Begriff der »Objektkonstanz«

zentrierten, und Melanie Klein, die den Begriff »depressive Position« prägte[24], beschäftigten sich mit der Möglichkeit des kleinen Kindes, Trennungen zu ertragen, und untersuchten, jede auf ihre Weise, die hierzu notwendigen Bedingungen. In beiden Fällen sind es, bei aller Unterschiedlichkeit der Konzepte, sehr frühe Determinanten, die darüber entscheiden, ob das Kind die Möglichkeit erlangt, sich von seiner Mutter zu trennen, ohne sie innerlich zu verlieren. Margaret Mahler und Melanie Klein untersuchten die Schwierigkeiten der Separation in der normalen Entwicklung des Kindes. Wo Melanie Klein die gute Brust erwähnt, die die Vorraussetzung für die Auseinandersetzung mit der versagenden, bösen Brust ist, spricht Margaret Mahler von der Notwendigkeit des Kleinkindes, sich der »guten Mutter« in Phänomenen, die sie »Auftanken« nannte, immer wieder zu versichern, aber auch von der Liebe der Mutter und deren Akzeptanz der Ambivalenz des Kindes, das in die Welt hinauslaufen möchte, diese aber dringend benötigt als seinen Rettungsanker. In beiden Konzepten geht es um die Existenz eines überwiegend guten Bildes der inneren Mutter, der guten Brust, in der inneren Welt des Kindes. Beide Autorinnen beschrieben in einer vielfältigen und beeindruckenden Weise diese Vorrausssetzung für die darauf folgende Möglichkeit des kleinen Kindes, sich zu trennen und allein zu existieren. Ihre Modelle der kindlichen Entwicklung waren sehr wichtig für mich in meinem Nachdenken über die Patienten mit Erfahrungen von Trennung und Verlust.

Die Forschungen von James und Joyce Robertson, die Trennungserfahrungen von Kleinkindern in ihren Filmen festhielten, vermochten es in einer wirklich realen, verstörenden Weise festzuhalten, welche Auswirkung die kurzfristige Trennung des Kleinkindes von seinen Eltern unter bestimmten Bedingungen haben kann. In einigen Fällen, vorrausgesetzt die Trennung dauerte nicht zu lange an, konnten sie demonstrieren, in welcher Weise das Vorhandensein eines haltenden und gut vorbereiteten Szenariums während der Trennungen einen Übergang schaffen konnte.

Henry Krystall, dessen Konzept des »infantilen Traumas« im Verlauf der Beschäftigung mit meinen Patienten bedeutsam wurde, benannte die innere Hölle, die Wort-und Begrifflosigkeit des Kleinkindes, dessen Erfahrungen, die im Kontext von Affektvorläufern stehen und in keiner Weise mit dem Erleben Erwachsener in traumatischen Situationen verglichen werden können. Er beschrieb das infantile Trauma, das die beiden ersten Lebensjahre betrifft, und das immer ein Trennungstrauma ist und das, da es kein sicheres inneres Bild der Mutter in dieser Zeit gibt, schlimmer ist als den Tod. Er benannte in einer beeindruckenden Weise das

[24] Mit Melanie Klein werde ich mich in Teil III dieser Arbeit noch ausführlicher auseinandersetzen.

Fazit, das aus den Forschungen Kleins und Mahlers resultierende Faktum einer virulenten »bösen Brust«: eines aufgrund seines Nicht-zur-Verfügung-Stehens zur bösen inneren Mutter werdenden Objekts sowie die Tatsache einer destruktiven Einsamkeit, eines Verlorenseins in körperlichen und sprachlosen, undifferenzierten Affekten, in Zeit- und Objektlosigkeit.

Objektkonstanz und die Annäherung an die depressive Position

Die Fähigkeit, Trennungserfahrungen bearbeiten zu können, ist von verschiedenen Faktoren abhängig. Zum einen ist die Art, in der das Kind während und nach seiner Erfahrung von Getrenntsein oder Verlust von seiner Umgebung gehalten und ernst genommen werden kann, bedeutsam. Hinzu kommt der sprachliche und kognitive Entwicklungsstand, der es dem Kind mehr oder weniger bewusst ermöglicht, zu verstehen, was geschah, und seine Gefühle in Worte zu fassen. Von kardinaler Bedeutung ist das Stadium der Objektkonstanz zum Zeitpunkt der Trennungserfahrung, die in folgender Frage ihren Ausdruck findet: Kann das Kind die Trennung ausreichend gut bewältigen, weil ihm die innere Mutter in diesem Prozess nicht verlorengeht?

Margaret Mahler beschreibt den Prozess des Gewahrwerdens des Getrenntseins von der Mutter in der Entwicklung des kleinen Kindes. Der Leser wird zum Zeugen eines ungemein störanfälligen Vorgangs, an dem Mutter und Kind gleichermaßen beteiligt sind. Die Störanfälligkeit der normalen Entwicklung stand mir oft vor Augen, wenn ich es mit Kindern zu tun hatte, die in dieser Phase mit einschneidenden Erfahrungen von Trennung und Verlust zu kämpfen hatten.

Während der ersten Lebensmonate und der symbiotisch zu nennenden Beziehung zur Mutter beginnen die ersten Differenzierungen des Säuglings, die von Mahler als erste Subphase von Loslösung und Individuation bezeichnet wird. Das Kind fängt an, den eigenen Körper von dem der Mutter zu unterscheiden, zieht diese an Haaren und Ohren, stemmt sich von ihr weg, entdeckt eine Brosche an ihrem Kleid, eine Brille in ihrem Gesicht. Langsam beginnt ein Prozess, in dem bereits Bekanntes mit Unbekanntem verglichen und erforscht wird. Mahler stellt fest, dass in Fällen, in denen der frühe symbiotische Prozess, die Schaffung der gemeinsamen abschirmenden Membran der Zweieinheit, verzögert oder gestört wurde, sich auch der Differenzierungsprozess, z. B. die Lächelreaktion, verlangsamte oder verfrühte. Es scheint dann an einer soliden Grundlage zu fehlen, die es ermöglicht, vertrauensvoll in die Welt hinauszutreten, die nicht die Mutterwelt ist. Diese Differenzierungsphase überschneidet sich mit der zweiten Subphase von

Loslösung und Individuation, die Übungsphase genannt wird. Sie beginnt mit dem Sich-Aufrichten und Krabbeln des Kindes. Mit der Mutter als Anker und Mittelpunkt seiner Welt sucht das Kind den bestmöglichen Entfernungskontakt. Zum Zwecke des emotionalen Auftankens kehren die Krabbelkinder immer wieder zur Mutter zurück.

Mit der aufrechten Fortbewegung beginnt das sogenannte Liebesverhältnis mit der Welt (10.-18. Monat). Das Kind ist berauscht von seinen Fähigkeiten und der Größe der Welt und ist Frustrationen, wie etwa Hinfallen, gegenüber relativ unempfindlich. Neben der Lust an der Erprobung seiner Ich-Apparate könnte seine Hochstimmung auch zusammenhängen mit der übermütigen Flucht aus der Verschmelzung und der drohenden Verschlingung.

Zu einem Stimmungsabfall kommt es in dieser Phase in der Regel nur, wenn dem Kind bewusst wird, dass die Mutter nicht im Zimmer ist bzw. wenn eine andere Person das Kind zu trösten versucht. Das Kind befindet sich in einem besonderen Selbstzustand und der Stimmungsabfall erinnert an eine anaklitische Depression im kleinen Format. Die symbiotische mütterliche Hälfte des Selbst wird vermisst und allmählich auch bewusst wahrgenommen.

> Yvonne, die ich im Alter von gerade fünf Jahren aufgrund anhaltender, massiver Trennungsschwierigkeiten behandelte, war im Alter von 22 Monaten allein losgelaufen, während ihre Mutter auf einer Bank in einem Park den kleinen Bruder stillte. Sie lief immer weiter und verirrte sich. Eine Bekannte der Familie fand sie schließlich, verzweifelt weinend. Sie trat die Bekannte heftig mit den Füßen, als sie sie aufnehmen wollte. Während der Behandlung bei mir weigerte sich Yvonne immer wieder, sich von der Mutter zu trennen und mit mir in den Behandlungsraum zu kommen. Manchmal ging die Mutter mit dem kleinen Bruder und ließ die verzweifelt weinende Yvonne bei mir. Einmal hob ich sie gegen ihren Willen hoch und trug sie in das Therapiezimmer. »Das war richtig schlimm, das hättest du niemals tun dürfen«, sagte Yvonne später zu mir. Die Szene, in der sie losgelaufen war, stand mir im Verlauf der Behandlung oft vor Augen. Ich konnte ihren Wunsch fühlen, von der Mutter eingeholt und zurückgebracht zu werden.

Der Begriff der anaklitischen Depression wurde von René Spitz geprägt und beschreibt eine Reaktion auf die frühe Trennung vom mütterlichen Objekt, die er in Säuglingsheimen beobachtete. Die Babys zogen sich von der Außenwelt zurück und lagen verstummt und bewegungslos, wie tot, in ihren Krippen. Eindrücklich beschrieb Spitz, wie sich durch das bewegungslose Liegen eine Kuhle im Bett der Kinder bildete, ein Bild, das mich immer an das Versinken in einem Sarg erinnert hat. Ich erinnere mich auch an seine Beschreibung einer Frau, die sich für eines der Heimkinder besonders interessierte. Sie spielte mit dem Gedanken es zu adoptieren. Sie kam es häufig besuchen, nahm es aus seinem Bett, nahm es in den Arm und suchte Kontakt mit ihm. Dieses Kind begann zu schreien und ziemlich anstrengend zu werden für das Pflegepersonal. Es versank nicht mehr in seiner Kuhle. Es schrie nach dem Menschen, von dem es hatte fühlen können, dass er Kontakt mit ihm suchte.

Die dritte Subphase nennt Margaret Mahler »Wiederannäherung«. Um die Mitte des zweiten Lebensjahres, zusammen mit der wachsenden Erkenntnisfähigkeit und der Differenzierung des Gefühlslebens, kommt es zu einem unmerklichen Nachlassen der Frustrationstoleranz des Kleinkindes. Anstelle der relativen Nichtbeachtung der Mutter in der Phase des Liebesverhältnisses mit der Welt kommt es zu gesteigertem Interesse für den Aufenthaltsort der Mutter, manchmal zu Beschatten, insgesamt zu einem Bewusstwerden der Getrenntheit und einem Bedürfnis nach der Liebe des Objektes.

Johan war fast vier Jahre alt, als sich seine Mutter von seinem Vater trennte und die Familie verließ. Aufgrund seiner nahezu vollkommenen Taubheit war Johan im Alter von vier nicht altersgerecht entwickelt. Er konnte kaum sprechen. Er fasste seine Mutter und seinen Vater ständig am Arm und zerrte sie durch die Gegend, um ihnen klarzumachen, was er gerade wollte, er hing sozusagen an ihnen. Als ich ihn kennenlernte, er war damals dreizehn, verzweifelten der Vater und seine Lebensgefährtin an Johans klammerndem Verhalten, seinem ständigen Anfassen, das einer Vergewisserung ihrer Existenz glich. Zu diesem Zeitpunkt konnte Johan zwar hören und in einer altersgerechten Weise sprechen, gleichwohl befand er sich unbewusst noch in der Zeit vor der Trennung seiner Eltern. Erst am Ende der Behandlung erinnerte sich der Patient daran, dass er ganz sicher gewesen war, seine Mutter sei tot, wie die Großmutter, die in dieser Zeit starb. Besuchte die Mutter ihn, vermeinte er einen Geist zu sehen.

Die Liebe der Mutter und ihre Akzeptanz der Ambivalenz des Kindes sind von großer Bedeutung in dieser Entwicklungsphase. Das Kind erlebt nun intensiv all die Hindernisse beim Erobern der Welt, die in der Hochstimmung der Übungsphase, des Liebesverhältnisses mit der Welt, untergegangen waren. Es muss damit fertig werden, dass die Welt ihm nicht gehört und dass es oft sehr hilflos und klein ist, mit anderen Worten: es nähert sich der depressiven Position, deren Bewältigung eine lebenslange Aufgabe bleibt. Die depressive Position, ein Konzept Melanie Kleins, beschreibt die Fähigkeit des Kindes, die Getrenntheit vom Objekt zu akzeptieren. Dies bedeutet vor allem die Akzeptanz der ambivalenten Gefühle gegenüber dem Objekt, ohne der libidinösen Grundlage verlustig zu gehen.

Die frühe Situation des Säuglings stellt sich Melanie Klein folgendermaßen vor: Er erlebt eine gute Brust, die seinen Hunger und die begleitenden körperlichen

Spannungszustände stillt. Gleichzeitig erlebt er eine böse Brust, die nicht da ist, nicht schnell genug da ist, um ihn von seinen Spannungszuständen zu erlösen. Getrieben von seinem Hunger und seinem Zustand des Angespanntseins möchte er die ganze Brust gierig verschlingen. Unbewusste Ängste, von dieser Brust, die der Säugling vereinnahmen möchte, seinerseits verschlungen zu werden, beherrschen seine innere Welt und führen zu Verfolgungsangst. Die Erfahrungen mit der guten Brust mildern diese. Man kann gar nicht genug betonen, wie wichtig für das Erreichen der depressiven Position ein angemessenes frühes Gehaltensein durch das versorgende Objekt ist. Denn der »Gram und die Besorgnis um den Verlust der ›guten‹ Objekte, das heißt die ›depressive Position‹, ist, meiner Erfahrung nach, die tiefste Quelle schmerzhafter Konflikte sowohl in der Ödipussituation als auch in der Beziehung des Kindes zu Menschen im allgemeinen.«[25] Und weiter: »Unangenehme Erfahrungen und das Fehlen angenehmer, besonders aber das Fehlen eines glücklichen und engen Kontaktes mit geliebten Menschen steigern im Kleinkind Ambivalenz und vermindern Vertrauen und Hoffnung. Sie bestätigen Ängste über innere Vernichtung und äußere Verfolgung, und darüber hinaus verlangsamen sie die günstigen Prozesse, durch die am Ende innere Sicherheit erreicht wird, und bringen sie zum Stillstand.«[26]

> Marlene erlebte den Tod ihres Vaters im Alter von zweieinhalb Jahren. Schon als sie geboren wurde, war der Vater sehr, sehr krank. Er konkurrierte mit ihr um die Zuwendung der Mutter, die damals dabei war, ihre Ausbildung zu vollenden und völlig überfordert war. Er wollte Marlene, die oft allein mit ihm war, kurz vor seinem Tod in ein Heim einweisen lassen. Marlene hieb ihren Kopf gegen den Boden, sowie sie unbeaufsichtigt war. Sie hatte in einer dramatischen Weise wirklich keinen Entwicklungsraum. Als ich sie im Alter von sechs Jahren kennen lernte, fühlte sie sich in einer unbewusst schuldhaften Weise verfolgt von ihrem verstorbenen Vater und litt unter unvermuteten Panikattacken. Sie war dabei verrückt zu werden.

Die ödipale Entwicklung wiederbelebt die frühen Ängste. Eifersucht, Konkurrenz und Hass erregen Verfolgungsangst und depressive Ängste. Vorraussetzung der Sublimierung dieser Ängste ist die Aufrecherhaltung der Liebe zu den ersten Objekten. Bei vielen meiner Patienten existierte die Möglichkeit der Sublimierung früher Ängste nicht. Die hierfür erforderliche Vergewisserung über die Anwesenheit des guten Objektes wurde zerstört durch Verlust- und Trennungserfahrungen. Eine Beruhigung über die Präsenz der guten Brust konnte nicht stattfinden. Dies bedeutete konkret, dass die ödipalen Erlebnisse von Ausgeschlossensein und Kon-

25 Melanie Klein, Die Trauer und ihre Beziehungen zu manisch-depressiven Zuständen, S. 96.

26 Ebd., S. 99.

kurrenz in einer beunruhigenden Weise die Erfahrungen früher Verfolgungsängste konterkarierte.

Ainsworth hat das Verhalten ein-, zwei- und dreijähriger Kinder während einer dreiminütigen Abwesenheit der Mutter untersucht. In Anwesenheit der Mutter, die der Versuchsanordnung folgend auf einem Stuhl Platz nahm, untersuchte die Mehrzahl der Kinder die Spielsachen, die in einer Ecke des Raumes untergebracht waren. Keines der Kinder weinte. Das Hinzukommen einer fremden Frau, die begann, sich mit der Mutter zu unterhalten, wurde insgesamt misstrauisch beäugt, die meisten Kinder aber suchten schließlich eine freundliche Annäherung, manche Kinder begannen zu weinen. Als die Mutter das Kind drei Minuten mit der Fremden allein ließ, weinte die Gruppe der insgesamt 100 Kinder viermal häufiger, als während der Anwesenheit der Mutter. Nach dieser Szene kehrte die Mutter zurück, die meisten Kinder suchten nun verstärkten Kontakt zu ihr, waren sichtlich beunruhigt und konnten nicht mehr spielen. Fast alle Kinder weinten, als die Mutter nun für erneut drei Minuten den Raum verließ und das Kind ganz allein ließ. Die Mehrzahl der Kinder folgten ihr darüberhinaus zur Tür, pochten und versuchten, die Klinke zu betätigen. Nach der Rückkehr der Mutter klammerte sich mehr als die Hälfte der Kinder aktiv an sie, wollte sich nicht absetzen und trösten lassen. Einige wenige Kinder ignorierten ihre Mütter und vermieden es, sie anzusehen.

> Tim war so ein Kind. Die Abwesenheit seiner Mutter hatte nicht drei Minuten, sondern ein Jahr angedauert, er sah sie im Alter von knapp zwei Jahren wieder. Er konnte sie nicht mehr erkennen. Er hatte Angst vor ihr. Er wollte nicht mit ihr gehen. Im Fortgang schloss er für einen sehr langen Zeitraum seine Augen und Ohren und seinen Mund. Er besuchte eine Schule für behinderte Kinder, als ich ihn im Alter von vierzehn Jahren zum ersten Mal sah. Er hatte Angst vor allen Situationen, in denen er auf sich selbst gestellt war.

Jedes der Kinder veränderte sein Verhalten in der dreiminütigen Abwesenheit der Mutter. Auch bei den älteren, zweijährigen Kindern bestätigte sich das. 30% begannen zu weinen, als die Mutter sie mit einer Fremden alleinließ, 53% weinten, als sie drei Minuten ganz allein gelassen waren. Das Verhalten der Gruppe der Dreijährigen war weniger auffällig, aber auch hier weinten 20%, sowohl mit der Fremden, als auch ganz allein. Die Mehrzahl äußerte den Wunsch, der Mutter zu folgen. Viele waren ärgerlich. »In einer günstigen, aber etwas fremden Situation«, folgert Bowlby, »bemerken kleine Kinder zwischen 11 und 36 Monaten, die in Familien aufgewachsen sind, die Abwesenheit der Mutter sehr schnell und zeigen gewöhnlich eine gewisse Beunruhigung, die beträchtlich variiert, sich aber sehr oft zu offenkundiger und bisweilen intensiver Angst und Not steigert. Spielaktivitäten lassen abrupt nach oder verschwinden ganz. Versuche, die Mutter zu finden, sind üblich. […] Ein zweijähriges Kind ist in einer solchen Situation wahrscheinlich fast ebenso unruhig wie ein einjähriges Kind; bei beiden ist es unwahrscheinlich, dass sie sich schnell beruhigen, wenn sie entweder mit der Mutter oder einer fremden Person zusammen sind.«[27] Die dreijährigen Kinder besaßen insgesamt die Fähigkeit, sich schnell zu beruhigen, wenn die Mutter oder eine fremde Person sie trösten kam.

Margaret Mahler beschreibt den Zustand eines zweieinhalbjährigen Kindes folgendermaßen: An die Stelle der Furcht vor Objektverlust tritt nach der von ihr so genannten Welteroberungsphase schließlich die Angst vor dem Verlust der Liebe des Objektes. Sie nennt diese Phase die Wiederannäherungskrise an die Mutter. Das Kind erkennt die Eltern als getrennte Wesen und muss unter Schmerzen und dramatischen Kämpfen die wahnhafte Vorstellung seiner Größe aufgeben. Als hilfreich beschreibt Mahler hier die gefühlsmäßige Bereitschaft der Mutter, das Kleinkind loszulassen und ihm, wie die Vogelmutter es tut, einen sanften Schubs in die Unabhängigkeit zuzumuten.

Im Normalfall erreicht das Kind in der zweiten Hälfte des dritten Lebensjahres ein gewisses Maß an Objektkonstanz. Die Vorraussetzung hierfür ist die emotionale Verfügbarkeit der Mutter. Die potentiellen Gefahrensignale dieser Phase sind überdurchschnittliche Trennungsangst, triebhaftes Weglaufen und erhebliche Schlafstörungen. In der beginnenden Wiederannäherungskrise wünscht das Kind alles, was es in der Welt gefunden hat, mit der Mutter zu teilen. Die Abwesenheit der Mutter löst gesteigerte Aktivität und Unruhe aus. Wie ein Äquivalent zum Stimmungsabfall der Übungsphase löst die Getrenntheit von der Mutter nun ein Gefühl von Traurigkeit aus, zu dessen Bewältigung es größerer Ich-Stärke bedarf. Hyperaktivität, die durch die Trennung von der Mutter ausgelöst wird, könnte als frühe Abwehr des Gewahrwerdens der Traurigkeit gelesen werden.

> Sebastian kam im Alter von vier Monaten zu einer Tagesmutter. Er zeigte keine Anzeichen von Trennungsschwierigkeiten. Mit fast zwei Jahren wechselte der Patient in eine Krabbelstube über. Hier begann er, die anderen Kinder unvermutet zu beißen, immer wieder, über einen Zeitraum von Jahren hinweg. Er wurde im Alter von zehn Jahren aufgrund von Konzentrationsschwierigkeiten und Unruhe angemeldet. Zugleich war er merklich depressiv, schlief viel und konnte sich seinem sechs Jahre jüngeren Bruder gegenüber nicht zur Wehr setzen. Während der Behandlung hatte ich es mit der Rückkehr der »Beißer«-Anteile Sebastians zu tun, aber auch mit einer Gummiwand in mir selbst, die sich lange, den Eltern gleich, weigerte, seiner inneren Bedrohung und Panik Bedeutung zu geben. Ab einem bestimmten Punkt in der Behandlung hielt es der Patient kaum noch aus mit mir, er war im Grunde immer

[27] John Bowlby, Trennung, S. 73.

> dabei wegzulaufen. Er hasste mich, und über einen langen Zeitraum hinweg konnte ich mir nicht vorstellen, wie ich mich von ihm jemals verabschieden sollte.

Der Gefühlsbereich des Kindes beginnt, sich insgesamt zu differenzieren. Man kann beobachten, wie Kinder gegen ihre Tränen kämpfen. Es kommt zu Schwierigkeiten mit dem Abschiednehmen, zum Anklammern. Spaltungsmechanismen sind zu bemerken. Wenn die abwesende Mutter zur bösen Mutter wird, kann sie nichts mehr recht machen. Die gute Mutter wird ersehnt, aber wenn sie kommt, gibt es die Tendenz, sie zu übersehen, um weitere Enttäuschungen zu vermeiden. Die Kämpfe mit der abwesenden, bösen Mutter beherrschen mitunter den gesamten Lebenszyklus. Die Kleinkinder in dieser Phase mögen es nicht, von der Mutter zurückgelassen zu werden, doch gelingt es ihnen in steigendem Maße, die Mutter ihrerseits zu verlassen. Die Sprachentwicklung, die Verinnerlichung der guten, fürsorglichen Mutter sowie die sich steigernde Fähigkeit, Wünsche und Phantasien im symbolischen Spiel auszudrücken, ermöglichen ein Funktionieren ohne die körperliche Anwesenheit der Mutter.

Margaret Mahler hat mit ihren Forschungen die Schwierigkeiten des kleinen Kindes, sich von der Mutter zu trennen, in einer faszinierenden Weise beschrieben. Die Wahrnehmung der Mutter als von ihm getrenntem Objekt löst bei dem kleinen Kind eine Abfolge beunruhigender innerer Prozesse aus. Es wird deutlich, wie stark das Kind die innere Sicherheit über die ausreichend gute Mutter benötigt, um sich diesen Prozessen zu stellen. Das mit der Fortbewegungsmöglichkeit entstehende Liebesverhältnis zur Welt ist abhängig von der Chance des Kindes, bei Bedarf zurück zur Mutter laufen zu können und bei ihr aufzutanken. Mit der wachsenden Differenzierung des Gefühlslebens beginnt ein dramatischer Prozess der Wiederannäherung an die Mutter, ein Gefühl der Sorge über das Getrenntsein vom geliebten Objekt. Man könnte sagen, je älter das Kleinkind wird, umso beunruhigender – in einer bewussten Weise – nimmt es die Trennung von der Mutter wahr. Es erlebt die sich entfernende Mutter als böse Mutter und hat Schwierigkeiten, sich ihr wieder anzunähern, ihr zu vertrauen. Man kann sich hier vorstellen, wie wichtig die vorangegangene Periode des Liebesverhältnisses mit der Welt und des Auftankens bei der Mutter sein mögen, um die Sorge um die weggehende und wiederkehrende Mutter zu bearbeiten. Inwieweit die weggehende Mutter zur bösen Mutter wird, hängt jedenfalls ab von der Fähigkeit des Kindes, die gute Mutter zu halten, die Mutter, ohne die es zu Beginn seines Lebens nicht sein konnte, und die Mutter, die zum Auftanken zur Verfügung stand, als es begann, die Welt zu erobern. Die weggehende, sich trennende Mutter ist immer die böse Mutter. Die Frage ist, ob es eine ausreichend daseiende Mutter in den vorherigen Stadien der Entwicklung des Kindes gab. Die Fähigkeit des Kindes, seine Mutter als von ihm getrenntes Objekt zu lieben, hängt davon ab. Das Bewusstsein des Getrenntseins ist immer auch ein schmerzliches und bedarf der unbewussten Vergewisserung des Daseins der Mutter.

Die Kinder und Jugendlichen, die zu mir in Behandlung kamen, scheiterten in der Regel an der Vergewisserung über die ausreichend daseiende gute Mutter. Wichtige innere Entwicklungsprozesse konnten nicht stattfinden. Die Mutter stand entweder nicht zum Auftanken zur Verfügung oder aber sie entfernte sich unvermutet in der kritischen Phase der Wiederannäherung. Manchmal ging sie schon so früh verloren, dass alle nachfolgenden Prozesse der Separation zum Scheitern verurteilt waren. Die virulente Fragilität der Fähigkeit der Trennung des Kindes vom versorgenden Objekt hat Margaret Mahler beschrieben. Die Kinder, die ich beschreiben werde, sind Welten entfernt von der dramatischen Normalität dieses Trennungsprozesses. Das Bild der bösen, nicht zur Verfügung stehenden und weggehenden Mutter beherrscht ihr Leben. Ein Mangel an Vertrauen zu den zur Verfügung stehenden Objekten ist die Folge, darüber hinaus Gefühle von Scham, Schuld, Desorientierung, Einsamkeit und Verzweiflung.

Das infantile Trauma

Frühe traumatische Trennungen rufen Zustände hervor, für die es vermutlich nicht die richtigen Worte gibt, um sie zu beschreiben. Es geht um eine Zeit, in der es noch keine Worte gibt. In den ersten Lebensjahren sind die Mechanismen noch nicht ausgebildet, die aus Erfahrungen bewusstseinsfähige Erinnerungen machen können. Hundert Jahre beeindruckender Forschung auf diesem Gebiet haben die Bedeutung früher Trennungen nicht wirklich in das Alltagsleben transportieren können. In vielen Gesprächen mit Eltern, die ich im Laufe der Jahre geführt habe, stieß ich immer wieder auf Verblüffung und Erstaunen, manchmal Ärger, wenn ich einer frühen Trennung Bedeutung gab. Warum ist das so? Manchmal waren es Gefühle nicht wiedergutzumachender, unerträglicher Schuld, die auflebten. Manchmal war es, als ob eine Intervention, die einer frühen Trennung Bedeutung geben wollte, schmerzliche, nur notdürftig verheilte Wunden berührte. Frühe Trennungen sind häufig mit unerträglichen Gefühlen verknüpft, deren Wiederaufleben mit allen Mitteln verhindert werden muss, weil sie das Weiterleben in Frage stellen.

Nicht jede frühe Trennung ist traumatisch, viel hängt ab von der haltenden Umgebung während der Trennung, genauso viel vom Entwicklungsstand des Kindes, vor allem seiner Möglichkeit Gefühle, Inneres in Sprache zu übersetzen. Erschwerend kommt hinzu, dass das Kind in den ersten 2½ Lebensjahren nicht über ein sicheres emotionales Bild der Mutter verfügt. Vielmehr ist es abhängig von der emotionalen Verfügbarkeit der Mutter gerade dann, wenn es in der Mitte des zweiten Lebensjahres seiner Getrenntheit von ihr immer mehr gewahr wird. Man muss sich das so verstellen, dass die abwesende Mutter im Erleben des kleinen Kindes zur bösen Mutter wird. Die Rückkehr der guten Mutter wird zwar ersehnt, doch gibt es eine Schwierigkeit, sie willkommen zu heißen, wenn sie zurückkommt. So versucht das Kind, sich vor weiteren Enttäuschungen, Wut und Ärger über die Abwesenheit der Mutter zu schützen. Margaret Mahler, deren Forschungen Gegenstand des vorangegangenen Abschnittes waren, hat in *Die psychische Geburt des Menschen* diese Vorgänge beschrieben.

Mit dem infantilen Trauma, das sich auf die ersten beide Lebensjahre bezieht, und das im Grunde immer ein Trennungstrauma ist, hat sich der amerikanische Psychoanalytiker Henry Krystal in einer radikalen Weise beschäftigt, die zutiefst anrührt. Das infantile Trauma ist unvergleichbar mit dem Erwachsenentrauma. Ist es überhaupt möglich, sich vorzustellen, was in einem vom schützenden Objekt alleingelassenen Kind geschieht? Henry Krystal hat das infantile Trauma eine unbeschreibbare Hölle genannt, schlimmer als der Tod. Um sich das vorstellen zu können, muss man nicht nur die Unreife der kindlichen Psyche insgesamt einbeziehen, die Zeit- und Objektlosigkeit, sondern auch die Affektvorläufer, die in keine Verbindung mit der psychischen Realität erwachsener Affekte gebracht werden können. Angst, wie wir sie beim Erwachsenen kennen, entwickelt sich erst. Die direkte Folge eines schweren Kindheitstraumas beim Erwachsenen ist die lebenslange Angst vor der Rückkehr des traumatischen Zustandes. Wie aber endet ein infantiler traumatischer Zustand? »Es ist die Weisheit von Jahrhunderten, dass ein Kind, alleingelassen in einem Zustand extremer Qual, in der Regel nicht sterben wird und auch nicht für immer in dem traumatischen Zustand verharren: Es wird einschlafen. So haben sich Eltern immer wieder damit herausreden können, indem sie sagten, es weint sich in den Schlaf. In einer Weise, die wir nicht wirklich verstehen können, kann das Kind seinen traumatischen Zustand beenden, indem es einschläft. Auf diese Weise schützt es sich vor dem psychischen Tod.«[28]

Die infantile Form des Traumas dauert an, solange die Affekte sprachlos, undifferenziert und vorwiegend körperlich sind. In den ersten beiden Lebensjahren ist das infantile Trauma die Regel. Wenn sich Phantasien ausbilden und die Identifikation mit den Verhaltensweisen der Eltern sichtbar wird, hat sich das Kind auch bezüglich des Umgangs mit seinen Affekten mit den Eltern identifiziert, es macht Fortschritte in der Verbalisierung und Differenzierung von Gefühlen, in der Entkörperlichung derselben. Wenn dieser Prozess in Gang ist, die Affekte in einem

[28] Henry Krystall, Trauma and Affects, S. 90.

gewissen Maß toleriert werden können, gehen wir von einem Übergang eines infantilen Traumas in das des Erwachsenen aus.

Allerdings kann ein Kind ursprünglich in der Lage sein, seine Gefühle zu halten, aber wenn es zu einer andauernden traumatischen Situation kommt, kann eine Regression zu den primitiven Affektvorläufern stattfinden. Henry Krystal berichtet von einem dreieinhalbjährigen Mädchen, das bei ihm in Analyse war. Anlass der Vorstellung des bislang wenig auffälligen Mädchens war sein wie eingefrorenes, affektloses Verhalten. Die Mutter erzählte von einer Autofahrt durch eine verlassene Sumpflandschaft, während derer das Mädchen zu klagen begann. Es steigerte sich zu wilden Geräuschen, die immer heftiger wurden. Die Mutter hielt das Auto erbost an und schrie voller Wut: Geh raus. Daraufhin fürchtete sich das Kind und versprach, sich zu benehmen. Es zeigte alle Anzeichen einer akuten Traumatisierung. Es erlaubte der Mutter, es im Vordersitz des Autos festzuschnallen und wurde zu einem braven, eingefrorenen Kind. Es wirkte dramatisch gehemmt. Seine überwältigende Angst vor dem Ausgeliefertsein in den Sümpfen war das Thema seiner Behandlung. Krystal stellte sich die Frage: Was wäre geschehen, wenn die Mutter das Kind in der trostlosen Landschaft wirklich alleingelassen hätte und weggefahren wäre? Die Blockade der Affekte hätte eine Weile angehalten, wäre vielleicht noch ausschließlicher geworden. Wahrscheinlicher ist, dass das Kind augenblicklich angefangen hätte, verzweifelt nach seiner Mutter zu schreien, es würde um Vergebung und Rettung betteln und versprechen, fortan immer brav zu sein. Wenn es nicht sofort gerettet würde, würden seine Gefühle immer wilder und in diesem Prozess würden die Affekte vorwiegend körperlich werden und das Kind in bloßem Schmerz überwältigen. Nach einer Weile wäre es erschöpft und dumpf, würde für kurze Zeit in den Schlaf fliehen, aber nur um aufzuwachen, um sein rasendes Gebaren wieder aufzunehmen bis zur nächsten Erschöpfung. Nähme die Qual der Überwältigung und Trostlosigkeit überhand, hätten wir es mit der infantilen Form des psychischen Traumas zu tun.

Ich habe dieses Beispiel ausgesucht, weil es kein besonderes ist, es klingt von der Ausgangssituation her ziemlich alltäglich. Es handelt sich nicht um ein misshandeltes, vernachlässigtes Kind. Es handelt sich um eine Mutter, die ihr Kind in Analyse bringt, weil sie sich große Sorgen macht. Sie konnte wahrnehmen, dass die Episode in den Sümpfen zu einer gravierenden Veränderung im Verhalten ihrer Tochter führte. Die Trostlosigkeit der verlassenen Sumpflandschaft, auf die beide, Mutter und Tochter, heftig reagieren – das Mädchen wird panisch, die Mutter droht, es auszusetzen –, steht, so können wir vermuten, für einen unbewussten Aspekt der Beziehung zwischen den beiden, der das Thema von Einsamkeit und Verlassensein berührt. Ein prinzipiell ausreichend strukturiertes Mädchen und seine prinzipiell ausreichend fürsorgliche, aber überforderte und nicht immer ausreichend gute Mutter mit eigenen Wunden und nicht ausreichend geheilten Narben ihrer eigenen Geschichte werden zu Akteuren eines furchtbaren Dramas, das beide an die Grenzen ihrer Fähigkeiten führt.

Um Krystals Frage, »was wäre geschehen, wenn…«, fortzusetzen, könnte man überlegen, was aus dem kleinen Mädchen geworden wäre, wenn es nicht die Gelegenheit erhalten hätte, die Szene seines vollkommenen Ausgeliefertsein in einer Psychoanalyse zu bearbeiten. Es wäre vermutlich noch eine Weile in seinem eingefrorenen Zustand verharrt, der die Mutter in so große Sorge versetzte. Seine prinzipiell gute Struktur und seine vorwiegend ausreichend gute Mutter hätten auf Dauer dazu geführt, dass es das Erlebnis in den Sümpfen verleugnete. Etwas von dem Eingefrorensein aber wäre geblieben, nicht in der dramatischen Weise, die es in Behandlung brachte, es wäre ein eher unauffälliges Eingefrorensein geworden, eine Anpassung, ein Bravsein, einer Aufgabe seiner wahren Gefühle gleich. Denn die Wut und der Hass auf die Mutter, die es in einem Moment seiner größten Hilflosigkeit nicht schützte und hielt, hätten keinen Raum haben dürfen, erinnerte er doch nur an die furchtbare Konsequenz eines solchen Hasses: alleingelassen zu werden. Das Mädchen hätte als Folge seiner Traumatisierung mit einer lebenslangen Einschränkung seines Gefühlslebens, vor allem seiner aggressiven Anteile, zu rechnen. Es würde vielleicht sein Leben leben, ohne es zu leben. Ein Teil von ihm bliebe tot. Damit meine ich den Teil von ihm, der in den Sümpfen begraben werden musste, um zu überleben.

Man könnte sagen, das kleine Mädchen hat Glück gehabt. Es bekam die Gelegenheit, sich mit einem unerträglichen Vorkommnis in seiner Geschichte auseinanderzusetzen. Traumatisierungen, vor allem frühe Traumatisierungen, die in der Regel eine Sogwirkung zurück in späteren Krisensituationen auslösen, gehören zum menschlichen Leben dazu. Die Fähigkeit der Mutter, als Schutzschild zu funktionieren, hängt ab von ihrem eigenen Schicksal. »Die Idee des mütterlichen Schutzschildes, das das Kind vor Traumatisierungen bewahren soll, ist eine ideale Konstruktion. Von seiner Tendenz her ist es immer ein brüchiges Schutzschild.«[29]

Masud Khan hat in seiner wegweisenden Arbeit *Das kumulative Trauma* die Situation des Kindes beschrieben, dessen Es-Bedürfnisse in keiner Weise vom mütterlichen Objekt beantwortet werden können. Die Idee des mütterlich ausgeübten Reizschutzes, der erforderlich ist, um das kleine Kind vor überwältigenden Erfahrungen zu schützen, ist ein roter Faden, der durch Khans Arbeiten führt. Er beschreibt die kumulativen, anhaltenden Traumatisierungen des Kindes, dem keine Mutter zur Verfügung steht, die diesen Reizschutz ausüben könnte. Was geschieht mit einem Kind, dessen triebhafte Bedürfnisse nicht angenommen werden können?

[29] Henry Krystall, Trauma and Affects, S. 83.

Ich glaube, wir haben es mit einem Kind zu tun, das entweder versuchen wird, starke Anpassungsleistungen an das versorgende Objekt zu erbringen, ein Kind mit forcierter Ich-Entwicklung, oder aber wir haben es mit einem Kind zu tun, das gar nicht in der Lage ist, irgendwelche Anforderungen zu erbringen, ein Kind, das um sich schlägt.

Karl streunte im Alter von vier Jahren auf den Straßen umher, verrichtete da seine Notdurft. Seine Mutter hatte Angst vor ihm, weil er Feuer gelegt hatte an der Wiege seines kleinen Bruders. Sie fürchtete ihn auch, weil er sie an seinen Vater erinnerte, der sie geschlagen hatte und über einen langen Zeitraum in einer psychiatrischen Einrichtung lebte. Es war ihr recht, wenn Karl weg war, sie sperrte ihn ein oder aus, er wurde von der Polizei aufgegriffen und in der Psychiatrie untergebracht. In dem ersten Heim, in das er eingewiesen ward, versuchte er, das Baby seiner Betreuer zu strangulieren. Er hatte wirklich großes Glück. Es ging ihm der Ruf eines Killers voraus, es fanden sich aber die Betreuer eines kleinen Heimes, die ihn aufnahmen. Sie brachten ihn zu mir, als er bereits elf Jahre alt war, weil er vollkommen zurückgezogen und unberührbar wirkte, wie tot. Während der Behandlung, so könnte man sagen, kämpfte er dagegen an, von mir, die ich panische Angst vor ihm hatte, ausgesperrt zu werden.

Henry Krystalls Arbeit über das infantile Trauma beeindruckte mich stark, weil ich immer das Gefühl hatte, dass er es in einer ungewöhnlich intensiven Weise verstand, die Tatsache und das Schicksal früher traumatischer Trennung zu beschreiben. Er beharrte in einer dringenden Art darauf, dass es sich hier um einen Zustand zwischen Leben und Tod handelt, einen nicht wirklich seltenen Zustand, der tendenziell verleugnet wird und den zu bedenken und ernst zu nehmen, ausgesprochen bedrohlich und ängstigend ist.

Luisa und Manuela, beide Adoptivkinder, schienen mir überwältigt von diesem Zustand zwischen Leben und Tod. Sie schrien um ihr Leben. Ihr Schreien zerstörte alles, wonach sie sich sehnten. Nachdem sie ein versorgendes Objekt, ihre Adoptiveltern, gefunden hatten, war es, als trachteten sie dieses mit ihrem Schreien und einem unglaublichen Maß von Mißtrauen zu zerstören. Sie wiederholten in einer unaufhaltsamen Weise einen unerträglichen Zustand von Verlassensein. Die Behandlungen Manuelas und Luisas scheiterten. Beide Kinder wurden von ihren Adoptiveltern weggegeben.

Carolina, ein Mädchen, das kurz nach seiner Geburt, in Zeitungspapier eingewickelt, vor den Stufen eines Krankenhauses in Afrika abgelegt worden war, wurde im Alter von zwei Jahren von einem deutschen Entwicklungshelfer aus dem Waisenhaus, in dem sie sich mittlerweile befand, mitgenommen. Er nahm sie mit in das

Hotel, in dem er mit seiner Familie wohnte. Carolina erfuhr später, dass er sie mitgenommen hatte, weil sie das jüngste und abgemagertste Kind des Waisenhauses gewesen war. Sie lebte einige Wochen, so sah es das Procedere vor, mit dem Entwicklungshelfer und seiner Familie in einem Hotel. Sie sprach kein Wort mit ihm und seiner Familie, ging aber oft hinaus in den Garten, um mit dem afrikanischen Gärtner zu sprechen. Am Flughafen von X. wurde Carolina ihren Adoptiveltern übergeben. Sie fiel ihrer Adoptivmutter in die Arme und schlief, völlig erschöpft, vierundzwanzig Stunden am Stück. Über einen sehr langen Zeitraum hinweg trug die Adoptivmutter Carolina umher und konnte sie nicht ablegen, ohne dass diese jämmerlich zu schreien begann. Als ich Carolina kennenlernte, war sie vierzehn Jahre alt und hatte unerklärliche somatische Ausfallerscheinungen. Sie konnte monatelang nicht sehen und gehen. Zu Beginn der Behandlung entwickelte sie heftige Ohnmachtsanfälle.

Die Forschungen von James und Joyce Robertson

In den 1950er Jahren drehten James und Joyce Robertson einige beeindruckende Filme über Kleinkinder in Trennungssituationen. Die Kinder waren zwischen 1,5 und 2,7 Jahre alt. Aufgrund der Geburt eines jüngeren Geschwisters, in einem Falle wegen einer anstehenden Operation des Kindes, kam es zur Trennung von den Eltern. Die Trennungszeit variierte zwischen zehn Tagen und siebenundzwanzig Tagen. Die Kinder wurden in der Familie der Robertsons untergebracht. Ein Kind verbrachte die Trennungszeit in einem Heim, ein Kind wurde während der Trennung im Krankenhaus gefilmt.

Die vier während der Geburt ihres Geschwisters bei den Robertson untergebrachten Kinder wurden bei allen möglichen alltäglichen Verrichtungen gefilmt, auch beim Kennenlernen der Robertsons, zusammen mit ihren Eltern, während der akuten Trennungssituation, in Erwartung der rückkehrenden Mutter und während der Wiedervereinigung mit ihren Familien.

Es wurde deutlich, dass die kleinsten Kinder, Jane, 17 Monate, und Lucy, 21 Monate, sich dicht an ihre Pflegemutter anschlossen. Während Phasen von deutlicher Traurigkeit und Verwirrung ließen sie sich trösten und begannen nach einiger Zeit, den Besuchen des Vaters wenig Aufmerksamkeit entgegenzubringen. Beide Kinder begrüßten die Mutter bei der Rückkehr freudig, konnten sich aber auch schwer von der Pflegemutter trennen. Sie hatten eine zärtliche und liebevolle Beziehung zu ihr aufgebaut. Als Betrachterin der Filme hatte ich manchmal den Eindruck, dass es Joyce Robertson war, die zum zentralen Objekt der zwei Mädchen geworden war. Sie hatten sich insgesamt in das Familienleben der Robertsons eingefunden. Es war für sie sehr schwer, sich von den Menschen, die sich ihnen tröstend und haltend zugewandt hatten, als sie verwirrt und einsam gewesen waren, zu trennen. Nach der Rückkehr ihrer Mütter benötigten sie einige Zeit, um zu realisieren, wo sie hingehörten und sich den veränderten Bedingungen anzupassen.

Die fast 2½-jährige Kate war aufgrund von Komplikationen bei der Geburt des zweiten Kindes ihrer Mutter am längsten bei den Robertsons, 27 Tage. Sie war identifiziert mit den Geboten ihrer Eltern und bemühte sich zunächst, ein sehr braves Mädchen zu sein. Erst nach zwei Wochen wurde ihre Überforderung spürbar. Sie war oft den Tränen nahe und sagte, sie hasse ihre Mutter, die habe sie nicht lieb. Sie war oft von dem Gefühl überwältigt, ihre Eltern würden sie nicht mehr haben wollen. Die Besuche des Vaters enttäuschten sie mehr und mehr, weil er sie nicht mitnahm, wie sie es sich wünschte. Sie schloss sich stark ihrem Pflegevater an. Sie erlitt einen Angstanfall, als die Rückkehr in die Familie anstand. Dann, auf der Schwelle ihres Hauses, ließ sie die Pflegemutter vollkommen zurück und begann, der an der Tür stehenden Mutter zu schmeicheln.

Thomas, ebenfalls fast zweieinhalb Jahre alt, beeindruckte durch seine Fähigkeit seine Gefühle zum Ausdruck zu bringen. Er neigte zu heftiger Aggression gegen die Pflegemutter, aber auch zu tiefer Zärtlichkeit. Er vermochte es, zusammen mit Joyce Robertson im Spiel mit Puppen dem Schmerz über die Trennung von seiner Mutter Ausdruck zu verleihen. Er schloss sich besonders der Tochter der Robertsons an. Er streichelte das wiedergefundene Gesicht seiner Mutter lange, als sie zurückkam und war ungeduldig nach Hause zu gehen, versah die Pflegemutter gerade noch mit einem flüchtigen Kuss.

Der siebzehn Monate alte John wurde während der Trennung von seiner Mutter neun Tage in einem Kinderheim betreut. Seine Eltern wünschten nicht, dass er sich in der Zeit der Trennung einer Ersatzfamilie anschloss, und zogen den Rahmen der Heimbetreuung vor. Im Vergleich zu den in der Familie der Robertsons untergebrachten Kinder ist der Film über die Trennungssituation Johns von allergrößter Dramatik. Er ist konfrontiert mit wechselnden Betreuern. Er ist der Konkurrenz der Heimkinder um die Betreuer in keiner Weise gewachsen und zieht sich immer mehr zurück. Ein großes Kuscheltier wird zu seinem Refugium, wenn seine Lieblingsbetreuerin nicht anwesend ist. Niemand reagierte in der Heimsituation auf seine Annäherungsversuche so, wie er es gewohnt war, und nahm Rücksicht auf seine Bedürftigkeit. Tatsächlich suchte er die Anwesenheit des filmenden James Robertson und seiner Frau, die täglich da waren, um zu trösten. Sein Leid ging immer wieder in der Menge der lärmenden Kinder und des überforderten Betreuungspersonals unter. Aus einem heiteren und lebhaften Kind wurde ein unglückliches und verlorenes Wesen, das oft weinte. Schließlich konnten ihn weder die Besuche seines Vaters noch die Anwesenheit seiner Lieblingsbetreuerin mehr trösten.

Er weinte am siebten Tage nahezu ununterbrochen. Er wurde zunehmend apathisch und gab das Kämpfen um die Aufmerksamkeit der Betreuer auf. Als seine Mutter wiederkam, wurde er lebendig und warf sich schreiend umher, er sah sie verstohlen an und wandte sich wieder von ihr ab. Als er es schließlich vermochte sie anzuschauen, war es ein harter Blick. »So hat mich John noch nie angeschaut«, sagte die Mutter. Zurück bei den Eltern, ließ John sich nicht trösten, weinte viel und war äußerst aggressiv bei der geringsten Versagung. Nach einer Phase der Anpassung verweigerte er das Essen, konnte in der Nacht nicht mehr schlafen und klammerte sich tagsüber an. Noch drei Jahre nach seinem Aufenthalt im Kinderheim beunruhigte John seine Eltern mit Ausbrüchen unvermuteter Aggressivität und der Angst, seine Mutter zu verlieren, wenn sie abwesend war.

Der Film über Johns Heimaufenthalt ist wirklich dramatisch. Wenn die Robertsons ihn vorführten, kam es stets zu Anklagen gegen sie, die Filmenden, die seinem Elend nicht Einhalt geboten hatten. Tatsächlich hat man den Eindruck einem nahezu sterbenden Kind zuzusehen. Das dem Leiden Zuschauen müssen führte bei vielen Zuschauern des Filmes zu einer Abwehrbewegung. Hätte John Robertson dieses Leiden nicht gefilmt, sondern John geholfen, was er nach Möglichkeit schließlich tatsächlich tat –er, der Filmende und seine Frau waren für John in den Tagen im Kinderheim die einzige Konstante- niemand müsste ihn so leiden sehen. Vollkommen verleugnet wurde auf diese Weise der alltägliche Zustand der Kinder in einem Heim.

Ich selbst habe den Film in verschiedenen Zusammenhängen gezeigt. Bei einigen Zuschauern löste der Film Tränen aus. Sie erinnerten sich an eigene Trennungserlebnisse. Andere reagierten wie damals, als der Film von den Robertsons vor fünfzig Jahren vorgeführt worden war. Sie vertraten sehr heftig, dass es unmenschlich ist, ein solches Leiden zu filmen. Ich konnte diese Position immer gut nachvollziehen. Es ist tatsächlich unerträglich, zuschauen zu müssen.

Die Filme der Robertsons bewegten trotz aller Abwehrreaktionen einiges in der sozialen Landschaft. Das Leiden der von ihren Eltern getrennten Kinder fand etwa Anerkennung in dem sich verändernden Umgang mit Kindern im Krankenhaus. Es ist mittlerweile Konsens, dass es einem kleinen Kind gut tut, wenn die Mutter es bei einem Aufenthalt im Krankenhaus begleitet. Auch bezüglich der Heimerziehung gibt es ein viel größeres Bewusstsein über die Schwierigkeit des Kindes, wechselnde Bezugspersonen zu ertragen. Es gibt ein anhaltendes Bemühen, den in Heimen untergebrachten Kindern feste Betreuer zuzuteilen. In der Realität scheitert dieses Bemühen gleichwohl sehr häufig. Betreuer wechseln, sie kommen und gehen, verfolgen ihre eigenen Ziele, manchmal bleiben sie und können den ihnen anvertrauten Kindern etwas vermitteln, was sie nie gekannt haben: Konstanz und Stabilität.

Auch das Anschauen der Filme der Robertsons, die von den Kindern handelten, die während der Trennung in deren Familie untergebracht waren, ist schmerzlich. Gleichzeitig aber erfährt der Zuschauer die wohltuende Anwesenheit eines fürsorglichen und präsenten Objektes, das die Kinder hält und begleitet. Er erfährt, wie der Schmerz dieser Kinder ein Objekt findet, das diesen Schmerz mit ihnen teilt. Vielleicht ist das ganz wichtig: die Anwesenheit eines sorgenden Objektes im unerträglichen Zustand des Getrenntseins.

Immer wieder, wenn ich die Filme der Robertsons sah, fielen mir viele meiner Patienten ein, die die passagere Trennung von ihren Eltern wie John erlebt hatten, ohne ein sich in ihre schwierige Situation einfühlendes Objekt. Wie bei John war es so, dass diese Eltern und deren Ersatzobjekte gar nicht prinzipiell uneinfühlsam waren, aber sie waren, vermutlich aufgrund von Geschehnissen ihrer eigenen Geschichte, in keiner Weise in der Lage, den Schmerz des Getrenntseins zu akzeptieren und zu halten.

Der Vater, das Dritte

Viele meiner Patienten wuchsen ohne ihren Vater auf. In einigen Fällen starb er, in anderen verließ er die Familie, ein Patient hatte seinen Vater noch nie gesehen. Abelin, der mit Margaret Mahler zusammen arbeitete, beschreibt eindrücklich, dass sich das Kleinkind im ersten und besonders zu Beginn des zweiten Lebensjahres spontan gleichzeitig an Mutter und Vater bindet. »Die Bereitschaft des Kindes schon in diesem Alter, sich an einen Vater anzuschließen, ist so eindrücklich, und diese Bindung spielt eine so wichtige Rolle in der psychischen Strukturbildung, dass ich sogar von einem quasi triebhaften »Durst nach dem Vater« gesprochen habe.«[30] Der Vater wird besetzt, nicht als ein Ersatz für die Mutter, sondern als anders geartete dritte Position. Der »Durst nach dem Vater«, so Abelin, kann nur durch eine trianguläre Identifikation mit dem Vater gelöscht werden, durch dessen »Einbau« in die Struktur des Ich. Herzog sprach vom »Hunger nach dem Vater«[31]. Dammasch und Metzger betonen das »Zusammenspiel mütterlicher und väterlicher Repräsentanzen und kindlicher Bedürfnisse, […] die die Beziehungsdynamik der ersten Lebensjahre prägt.«[32]

Helmuth Figdor beschäftigte sich mit dem Verlust des »männlichen« Anteils des

30 Abelin, Die Theorie der frühkindlichen Triangulierung, S. 53.

31 James Herzog, Sleep disturbances and father hunger in 18 to 28 month old boys: The Erlkönig syndrome.

32 Frank Dammasch, Hans-Geert Metzger, Die Bedeutung des Vaters, S. 13.

Selbst, das er als ein Gefühl von Stärke und Unabhängigkeit definiert, bei Kindern, die getrennt von ihrem Vater bei der Mutter aufwuchsen. Die unbewusst empfunde Schuld an der Trennung der Eltern führt in einem Großteil der Fälle, so Figdor, zum Auftritt der Kinder als Vermittler ihrer Eltern. Die unbewusst empfundene Schuld verstärkt sich, wenn diese Bemühungen scheitern. Tatsächlich war es in der Mehrzahl der von mir behandelten Kinder, die getrennt vom Vater aufwuchsen so, dass sie eine sie wirklich überfordernde Rolle von Vermittlung übernahmen. Die Behandlung, die ihnen eine besondere Art von Raum zur Verfügung stellte, der ihre Mütter und oft erst viel später ihre Väter mit einbezog, nutzten diese Patienten, um den verlorenzugehenden Vater innerlich und äußerlich zu halten.

Die Fähigkeit sich von ihren Eltern insgesamt zu lösen, war bei meinen Patienten, die getrennt von einem Elternteil aufwuchsen, insgesamt erheblich gestört. Die mangelnde Kontinuität der Beziehung führte zu einem Mangel an Vertrauen in Beziehungen im allgemeinen und einem Sich-Festkrallen. Dem aufgrund kränkender und enttäuschender Erfahrungen erhöhten Aggressionspotential steht die Angst vor dem Verlust der Liebe auch des mütterlichen Objektes gegenüber. Es kommt zu einer unbewussten Hemmung bezüglich der virulenten aggressiven Bestrebungen und Symptombildung: »… jede Trennung ist auch immer ein Verrat an der Liebe zwischen dem Kind und dem weggehenden Elternteil, daher mit großen narzisstischen Kränkungen verbunden.«[33] Die unbewusst vermutete Schuld dieser Kinder äußert sich stets auch in dem Gefühl, in ihrem Geschlecht als Mädchen oder Junge versagt zu haben.

Die unbewusste Identifizierung mit dem abwesenden Vater »bezieht sich auf Eigenschaften, die in immer geringerem Maß der Erfahrung und in immer größerem Ausmaß der bloßen Vorstellung entspringen, aus der heraus es zu positiven und negativen Idealisierungen kommt.«[34]

> Michael, dessen Vater ihn nach seiner Geburt im Arm gehalten und den er danach nie wiedergesehen hatte, kreierte aus dem Nichts ein Alles. Sein abwesender Vater war eine omnipräsente, schützende und maßlos idealisierte Figur, an die er sich mit einer unglaublichen Intensität klammerte. Unbewusst kämpfte er an gegen die Projektionen seiner Mutter, die Michael für ihren eigenen Vater geboren hatte und den Raum für Michaels leiblichen Vater zu zerstören und entwerten suchte. Im Verlauf der Behandlung begann Michael, um einen Raum für seinen realen Vater zu kämpfen. Tatsächlich kämpfte er dagegen an, verrückt zu werden.

Wallerstein stellte in einer Langzeitstudie fest, dass Adoleszente, die in ihrer Kindheit die Scheidung ihrer Eltern erlebten, den Wert einer dauerhaften Patnerschaft

33 Figdor, Scheidungskinder – Wege der Hilfe, S. 78.

34 Ebd., S. 84.

sehr hoch ansiedelten, jedoch kaum an ihr Gelingen zu glauben vermochten. Sie wirken gleichsam eingestellt auf die Wiederholung ihrer Kindheitserfahrung. In seiner Arbeit über »Frühe Interaktion und Repräsentanzen« geht Herzog davon aus, dass die elterliche Beziehung und deren affektive Resonanz von Beginn des Lebens an einen Bestandteil der kindlichen Erfahrungswelt darstellt. Die vom Kind aufgenommene und intuitiv immer wieder überprüfte Beziehung zwischen Vater und Mutter wird als Vorläufer der ödipalen Objektbeziehung verstanden. »Seine Fähigkeit, emotionale Schwingungen aufzunehmen, existiert bereits in der frühesten Lebenszeit. Solche Regungen zwischen bedeutsamen Anderen werden ebenfalls aufgenommen und eingeschätzt.«[35] Im Verlauf einer Beobachtungsstudie von acht Familien, die sich über einen Zeitraum von zehn Jahren erstreckte, kam Herzog zu dem Schluss, dass Mütter dazu tendieren, sich dem Kind anzupassen, Väter hingegen sich wechselhaft einstimmen, mit hoher Intensität und gesteigertem Affektivitätsniveau. Er beschreibt den frühen Erfahrungsreichtum, der darin besteht, dass sich die Umgebung, die Mutter, an das Kind anpasst, und andererseits, dass es eine Umgebung, den Vater, gibt, an die das Kind sich anzupassen sucht.

Manchmal kam ein Spiel der Eltern mit dem Kind zum Stillstand, weil die Eltern stritten. Die Mütter versuchten, sich in dieser Situation dem Kind in einer übersteigerten Weise anzupassen, während die Väter ihre Zuwendung vollkommen unterbrachen. Kinder im Alter von 22 Monaten nahmen diese Abweichung sofort wahr. Manche nahmen die Hand der Mutter und legten sie in die Hand des Vaters. »Dieses ist ein typisches Beispiel dafür, wie das Kind bemerkt, dass die Beziehung zwischen den Eltern seine eigene Beziehung mit jedem von ihnen beeinflusst.«[36]

> William war es, der in einer metaphorischen Weise immer wieder versucht hatte, die Hand seiner Mutter in die des Vaters zu legen. Er konnte nicht exisitieren ohne die Versöhnung seiner Eltern, die sich nach jahrelangen Auseinandersetzungen in einem traumatisch anmutendem Szenarium trennten, als er elf Jahre alt war. Er versteinerte und konnte die Schule nicht mehr besuchen, alle Lebendigkeit kam ihm abhanden. Er wünschte sich unsichtbar zu sein, er schämte sich seiner Existenz. Er wurde während der Behandlung, die einen Raum für seine Not schuf, zu einem Vermittler zwischen seinen Eltern. Er brachte seinen Vatrer erneut ins Spiel. Es war sehr deutlich, dass er ihn real zum Überleben brauchte.

> Auch Florian, den ich kennenlernte, als er vierzehn Jahre alt war und bei seiner Mutter und deren Freundin lebte, kämpfte wie um sein Überleben mit der Bedeutung, die er dem Vater zusprach, von dem er sich entwertet und als »Mutter-Kind« stigmatisiert sah. Ähnlich wie bei William war es die während der Behandlung

35 James Herzog, Frühe Interaktion und Repräsentanzen, S. 172.

36 Ebd., S. 169.

mögliche Konfrontation mit dem Vater, die kämpferische Auseinandersetzung mit ihm, die ein Entwicklungspotential freisetzte.

Steht der Vater nicht zur Verfügung, haben Jungen viel größere Schwierigkeiten, Auseinandersetzungen mit Gleichaltrigen zu bestehen.

Marcs Vater, der sehr wenig präsent gewesen und innerhalb der Familie ein zurückgezogenes Leben geführt hatte, erkrankte schwer und starb nach jahrelangem Leiden an einem Gehirntumor. Er hatte schwer gelitten unter der Dominanz seines eigenen Vaters, dem er sich stets unterworfen hatte. Die Krankheit und der Tod des Vaters führten zu einer Identifikation meines Patienten mit diesem. Ich lernte ihn kennen, als er zwölf Jahre alt war. Er beschäftigte sich in einer obsessiven Weise mit den Büchern und Landkarten seines Vaters. Wie dieser verbrachte er seine Tage im »Studierzimmer«, wo er ungeheures Wissen anhäufte. In der Realität konnte er, seinem Vater gleich, lange Zeit nicht mehr bestehen. Er ließ sich von den Jungen seiner Klasse schlagen und quälen.

»So kann gesagt werden, dass die Existenz präödipaler triadischer Erfahrungen von der aktuellen Anwesenheit des Vaters abhängig ist. Seine Rolle besteht nicht darin, den Übergang von der Zweier- zur Dreierbeziehung zu fördern, sondern seine Anwesenheit fördert vielmehr die erste Triade. Ohne ihn gibt es nur die Beziehung »Selbst mit Mutter« (und selbstverständlich auch »Selbst ohne Mutter«).«[37]

Dieter Bürgin schreibt in seiner Arbeit »Vater als Person und Prinzip« über die Bedeutung und Macht der Mutter, die in nicht geringem Ausmaß darüber entscheidet, »zu welcher Bedeutung und Funktion die reale Person des Vaters und damit des Dritten in der Entwicklung des Kindes gelingen mag.«[38] Die Existenz des »Vaters« in der inneren Welt der Mutter ist unumstößlich präsent, zum einen durch den Zeugungsakt, zum anderen durch das Bild ihres eigenen Vaters. »Die Vater-Kind-Beziehung ist somit unausweichlich immer mit der Mutter-Kind-Beziehung verbunden.«[39]

Jonas, fünf Jahre alt, als ich ihn kennenlernte, war verclincht in einem Kampf auf Leben und Tod mit seiner Mutter, die sich von der ganzen Welt verlassen fühlte. Er war sicher, dass sie ihn töten wollte, sein Gesicht war dramatisch versteinert. Der Kontakt mit dem Vater, den die Mutter mir nach einer wirklich langen Zeit gewährte – sie benötigte diesen Zeitraum, um sicher zu sein, von mir nicht verraten und ausgeliefert zu werden –, verlebendigte meinen Patienten.

37 James Herzog, Frühe Interaktion und Repräsentanzen, S. 177.

38 Dieter Bürgin, Vater als Person und Prinzip, S. 179.

39 Ebd., S. 191.

Eine Identifizierung mit dem Vater hängt ab von den gelungenen ersten Identifizierungen mit der Mutter, vor allem auch mit der Bereitschaft der Mutter – dies ist die Erfahrung, die ich aus meinen Behandlungen gezogen habe – diese zu fördern. Bürgin beschreibt den Vater als Filter zwischen Mutter und Kind, der die Zweiteilung in Subjekt und Objekt ermöglicht. Die Arbeit mit meinen Patienten, die getrennt von ihren Vätern bei der Mutter aufwuchsen, bestand zu einem erheblichen Teil darin, den verlorengegangenen oder den verlorenzugehen drohenden Vater zu halten und zurückzuholen. Spontan nutzten alle Patienten den Raum der Behandlung, um sich ihrem inneren und äußeren Vater wieder anzunähern, den sie zu benötigen schienen wie die Luft zum Atmen. Die vom Vater getrennt lebenden Mütter, die ihre Kinder zu mir gebracht hatten, benötigten in der Regel einen großen Zeitraum, um den Kontakt zum Vater zu gestatten. Sie waren, nachdem sie sich zu diesem Schritt bereit erklärt hatten, verblüfft über die Möglichkeit ihrer Kinder, diesen Raum zu nutzen. Die Mütter selbst gewannen über die Entwicklung ihrer Kinder eine neue Möglichkeit, dem Vater zu begegnen. Entscheidend bei diesem Prozess war stets die oft lange Phase der Gespräche mit der Mutter allein. Es war wirklich wichtig, diesen Müttern die Möglichkeit zu geben, sich selbst einem Punkt anzunähern, an dem sie die Einbeziehung des Vaters wünschten. Sie benötigten einen Raum für ihre Enttäuschung über die Väter ihrer Kinder, einen Raum, der sie oft nahe heranbrachte an die Konstellationen ihrer Herkunftsfamilie. Sie entwickelten eine neue Fähigkeit, die Väter ihrer Kinder zu sehen und ihnen Bedeutung zuzusprechen.

Übertragung und Gegenübertragung bei der Behandlung von Patienten mit Trennungs- und Verlusterfahrungen

Die Arbeit mit dem Übertragungs- und Gegenübertragungsgeschehen spielte eine wirklich wichtige Rolle bei der Behandlung meiner Patienten. Sie »übertrugen« im Verlauf der Behandlung ihre unbewussten Erfahrungen mit den verlorenen oder zeitweise getrennten Objekten auf mich, die Therapeutin. Sie wiederholten traumatisch anmutende, nicht integrierbare Erfahrungen, in deren Zirkel sie gefangen waren. Sie ermöglichten mir auf diese Weise, etwas von dem zu verstehen, was sie erlebt hatten. In einer dramatischen Weise mobilisierten sie immer wieder Gefühle in mir, mit denen ich mich in meiner »Gegenübertragung« – dem was im Zusammensein mit meinen Patienten in mir ausgleöst wurde – auseinanderzusetzen hatte.

Unter Übertragung verstehe ich also im Weiteren die unbewusste Gefühlskonstellation gegenüber dem Primärobjekt, von dem das Kind verlassen wurde oder vorübergehend getrennt leben musste und für die es im Zusammensein mit dem Therapeuten einen Raum sucht. Wie im Verlauf der Behandlungsberichte deutlich werden wird, »macht« das Kind den Therapeuten über einen langen Zeitraum hinweg zu diesem Objekt, einem zumeist unzulänglichen, nicht genügenden und schuldig zu sprechenden Objekt, das seine Bedürftigkeit ignoriert, ihr wie »tot« gegenübersteht. Es »wiederholt« die Konstellation mit dem primären Objekt.

Die Anerkennung dieser Übertragungssituation durch den Therapeuten ist die Voraussetzung der Behandlung. Niemals geht es darum, etwas besser oder gut zu machen. Es geht um die Anerkennung der »Übertragung« des Kindes – der Anerkennung seiner Not, seiner Wut und seines Schmerzes –, die ein Objekt sucht, das ihn nicht tröstet, sondern wahrnimmt. Vielleicht, so könnte man sagen, ist es letztlich diese Anerkennung und Wahrnehmung, die etwas Tröstliches hat.

Die »Gegenübertragung« des Therapeuten beinhaltet den Umgang mit den verschiedensten Gefühlen, die das Kind in diesem auslöst, indem es ihn zu etwas macht, was er gar nicht ist, nämlich zu einem Objekt der Übertragung. Das »Übertragene« ist für den Therapeuten gleichzeitig fremd und vertraut. Er ist nicht das verlassende, sich trennende Objekt, das der Vergangenheit des Kindes angehört. Gleichwohl hat er in seinem Leben die eine oder andere Art von Trennung oder Verlust erfahren. Er verließ und wurde verlassen. Dies ermöglicht es ihm, etwas von dem, was das Kind auf ihn überträgt, zu begreifen und sich einzufühlen. Ohne diesen Rekurs auf seine eigene Geschichte, auf Schmerz, Einsamkeit und Verlassensein, bliebe er tatsächlich tot für die Verzweiflung des Kindes. Die Fähigkeit des Therapeuten, sich an Schmerz, Ungenügen und Hass in seiner eigenen Entwicklung zu erinnern, diese nicht verleugnen zu müssen, ermöglicht es ihm, dem Kind in einer unbewussten Weise zu begegnen.

Auch wenn ihm die reale, konkrete Erfahrung des Kindes fremd und unbekannt ist, erfährt er durch die »Übertragung«, die das Kind vornimmt, etwas von dem Fremden, für das seine eigene innere Welt zu einem Resonanzkörper wird. In seiner »Gegenübertragung«, diesem Resonanzkörper, tauchen zum Kind gehörige Gefühle auf, fremde Gefühle, zumeist in der inneren Welt des Kindes ungehaltene, unbewusste Gefühle von Hass, Hilflosigkeit und Schmerz. Die in der Übertragungssituation ganz reale Anerkennung dieser Gefühle des Kindes durch das Medium des Therapeuten, so würde ich Therapie beschreiben, führt in einigen Fällen dazu, dass lange Verleugnetes wahrgenommen, »Übertragenes« zurückkehren kann an seinen ursprünglichen Ort.

Ich stellte fest, dass sehr oft eine aus dem anamnestischen Material gewonnene Hypothese in einem neuen Licht erschien, wenn ich es zulassen konnte, sie im Kontext dessen zu sehen, was meine Patienten in mir auszulösen vermochten. Es war sehr wichtig, das Material, das sich aus meiner Erfahrung von Übertragung und Gegenübertragung, manchmal meine aus der Anamnese der Patienten gewonnenen Hypothesen konterkarierend, ergab, in den Dialog mit den Kindern und Jugendlichen zu bringen, es gleichsam zu überprüfen.

Was geschieht, wenn das nicht gelingt? Das folgende, abgebrochene Erstinterview gibt einen plastischen Einblick in den schwierigen Umgang mit Übertragung und Gegenübertragung, die eine Tendenz haben, einander zu überlappen.

> Vor einiger Zeit führte ich ein Erstgespräch mit sehr sympathischen, jungen Eltern, er Deutscher, sie Marokkanerin, die bei mir vorsprachen, weil ihr gerade vierjähriger Sohn bereits in drei Kindergärten gescheitert war. In zwei aufeinanderfolgenden verschiedenen Kindergärten kam es zu Situationen, in denen die Erzieher nach einer Zeit von zwei Wochen von der Mutter verlangten zu gehen. Yasim begann, in dieser Situation schrecklich zu schreien und sich an die Mutter anzuklammern. Die Mutter entschied darauf, dass sie ihren Sohn nicht in diesen Kindergärten unterbringen wollte. In einem dritten Kindergarten war die Mutter über den Zeitraum von zwei Monaten zugegen, bevor sie ihr Kind schließlich den Betreuern überließ. Schon nach wenigen Tagen kam es zu heftigen aggressiven Vorfällen. Yasim trat und schlug andere Kinder ohne ersichtlichen Grund. Die Kinder hatten Angst vor ihm. Die Betreuer sprachen mit den Eltern über diese Situation. In der Folge weigerte sich Yasim, den Kindergarten wieder zu besuchen.
>
> Die Mutter sagte: »Ich werde Yasim in der nächsten Zeit in keinem Kindergarten mehr vorstellen, auch wenn das für mich bedeutet, dass ich die Arbeit, die ich in Aussicht gefasst habe, nun nicht machen kann.«
>
> Diese Eltern dachten viel über ihr Kind nach. Sie wollten es schützen. Sie imponierten mir. Ich hatte keinerlei Zweifel daran, dass in den bisherigen Kindergärten alles falsch gelaufen war und dass es nun darum gehen würde, Yasim einen Raum zur Verfügung zu stellen, in dem es ihm möglich wäre, sich von seiner Mutter zu trennen. Erst im Nachhinein konnte ich erkennen, wie mir ein Denkraum im Grunde abhanden gekommen war.
>
> Yasim, ein süßer, etwas dicklicher Junge, der sehr schlecht sprach, kam mit seiner Mutter. Er nahm direkt Kontakt mit mir auf. »Ich bin so traurig, weil ich nicht in den Kindergarten gehen kann«, sagte er und sah mich lange an. Ich fand das wirklich bemerkenswert, diesen wirklich kleinen Jungen, der eigentlich kaum sprechen konnte und so mit mir sprach. Er begann plötzlich, ziemlich aggressive Kampfbewegungen zu machen, als sei er ein Kung-Fu-Kämpfer und ein viel älterer Junge. Er wirkte auf mich, als sei er schon zehn Jahre alt. Sehr schnell fand er einige Ritter

in einer Schublade, die er vor mir kämpfen ließ. Er hatte einen unglaublichen Spaß daran. Zwischendrin riss er ein Tuch, das über meinem Stuhl hing, plötzlich an sich und versuchte es zu zerreißen. »Yasim«, sagte ich, »du willst mein Tuch zerreißen, vielleicht hast du Angst vor mir.« Er sah mich wieder lange, lange an, ich fand es wirklich dramatisch. Immerzu dachte ich, er ist doch noch so klein. Plötzlich faltete er das Tuch unglaublich ordentlich und hängte es über meinen Stuhl. Die Mutter, die bisher vollkommen stumm geblieben war, sagte: »Das ist schön, wie du das machst, Yasim.«

Als Yasim mit seiner Mutter zum zweiten Mal zu mir kam, kam es zum Eklat, er holte sofort die Ritter aus der Schublade und ließ sie wieder kämpfen. Er sah mich in einer strahlenden Weise an. Ich lächelte. Dann sah er seine Mutter an, die wie eingesunken auf ihrem Stuhl saß. Er rannte ganz schnell zu ihr, setzte sich auf ihren Schoß und verbarg sein Gesicht an ihrem Körper. Die Mutter begann ihn zu streicheln. In dieser Szene war ich in einer vollkommenen Weise ausgeschlossen. Eine schreckliche Wut stieg in mir auf. Ich hätte die Mutter ermorden können. Die Situation hielt an. Yasim presste sich an die Mutter, begann zu weinen. Die Mutter streichelte und tröstete ihn in einer entrückten Weise.

»Sie müssen ihm jetzt sagen, dass er sie loslassen soll«, sagte ich plötzlich streng und überraschte mich damit selbst. Die Mutter sah mich verwirrt an. Ich wiederholte, dass sie Yasim nun sagen solle, dass er sie loslassen müsse, und begann, mir ziemlich verrückt dabei vorzukommen. Mit einer wie tonlosen Stimme sagte die Mutter: »Yasim, lass mich jetzt los.« Yasim sah seine Mutter erstaunt an und vergrub sein Gesicht erneut an ihrem Körper.

Es war sehr still im Raum. Yasim weinte nicht mehr. Er drückte seinen Kopf noch immer an die Mutter. Ich kam mir vor, wie verrückt geworden, ich schämte mich unsagbar. Yasim hob seinen Kopf und sah mich an. Ich glaube, er konnte fühlen, dass ich gar nicht wusste, was ich sagen sollte. Ich nahm wahr, dass er noch immer einen der Ritter in der Hand hielt. Es war ein Ritter, der auf ein Pferd gehörte, mit gebogenen Beinen, er konnte nicht alleine stehen. »Bitte, bitte«, sagte Yasim, »kann ich diesen Ritter bis zu unserer nächsten Stunde mitnehmen?« Obwohl ich Kindern niemals Spielzeug aus meiner Praxis mitgebe, sagte ich zu Yasim, »okay«, du musst den Ritter nächstes Mal aber wieder mitbringen.« Yasim nickte.

Ich sah ihn und seine Eltern nie wieder. Der Vater rief mich am nächsten Tag an und sagte, es sei doch nicht das Richtige für Yasim.

Ich schämte mich unglaublich. Ich dachte zurück an die Szene, in der ich die Mutter gezwungen hatte, zu sagen: »Yasim, lass mich los.« Es war schrecklich gewesen. Ich wäre auch nicht mehr zu mir zurückgekommen. Es war aber auch so, dass genau das wieder passiert war, was immer geschah, wenn Yasim sich von seiner Mutter trennen sollte. Ich hatte nichts Neues bewirken können. Ich wurde zu einer wirklich bösen, der Einfühlung unfähigen Person, die Yasim seiner Mutter entreißen wollte.

In einer heftigen Weise wurde ich überrannt von aggressiven Gegenübertragungsgefühlen, die ich nicht zu beherrschen vermochte. Ich weiß noch, wie ich vor dem Anruf des Vaters dachte, wenn sie wiederkommen, wenn das möglich wäre, dann könnten wir anfangen zu arbeiten.

Dies geschah aber nicht, ich blieb zurück mit meinem Gefühl eines vollkommenen Kontrollverlustes, einer schrecklichen Attacke auf Yasims Mutter, die sie in einer Weise beantwortete, wie sie es auch zuvor schon in den drei Kindergärten getan hatte. Sie kam nicht mehr und Yasim auch nicht.

Ich dachte daran zurück, wie sympathisch ich die Eltern erlebt hatte, wie ich ganz sicher gewesen war, alles besser machen zu können, wie ich in keiner Weise mit dem Szenarium gerechnet hatte, das sich schließlich entwickelte, wie naiv ich gewesen war.

Lange grübelte ich darüber nach, warum mir eine einigermaßen kontrollierte Intervention nicht gelungen war. Ich hätte, so dachte ich, ja, ich hätte sagen können, »Yasim, du willst die Mama jetzt gar nicht mehr loslassen, du willst sie trösten, du hast Angst, dass du etwas nicht richtig machst, wenn du mir wild mit den Rittern vorspielst. Du willst, dass sie dir das erlaubt.«

Ich habe die Szenen des Erstinterviews mit Yasim geschildert, weil es für mich in der Gegenübertragung ein extremes Beispiel für das Beherrschtsein von etwas gleichsam Fremdem ist, das ich in keiner Weise steuern konnte. Ich war über einen langen Zeitraum hinweg verzweifelt darüber, dass ich keine Chance mehr haben würde, mit diesen Szenen und meiner heftigen Reaktion zu arbeiten. Diese sehr sympathische Mutter hatte ein erschreckendes Ausmaß von Aggression in mir untergebracht. Der Dritte, so überlegte ich, muss zum Bösen werden, immer wieder. Es war aber auch Yasim, so schien es mir, der allein bleiben musste mit seinen aggressiven Bestrebungen, der gefangen bleiben musste in den Armen seiner Mutter. Warum das so war, darauf will ich hinaus, war nicht mehr zu klären, auch wenn eine Menge Hypothesen sich anboten. Meine heftige Gegenübertragungsreaktion konnte ich nicht mehr einbinden in ein weiteres Verstehen. War da ein mir bislang unbekanntes Maß an Aggression, das zu mir selbst gehörte? Hatte ich überhaupt etwas von Yasim und seinen Eltern verstehen können, die ich kaum hatte kennenlernen können?

Ich neigte dazu, vielleicht aber auch um mich zu beruhigen, zu sagen, dass die Schuld und die Scham, die ich über mein aggressives Verhalten empfand, etwas war, was zu Yasim gehörte, etwas, was keinen Raum finden durfte. Er durfte nicht gehen und sich trennen, er blieb gefangen in Scham und Schuld.

Ich habe das Beispiel Yasims und seiner Eltern ausgewählt, um den Umgang der Schwierigkeit mit Gegenübertragungserfahrungen zu schildern. Die Unmöglichkeit, meine heftig auflebenden Gefühle, mein Agieren in der Situation des Erstinterviews, das abgebrochen wurde, in der Behandlung des Patienten zu klären und zu verifizieren, ließ mich zurück mit vielen Fragen. War ich das gewesen, war da etwas von ihm, seiner Mutter, gewesen in der Reaktion von mir? Was ich damit sagen will: Phänomene der Gegenübertragung können sich letztlich nur in einer langfristigen Behandlung verifizieren, in einem Verstehen der Übertragungssituation. Die Subjektivität des Therapeuten, der sich zum Gefäß der Gefühle seiner Patienten macht, bedarf dieses Vorganges in einer dringenden Weise.

Gibt es eine spezielle Übertragungs- und Gegenübertragungsszenerie bei Patienten mit Erfahrungen von Trennung und Verlust? Bei aller Verschiedenheit von Erfahrung bei der Behandlung dieser Patienten, war es genau besehen doch so, dass es stets schwer war, die Patienten überhaupt zu erreichen. Stellte sich schließlich eine Beziehung her, war sie in der Regel von Vorsicht und Misstrauen geprägt, und zwar über einen langen Zeitraum. Immer gab es Phasen in der Behandlung dieser Patienten, in denen sie sich fallenließen und die erneute Frage nach der Möglichkeit der Existenz eines Objektes stellten, das sie nicht verlassen würde.

Die Unmöglichkeit, die unbewusste Sehnsucht dieser Patienten nach einem neuen Objekt, das ihre schmerzlichen Erfahrungen korrigieren könnte, zu befriedigen, stellt eine bedrängende Situation in der Gegenübertragung her. Der Therapeut hat mit Gefühlen von Ungenügen und Unfähigkeit zu kämpfen. Was er dem Patienten zu bieten hat, wird jedenfalls in einer neuen Trennungsszenerie münden. Gleichwohl wird er über einen Zeitraum hinweg zu einem idealisierten Objekt. Selbst Patienten, die mit allergrößtem Misstrauen die Behandlung begannen, kamen im Laufe des Behandlungsprozesses in Zustände des Sich-Anvertrauens und großer Hoffnung. Dass dies so ist, ist wichtig, weil in eben diesem Prozess die Möglichkeit aufscheint, die Tatsache des Verlassenseins durch das Primärobjekt neu zu erfahren und zu bearbeiten.

Gefühle von Schuld und Scham, die durch Trennung und Verlassensein ausgelöst werden, können im therapeutischen Prozess bearbeitet, nicht aber rückgängig gemacht werden.

Nach anfänglichem Misstrauen gab es die Tendenz, eine verschmelzende Beziehung zum therapeutischen Objekt herzustellen, aus der heraus sich langsam, sehr langsam Differenzierung, die Möglichkeit, Enttäuschung und Frustration zu ertragen, entwickelte.

Obwohl die von mir behandelten Patienten sich auf einem sehr unterschiedlichen Entwicklungsstand zum Zeitpunkt ihrer Trennungserfahrungen befanden, führten diese sie in allen Fällen zurück zu sehr frühen Zuständen von Abhängigkeit vom versorgenden Objekt. Zustände von Trennung und Verlust tendieren dazu, die Frage nach einem Objekt, das schützend und versorgend da ist, neu zu stellen. Der

Verlust des Vertrauens, der Erfahrungen von Trennung und Verlust immer kennzeichnet, führt zu einem Verlorensein, einer inneren Einsamkeit, einer Unerreichbarkeit, einem Realitätsverlust, einem Fremdsein in der Wirklichkeit.

Die Sehnsucht nach der Beziehung zu dem verlorenen Objekt schlägt sich in der Beziehung zum Therapeuten nieder als Hoffnung auf einen Neuanfang, aber auch als immer daseiende Angst, dieses Objekt erneut zu verlieren und es zu zerstören. Tatsächlich ist der Therapeut in dieser Situation auf die Bearbeitung seiner eigenen Erfahrungen von Trennung und Verlust angewiesen. Diese allein ermöglichen ihm eine Begegnung mit dem Patienten, sie schützen ihn vor dem Angebot des allumfassenden Wiedergutmachens des Verlorenen, das immer naheliegt.

Vielen meiner Patienten war es sehr wichtig, das Datum der Beendigung der Behandlung selbst setzen zu können. Sie fürchteten sich vor dem unausweichlichen Ende und suchten es dieses Mal, in der Behandlung, zu bestimmen. Sehr oft verzichteten sie darauf, den Behandlungsrahmen auszuschöpfen, um das Gefühl zu behalten, »dass etwas übrig ist«, auf das sie zurückkommen wollten. Es war diesen Patienten am Ende ihrer Behandlung bewusst geworden, wie hilflos und desorientiert die Trennungen und Verluste in ihrer Geschichte sie gemacht hatten. Sie suchten nach einem Weg zu bestehen. Sehr selten realisierten sie die Möglichkeit, das in Anspruch zu nehmen, was »übrig« geblieben war. Sie benötigten es eher als innere und äußere Rückversicherung.

Das Bild eines meiner Patienten – da habe jemand in einer Höhle gesessen, und er habe ihm geholfen da herauszukommen – beschrieb, so dachte ich später, meine Arbeit. Meine Patienten mit Trennungs- und Verlusterfahrungen saßen in einer Höhle, sie wünschten in gewisser Weise, ungestört in dieser Höhle zu verbleiben, und meine Aufgabe war es, ihre verlorengegangene Freude am Licht der Wirklichkeit wiederzubeleben und die übermächtigen Schatten der verlorenen und toten Objekte in ihre Grenzen zu weisen. Die meisten Patienten erlebte ich wie eingeigelt in der Welt toter Objekte, sie wünschten sich ihr Zimmer, in dem allein sie sich sicher, aber auch zutiefst einsam fühlten, gar nicht mehr zu verlassen. Sie beschrieben sich als »komisch«, als Außenseiter der Wirklichkeit. Unerreichbar, unberührbar und vereist wirkten sie auf mich, gleichzeitig getrieben von der Hoffnung, der verlorenen Objekte in einer omnipotenten Weise habhaft werden zu können. »Meine Mutter kann mich sehen«, »sie schaut auf die Erde und sieht mich«, sagten sie.

»Ich bin nie wütend«, das war eine wirklich exemplarische Äußerung meiner Patienten. Sie schienen mir immerzu zu sagen: Wenn ich wütend bin und mich nicht anpasse, dann wirst du einfach gehen.

Derselbe Patient, der das Bild der »Höhle« gebraucht hatte, baute in seinen Spielen einen Panzer, den er immer weiter zu vervollständigen und sicher zu machen suchte. Aus diesem Panzer heraus schoss er auf die Objekte, die er als bedrohlich erlebte, auf mich. Ich dachte darüber nach, dass in einer gewissen Folgerichtigkeit aus der Höhle ein Panzer werden muss, aus dem heraus das Objekt, das enttäuschende Objekt, angegriffen werden kann. Der Panzer stellte sich mir dar als eine Fortentwicklung der Höhle, die ein Symbol des Versteckens und der Flucht gewesen war.

Schuld und Scham über das Verlassenwordensein verhindern in der Regel einen angemessenen Zugang zu den aggressiven Anteilen der Patienten mit Trennungs- und Verlusterfahrungen. Unabhängig von der Entwicklung ihrer inneren Struktur dominieren unbewusste Schuld und Scham. Selbst die verwirrtesten und strukturlosesten meiner Patienten erlebte ich in einer archaischen Weise als zutiefst beschämt und schuldbehaftet bezüglich des inneren Zustandes des erlebten Getrenntseins vom versorgenden Objekt. Die Aggression auf das Objekt schießt heraus oder sie wird vollkommen verleugnet. Je nach dem Grad der neurotischen Verarbeitung von Verlusterfahrungen wird der Therapeut entweder zur Zielscheibe ungebremster Aggressivität oder aber idealisiert. Manchmal gelang nicht mehr, als »Zeuge« der traumatisierenden Trennungs- und Verlusterfahrungen zu werden. In vielen Fällen führte die Behandlung, das Sich-Anvertrauen, zu heftigen Loyalitätskonflikten mit dem durch Trennung oder Tod verlorenen Objekt. Es entstand bei den Patienten das Gefühl, das verlorene Objekt preiszugeben, wenn sie eine Beziehung zu mir, der Therapeutin, eingingen.

Eine meiner Patientinnen warf mir vor, sie professionell behandelt zu haben. Sie konnte spüren, wie es mir letztlich nur mittels meiner »Professionalität« gelungen war, sie, die Menschen mit der Pistole bedroht hatte, zu ertragen. Sie musste zurückkommen, um diese Wahrnehmung mit mir zu verhandeln.

Tatsächlich gibt es nichts Schrecklicheres als Professionalität bei der Behandlung von Patienten mit Trennungs- und Verlusterfahrungen. Manchmal ist das gleichwohl nicht anders möglich. Manchmal verschanzte ich mich und konnte weder halten noch ertragen, was meine Patienten mir anmuteten. Man könnte sagen, dass ich meinen Patienten in dieser Bewegung des Sich-Verschanzens ähnelte. Aus ihrem Vereisen und Sich-unberührbar-Machen, Vorgänge, die der Abwehr schmerzlicher, überflutender Erfahrungen galten, wurde in der Gegenübertragung »Professionalität«, die unbewusst den gleichen Zweck verfolgte. Im Grunde geht es für den Therapeuten im Verlaufe des Behandlungsprozesses darum, diese notwendige Abwehr in der Gegenübertragung immer wieder zu analysieren.

In meinen Gegenübertragungserfahrungen befand ich mich mit diesen Patienten in einer besonderen Weise allein. Das Dritte, die Eltern oder deren Stellvertreter, im Grunde die gesamte Realität, waren über einen langen Zeitraum hinweg wie ausgeschaltet und ihrer Bedeutung beraubt. In diesem wesentlichen, krisenhaften

Zeitraum konstellierte sich für meine Patienten die Situation mit dem innerlich, in einigen Fällen auch real, verlorengegangenen Objekt. Was ich zum Ausdruck bringen will, ist, dass das Gegenübertragungsgeschehen eine die Realität ausschließende Intensität gewinnt, die schwer zu ertragen ist und psychotische Züge trägt. Das innere Verlorensein, das Besessensein vom verlorenen Objekt, das Beschämtsein über diesen Zustand und die andrängende Aggressivität und Selbstdestruktivität sowie der omnipotente Versuch der Verleugnung des Verlorenseins drängen zu einer Szenerie von Verzweiflung und Nicht-Ertragen, einem Zustand von Verwirrung und Verrücktsein. Es ist für den Therapeuten wirklich schwer, sich zu retten und seinen Verstand zu behalten. Je näher er der Erfahrung seiner Patienten rückt, umso mehr droht er verlorenzugehen und die Distanz zu verlieren, die er dringend benötigt. Eine schwierige Gratwanderung zwischen notwendigem Verlorengehen und notwendiger Distanzgewinnung kennzeichnet diesen Prozess.

II.

Kinder und Jugendliche mit Trennungs- und Verlusterfahrungen in der psychoanalytischen Behandlung: 21 Fallstudien

Verlust eines Elternteils durch Tod

Meiner Mutter Haar ward nimmer weiss.
(Paul Celan)

Einführende Bemerkungen

Der Verlust eines Elternobjektes in der Kindheit führt in allen Fällen zu einer weitgreifenden Verunsicherung sowohl über das eigene Leben als auch über das der verbliebenen, bedeutsamen Objekte. Die Normalität wird empfindlich gestört, der Fluss des bisherigen Lebens wird unbewusst gleichsam umgelenkt.

Die Verleugnung der Bedeutung des Verlustes war bei allen Patienten ausgeprägt, die einen Elternteil durch Tod verloren hatten. Die Verleugnung des Verlustes, so schien es mir immer, verdankte sich einer unbewussten, schwer empfundenen Schuld. Die Unmöglichkeit jemals Wiedergutmachung leisten zu können, dieses für immer Verlorengegangensein des Objektes, machte diese Patienten in einer besonderen Weise verletzlich. Sie wirkten wie Menschen auf mich, die schwer verwundet waren und sich dafür schämten. Fass mich nicht an, es tut weh, signalisierten sie mir in einer unbewussten Weise. Tatsächlich war die Scham über die Erfahrung des Verlustes in diesen Patienten übermächtig. Sie schienen sich mitunter wie nackt und wehrlos zu fühlen, wenn sie mir unwillentlich gestattet hatten, sie zu berühren und mit ihnen Kontakt aufzunehmen.

»Warum sprechen Sie über die Vergangenheit?«, fragte mich eine Patientin, »die Vergangenheit interessiert mich gar nicht.« »Was vorbei ist, ist vorbei«, sagte ein anderer Patient wiederholte Male. Sie wehrten sich auf diese Weise stark gegen meine Versuche, dem Vergangenen, ihrer Geschichte und den Toten Bedeutung zu geben. Es war, als erlebten sie meine, wie mir stets schien, äußerst vorsichtigen Versuche, sie zu berühren und Bedeutung im Vergangenen zu sehen, eine Verbindung mit der Gegenwart herzustellen, so als wolle ich sie schuldig sprechen und beschämen. Die Tatsache des Todes eines Elternteiles, so dachte ich manchmal, ist etwas so tief Beschämendes, dass es vor dem Bewusstsein kaum Bestand haben darf.

Für immer verlassen worden zu sein, beschädigte die Möglichkeiten meiner Patienten, sich als lebendig zu begreifen, sie waren immer nur schamhaft Überlebende, die ihre aggressiven Bestrebungen als tödlich für die Objekte erlebten. Viel weniger als die Patienten mit den verschiedensten passageren Trennungserfahrungen waren sie in der Lage, sich in der Realität zu behaupten. Sie schrien nichts heraus, sie nahmen alles, sie nahmen sich selbst gewissermaßen zurück.

Unbewusst waren sie der Welt des toten Objektes verhaftet, von dem sie manchmal fürchteten, dass es sie »nachholen« werde. Sie waren ihres Lebens in keiner Weise sicher. Sie fürchteten die Rache der toten Objekte, die sie genauso ersehnten und beschworen, wie sie sie fürchteten. In der Übertragung bedeutete das für mich, dass ich zu einem ersehnten und gleichzeitig bedrohlichen Objekt wurde. In der Behandlung dieser Patienten wurde ich immer zum Aggressor, das war gar nicht zu vermeiden. In dieser Gegenübertragungskonfiguration übertrugen sie mir ihre Schuld. Sie zu berühren, machte mich schuldig, ich verletzte sie in jedem Falle, wie sie das Elternteil »verletzt« hatten, das gestorben war. *Der Verlauf der Behandlung, meine Interventionen, die zu einer Verlebendigung der Patienten führten, wiederbelebten eine tiefe Schuld, aber auch, in einem weiteren Schritt, die verleugnete Aggression auf das Objekt, das sie verlassen hatte.*

Ich konnte beobachten, dass die Möglichkeit meiner Patienten im Verlauf der Behandlung zu fühlen, wie einsam und mit wie viel bitteren und bösen Empfindungen das verlorene Objekt -das ja unbewusst immer als eines erlebt wurde, das aktiv gegangen war- sie zurückgelassen hatte, zu einer inneren Wandlung führte. Genau genommen führte es zu einer zunehmenden Verlebendigung, einer Milderung der Scham, zur Wiedergewinnung eines Rechts auf Leben.

Ich glaube, es ist wirklich schwer, sich das vorzustellen, sich einzufühlen in diesen Zustand von Einsamkeit, Schuld und Scham, der durch den Tod eines versorgenden Objektes entsteht. Es ist ein Drama, das das Leben der Betroffenen jedenfalls begleiten wird. Ich glaube nicht, dass die tiefe Frage dieser Patienten nach dem Sinn und der Bedeutung ihres Verlassenseins in einer Therapie beantwortet werden kann. Sie kann wohl überhaupt nicht beantwortet werden.

Meine Erfahrung ist, dass sie sich der von ihnen unabhängigen Realität des Todes zu nähern in der Lage waren, was in allen Fällen erleichternd war. Sie konnten es wagen, ihre eigenen Schritte in die Realität hinein zu machen. Immer empfand ich das Bleiben einer gewissen Fragilität, von etwas nicht wieder gut zu Machendem.

Anders als bei Patienten mit passageren Trennungen vom Objekt, wo die Erfahrung in der Behandlung zu einer Korrektur der Wahrnehmung des realen Objektes führen kann, bleiben Patienten mit Verlusterfahrungen ohne diese Möglichkeit. Sie bleiben in gewisser Weise beschädigt durch das Faktum der Unwiderruflichkeit. Ihre Phantasien können das Objekt, das sie verließ, nicht real werden lassen. Es kann nicht antworten. In ihren Phantasien bleibt es ein toter Körper, wie ausgelöscht.

Zwei meiner Patienten verloren ihre Mutter, Bruno im Alter von sieben Jahren, Frauke war zum Zeitpunkt des Todes ihrer Mutter fünf Jahre alt. Beide Patienten hatten allein mit ihrer Mutter, getrennt von ihrem Vater, gelebt. In beiden Fällen führte der Tod der Mutter dazu, dass die Kinder ihre gewohnte Umgebung verlassen und an einen anderen, weit entfernten Ort ziehen mussten, Bruno zu seinem Vater, Frauke zu ihrer Tante. Sie verloren das versorgende Objekt und den Rahmen ihrer gesamten bisherigen Entwicklung. Sie erlebten sich wirklich wie fremd in der Welt, der sie sich anzupassen suchten.

Frauke lernte ich erst kennen, nachdem ihre Mutter schon 13 Jahre tot war. Ihre Fähigkeit der Anpassung an eine Wirklichkeit, die ihr immer fremd geblieben war, seit die Mutter starb, brach im Alter von 18 Jahren zusammen. Sie hatte plötzlich das Gefühl, nirgendwo zu Hause zu sein, keinen Ort, keinen Raum zu haben, in dem sie leben konnte. Sie konnte nicht mehr lernen und ihre sozialen Kontakte minderten sich. Sie nannte ihre Tante »Mama« und konnte gleichwohl keine innere Beziehung zu ihr halten. »Ich fühle mich immer so falsch und komisch«, sagte sie zu mir. Im Zuge der Behandlung gewann die Patientin einen inneren Raum, einen Ort, an dem sie ihrer toten Mutter Bedeutung geben konnte. Es war für mich verblüffend zu sehen, wie schnell diese Tatsache es ihr ermöglichte, mit ihrer Tante, die sie nun als einen Menschen erkennen konnte, der, ohne ihre Mutter zu sein, versucht hatte, ihr eine Entwicklung zu ermöglichen, in einen Kontakt zu treten, in dem sie ihr in einer innigen Weise naherückte. Sie hatte, so könnte man sagen, in der Behandlung einen Ort gesucht, an dem ihre tote Mutter Raum und Bedeutung erhielt. In der Übertragung inszenierte sie ihr Zu-spät-gekommen-Sein, die Unmöglichkeit, sich von der sterbenden Mutter zu verabschieden. Sie kam lange, lange Zeit viel zu spät zu ihren Stunden. Ich glaube, das war sehr wichtig. Sie hatte sich so lange angepasst und wie fremd in der Wirklichkeit gefühlt, sie sehnte sich danach, die Schuld ihres Zu-spät-gekommen-Seins zu verhandeln, ohne weggeschickt zu werden, sie wollte nicht mehr falsch und komisch sein. Sie suchte nach einem Raum für ihren Verlust, den sie zunächst nur ausdrücken konnte, indem sie selbst immer wieder verlorenging und manchmal erst ankam, nachdem ihre Stunde bei mir schon vorbei war. Schon in unserer allerersten Stunde hatte sie mir das unbewusst mitteilen wollen, sie hatte sich verirrt und kam viel zu spät. Diese Patientin benötigte das Zu-spät-Kommen, um sich »richtig« und nicht »falsch« zu fühlen. Sie musste zu spät kommen, um eine entscheidende Erfahrung zu wiederholen: Sie hatte ihre Mutter verloren, ohne sich von ihr verabschieden zu können. Sie hatte es über einen langen, einen sehr langen Zeitraum geschafft, sich anzupassen und so zu tun, als sei nichts gewesen, als sei ihre Tante ihre Mutter, als sei sie nie zu spät gekommen. Sie hatte mit dieser Verleugnung gelebt, deren Preis ein Gefühl von Fremdheit und Nicht-lebendig-sein-Können gewesen war. Ich glaube, diese

Patientin fand ihre tote Mutter in der Behandlung wieder und konnte ihr eine Bedeutung geben. Dies minderte ihre Überlebensschuld, ihr Gefühl des Fremdseins in der Wirklichkeit, ihre Scham.

Bruno lernte ich kennen, als seine Mutter erst zwei Jahre tot war. Er fühlte sich sehr fremd bei seinem Vater und in der neuen Umgebung. Nachdem er mir in einer manischen Weise seine Gefühle von schwerem Verlassensein mitgeteilt hatte, verschloss er sich und panzerte sich ab. Diese Behandlung brach ab, als ich mit meiner Praxis umzog. In einer dramatischen und nicht wieder gut zu machenden Weise wiederholte mein Weggehen den Verlust der Mutter des Patienten. Sein Vater war aufgrund seiner eigenen Geschichte, die ich schildern werde, nicht in der Lage, die Behandlung Brunos aufrechtzuerhalten, nachdem ich an einen anderen Ort gezogen war. Ich verbrachte mit diesem Patienten ein Jahr. Er konnte sehr früh spüren, wie gefährdet unsere Beziehung war, als von meinem Umzug die Rede war. Er wusste viel früher als ich, dass alles vorbei war. Er kannte das. Er rechnete damit. Zunehmend beschäftigte er sich mit dem Bau eines gepanzerten Autos, dessen Sicherheit er immer mehr zu vervollständigen trachtete. Als ich mich von ihm, viel zu früh, trennen musste, schenkte ich ihm dieses Auto aus Legosteinen, das er in unseren Stunden zu panzern und gegen alle Willfährigkeiten sicher zu machen getrachtet hatte. Bruno war sehr froh, das gepanzerte Auto mitnehmen zu können, aber auch ich, die das benötigte, dieses Geschenk. Ich konnte sehr stark fühlen, dass wir gescheitert waren, dass es kein Zurück gab und dass kein Panzer der Welt stark genug sein konnte, sich gegen Verluste zu schützen.

Gerade das Scheitern dieser Behandlung führte dazu, dass ich mich von dem Patienten kaum lösen konnte. Er beschäftigte mich stark, auch nachdem er gegangen war, vielleicht mehr als alle anderen Patienten, die mit mir umzogen und mit denen eine weitere Entwicklung möglich war. Bruno hatte ich irgendwie zurückgelassen, dieses Kind, dem ich das von ihm in unseren Stunden konstruierte gepanzerte Auto hatte schenken müssen, weil sonst nichts, so hatte ich gedacht, geblieben wäre.

Bruno hatte seine an ihrem Erbrochenen erstickte, alkoholkranke Mutter gefunden. Noch bevor er Hilfe holte, versteckte er das gesamte vorhandene Bargeld. Später verstand ich, dass er, der schon früh mit vielem allein klar kommen musste, in dieser Situation das Gefühl hatte, sich fortan völlig allein durchschlagen zu müssen. Er versteckte dieses Geld auch in der Wohnung des Vaters, der ihn holte und bei dem er lebte, als ich ihn kennen lernte. Nur durch Zufall fand der Vater die ungewöhnlich hohe Geldsumme in Brunos Zimmer. Für mich passte das zu meiner Wahrnehmung des Patienten als eines Menschen, der völlig in sich zurückgezogen lebte und alles mit sich alleine ausmachte. Seine innere Verunsicherung war stark. Er mied Kontakte zu Kindern und saß schweigend im Unterricht seiner neuen Schule. Er mied auch den Kontakt zum Vater und dessen Lebensgefährtin, verschwand vorwiegend in seinem Zimmer.

Die Behandlung ermöglichte es dem Patienten, einen Raum für seine innere Verunsicherung zu finden. Seine Rückzüge milderten sich. Er fand Freunde und lud sie zu sich nach Hause ein. Er hielt es aber nie lange mit ihnen aus, er fühlte sich von ihrer Anwesenheit oft bedrängt und verunsichert. Er suchte auch verstärkt den Kontakt zum Vater und dessen Lebensgefährtin, immer begleitet von einer großen Vorsicht, einem Zögern, einem plötzlichen Innehalten. Sein Vertrauen in die Welt der Objekte war schon vor dem Tod seiner Mutter stark beschädigt gewesen. Seine Scham über ihren Zustand, den er zu verbergen und zu verleugnen trachtete, wechselte mit Phasen innigen Zusammenseins. Ich hatte bei diesem Patienten den Eindruck, dass mit dem Tod der Mutter die Scham über das Verlassensein sich mischte mit der alten Scham über den fragilen Zustand der Mutter.

In einer dramatischen Weise beinhaltete der Tod der Mutter meiner Patienten den Zusammenbruch ihrer gesamten bisherigen Existenz. Sie durften den Verlust nicht fühlen, wollten sie weiterleben. Sie passten sich an und kamen sich dabei vor wie fremd in der Wirklichkeit. Der ihnen zur Verfügung gestellte therapeutische Raum milderte ihr Gefühl von Fremdsein und ermöglichte eine Anerkennung der Realität.

Die drei anderen Patienten, Margitte, Marlene und Marc, deren Vater starb, hatten zum Zeitpunkt des Verlustes mit einem Elternpaar gelebt und blieben nach dem Tod ihres Vaters bei der Mutter. Margitte war zwei Jahre alt, Marlene war 2½ und Marc war zehn Jahre alt, als der Vater starb. Das ist ein wirklich entscheidender Unterschied – so schien es mir zunächst. Bei genauerer Betrachtung konnte ich diese Idee nicht aufrechterhalten. Sowohl Marlene als auch Marc behielten zwar ihre Mutter und ihre gewohnte Umgebung, sie waren aber Zeugen der langen und schweren Krankheit und des Todes ihres Vaters geworden. Sie schienen mir, als ich sie kennenlernte – Marlenes Vater war zu diesem Zeitpunkt seit 3½ Jahren tot, Marcs Vater seit einem halben Jahr –, unbewusst absolut präokkupiert mit diesem Ereignis und unfähig, sich der Realität zu stellen.

Marc reagierte auf die Bedrohung des Lebens seines Vaters mit dem Versuch, ihn am Leben zu halten, indem er sich wie dieser von der Außenwelt abschottete und sein Leben mit Büchern und Landkarten verbrachte. Als der Vater starb, verstärkte er diese Aktivität und geriet der Welt abhanden. Er wurde bei mir mit einer von einer psychiatrischen Klinik diagnostizierten autistischen Symptomatik angemeldet. In der Schule wurde er von seinen Klassenkameraden gequält und geschlagen, bis er weinen musste. Nicht die Schläge, aber seine Reaktion, das Weinen, verstörte ihn. Er sehnte sich danach, unberührbar zu sein. Gleichzeitig bedrängten ihn im Verlauf der Behandlung zu Tage tretende Gewaltphantasien. Sein Wunsch, seine Peiniger zu Tode zu quälen, wurde übermächtig und zu einem wichtigen Motor bei der Suche nach sich selbst, seinem Verschüttetsein unter dem Prozess des Sterbens und des Todes seines Vaters.

Marlene war ein wirklich elfenhaftes Mädchen, sie lebte in einem schrecklichen Traum. Sie war unbewusst ganz sicher, den schließlichen Tod ihres lange todkranken Vaters herbeigeführt zu haben. Sie war gar nicht zu Hause in der Welt. Als frühe Zeugin der Krankheit ihres Vaters, sie war gerade erst geboren worden, wurde sie zu einer schweren Belastung ihrer Eltern. Ihr stand kein angemessener Entwicklungsraum zur Verfügung. Sie war oft allein mit dem kranken Vater und brachte ihn zur Verzweiflung mit ihrem Schreien und ihrer Bedürftigkeit, mit der sie mit ihm konkurrierte. Kurz vor seinem Tod verlangte der Vater von der Mutter, Marlene in ein Heim zu geben, was diese verweigerte. Marlene schlug ihrem Vater eine Tasche auf den Kopf, als sie mit ihm allein war, wenige Minuten danach starb er. Es war für diese Patientin sehr wichtig, im Verlauf der Behandlung den Vater wieder zu finden, der sie ersehnt und geliebt hatte, sich daran zu erinnern, dass er sie »meine Prinzessin« genannte hatte. Sie hatte lange Zeit schreckliche Angst, von ihm geholt zu werden und sterben zu müssen. Sie fürchtete seine Rache. Gleichzeitig ersehnte sie ihn. In der Übertragungsfiguration der Behandlung war es dieser Patientin möglich, ihren bösen und aggressiven Gefühlen, mit denen sie sich wie allein und panisch gefühlt hatte, Ausdruck zu verleihen. Sie fand einen Weg, sich an ihren Vater zu erinnern und ihn zu bewahren.

Die achtzehnjährige Margitte hingegen wirkte, als habe es einen Vater niemals gegeben, als sei sie jungfräulich empfangen worden. Sie war abgeschottet von der Realität, als ich sie zum ersten Mal sah. Sie lebte wie auf einem anderen Stern. Auf diese Weise hielt sie, das verstand ich später, ihrem verleugneten Vater, der gestorben war, als sie zwei Jahre alt war, die Treue. Sie litt unter schweren Schlafstörungen und konnte es nicht ertragen, wenn jemand neben ihr einschlief. »Das ist für mich, als sei der tot und ich ganz allein«, sagte sie mir. Während der Behandlung wurde ich zur Zeugin ihrer Suche nach dem Vater in den jungen Männern, die sie wählte und die sie alle allein ließen. Gleichwohl begann ihre Suche schon gleich nach Beginn der Behandlung. Sie benötigte ein Objekt, das sie auf dieser Suche begleitete und sie aus der dichten Beziehung zur Mutter hinausführte, an die sich klammerte wie an einen Rettungsanker. Ihre verleugnete Wut über ihr Verlassenwerden trat immer mehr zu Tage, damit aber auch ein Bewusstsein ihrer selbst. Sie wurde von einem befremdlichen, merkwürdig aussehenden, irgendwie zu dick und zu breit geratenem Mädchen zu einer wirklichen Schönheit, der es gelang, eine angemessene Weise zu finden, sich zu kleiden und zu frisieren. Sie gab die quasi kleinkindhafte und prinzessinnenartige Weise der Verkleidung auf, mit der sie dem sterbenden Vater verhaftet gewesen war, und fand zu einer ihrem Alter angemessenen Art.

Tatsächlich erlebte ich, im Gegensatz zu meiner ursprünglichen Hypothese, den Verlust eines elterlichen Objektes in all meinen Behandlungen als tief verstörend und den Fluss des Lebens umlenkend, egal ob die Patienten in ihrer gewohnten Umgebung mit dem überlebenden Elternteil verblieben oder ob sie den Rahmen ihrer gewohnten Existenz völlig verloren und zu einem Verwandten ziehen mussten. Die unbewusste, verleugnete Präokkupation mit dem verlorenen Objekt beherrschte das Leben meiner Patienten.

Es ist wichtig, noch einmal zu betonen, dass alle meine Patienten mit Verlusterfahrungen, mehr oder weniger bewusst, die zum Tode führende Krankheit eines Elternteiles erlebten. D. h., dass sie sich über einen langen Zeitraum in einem Zustand befanden, der ihnen die Gefährdung ihres Vaters oder ihrer Mutter vermittelte. Alle Patienten verblieben in einer Umgebung oder kamen in eine neue Umgebung, die ich den Umständen entsprechend als ausreichend haltend bezeichnen möchte. Keines der Kinder musste sein Leben fern von nahen Angehörigen verbringen. Alle wurden vom verbliebenen Elternteil oder nahen Verwandten versorgt und erfuhren Fürsorge und Schutz.

Allein bei Doris, während derer Behandlung ich zum Zeugen des Sterbens ihrer Mutter wurde, vermute ich, dass sie schließlich, dem Wunsch ihrer sterbenden Mutter gemäß, in einem Internat untergebracht wurde. Doris fand in ihren Stunden einen Raum für die bedrohliche, von ihr verleugnete Krankheit ihrer Mutter. Dies führte sie in einer dramatischen Weise in Zustände psychotisch anmutender Angst, in die Frage: Darf ich leben oder muss ich sterben? Sie fand in dieser Zeit aber auch ihren Vater wieder und gestattete ihm, sie zu trösten. In dieser Behandlung wurde ich zur Zeugin des Sich-Festhaltens am sterbenden Objekt, aber auch des Festgehaltenwerdens durch dieses.

Margitte, 18 Jahre

Grund der Anmeldung: Schlafstörungen.
Margitte kam pünktlich zu ihrem ersten Termin. Ihre Erscheinung mit Pelzmantel, Pelzmütze, Pelzstiefeln und Pelztasche ließ mich spontan an einen Alien denken, der von einem anderen Stern heruntergefallen war. Obgleich sie sichtlich zurechtgemacht war, hatte sie nichts von einem jungen Mädchen. Sie wirkte erschöpft und hatte dunkle Ringe um die Augen. Sie berichtete, seit ca. vier Jahren oft nächtelang nicht schlafen zu können. Bei Freunden oder Verwandten könne sie gar nicht schlafen. Ich war erstaunt zu hören, dass sie sich vor nunmehr über einem Jahr trotzdem entschlossen hatte, zwölf Monate in Japan zu verbringen. Margitte sagte:

»Es ist mein größter Traum gewesen, aber tatsächlich habe ich gleich am Anfang vierzehn Tage am Stück überhaupt nicht mehr schlafen können. Erst als ich dann meine Mutter angerufen habe, die mir den Rat gab, Milch mit Honig zu trinken, bin ich sofort eingeschlafen.« Margitte wirkte selbst überrascht, als sie das erzählte, auch so, als hätte sie darüber noch nie nachgedacht. Trotz ihrer lebendigen Art zu sprechen, erlebte ich sie als tief einsam.

Sie erzählte mir, dass sie in den immer wieder auftretenden Perioden ihrer Schlaflosigkeit in Japan Karaokelokale besucht hatte. Ich fühlte noch einmal ihre Einsamkeit, als sie hinzufügte: »Dort ist es ganz normal, dass man sich ein Karaokezimmer mietet, in dem man ganz allein singt, während es z. B. hier, in X., nur sogenannte Karaokebars gibt, in denen alle mithören.«

Dass Margittes Vater, als diese ein Jahr alt war, an einem Hirntumor erkrankt und ein Jahr darauf gestorben war, erfuhr ich aus dem Entwicklungsbogen, den ich der Patientin mitgegeben und den diese ausgefüllt hatte. Hier las ich auch, dass Margitte bereits im Alter von zwei Jahren sauber war und bis zum Alter von zehn Jahren am Daumen lutschte. Sie gab auch an, sehr vergesslich zu sein und wichtige Termine oft zu versäumen.

Während unseres nächsten Gespräches erzählte mir Margitte, dass sie bis vor einem Jahr eine Brille getragen habe. »Ich habe sehr hässlich ausgesehen, besonders im Vergleich mit meiner Schwester, die zierlich ist und lange blonde Haare hat. Ich bin ja eher breit und groß gebaut und meine Haare sind struppig. Erst in Japan bin ich auf Kontaktlinsen umgestiegen.«

Seit ihrem 13. Lebensjahr lernte Margitte japanisch und sprach es mittlerweile perfekt. Sie war auch immer in der Schule gut gewesen und besuchte jetzt ein Gymnasium, während die Schwester keinen Schulabschluß hatte.

Auf den Vater, von dem ich durch den Fragebogen erfuhr, angesprochen, wirkte Margitte irritiert. »An meinen Vater«, so sagte sie, »kann ich mich natürlich nicht erinnern, er hat in meinem Leben nie eine Rolle gespielt, und ich weiß auch gar nichts über ihn.« Ich weiß noch, dass ich sofort verstummte, als sie das sagte. Ich kam mir lächerlich vor mit meinem Versuch, dem Vater eine Bedeutung zu geben.

Der Auslöser ihrer schweren Schlafprobleme, dies stellte sich in unserem Gespräch heraus, war eine Übernachtung bei einem Jungen, sie war damals 15, »der mehr von mir wollte«. Sie hatte diesen Jungen im Bus kennengelernt und er hatte ihr sehr gefallen. Kurz nach der Nacht bei ihm, die sie schlaflos und von Übelkeit gepeinigt in der Toilette verbracht hatte, beendete der Junge die Beziehung am Telefon. Seither hatte Margitte keine Kontakte mehr zu Jungen.

Der verleugnete Tod, so überlegte ich, man könnte fast sagen, die verleugnete Existenz des Vaters, verschafft sich unbewusst in der Szene mit dem Jungen, der sie verlässt und die zum Anlaß ihrer schweren Schlafstörungen wird, Ausdruck.

Die unbewusste Sehnsucht nach dem Vater, dem Männlichen, verschiebt sich auf das ferne Japan, wo sie sicher ist, in ihrem Status als Fremde interessant für die Jungen zu sein. Dies wirkte wie ein Schutz vor erneutem Verlassensein, vor dem Gefühl der Bedeutungslosigkeit und Hässlichkeit. So nämlich, verlassen, bedeutungslos und hässlich zurückbleibend, mag sie unbewusst den Tod ihres Vaters erlebt haben.

Sie wurde früh zur Trösterin der überforderten Mutter, die zwei kleine Kinder und einen kranken Mann zu versorgen hatte. Sie war früh sauber, ein braves Mädchen, das lange Daumen lutschte, um sich selbst zu trösten. Im Gegensatz zur Schwester, die rebellierte, schloss sie sich immer fester an die Mutter an, mit der sie auch heute noch viel zusammen unternimmt. Der Wunsch, sich von der Mutter zu trennen, die Sehnsucht nach dem Vater, das Interesse an den japanischen Jungen, verursachten schwere Schuldgefühle, die sich in den heftigen Schlafstörungen, in dem Keine-Ruhe-mehr-Finden, Ausdruck verschafften. Auch die entlastende Milch mit Honig, die die Mutter ihr empfahl, beruhigte sie nur passager. Der radikale Lösungsversuch »Japan« ließ sie nicht wirklich Ruhe finden, er befähigte sie jedoch, sich ihren inneren Konflikten zu stellen, diese zu realisieren und Hilfe zu suchen.

Es fiel mir immer wieder schwer, den Stand unserer Beziehung einzuschätzen. Die Patientin kam offensichtlich gerne zu ihren Stunden, sie hatte viel zu erzählen und es kam immer wieder zu echten Berührungen. Ich hatte aber den Eindruck, alles müsse stets erneut hergestellt werden. Auch zweifelte ich, ob sie halten konnte, was zwischen uns geschah. Oft erzählte sie mir, dass sie alles vergesse: es sei, als ginge es zum einen Ohr herein und zum anderen wieder hinaus. Sie war merklich bedrückt, als ich das auf uns bezog. Tatsächlich vergaß sie keine einzige Stunde und kam immer pünktlich.

Gleichwohl erschien sie mir oft, sehr oft, wie in unserem ersten Gespräch, wie ein Wesen von einem anderen Stern. Sie kleidete sich ungemein auffällig und frisierte sich die Haare ungewöhnlich und immer neu. Zu Hause hatte sie Unmengen von Kleidern, die sie in ihrem Jahr in Japan gekauft hatte, die aber alle wenig alltagstauglich waren. Man könnte sagen, sie kleidete sich wie eine Prinzessin aus einem anderen Land, aus einer anderen Zeit. Mitunter machte sie sich lächerlich unter ihresgleichen. Wichtig war eine Szene, in der Margitte die Haare hochgesteckt und mit einer weißen Schleife verziert trug. Zwei Mädchen aus einer anderen Klasse kicherten, als sie sie sahen. Sie tat, als bemerke sie das nicht. Als ich sie an diesem Tag sah, sie kam nach dem Vorfall zu unserer Stunde, war auch mein erster Gedanke: Das geht so nicht, sie macht sich lächerlich. Es erinnerte mich an etwa dreijährige Mädchen, die sich schmücken. Ich spürte hinter ihrer Nonchalance eine tiefe Traurigkeit, als sie über die Szene mit den gleichaltrigen Mädchen sprach. Sie hatte es sich offensichtlich angewöhnt, das Echo ihrer Umgebung zu ignorieren. Ich sagte: »Sie haben sich einen sehr eigenen Stil angewöhnt, der Sie manchmal nicht glücklich macht.« Margitte war traurig, als wir über diese Szene sprachen. Ich dachte, es war schon viel, dass sie sie mir schilderte. Es bedeutete irgendwie, dass sie ihr Dasein als Mädchen vom anderen Stern nicht mehr aufrechterhalten konnte.

Als ich zu ihr sagte: »Manchmal nehmen die anderen Sie wahr, wie von einem anderen Stern heruntergefallen«, sagte sie, »in unserer Familie, das denke ich wirklich, sind alle von einem anderen Stern. Eigentlich bin ich da die Realistin. Meine Schwester ist wie ein kleines Kind, absolut chaotisch. Sie redet und redet und ist unruhig wie verrückt, keiner kommt zu Wort, auch ihre Freunde nicht. Im Vergleich zu mir ist sie aber wirklich sehr schön.« Als ich sagte: »So hätten Sie vielleicht auch manchmal sein wollen«, lachte sie und sagte, »wie meine Schwester niemals, niemals will ich so sein. Aber… es ist schon richtig, ich bin halt die Hässliche, aber Kluge, und meine Schwester die Schöne, aber ziemlich dumm.«

Margitte zeigte mir ein Bild ihrer Schwester, und ich sah ein Mädchen mit langen blonden Haaren und einer großen Nase, einem sehr länglichen Gesicht. Spontan sagte ich: »Aber Sie sind doch viel hübscher.« Tatsächlich hat Margitte ein ebenmäßiges und schönes Gesicht. Ich hatte manchmal darüber nachgedacht, wie gut sie aussehen könnte, wäre sie nicht von einem fremden Stern. Die Art, wie sie die Haare trug und drapierte, machte sie merkwürdig. Ein einziges Mal sah ich sie geschminkt, die Augen schwarz umrandet – und sie sah wirklich außerordentlich attraktiv aus. Auf meinen Ausruf hin antwortete sie: »Nun ja, die Nase meiner Schwester ist schon groß, die hat sie von unserem Vater und auf meine eigene Nase bin ich schon stolz. Meine Schwester will sich später operieren lassen.« Ich fragte sie, was sie vom Vater habe. Margitte sagte: »Meinen Namen. Mein Vater liebte Frankreich und so ein Buch, in dem mein Name vorkommt.« Ich sagte, »Sie kennen das Buch nicht.« »Nein, das will ich keinesfalls lesen«, sagte sie, »und ich lege auch Wert darauf, dass mein Name nicht französisch ausgesprochen wird.« Ich dachte darüber nach, dass die Hauptperson des Buches, das ich kannte, eine Kurtisane ist, die auf ihre Weise genauso viel Anstrengung mit ihrem Äußeren in Kauf nahm wie Margitte. Ich wusste, dass Margitte täglich lange vor dem Spiegel stand und zwanzig Kleider anprobierte, mehrere Frisuren frisierte, bevor sie sich entschied, so aus dem Haus zu gehen. Oft kam sie deshalb zu spät in die Schule. Überhaupt Schule: Lange hatte sie mich in dem Gedanken gewiegt, sie mache das mit links. Vor Japan war sie in ihrer Schule das merkwürdige Genie-Mädchen gewesen, das – ohne jemals Hausaufgaben zu machen – den Stoff ausgezeichnet bewältigte. Das war aber nicht mehr so. Margitte realisierte langsam, darüber sprachen wir oft, wie groß ihre schulischen Probleme waren, sie hatte um ihre

Versetzung zu kämpfen. Erstmals in ihrem Leben lernte sie. Da sich viel angehäuft hatte, kam sie unter Druck. Ihr Dasein als Mädchen von einem anderen Stern war plötzlich Lichtjahre von der Margitte entfernt, die zu realisieren begann, was sie alles noch zu tun hatte. Tatsächlich war alles zuviel, die Realität schien auf sie zuzustürzen. Sie erlitt einen Hörsturz und hörte einige Tage lang Tinnitus-Geräusche. Der Arzt empfahl dringend Schonung. Es war jetzt so, als ob Margittes Körper etwas für sie übernehme. Er entzog sie der Realität, der sie sich zu stellen begonnen hatte, erneut. Ich dachte für mich: Sie ist nicht wirklich bereit, ihr Dasein auf dem anderen Stern aufzugeben. Ihr Körper half ihr, es aufrechtzuerhalten.

Es war aber ein Leidensdruck entstanden. Margitte war bewusst verzweifelt darüber, dass alles umsonst zu sein drohte, was sie an Anstrengungen unternommen hatte, um in der Realität Bestand zu haben. Sie blieb einige Tage zu Hause, beschäftigte sich aber mit dem erforderlichen Lernstoff. Kaum war sie wieder in der Lage, die Schule zu besuchen und einige erforderliche Klausuren recht ordentlich zu bewältigen, kam es zu einer erneuten Verweigerung ihres Körpers. Erstmals erschien sie nicht zu ihrer Stunde. Sie rief mich zwei Tage später an, um mir zu berichten, dass sie im Krankenhaus war, weil sie einen Lungenriss hatte. Der Riss verheilte sehr schnell. Sie erzählte mir später, dass ihre Schwester vor zwei Jahren ebenfalls einen Lungenriss gehabt hatte, das sei vermutlich genetisch, so Margitte. Ich erfuhr, dass sie sich in ihrer linken Körperhälfte plötzlich wie gelähmt gefühlt habe und dann starke Schmerzen bekam, kaum noch atmen konnte. Sie war gerade bei einer Freundin, mit der sie für eine Arbeit lernte. Sie rief die Mutter an, die sofort kam und mit ihr ins Krankenhaus fuhr.

Bald sah ich sie wieder, auch die Schule besuchte sie recht bald nach dem Krankenhausaufenthalt wieder. Margitte verleugnete die Dramatik ihrer Situation vollkommen. Erstmals erlebte ich sie ziemlich unwillig mir gegenüber, als ich darüber sprach, dass die körperlichen Erkrankungen auch ein Ausdruck ihrer schwierigen inneren Situation seien. Einerseits wolle sie sich nun der Realität stellen und die Schule schaffen, aber da sei etwas in ihr, das hadere damit, dass sie ihren alten Zustand der Gleichgültigkeit, der emotionalen Abwesenheit von der Wirklichkeit aufgeben solle. Diesen Part, so erscheint es mir, übernehme ihr Körper. Margitte sagte: »Das sehe ich nicht so«, kurz und bündig, wie atemlos. »Mir scheint«, erwiderte ich, »Sie haben zum ersten Mal Wut auf mich.« Margitte musste lachen, dann wurde sie aber sehr ernst. Sie sagte: »Ich kann keine Wut haben. Ich habe niemals Wut, vielleicht ein kleines bisschen, ganz selten, wie eben. Ich habe mir das angewöhnt, nicht wütend zu sein, weil es sowieso keinen Sinn hat. Man regt sich nur überflüssig auf. Wenn meine Mutter z. B. sauer ist, lasse ich sie schreien und reden, erwidere aber nichts, und irgendwann ist es halt wieder gut.« Ich sagte: »Ich habe oft gedacht, dass Sie auf ihre Schwester wütend sind.« Margitte sagte: »Da haben

Sie recht, meine Schwester ist der einzige Mensch, auf den ich wütend bin, auf sonst aber niemanden.« Ich sagte: »Das ist ziemlich schwer, niemals wütend zu werden, wenn es doch immer wieder Gründe dafür gibt, wie eben zwischen uns.« Margitte: »Ja, es ist manchmal schwer, aber so bin ich eben.« Ich: »Jetzt verstehe ich das, was Sie gesagt haben: Es geht zum einen Ohr hinein, und zum anderen wieder hinaus.« »Genau«, sagte sie. Ich: »Vor kurzem hatten Sie Schmerzen im Ohr, das passt irgendwie.« Margitte musste wieder lachen und sagte: »Was Sie so denken.« Ich: »Sie lachen, sind vielleicht auch wieder wütend auf mich.« Sie schaute mich ernst an und sagte: »Na ja, ich habe selbst schon darüber nachgedacht und eigentlich will ich das wissen, warum ich niemals wütend werde, warum ich anders bin als andere Menschen… Früher, als ich jünger war, war alles anders. Meine Schwester macht noch heute nach, wie ich damals mit dem Fuß gestampft und dann hochgesprungen bin bei meinen Wutanfällen. So mit zwölf, dreizehn habe ich damit aufgehört.« Als ich sagte, das sei das Alter, in dem die Schlafstörungen begonnen haben, schaute sie mich irritiert an. »Komisch, stimmt«, sagte sie dann. »Ich habe ja vorher auch bei Freundinnen übernachtet, das ist dann gar nicht mehr gegangen. Immer ist mir schwindelig geworden, wenn ich einschlafen wollte…«

Sie wirkte plötzlich wie in einem Traum und sagte: »Früher haben wir alle in einem Bett geschlafen, meine Mutter, meine Schwester und ich. Wir haben immer ein anderes Zimmer genommen, es gab ja so viele.« Ich erfuhr, dass sie die Zeit meinte, nachdem der Vater gestorben war. Es war ein großes Haus, und als sie darüber sprach, dachte ich, dass die Mutter sehr verzweifelt und einsam gewesen sein musste, sie hatte nicht allein schlafen können. Sie hatte Margitte und ihre Schwester gebraucht, um sich zu beruhigen. Wie in einem Spiegel dieser alten Szene erschien mir nun Margitte, die, seit sie zwölf Jahre alt war, ohne ihre Mutter nicht mehr einschlafen konnte. Bis nach Japan war sie gegangen und lange geblieben, um die Schatten der Vergangenheit zu vertreiben. Als sie zurückkam, war alles beim Alten. Ohne die Mutter, die damals ohne sie nicht schlafen konnte, konnte sie nun nicht mehr einschlafen.

Margitte erzählte mir, dass sie und die Schwester bei verschiedenen Verwandten untergebracht wurden, als der Vater erkrankte. Die Mutter sei ja fast nur noch im Krankenhaus gewesen. Erst nach dem Tod des Vaters seien sie zur Mutter zurückgekommen. An diese Zeit erinnere sie sich gar nicht, auch an ihren Vater nicht. »Es gibt aber ein Bild, da ist er mit mir und meiner Schwester zu sehen, und irgendwie erinnere ich mich daran, wie dieses Bild gemacht wurde, es war kurz vor seinem Tod, ich war zwei Jahre alt und er war vermutlich zu Besuch zu Hause. Mein Vater ist nämlich immer zwischen Krankenhaus und zu Hause gependelt. Auf dem Bild haben meine Schwester und ich Faschingskleider an, meine Schwester war Minnie-Maus und ich war Mickey-Maus. Ich habe aber auch Minnie-Maus sein wollen, das weiß ich genau. Es war aber nicht möglich, weil meine Schwester das schon war. Mein Vater hat auf dem Bild eine Baskenmütze auf, er ist ja ein totaler Frankreichliebhaber gewesen.« Ich selbst dachte, als sie erzählte, er hat verdeckt, dass er keine Haare mehr hatte, weil er sich einer Chemotherapie unterziehen musste. »Ich denke an den Lungenriss, an Ihren Hörsturz, ich denke an die Krankheit Ihres Vaters...«, sagte ich leise. »Ich weiß, was Sie denken«, flüsterte Margitte, »manchmal habe ich solche Angst.« Wir schwiegen lange.

Margitte arbeitete nachmittags in einem Sushi-Restaurant. Dort hatte sie sich kurz nach Beginn der Therapie in den Koch verliebt, natürlich einen Japaner. Er war zehn Jahre älter als sie. Margitte begann, einen Kontakt mit ihm herzustellen, was ziemlich schwierig war, weil der Koch sehr schüchtern war und Japaner in Liebesdingen, so Margitte, insgesamt sehr schüchtern seien. Sie nutzte jede Gelegenheit, ihn zu sehen, brachte ihm Deutsch bei. Der japanische Koch war ziemlich zugeknöpft. Margitte wusste niemals sicher, ob er sie nett fand und sich mit ihr treffen wollte. Es war immer sie, die Treffen vorschlug, und manchmal klappte es, oft nicht. Sie lebte auf diese Treffen hin. Immer wieder gab es Zeichen, dass sie ihm nicht gleichgültig war, dann aber lange Pausen, die stets von Margitte unterbrochen wurden. Sie wurde immer wieder enttäuscht. Sie kaufte sich Kleider für die Treffen, neue Schuhe – und dann fanden sie gar nicht statt. Ich dachte: Wie hält sie das aus? Warum gibt sie nicht auf? Warum hasst sie ihn nicht? Warum hört sie nicht auf, auch nur ein einziges Wort mit ihm zu sprechen? Warum schreibt sie ihm Briefe und schickt ihm SMS? Margitte sagte: »Es ist besser, an ihm festzuhalten, als gar nichts zu haben. Solange ich noch denke, es könnte irgendwann etwas werden, ist es gut.« Sie malte ein Porträt des Japaners aus dem Gedächtnis, das sie mir zeigte. Margitte war eine sehr begabte Zeichnerin. Es war ein wirklich beeindruckend geheimnisvolles Portrait. Kurz vor ihrem Hörsturz war es nicht mehr möglich, den jungen Mann zu erreichen. Erstmals hatte Margitte damals den Gedanken geäußert, dass es sein könne, dass alles zu Ende sei, bevor es begonnen habe. Ich dachte sofort an ihren Vater, den ihr Gedanke zu beschreiben schien. Bevor es wirklich anfangen konnte, war er tot. Was blieb, war ein Bild, auf dem sie nicht hatte sein können, was sie gerne gewesen wäre. Es blieben Bücher, die sie nicht zu lesen wagte. Es blieb ihr Name, den sie nicht französisch ausgesprochen wünschte und über dessen Herkunft sie nichts wissen wollte. Es blieb die Mutter, der es weh tat, über den Vater zu sprechen, so zumindest vermeinte die Patientin. Die tiefe Ambivalenz ihrer schuldgeplagten Suche nach dem Vater spiegelte sich in ihrer Wahl eines viel älteren Japaners, der kaum jemals zu erkennen gab, ob er sie mochte. Yun, der Japaner, seine Rätselhaftigkeit, seine Unberechenbarkeit, sein Fernsein waren auch ein Bild des fernen Vaters, den sie nie hatte kennenlernen können. Das Ziel ihrer unbewussten Sehnsucht war ein zutiefst ambivalentes Objekt. Es ersehnte sie nicht seinerseits, es verbarg sich und blieb ihr so fremd, wie der Vater ihr geblieben war. Es sandte mitunter Zeichen, die als Zuneigung gelesen werden konnten. Es war aber Margitte, die zu einer verzweifelt Werbenden wurde. Die wiederkehrende Echolosigkeit des Objektes wusste sie mit seiner Fremdheit zu erklären.

Ich komme zurück auf Margittes Hörsturz, der nicht nur mit ihrer beginnenden Wahrnehmung der schulischen Realität, sondern auch mit ihrer erstmals realistischen Wahrnehmung Yuns zusammenhing. Vielleicht, hatte sie gesagt, ist alles zu Ende, bevor es begonnen hat. Danach hatte sie den Hörsturz erlitten und anstelle der Stimme Yuns Tinnitusgeräusche gehört. Die Wahrnehmung der Realität war für diese Patientin ungemein schmerzhaft. Mir fiel das Bild einer Raupe ein, die sich von ihrem Kokon befreien muss. Für Margitte war es nahezu unerträglich, sich zu entwickeln und die Wirklichkeit wahrzunehmen. Sie war so lange das fremde Mädchen von einem anderen Stern gewesen, dann war sie die Fremde unter Japanern gewesen. Der Hörsturz und der Lungenriß waren Versuche ihres Körpers, erneut einen Zustand zu finden, in dem sie fern von allem und in einer unbewussten Weise dem Vater nahe war und die Wirklichkeit fliehen konnte.

Ich bemerkte wohl, dass es sie Mühe kostete, ihren Traum von Yun aufrechtzuerhalten, an dem sie nach ihren Erkrankungen nun wieder anknüpfte. Er ist überlebenswichtig für sie, dachte ich. Die Beziehung zwischen uns war seit ihren Erkrankungen deutlich schwieriger geworden, weniger dicht. Ich fühlte mich wie jemand, der an ihr abprallt, an ihrer in ihren Traum verbissenen, ein wenig überheblichen Art. Ich sagte: »Ich muss an Ihren Vater denken, wenn wir über Yun sprechen, der auch so fremd und weit weg und unbekannt ist. Sie haben Ihren Vater nicht kennenlernen können, das ist vielleicht auch schwer gewesen, dieses Gefühl, keinen Vater zu haben.« Margitte begann auszuführen, dass in ihrem Bekanntenkreis die Eltern alle getrennt seien. Es sei heutzutage nichts Besonderes, keinen Vater zu haben, es sei eher normal, die heile Welt gebe es nicht. Das sagte sie mit einer unglaublichen Verachtung und Wut. Ich sage: »Sie hassen die heile Welt und mich, wenn ich darüber spreche.« Sie schwieg. Ich: »Bei Ihnen ist es anders als in ihrem Bekanntenkreis, ich habe den Eindruck, wenn Ihr Vater nicht gestorben wäre, gäbe es diese sogenannte heile Welt für Sie.« Margitte nickte. Sie sagte: »Stimmt, das ist schon richtig. Meine Mutter hat sich ja niemals für einen anderen Mann interessiert. Ich glaube, sie haben sich sehr geliebt und außer dem Tod hätte nichts sie trennen können.« »Das ist so traurig«, sagte ich.

Margitte hielt weiter an Yun fest, von dem sie kaum je hörte. Von japanischen Freunden erfuhr sie, dass er nicht telefonieren konnte, aber wohl anzurufen sei. Margitte versuchte das, er ging aber nicht ans Telefon. Zusammen mit ihrer Bekannten aus dem Sushi-Restaurant machte sie einen Test. Sie rief von ihrem Handy aus an, da ging Yun nicht an den Apparat. Dann rief etwas später die Freundin an, da nahm er ab. Rasend vor Wut sei sie zusammen mit der Freundin erstmals zu ihm nach Hause gefahren, um ihn zur Rede zu stellen. Er habe aufgemacht und sie habe geschrien: »Warum nimmst du nicht ab, wenn ich anrufe, aber bei anderen nimmst du ab?« Er sei völlig verblüfft gewesen und habe gesagt, wie komme sie darauf, er habe geschlafen. Das sei so überzeugend gewesen und es sei so eine Ruhe und Zufriedenheit über sie gekommen, als er das gesagt habe, das sei unvorstellbar. Ich war noch ganz mit ihrer Aktion und ihrer Wut beschäftigt und sagte: »Da haben Sie aber etwas für Sie sehr Ungewöhnliches gemacht.« Margitte: »Es musste sein, dieses Mal war meine Wut so groß, ich habe sie so groß in mir gefühlt. Ich habe gedacht, wenn ich jetzt einfach nach Hause fahre, ich werde nicht schlafen können, die ganze Nacht werde ich nicht schlafen können. Deshalb musste ich das machen.« Ich sagte: »Es hat Sie rasend gemacht, das Gefühl, dass er sie ablehnen könnte bis hin zu der Vorstellung, nicht mehr schlafen zu können.« Wieder dachte ich an ihren Vater, aber ich wusste gar nicht, wie ich ihr das sagen sollte, es war so nah und gleichzeitig so weit weg, dieses Thema. Es war nur bei mir, ich wusste genau, dass Margitte mich voller Befremden anschauen würde, brächte ich es auf den Tisch. Sie wüsste gar nicht, wovon ich spreche. Ich nahm wahr, wie sehr sie ihn suchte, diesen rätselhaften, fremden Mann, wie sie Entschuldigungen ersehnte für seine Ferne und seine Ablehnung. Sie konnte gar nicht nachlassen in ihrem Versuch, ihn zu erreichen. Es war für mich sehr erstaunlich zu beobachten, wie sie nicht bereit war aufzugeben und mir berichtete, sie werde ihn wieder anrufen, sie hätte ja Zeit. Überhaupt, sie hatte immer Zeit. Sie hasste es, zu Hause zu sein, sie war immer auf der Suche, auf dem Sprung, auf der Suche. Deshalb war sie auch nach Japan gegangen. Sie suchte und suchte. Nichts war für sie schlimmer, als zu Hause zu sitzen.

Manchmal sah sie jetzt wirklich schön aus. Sie hatte einen Weg gefunden, ihre Haare zu bändigen, die sehr dick waren. Manchmal dachte ich jetzt, sie ist auf dem Weg, eine richtige Schönheit zu werden. Dann kam sie in der nächsten Stunde, wieder mit der Attitüde des kleinen Mädchens, das eine Prinzessin sein will, und sah in Wirklichkeit aus wie ein Alien. So ging es mir oft. Ich begann Margitte zu sehen, wie sie sein könnte, und dann kam sie und war wieder das kleine Mädchen, das schon groß war und sich unpassend kleidete und frisierte. Irgendwie war sie stehengeblieben und kam nicht vom Fleck. Ich sah sie vor mir, auf diesem letzten Bild mit dem Vater, auf dem sie nur Mickey-Maus hatte sein dürfen, nicht Minny-Maus. Es war, als verbrächte sie ihre Zeit damit, in einer befremdlichen Weise die Prinzessin ihres Vaters zu werden.

Es gab, so dachte ich, nur sie und Yun, sie und den Vater. Ich kam mir vollkommen unbedeutend vor, wichtig nur als Zeugin ihrer Suche. Ich begann, mich zu fragen, was sie überhaupt von mir wollte, warum sie kam. Das war ganz unklar. Als ich vor den Sommerferien sagte, »wir sehen uns jetzt noch zweimal«, sah sie mich etwas verwirrt an. Ich sah deutlich, dass sie nicht wusste, ob es dann überhaupt weitergehen würde, obwohl das eigentlich keine Frage war. Ich sagte ganz schnell: »Dann geht es weiter wie immer.« »Ach ja«, sagte sie. Ich dachte für mich, wenn ich gesagt hätte, dann ist die Therapie zu Ende, sie hätte auch gesagt, ach so. Ich verstand plötzlich, in welchem Ausmaß von Orientierungslosigkeit und Unsicherheit sie lebte. Es war einfach alles möglich, morgen konnte Schluss sein. So kannte sie es. Das wäre dann eben so. Nichts zum Aufregen. Nur mit Yun war es anders. Ich überlegte, ob ich in der Übertragung wohl die Mutter war, die an ihrer Bedeutung zweifelte und sich sehr unwichtig zu fühlen begann mit Margitte, die nach Japan gegangen war, um den Vater zu suchen, und die den Vater jetzt in Yun suchte. Ich dachte, gerade dass er ihr nicht antwortet, ist wichtig für ihre Suche. Sie sucht einen Mann, der nicht antwortet, um ihn dazu zu bringen, ihr zu antworten. Sie war geronnen im Bild der befremdlichen kleinen Prinzessin, die nicht wusste, wie man aus Mickey-Maus eine Minney-Maus macht.

Zur nächsten Stunde kam Margitte, um mir zu berichten, sie habe nicht schlafen können. »Meine Mutter war verreist und ich habe eine Freundin zu Besuch gehabt. Ich konnte nicht einschlafen und ging schließlich ins Bett meiner Mutter, wo ich einschlief, während der Fernseher lief. Meine Freundin hat am Morgen gesagt, ich dachte, das ist jetzt besser, du machst doch Therapie.« Ich bemerkte deutlich den von Margitte abgewehrten, an die Freundin delegierten Affekt, ihren Vorwurf an mich. Ich sagte: »Sie denken, ich kann Ihnen nicht helfen.« Margitte war ganz erstaunt: »Nein, gar nicht. Das ist ja auch irgendwie neu, dass ich jetzt nicht schlafen kann, wenn jemand mich besucht. Ich habe auch inzwischen gelernt, damit umzugehen, kann mir helfen, indem ich den Fernseher einschalte.« Ich bemerkte: »Dies ist nun das erste Mal gewesen, dass Sie nicht haben schlafen können, seit Sie zu mir kommen.« Margitte sagte: »Ich habe es ja auch vermieden.«

Mir fiel ein, dass sie vorhatte, bei einer Freundin zu schlafen, als sie dann mit dem Lungenriss ins Krankenhaus kam. »Stimmt ja«, sagte Margitte, »im Krankenhaus konnte ich schlafen, weil ich Tabletten bekommen habe.« Ich: »Es ist schon merkwürdig, dass Sie genau da ins Krankenhaus gekommen sind, als Sie sich zum ersten Mal seit langem vorgenommen hatten, nicht zu Hause zu übernachten.« Margitte sagte träumerisch: »Es ist schon komisch.« Sie fuhr fort: »Ich habe ja bald meinen Führerschein und werde mir von dem Erbe meines Vaters ein Auto kaufen… dann kann ich ja immer, wenn ich merke, dass es nicht geht, nach Hause fahren und muss nicht bei meiner Freundin bleiben und mich quälen.« Ich sagte: »Ja, das ist schon eine Erleichterung… aber es geht weiter in Richtung Vermeidung.« Sie lachte. Ich merkte an, dass sie sich ja auch in einen jungen Mann verliebt habe, bei dem das Problem so schnell nicht auftauchen werde. »Stimmt«, sagte Margitte, »das ist so.«

Sie dachte zurück an das erste Mal, als ihre Schlafstörung auftauchte, und zwar noch vor der von ihr bislang geschilderten Szene mit dem Jungen, der »zuviel« von ihr wollte, es war eine Sylvesterfeier, sie knapp 15 Jahre alt. Wie sie »das erste Mal« sagte, klang es, als ginge es um den ersten sexuellen Kontakt, dachte ich. »Es war nichts Besonderes, ich habe mit einigen Mädchen und Jungen gefeiert, und wir haben dann zusammen übernachten wollen. Ich habe mich, das erinnere ich, nicht wohl gefühlt auf der Party. Eines der Mädchen hat furchtbar viel Alkohol getrunken, sie hat immer wegrennen wollen und wir haben sie einschließen müssen. Sie hat geschrien, es ist ganz schrecklich gewesen. Das hat mir Angst gemacht… Dem Mädchen ist es dann besser gegangen, aber ich habe kein Auge zumachen können, alles drehte sich, mir war schlecht.« Ich sagte: »... als hätten Sie den Alkohol getrunken.« Margitte: »Ich habe aber nur Cola getrunken und mit Sekt angestoßen. Ich habe ja schon früh meine Schwester und ihre Freunde trinken sehen und damals entschieden, so nicht sein zu wollen… Einmal ist eine Freundin meiner Schwester ins Koma gefallen und der Notarzt hat kommen müssen. Da hatte ich Angst.«

Sie fuhr fort: »Das zweite Mal, darüber habe ich ja schon erzählt.« Ich sagte: »Es war bei dem Jungen, den Sie im Bus kennengelernt hatten und Sie haben bei ihm übernachten wollen.« Margitte: »Ich kannte ihn erst vierzehn Tage.« Ich: »Ziemlich schnell.« »Ich habe einfach immer lieber weg als zu Hause sein wollen und jede Gelegenheit genutzt. Er hat mich bedrängt und da ist mir so schlecht geworden und alles hat sich gedreht und ich habe kein Auge zumachen können.« »Als seien Sie berauscht«, sagte ich. »Ja«, sagt sie. »Vielleicht war da der Wunsch, seinem Drängen nachzugeben, aber auch eine große Angst«, sage ich. Margitte sagte, es sei ihr so schlecht gewesen, so schwindelig, es sei einfach nichts mehr gegangen.

Vor dem Aufenthalt in Japan kam es noch zwei Mal zu Schlafstörungen mit Schwindel und Übelkeit, beide Male wollte sie nach einer Party bei Freunden übernachten. Ich sagte: »Für mich sieht es so aus, als ob Sie immer, schon sehr früh weggewollt hätten von zu Hause, als ob Sie sich regelrecht hineingestürzt hätten, aber da war auch eine tiefe Angst, die ihre Wünsche verunmöglichte. Das Jahr in Japan war ja auch wie ein Sich-Hineinstürzen, trotz allem.« Margitte: »Ich habe schon Angst gehabt, aber ich habe es mir auch nicht nehmen lassen wollen. Zu Beginn des Aufenthaltes habe ich ja auch, das wissen Sie, zwei Wochen nicht schlafen können, als noch alle Schüler zusammen im Hotel untergebracht gewesen waren. Bei der ersten und zweiten Gastfamilie habe ich gut geschlafen.« Ich sagte: »Sie müssen sich bei den Familien sicherer gefühlt haben als mit den Jugendlichen im Hotel, es erinnert mich an die Partys, nach denen Sie nicht schlafen konnten…«

Margitte: »Aber bei der dritten Gastfamilie, da war zunächst auch alles ok., aber dann sind wir alle zu Besuch in eine andere Stadt gefahren, zu einer Verwandten, und da fing es wieder an. Da waren lauter unbekannte Leute, viele Jugendliche... Und als wir dann wieder zu Hause waren, habe ich auch oft nicht einschlafen können. Ich bin dann zur Gastmutter gegangen und die hat sich neben mich gelegt. Und zum Schluss, in meiner vierten Gastfamilie, ist es so geblieben, ich konnte oft nicht schlafen und habe meine Gastmutter geholt. Ich glaube, ich habe dann auch schon Sehnsucht nach Deutschland gehabt.« Ich: »Sie haben sich tatsächlich die Gastmütter geholt und die haben neben Ihnen geschlafen... und mit diesen ›Müttern‹ haben Sie sich dann sicher gefühlt...« Margitte sagte: »Ich habe immer sofort schlafen können, wenn die bei mir gewesen sind.«

Nachdem Margitte im Juli vor einem Jahr aus Japan zurückgekommen war, kam es gleich im Anschluß zu zwei Vorfällen von Schlaflosigkeit. Beide Male hatte sie bei Freunden übernachten wollen, nachdem sie ausgegangen waren. Danach habe sie es gar nicht mehr versucht. »Dann sind Sie ein halbes Jahr später zu mir gekommen...«, sagte ich. Margitte: »Es hat mich immer mehr gestört, dass ich nur zu Hause schlafen konnte, wo ich doch so gerne weg wollte und gar nicht gerne zu Hause bin.« Ich dachte darüber nach, dass Margitte sich, weg von der Mutter, wie berauscht fühlt von etwas, was sie sucht, was ihr aber auch große Angst machte. Sie geriet sozusagen außer Kontrolle, als habe sie viel Alkohol getrunken. Dann konnte sie kein Auge mehr zumachen. Zu diesem Phänomen kam es ausschließlich, wenn sie mit Jugendlichen zusammen war, inzwischen auch dann, wenn sie mit einer Freundin bei sich zu Hause übernachtete, ohne dass die Mutter anwesend war. Sie hatte ja erzählt, wie sie erst im Bett der Mutter Ruhe finden konnte und wie sie in Japan oft nur schlafen konnte, wenn die Gastmutter sich zu ihr legte. Ohne die Anwesenheit des mütterlichen Objektes wird Margitte, so überlegte ich, überflutet von Gefühlen und Gedanken, die sie so weit weg von diesem bringen, dass schwere Ängste aufkommen, die sich in somatischer Form Ausdruck verschaffen. Als sie über die Nacht mit der Freundin sprach, als sie sich dann ins Bett der Mutter flüchtete, sagte sie: »Das Schlimmste war, dass sie da schlafend lag und ich konnte nicht schlafen. Es war schrecklich. Es ist ganz schlimm.« »Als sei sie tot«, sagte ich. »Ja«, sagt Margitte, »das habe ich gedacht.«

Ohne die Mutter oder die stellvertretende Gastmutter wurde Margitte nicht nur von sexuellen Phantasien überflutet, es waren auch Todesphantasien, die sie am Schlafen hinderten. Sexualität und Tod vermischten sich in einer unheilvollen Weise. Es war, als ob die Entdeckung des Eigenen, ihrer Sexualität, gepaart sei mit der Angst vor dem Tod. Es war ja auch die betrunkene Freundin bei der Sylvesterparty, die zum Auslöser von Margittes Schlafstörungen wurde. Sie erinnerte sie an die ins Koma gefallene Freundin der Schwester, die dagelegen hatte wie eine Tote. Jenseits der Beziehung zur Mutter, in der Vaterwelt, lauerten Versuchungen, die tödlich enden konnten. Tatsächlich hatte ich ja schon früh den Gedanken gehabt, dass Margitte nach Japan gegangen sei, um den Vater zu suchen, was verbunden war, so verstand ich das jetzt, mit der Suche nach ihrer Sexualität, etwas Eigenem, etwas jenseits der Mutter. Ich vermutete, dass Margitte in einer unbewussten Phantasie lebte, die ungefähr so lautet: »Wenn ich meine Mutter verlasse und meinen sexuellen und meinen Abgrenzungswünschen insgesamt nachgebe, muss ich sterben wie mein Vater.« Ich erwähne hier noch einmal den plötzlich auftretenden Lungenriss, nachdem die Patientin beschlossen hatte, nach langer Zeit eine Nacht außerhalb des Hauses zu verbringen. Ich denke auch an den Tinnitus, der auftrat, nachdem sie sich auf ihre Beziehung zu Yun eingelassen hatte. Schwere körperliche Erkrankungen ahndeten ihren Wunsch, sich von der Mutter zu separieren und intonierten das Thema des todkranken Vaters. Wer weggeht, muss sterben. Die Trennung von der Mutter könnte tödlich enden, im Koma, mit einem Lungenriss, mit dem Tod. Auf diese Weise war Margitte identifiziert mit der Trennung, der Trennung vom Vater.

Ihre während der Behandlung auftretenden somatischen Störungen, die in einem Fall einen Krankenhausaufenthalt einschlossen, sind einerseits zu verstehen als Bestrafung ihres Wunsches, die Mutter zu verlassen. Andererseits identifizierte sich die Patientin qua Krankheit mit ihrem Vater und verband das Loslösungsthema von der Mutter in unheilvoller Weise mit dessen Tod. Margitte, die sich bewusst so gerne in alles hineinstürzte, hatte unbewusst große Angst, Todesangst, sich von der Mutter zu entfernen. Sie musste sie immer wieder herbeirufen, um ihre Ängste zu beruhigen. Solange sie die Mutter nicht verließ, war sie sicher. Nur in ihrer Nähe, sie beschwörend, konnte sie schlafen und musste den Tod nicht fürchten.

Nach der langen Sommerpause erfuhr ich, dass Margitte Yun nicht wieder gesehen hatte. »Es ist vorbei«, sagte sie. »Er hat nicht mehr geantwortet, und ich habe jetzt über das Internet einen neuen jungen Mann kennengelernt.« Es war plötzlich, als existiere Yun nicht mehr, fast so als habe er nie existiert. Ich dachte daran, wie sie immer wieder sein Bild beschworen, auf Zeichen von ihm gelauscht hatte. Jetzt war er so tot und bedeutungslos wie der Vater. Ich sagte, dass Yun – ähnlich ihrem toten Vater – so rätselhaft gewesen sei und nie zu erkennen gegeben habe, ob er sie liebe, wie auch immer sie sich anstrengen mochte. Margitte dachte nach und sagte: »Da ist eine Ähnlichkeit in diesem Keine-Antwort-Bekommen und Immer-unsicher-sein-Müssen. Irgendwie denke ich aber, ein Vater liebt seine Tochter, und wenn ich ihn auf der Straße sehen könnte, ich wollte mit ihm sprechen, mit Yun aber nicht, da ist ein Unterschied.« Ich: »Ich weiß nicht, ob Sie, als sie so klein waren und er für immer ging, wissen konnten, warum und ob er Sie noch lieb hatte.« Margitte: »Ich weiß gar nichts, vielleicht war gar nichts.«

Margitte traf sich am Wochenende mit dem Jungen, den sie über das Internet kennengelernt hatte. Margitte erzählte mir später, dass sie schon, als sie Max in der Stadt traf, Schmerzen an der Brust hatte. Sie dachte, es sei wieder ihre Lunge. Die Schmerzen klangen ab und sie fuhren zu ihr nach Hause. Ihre Mutter war verreist. Sie fühlte sich sehr schlecht und bat Max nach Hause zu fahren. Am nächsten Tag rief Margitte ihn an und wollte sich erneut treffen. Max war erstaunt, er hatte gedacht, sie wolle ihn nie wieder sehen. Er kam dann und sie schauten zusammen Filme an. Am Montag hätten die Schmerzen wieder eingesetzt und sie sei zum Arzt gegangen. Es habe sich herausgestellt, dass ihre Tragetasche an einem Knochen gescheuert habe, sonst nichts. Ich sagte: »Es ist wieder so gewesen, dass Ihr Körper etwas für sie übernommen hat. Sie haben sich hineingestürzt und ihr Körper hat Nein gesagt und etwas übernommen, was sie mit ihren Worten nicht konnten.« Margitte sagte: »Es ist dann aber doch so gewesen, dass ich gefühlt habe, dass das mit dem Übernachten nicht geht und vielleicht habe ich auf diese Weise Schlimmeres verhindert.«

Sie sah unglaublich schlecht aus. Auch ihre ganze Aufmachung – es war nicht mehr das Auffällige von früher, es war alles wie grau, und ihre Haare hingen herab in einer Weise, die sie hässlich machte. Außer dass sie nun unglaublich schlank geworden war, was ihr wirklich gut stand, wirkt alles grau und depressiv, vollkommen unattraktiv. Es war wieder eine neue Margitte. Nach der kleinkindhaften Prinzessin von einem anderen Stern und dem wirklich schönen Mädchen, das ich in der der letzten Zeit kennengelernt hatte, sah ich nun ein graues, depressiv wirkendes Mädchen vor mir. Ich dachte für mich, sie hat etwas gewagt und ist gescheitert und sie kann dieses Scheitern realisieren. In gewisser Weise wirkte sie erstmals real auf mich. Sie erzählte mir vom Tod des Bruders ihrer Mutter. Er war plötzlich umgefallen und tot gewesen. »In der nächsten Woche werde ich zur Beerdigung fahren. Ich denke über die kleinen Enkel nach, die sind zwei und vier Jahre alt. Was die wohl denken?« Ich: »Was haben Sie wohl gedacht, damals, als ihr Vater starb?« Margitte sagte: »Vielleicht kann ich etwas darüber erfahren, wenn ich die kleinen Mädchen sehe. Ich habe auch immer wieder daran denken müssen, dass Sie gesagt haben, es erinnere Sie an meinen Vater, wenn ich sage, ich habe Angst mit jemandem zusammenzuliegen, der schläft, weil das für mich so ist, als sei der tot. Daran muss ich denken… Ich habe auch einen Traum gehabt: *Ich war mit Max zusammen und da hat jemand mit der Kettensäge die Wand durchgesägt und ich bin aufgewacht.«* Während sie über den Traum sprach, fiel ihr ein, wie sie, die früher ein Zimmer neben ihrer Schwester hatte, immerzu deren Beischlafgeräusche hören musste. Es sei so laut gewesen und sie habe sich gefürchtet. Schließlich kaufte sie sich Ohropax. »Meine Schwester hat schon mit vierzehn Jungen mit nach Hause gebracht, wenn meine Mutter nicht da war.«

Margitte traf sich weiter mit Max, sie übernachtete aber nicht mit ihm gemeinsam. Sie hörte auf, in dem Sushi-Restaurant zu arbeiten, weil sie, wie sie sagte, mehr Zeit für die Schule benötigte. »Aber Sie wollen doch immer weg von zu Hause sein«, sagte ich. »Es geht einfach nicht anders«, sagte Margitte, »ich brauche die Zeit.« Sie machte ihren Führerschein, den sie mir stolz zeigte. Auf dem Bild sah sie sehr schön aus. Margitte sagte: »Meine Mutter findet, ich sehe da aus wie mein Vater.« Sie holte ihr Portemonnaie hervor und zog ein Passbild ihres Vaters hervor. »Da können Sie mal vergleichen«, sagte sie. Ich sah einen sehr gut aussehenden, dunkelhaarigen Mann mit Bart. »Das Bild haben Sie immer bei sich«, sagte ich. »Na ja«, antwortete Margitte, »es lag mal zufällig so herum, als wir umgezogen sind, und da habe ich es genommen.«

Aufgrund des neuen Stundenplanes kam es zu einer Veränderung von Margittes Stunden. Sie kam nun an zwei Tagen nacheinander, es war nicht anders einzurichten gewesen. Die zweite, direkt auf die erste folgende, neu eingerichtete Stunde fiel einige Male aus. Zunächst handelte es sich um zwei nicht zu umgehende schulische Aktivitäten. In den Herbstferien hatte Margitte einen nicht selbst verschuldeten Unfall mit ihrem neuen Auto. Durch den Aufprall hatte sie Beschwerden an der Wirbelsäule und eine physiotherapeutische Behandlung wurde notwendig. Sie teilte mir wie beiläufig mit, dass sie nun in den nächsten Wochen zu der zweiten, neu eingerichteten Stunde nicht würde kommen können, weil sie da zur Physiotherapie ginge. Ich war so entsetzt über ihre Art, mit den Stunden umzugehen, dass mir ein Ausruf des Unwillens entfuhr. Sie sah mich, wie mir schien, erwartungsvoll an. Ich sagte: »Das geht auf keinen Fall, dass Sie die zweite Stunde auf diese Weise einfach ausfallen lassen.« Margitte, das war gar nicht zu übersehen, genoß es, mich aus der Reserve zu locken. Sie selbst blieb außerordentlich gelassen und sagte: »Vielleicht können wir einen anderen Termin in dieser Zeit finden.« Ich: »Tatsächlich habe ich keinen einzigen anderen Termin frei.« Sie wirkte nun bedrückt und äußerte schließlich: »Ich werde die Termine mit dem Physiotherapeuten wieder umlegen, das wird schwer, aber ich versuche es.« Sie begann dann zu erzählen, dass sie sich nach einem erneuten Versuch bei ihrem Freund zu übernachten, von diesem getrennt habe. »Er hat mich in so vielen Dingen kritisiert«, sagte sie, »dass ich gar nicht mehr weiß, warum ich mit ihm zusammen bin. Nichts kann ich ihm recht machen.« Ich sagte: »Vielleicht ist diese zweite, direkt auf die erste folgende Stunde für Sie so, als würden sie bei *mir* übernachten.« Margitte sah mich konsterniert an: »Darauf wäre ich jetzt nicht gekommen.« Sie begann zu lachen. »Vielleicht ist das zu dicht«, sagte ich, »zuviel… es ist ja gar nicht zu übersehen, dass Sie diese Stunde meiden…« Margitte wurde sehr nachdenklich und sagte: »Ja, irgendwie, ich wäre da nicht darauf gekommen, es ist schon komisch. Mit unseren alten Stunden war es besser… da war Zeit dazwischen.«

»Ich möchte das aber schaffen mit der neuen Stunde«, äußerte sie kurz darauf und sah mich herausfordernd an. »Sie wollen mir sagen, dass Ihnen das keine Angst macht, wenn es so dicht ist…« »Ich gewöhne mich daran«, sagte Margitte, »ich merke, es geht.« Es war so, die zweite, dicht auf die erste folgende Stunde, begann sich zu habitualisieren. Gleichzeitig träumte Margitte davon, wieder nach Japan zu fahren. Sie dachte viel darüber nach, wie es wäre, wenn der Lungenriss in Japan dann wieder aufträte, dass sie dann nicht nach Hause könnte, weil man so ja nicht fliegen kann. »Ich habe im Internet einen jungen Arzt kennengelernt und ihn gefragt… ich werde mich mit ihm treffen«, berichtete sie mir, »er kennt sich da aus.« Diese erneute Bekanntschaft, noch einmal vermittelt über das Internet, führte die Patientin in eine ihr bis dahin unbekannte schmerzliche innere Landschaft. Ich hatte Margitte bis dahin niemals weinen gesehen, sie hatte einfach keinen Kontakt zu dem Schmerzlichen in sich selbst gehabt. Nun weinte sie herzzerreißend. Es klappte nicht mit dem jungen Mann, Jack, den sie überaus anziehend fand und in den sie sich verliebt hatte. »Mit ihm könnte ich mir alles vorstellen«, sagte Margitte. Sie weinte stundenlang. »Ich merke, dass er für mich nicht so empfindet wie ich für ihn. Wir haben uns geküsst, wir sind Hand in Hand durch die Stadt gelaufen, so etwas habe ich noch nie gemacht. Ich konnte ihn berühren… aber er geht weg und er will keine feste Freundin…« »Schrecklich«, warf ich ein. »Ich habe Pech, ich habe immer Pech«, sagte die Patientin, »aber jetzt am meisten.«

Wir sprachen oft über die Angst der Patientin, Clubs zu besuchen und zu tanzen. »Ich kann nicht tanzen«, sagte sie, »ich bin irgendwie anders, es macht mir gar keinen Spaß… letztes Wochenende bin ich dann doch mitgegangen, Patricia hat einfach keine Ausrede geduldet… es war komisch… ich kann das nicht.« »Sich bewegen nach der Musik, macht Ihnen keine Freude?«, fragte ich. »Also, ich kenne die Musik ja auch nicht, die da gespielt wird, ich kenne nur japanische Musik… alle sind immer völlig erstaunt, wenn ich etwas nicht kenne, was wirklich alle sonst kennen.« Ich: »Sie haben das schon geschafft, sich fern von allem zu halten, was Ihre Freunde hören.« »Jack, Sie wissen schon, er hat mir Lieder geschickt und da war es plötzlich anders. Z. B. Eminem, ich habe immer gedacht, die sagen nur Schimpfworte und fühlen sich groß damit, aber das war richtig gut…« Ich spürte ihre große Traurigkeit und musste denken, da hat eine Berührung stattgefunden mit einem jungen Mann, der eine Musik hörte, von der Margitte nichts gewusst hatte. Ich konnte ihr Bedauern fühlen. »Tanzen, das ist ja auch etwas Erotisches«, bemerkte ich. »Komisch«, sagte sie, »manchmal zu Hause, da mag ich das, aber im Club, ich habe mich so komisch gefühlt.« Es war sehr schwer für Margitte, ihren Körper als etwas zu erleben, was lebendig war. Ich konnte mir gut vorstellen, wie fremd sie sich auf der Tanzfläche fühlen mochte, ich spürte aber auch ihre Sehnsucht.

Ich bemerkte nur beiläufig, als dürfe ich es gar nicht bemerken, so dachte ich im Nachhinein, dass ihre Bewegungen weicher wurden. Sie trippelte nicht mehr mit harten kurzen Schritten in den Behandlungsraum. Sie kam wie selbstverständlich mit weichen Bewegungen. Ich nahm langsam wahr, dass sie sich Hosen und Schuhe gekauft hatte, die auch andere Jugendliche trugen, etwas, was sie lange Zeit abgelehnt hatte.

Irgendwie kamen wir auf Yun zu sprechen und die Jungen, die sie seither kennengelernt hatte, es waren einige. »Es ist unglaublich«, sagte Margitte, »ich habe mich so lange nicht mehr für Jungen interessiert, aber seit ich hierher komme…« Sie begann zu lachen, dann wurde sie ernst. »Ich wünsche mir jemanden, mit dem ich wirklich zusammensein kann«, sagte sie, »ich bin viel vorsichtiger geworden, ich überlege mehr, das habe ich gemerkt, ich stürze mich nicht mehr hinein… ich glaube, ich kann warten.«

»Ich habe mit meiner Mutter darüber gesprochen, dass ich nach dem Abi wieder nach Japan gehen werde. Sie hat gesagt, obwohl sie lange Flüge gar nicht mag, sie hätte schon Lust, mich dann zu besuchen.« Margitte schwieg. Dann sagte sie: »Ich weiß gar nicht, ob ich das will… Ich habe erst gedacht, klar, das wird lustig werden, dann habe ich plötzlich innerlich gestoppt.« Sie sah mich an. »Sie wollen das nicht«, bemerkte ich. Sie sah mich weiter schweigend an, plötzlich brach es aus ihr heraus: »Ich will das nicht, ich will das gar nicht, ich weiß auch nicht warum.« Ich nickte und wiederholte: »... dass ihre Mutter nach Japan kommt, wollen Sie nicht.« »Japan, das ist irgendwie meines, ich habe mir überlegt, ich kann das nicht. Ich kann mir das gar nicht vorstellen, dass sie da auch ist, das gehört mir, mir allein… ich weiß nicht, ich komme mir komisch vor, aber ich will das nicht. Ich weiß gar nicht, was ich da mit ihr machen sollte…« »Japan und Ihre Mutter das geht gar nicht«, bemerkte ich, »Japan war immer das Land, in dem sie versucht haben, ohne sie zu sein, in dem sie, so habe ich manchmal gedacht, nach ihrem Vater und den Männern gesucht haben… weil das vielleicht nur geht, wenn man die Mutter zurücklässt…« Margitte strahlte. »Das haben Sie jetzt mal richtig gesagt«, erwiderte sie, »genauso ist es.«

Als ich mit Margitte darüber sprach, dass ich in absehbarer Zeit die Behandlung verlängern müsse, sagte sie heftig: »Ich bleibe so lange, bis es gut ist, vorher will ich nicht gehen… ich will das wissen, wie es in den Sommerferien in Japan sein wird, und ich will wissen, wie es ist, wenn ich wieder da bin… ich will das schaffen… dann kommt London, die Kursfahrt… ich kann nicht gehen, bevor es gut ist. Ich kann nicht gehen, bevor ich nicht schlafen kann, wo ich will.«

Zwei Wochen vor den Ferien entwickelte sie eine schwere Akne. Sie sah wie gezeichnet aus. Es tat mir weh, sie so zu sehen. Ihre Haare ließ sie in die Stirn fallen, um die Unreinheit ihrer Haut zu verbergen. Alles war grau und wund an ihr, als wir uns verabschiedeten. Ich bemerkte: »Das ist schwer, sich für so eine lange Zeit zu verabschieden…« »Plötzlich habe ich Angst«, sagte Margitte, »ich sehne mich so nach dieser Reise, aber ich habe Angst, ich sehe so schrecklich aus, ich fürchte mich.« »Vielleicht fragen Sie sich auch«, erwiderte ich, »ob das möglich ist, ein schönes und begehrenswertes Mädchen zu sein auf dieser Reise.«

Margitte kam strahlend schön aus Japan zurück. Sie hatte ausgesprochen gut geschlafen dort, nicht einmal den Fernseher benötigt, es war wie selbstverständlich gewesen. Sie hatte sich viel gestritten mit ihrer Freundin: »Das war anstrengend manchmal… sie war wirklich unzuverlässig, und ich habe mich geärgert über sie…«

»In der Schule bin jetzt immer mittendrin, ich weiß auch nicht warum, alle wollen mit mir sprechen und sich mit mir verabreden, nicht mehr nur die paar Mädchen, mit denen ich immer Kontakt hatte, es ist mehr geworden… irgendwie war ich immer so am Rand, jetzt bin ich mittendrin«, wiederholte sie. »Ich freue mich total auf die Kursfahrt nach London… außer«, sie schwieg und schaute mich an. Ich: »Sie fragen sich, ob es gut gehen wird mit dem Schlafen…« »Ja, das frage ich mich wirklich…ich werde ja, anders als in Japan, wo ich ein Zimmer für mich hatte, mit drei, vier anderen zusammen übernachten.« Sie verstummte plötzlich und starrte vor sich hin. Es war sehr still im Raum. Ich dachte an ihren toten Vater und daran, dass sie es nicht ertragen konnte, wenn andere vor ihr einschliefen. »Meine beste Freundin hat mir versprochen, nicht einzuschlafen«, flüsterte sie. Ich nickte und sagte: »Es ist wegen dem Schlaf der anderen, der Sie an den Tod erinnert, den Tod ihres Vaters.« Sehr leise erwiderte Margitte: »Es ist die Nacht, ich habe manchmal Angst vor der Nacht, der Dunkelheit, und es tröstet mich dann die Vorstellung, dass ich einen Fernseher einschalten kann, gar nicht wegen dem Ton, den brauche ich nicht, aber wegen dem Licht, das dann flackert…« Sie schwieg eine Weile, dann sagte sie: »Mir graut vor der Dunkelheit und dem Tod.« »Sie waren noch so klein, als Ihr Vater starb«, sagte ich, »es war so früh.« Margitte flüsterte: »Ich muss immer daran denken. Viele wissen nicht, wie das ist, sie denken gar nicht an den Tod, der Tod existiert gar nicht für sie.« »Sie haben so früh vom Tod erfahren müssen«, sagte ich leise. Ich hatte in dieser Szene zum ersten Mal in dieser Behandlung das Gefühl, Margitte wirklich nahe zu sein, sie zu verstehen und von ihr verstanden zu werden.

Ich dache viel darüber nach, wie wichtig es gewesen war, Margitte ihren Japanaufenthalt, ihre Schönheit, zu gönnen. Sie war ja ganz wund und grau gewesen, als ich mich von ihr verabschiedete. Da war eine Angst bei mir gewesen, für immer in der Übertragung die Mutter bleiben zu müssen und dass sie den Weg in die Fremde, zu den Männern, ihrem Vater niemals würde gehen können. Sie blühte wirklich auf. Sie liebte es, mit einigen Jungen ihrer Stufe zu flirten und sich Mails zu schicken. Sie kam an in der Wirklichkeit. Drei Jungen fragten sie, ob sie in einer Band mitspielen wolle, die auch zum Abiturball einen Auftritt haben würde. Margitte hatte nämlich ein Schlagzeug, das sie lange nicht benutzt hatte, das war irgendwie bekannt. Sie begann, wie eine Besessene zu üben, sie traf sich mit den Jungen. Sie strahlte, als sie mir das erzählte. »Sie sind, wie Sie gesagt haben, mittendrin,« bemerkte ich. »Ich liebe das«, sagte Margitte, »es macht solchen Spaß... alle fragen mich, und ich sage, ja, ich spiele mit in der Band. Wir üben wirklich viel, da ist auch ein Japaner drin, der Gitarre spielt.« »Wunderbar«, sagte ich.

»Ich habe darüber nachgedacht, wie gut das klappt mit dem Schlagzeug«, sagte Margitte, die voller Lebenslust von ihrer Kursfahrt nach England zurückgekommen war. Sie hatte geschlafen wie ein Murmeltier. »Das müssen meine Gene sein, das ist das Erbe meines Vaters, er hat ja viele Instrumente gespielt und alle in meiner väterlichen Familie sind musikalisch, das ist auch mein Name, ich weiß gar nicht, ob Sie das schon gemerkt haben, aber mein Name, den mein Vater für mich ausgesucht hat, kommt in einer Oper vor. Es passt irgendwie alles.« Ich sah sie verblüfft an und sagte: »Das Erbe Ihres Vaters...« Sie begann zu lachen und führte aus: »Je mehr ich darüber nachdenke, es ist ganz klar, ich bin das Vaterkind, meine Schwester macht eher so Sachen, die meine Mutter gemacht hat.« Margitte bemerkte sehr wohl, wie sehr sie mich mit ihren Äußerungen verblüffte. Ich war ziemlich verwirrt. War das Margitte? Ich traute meinen Augen und Ohren nicht. Ich sah sie lachen und meine Verblüffung genießen. »Das Erbe Ihres Vaters«, wiederholte ich und kam mir dumm vor. »Ich glaube das wirklich«, erwiderte Margitte, »ich habe das ja immer bezweifelt, ich weiß schon, was Sie denken... und plötzlich ist es doch so für mich.« »Sie haben«, sagte ich nachdenklich, »etwas von Ihrem Vater wiederfinden können.« Margitte nickte. Dabei hatte ich das Gefühl, als habe sich alles umgekehrt, als sei ich nun Margitte, die es nicht fassen konnte, dass es ein »Erbe ihres Vaters« gab. Ich war wirklich verblüfft von ihren unvermuteten Äußerungen.

Später dachte ich: Sie hat das ganz zu ihrer eigenen Angelegenheit machen müssen. Ich befand mich, so kam es mir vor, plötzlich in der Position des mütterlichen (Übertragungs-)Objektes, das die Entwicklung Margittes kaum begreifen konnte. Sie hatte mich überraschen müssen mit ihren Äußerungen, die ja auch ein Fazit vieler Stunden unseres Beisammenseins waren. Ich dachte, es muss ihr sehr wichtig gewesen sein, etwas für sich allein zu begreifen und zu finden, dem Bannkreis der Mutter zu entfliehen.

»Ich kann mir das jetzt auch vorstellen«, sagte Margitte zu Beginn des Herbstes, »dass wir an Weihnachten aufhören, ich habe schon Angst, aber ich will so sehr, dass es klappt, ich kann ja jetzt überall schlafen, ich habe nie daran geglaubt, dass ich das einmal sagen würde... und ich bin froh, dass wir noch Zeit haben.«

Ich empfand eine leise Traurigkeit in unseren letzten Stunden. Wir waren einander ziemlich vertraut geworden im Laufe der Zeit, eine Selbstverständlichkeit des Sprechens und Kommunizierens war entstanden, ein Fluß, von dem wir beide wussten, dass er endlich und begrenzt war. Ich konnte deutlich spüren, dass wir manchmal vermeinten, für immer zusammenbleiben zu können, und die Begrenztheit des Zusammenseins verleugneten, das wir festgelegt hatten. Eigentlich war es so: Nachdem die Begrenzung unserer Stunden feststand, zu Beginn des Herbstes, entstand wie im Gegenzug die Atmosphäre eines »Für-Immer«. »Das ist nicht einfach«, bemerkte ich, »manchmal ist es, als käme das Ende unserer Stunden nicht.« Margitte sah mich träumerisch an: »Manchmal denke ich, ich will das nicht, ich will nicht, dass es für immer ist… dann denke ich, es gut, so wie es ist, warum soll es aufhören?« Ich dachte noch einmal an ihren Vater, an seinen Tod, daran, wie schrecklich es ist, wenn das Ende kommt und die Frage, ob es ein »Erbe« geben kann. »Dann wieder denke ich«, fuhr Margitte fort, »dass ich gehen will, ich will nicht und will.«

Zu ihrer letzten Stunde kam sie atemlos, fast zu spät. Wir schwiegen lange, es war plötzlich fremd zwischen uns. »Das ist die letzte Stunde«, bemerkte sie schüchtern. Ich nickte und fühlte, wie sich Schweigen ausbreitete. »Es ist schwer mit der letzten Stunde«, sagte ich schließlich. »Es ist irgendwie seltsam, plötzlich weiß ich nicht mehr, was ich sagen soll… ich will und muss gehen… es ist mir unheimlich… diese Stunden haben so lange zu meinem Leben gehört.« Ich sah deutlich, dass sie mit den Tränen kämpfte. »Es ist auch traurig«, warf ich ein. »Ich will und will nicht weinen, Sie wissen das ja, ich weine fast nie.« »Ja, ich weiß, nur einziges Mal habe ich Sie weinen sehen.« »Damals als Jack mich nicht wollte… noch heute denke ich manchmal, wenn er gewollt hätte… aber er wollte nicht. Ich wollte alles, alles, aber er wollte nicht.« Ich: »Immer wieder habe ich darüber nachgedacht, wie das war, als Ihr Vater Sie verließ, damals als Sie noch so klein und, wie ich denke, sicher waren, er bliebe für immer.« »Mein Vater war niemals wichtig, bis ich zu Ihnen gekommen bin; er hat eigentlich gar nicht exisitiert; ich habe nachdenken müssen… vielleicht, vielleicht wollte ich nicht traurig sein…« Wieder schwiegen wir lange. Noch immer konnte ich sehen, dass Margitte mit ihren Tränen kämpfte. Sie weinte nicht. »Wir müssen uns jetzt verabschieden«, sagte ich langsam, »unsere Zeit ist zu Ende.« »Wissen Sie noch, wie ich damals mit meinem Pelzmantel zu Ihnen gekommen bin?«, fragte sie plötzlich und lächelte. »Aber ja«, erwiderte ich, »Sie hatten auch diese Pelzstiefel und eine Tasche aus Pelz… es war Winter, wie jetzt.« »Es ist wie tausend Jahre her«, sagte Margitte, »Danke, ich will mich bei Ihnen bedanken für die Zeit, dass Sie dagewesen sind.« Sie gab mir die Hand zum Abschied, und einen Moment lang dachte ich, dass ich nun selbst in Weinen ausbräche, dann aber sah ich sie, ein Mädchen, das viel gelitten hatte und wirklich gehen wollte. Ich sah sie vor mir, an ihrem Schlagzeug und beschäftigt mit der Musik, dem Erbe ihres Vaters, ich sah sie mit den Jungen flirten und beim Abiturball aufspielen. Ich sah sie mit festen Schritten die Treppe hinuntergehen.

Ich dachte noch einmal an ihren Mantel, ihre Schuhe, ihre Tasche aus Pelz, wie sie damals zu mir gekommen war, als dieses befremdliche Mädchen von einem anderen Stern, das nicht schlafen konnte und zu erfrieren drohte, weil sie solche Angst hatte vor dem Tod, dem Verlassensein, wie sie sich zu schützen gesucht und eingehüllt hatte in ihre Pelze, die sie, so schien es mir, langsam abgeworfen hatte im Verlauf unserer Stunden.

Viele Wochen nach unserem Abschied hörte ich zufällig das Lied einer Sängerin, die Margitte in den letzten Monaten unseres Zusammenseins für sich entdeckt hatte, es lautete: »I'm hearing this song, this is my life, I'll wake up in the morning, I'll sleep tonight.«

Marc, elf Jahre

Grund der Anmeldung: Autistisches Verhalten.
Die Lehrerin Marcs, der den gymnasialen Zweig einer Gesamtschule besuchte, bat die Eltern, eine Psychologin zu konsultieren. Der Patient, der zu diesem Zeitpunkt seit einem halben Jahr in der 5. Klasse war, wurde täglich von seinen Mitschülern geärgert, geschlagen und gequält. Er weinte jeden Tag voller Verzweiflung. Marcs Eltern suchten daraufhin eine Psychologin an ihrem Wohnort auf. Sie sah den Patienten zweimal und empfahl daraufhin dringend eine Klinikeinweisung. Marc sei vollkommen abgeschottet gewesen und habe im Spiel mit Puppen schwersten Gewaltphantasien Ausdruck gegeben. Sie diagnostizierte »autistisches Verhalten«. Die Eltern sprachen daraufhin in der zuständigen Kinder- und Jugendpsychiatrie vor, wo man die Diagnose im Wesentlichen bestätigte, jedoch zunächst eine ambulante Therapie empfahl. Während der Untersuchungen dort starb Marcs Vater, der schon seit einigen Jahren an einem Gehirntumor gelitten hatte.

Ich sah die Mutter in tiefschwarzer Kleidung. Der Vater war erst vor vier Monaten beerdigt worden. Sie musste oft weinen, während sie mit mir sprach. Ich hatte das Gefühl, dass sie zu mir gekommen war, weil sie etwas, was sie mit ihrem Mann begonnen hatte, fortsetzen wollte. Marc, berichtete sie mir, sei vollkommen panisch gewesen, als er gehört habe, dass er von zu Hause weg in eine Klinik solle, darüber hatte die Psychologin mit ihm gesprochen. Sie erzählte auch, dass er auf die Erkrankung und den Tod des Vaters keine Reaktion gezeigt habe und sich ganz anders verhalten habe als sein sechs Jahre älterer Bruder und die sechs Jahre jüngere Schwester, die geweint hatten. Marc hatte sich, im Gegensatz zu seinen Geschwistern, auch nicht vor dem Vater gefürchtet, der in den letzten Monaten immer wieder schwere Ausfälle gehabt habe. Die Geschwister hätten den Vater gemieden, während Marc oft zu ihm gegangen sei und bei ihm gesessen habe.

Ich erfuhr, dass die Erkrankung des Vaters, die zunächst unauffällig verlief, begann, als Marc fünf Jahre alt war. Kurz davor hatte er begonnen, den Kindergarten zu besuchen. Dort fand er einen Freund, der aber nach einem Jahr an einen anderen Ort zog. Marc zog sich immer mehr zurück. Bereits in der Grundschule kam es gelegentlich dazu, dass Marc geschlagen wurde und sich nicht wehren konnte. Mit dem Wechsel in die neue Schule und der sich dramatisch verschlechternden gesundheitlichen Situation des Vaters verschärften sich die Konflikte des Patienten. Er begann extensiv zu lesen, beschäftigte sich mit den historischen Büchern seines Vaters. Auch dessen Interesse für Geographie übernahm er. Wie der Vater saß er Stunden über Landkarten.

Die Mutter hatte mir gesagt, der Vater habe schon immer den größten Teil seiner freien Zeit in seinem Studierzimmer verbracht. Wenn sie, was selten vorkam, einen Ausflug gemacht hätten, sei es aber sie gewesen, die den Weg zu finden hatte. In der Realität sei der Marcs Vater hilflos gewesen. Der Vater war im Bereich telefonischer Kommunikation als Ingenieur tätig gewesen. Die Zeit nach seiner Arbeit hatte er stets zu Hause verbracht, keinerlei Kontakte gepflegt. Marcs Mutter arbeitete im Schichtdienst als Krankenschwester in der Abteilung für Frühgeborene.

Am Ende unseres Gesprächs machte die Mutter die für mich sehr irritierende Bemerkung: »Ich habe gar nichts dagegen, wenn sie mir Marc für gesund erklären.« Sie bemerkte mein Erstaunen und sagte: »Marc ist anders als andere Kinder, aber ich finde man hat ein Recht, anders zu sein.« Ich nickte und dachte für mich, dass die Mutter etwas zu verlieren fürchtete, wenn ich Marc nicht »für gesund erklärte«.

Dann sah ich Marc. Sein Gesicht war so leichenblass, als sei es noch von keiner Sonne berührt worden. Seine Bewegungen wirkten abgehackt und vollkommen unkoordiniert. Er interessierte sich sofort für die Dartscheibe, die in meinem Raum hing. Sein Versuch, irgendeinen Treffer zu landen, scheiterte zunächst jämmerlich an seiner mangelnden Körperspannung. Er übte aber unverdrossen und scheinbar unberührt von meiner Gegenwart weiter. Tatsächlich gelang es ihm nach einiger Zeit, seinem Arm eine ausreichende Spannung zu verleihen, um einige Treffer zu landen. Das beeindruckte mich. Seine Art zu sprechen war, als habe er sie aus Büchern gelernt, altertümlich und unwirklich. Ich dachte sofort, er ist gar nicht zu Hause in der Welt, sein Körper nicht, sein Geist nicht. Aber da war etwas, mit dem er kämpfte, nach dem er sich sehnte, das war enthalten in seiner Art, nicht aufzugeben und schließlich einige Treffer mit den Pfeilen zu landen. Er hielt einen kleinen Vortrag über das Leben der Dinosaurier und sagte: »Ich bin der letzte Nachfahre des Tyrannosaurus Rex.« Ich empfand das als Spiegel meines Gefühles in der Gegenübertragung, dass kein wirklicher Kontakt zustande kommen konnte, dass Marc ganz allein auf der Welt war. Gleichzeitig dachte ich, er phantasiert sich als einziger Nachfahre des mächtigsten Dinosauriers. Es war eine bedrückende Mischung aus Macht, Größenphantasien und Einsamkeit, die er mir vermittelte.

Dann war er plötzlich merklich bedrückt, als er, der Nachfahre des mächtigsten Dinosauriers, mir sagte: »Ich esse so viel, aber es nutzt alles nichts, soviel ich auch esse, ich bin so dünn und schwach.« Gleich darauf erging er sich in auschweifenden Phantasien, was er denen, die ihn in der Schule quälten, antun könnte. Er konnte gar nicht mehr aufhören, sich Mittel auszudenken, seine Peiniger zu quälen.

Ich kam dann noch auf seinen Vater zu sprechen, der verstorben war. Es war, als habe er ihn gar nicht gekannt, als habe er nicht einmal existiert. Am liebsten, so formulierte Marc das kategorisch, sei er mit seiner Mutter zusammen und das werde auch immer weiter so bleiben. Ich dachte für mich, sie ist ja auch die, die ihm geblieben ist, an ihr hält er sich fest. Sie schien mir die Realität zu verkörpern für Marc, den letzten Nachfahren des Tyrannosaurus Rex, seines einsamen Vaters.

Ich war ziemlich gespannt auf das Gespräch mit Marcs Mutter, denn ich hatte nicht vor, ihn »für gesund« zu erklären. Vielmehr hatte ich den Eindruck gewonnen, dass Marc, vermutlich bedingt durch die jahrelange Krankheit des Vaters, sich weigerte, das Dritte anzuerkennen, und in unauflöslicher Weise verschweißt schien mit seiner Mutter. Gleichzeitig gab es viele Anzeichen einer quasi heimlichen Identifizierung mit dem Vater: Denn das war ja er, der gleich dem Vater, der das Dritte nie wirklich hatte repräsentieren können und in einer fernen Welt gelebt hatte, dessen Bücher las und dessen Sprache sprach. Tatsächlich erlebte ich Marc als in unglaublicher Weise identifiziert mit seinem kranken und dann sterbenden Vater. Wie dieser hatte er sich, fern des Lebens und der Sonne, alles abgehört und erdichtet.

Die Mutter erzählte mir, wie wenig ihr Mann vor seinem eigenen Vater hatte bestehen können. Er, das einzige Kind, hatte auch als Erwachsener in Anwesenheit des Vaters fast stets geschwiegen. Als Kind war er oft von ihm geschlagen worden. Es war, als habe er vor Angst kaum atmen können in seiner Anwesenheit, immer in der Furcht, etwas falsch zu machen und kritisiert zu werden. Marcs Mutter schilderte ihren Mann als sehr gütigen und lieben Menschen. Sie habe ihn sehr geliebt, weil er sie so nahm, wie sie war. Ich sagte: »Marc ist seinem Vater so ähnlich, es ist, als sei er ihm immer ähnlicher geworden, als dieser krank wurde, als habe er schon früh gespürt, dass er krank ist, vielleicht vor den anderen Kindern.« Die Mutter sagte, Marc habe auch diese liebe Art und sie auch während der immer schlimmer werdenden Krankheit seines Vaters diesem gegenüber beibehalten. Die anderen Kinder hätten nur noch Angst gehabt und sich vor ihm versteckt. Marc, so denke sie heute, habe ihn gesucht, sei in sein Zimmer gegangen, habe mit ihm gesprochen. »Marc«, sagte ich, »hat die Erbschaft seines Vaters angetreten. Er hat Angst vor der Wirklichkeit wie sein Vater. Er lebt in seinen Phantasien, da ist er sehr mächtig. Er hat sich abgekoppelt von der Realität, die ihn einholt, wenn die anderen Kinder ihn quälen und er nicht weiß, wie er sich wehren soll. Ich habe darüber nachgedacht, aber ich kann Ihnen Marc nicht für gesund erklären.« »Ich habe mir das schon gedacht«, erwiderte die Mutter, »ich habe es mir aber so gewünscht.« Ich sagte weiter: »Es ist nicht nur der Tod des Vaters, es ist auch so, dass Marcs Vater, wie ich das verstehe, nur schwer in der Wirklichkeit leben konnte, und es ist, als ob Marc ihn damit am Leben halten wolle, indem er so sein will, wie er war. Er verweigert sich dem Leben. Er ist nicht zu Hause darin, auch in seinem Körper nicht. Der Körper hängt irgendwie an ihm, blass und ohne Spannung.« »Wie Sie das sagen, das ist, als ob Sie meinen Mann beschreiben, obwohl Sie ihn ja gar nicht gekannt haben«, merkte die Mutter an und begann zu weinen. Vielleicht sei das ja unwichtig, aber sie hätten lange Zeit keine Kinder bekommen können und beide Jungen durch In-Vitro-Fertilisation empfangen. Nur die Tochter sei dann auf normalem Wege entstanden. Wenn sie darüber nachdenke, sei es auch so, dass es immer sie gewesen ist, die sich nach Kindern gesehnt hat, nicht ihr Mann. Dass die kleine Tochter dann auf natürlichem Wege entstand, sei ihr wie ein Wunder erschienen. Irgendwie sei sie auch die Unkomplizierteste von allen. »Obwohl es mir schwerfällt, das zu sagen, ich glaube, Sie haben recht und es ist gut, wenn Marc die Gelegenheit erhält, zu Ihnen zu kommen. Er ist so eingeschlossen in sich. Vielleicht können Sie ihm helfen,« sagte sie schließlich.

Nach dem Gespräch mit der Mutter dachte ich noch einmal darüber nach, warum Marc sich von anderen Kindern quälen und schlagen ließ, ohne sich zu wehren, und warum er angab, das Schlimmste sei, dass er dann weinen müsse. Ich vermutete, dass er im Zusammensein mit seinen Klassenkameraden versuchte, sich totzustellen. Während sie ihn schlugen, imaginierte er fürchterliche Racheszenarien, die ihn seinen realen Peinigern überlegen machten. Dass er weinen musste, zerstörte dieses phantastische Szenarium. Die, die ihn quälten, vermochten ihm ganz reale Schmerzen zuzufügen, denen er nicht mehr entfliehen konnte. Deshalb hasste er sie. Sie brachten ihn zum Weinen, zum Fühlen. Diese Szene stellte er nahezu täglich her. Er suchte sich abzuschotten und es misslang. Er wollte tot sein wie sein Vater, die Tränen hinderten ihn daran. Gleichzeitig ging es nicht nur um den realen Tod, das Verlassen-worden-Sein vom Vater. Es war, als sei der Vater selbst nicht gerne lebendig gewesen, habe sich verstecken müssen vor dem eigenen, mächtigen Vater, und als führe Marc diese Art zu leben fort. Er machte sich zu einem lebenden

Toten, für den alle Gefühle, alle Lebendigkeit äußerste Gefahr signalisierten. Mit seinem Hass, seiner Wut, seinem wahnsinnigen Rachebedürfnis, das sich hinter dem Totstellen verbarg, hatte er die Erbschaft des toten Vaters angetreten. Wie verschmolzen mit der Mutter leugnete er alles Dritte, auch seinen Vater, um den er nicht geweint hatte und dessen Existenz er verleugnete.

Marc und sein Bruder waren nicht in einem lebendigen sexuellen Akt entstanden, sondern mithilfe ärztlicher Kunst zum Leben gebracht worden: Ob es dem Vater Marcs psychisch einfach nicht möglich gewesen war, auf spontane Weise männliche Nachfolger in die Welt zu setzen? Marc und sein Bruder schienen mir dann merkwürdige, zombieartige Existenzen zu sein, die entstanden waren, obwohl sie nicht hatten entstehen sollen. Wenn es nach dem Vater gegangen wäre, phantasierte ich weiter, er hätte Töchter gehabt, niemals Söhne.

Gleich in unserer ersten Behandlungsstunde entdeckte Marc einen Teddybären, hinter dem er sich verschanzte. Ich hatte es gar nicht mit Marc zu tun, sondern mit diesem Bären. Er saß groß und Marc nahezu verdeckend auf dem Tisch. Dieser Bär brachte mich zur Verzweiflung. Marc sprach mit schriller und unverständlicher Stimme, er war der Bär. Manchmal sang der Bär, manchmal machte er sich im Puppenhaus zu schaffen. Marc war der Bär und er sprach nicht mit mir. Ich existierte gar nicht. Er dreht mir den Rücken zu. Viele Stunden verliefen so, der Bär griff die Bewohner des Puppenhauses an und quälte sie. Ich sagte: »Der Bär spricht für dich, du bist eigentlich gar nicht da. Du machst, dass du gar nicht da bist.« In seinem Spiel fortfahrend sagte Marc wie vor sich hin: »Eine fremde Frau schaut mich an.« Der Satz rauschte an mir vorbei, und als ich ihn realisierte, musste ich spontan lachen. Marc drehte sich zu mir um und grinste. Das war der erste Kontakt zwischen uns.

Es entstanden im weiteren Verlauf immer wieder Phasen des Kontaktes, die aber regelmäßig abbrachen, besser gesagt: im Sande verliefen. Ohne dass ich es nämlich recht merkte, war Marc immer wieder weit weg und für mich nicht erreichbar mit dem Bären zugange. Ich spürte, wie ich dann selbst abzudriften drohte, auch nicht mehr da war, mich zurückzog von Marc und meinen Gedanken nachhing. Es überraschte mich, dass ich mich regelmäßig wohl dabei fühlte. Nach einer Weile merkte ich dann, dass er mich anschaute, mich zu studieren begann. »Jetzt schaust du mich an«, sagte ich, »du willst wissen, wer die fremde Frau ist.« Marc stand auf und ging zum Spiegel, der im Therapiezimmer hing. Er schaute sich selbst lange an. Er beschrieb sein Gesicht, seine Haare, seine Kleider. Es war deutlich, dass er sich noch nie zuvor wirklich angesehen hatte. »Du willst«, sagte ich, »nicht nur wissen, wer die fremde Frau ist, du willst auch wissen, wer du bist.« Marc begann verrückt zu lachen, als ich das sagte.

Der Bär, der für Marc sprach, wurde immer aggressiver, er verwüstete das ganze

Puppenhaus, er legte Sprengstoff aus. Ich sagte: »Das ist mein Haus, das du sprengen willst.« Marc rüttelte wie wild an dem Haus und sagte: »Das ist ein Erdbeben.« Ich: »Du meinst, es geschieht einfach…« Er überlegte eine Weile, dann sagte er: »Es gibt viele Katastrophen, sehr viele, nicht nur Erdbeben, auch Krankheiten, Krieg, Überschwemmungen, Meteoriteneinschläge… Ich habe mir so ein Buch ausgeliehen, das heißt *Katastrophen.«* Ich: »Du hast Angst, alles ist so unsicher, wenn man daran denkt, was passieren könnte.« Marc sagte, das sei genau der Grund dafür, warum er am liebsten zu Hause bleibe, da sei er am sichersten. Als ich anmerkte, das könne auch langweilig werden, schüttelte er vehement den Kopf.

Einmal malte er einen Sitzplan seiner Klasse. Nur sein Name und der Name »Valentin« tauchten auf. Alle anderen Kinder waren als »Schüler« gekennzeichnet. »Valentin«, sagte ich und »Marc«, alle anderen sind namenlos, wie nicht existent.« »Das ist der Valentin, der mich quält und quält, er drückt mir seinen Daumen in die Augen.« Plötzlich schrie er laut: »Ich werde ihn in die Luft sprengen, ich werde ihm vorher unermessliche Schmerzen zufügen.« Ich: »Das kann ich verstehen, aber…« Marc: »Wenn ich nur nicht immer weinen müsste.« Ich: »Statt ihn zu schlagen, musst du weinen…« Marc begann erneut, größenwahnsinnige Rachepläne zu entwerfen.

Wir sprachen oft über die Kluft zwischen seiner Wut und seiner realen Hilflosigkeit. Die Atmosphäre der Stunden war insgesamt beziehungsvoller geworden. Erstmals berichtete mir Marc von dem neuen Freund der Mutter, dessen Existenz er lange verleugnet hatte, der aber zunehmend zum Stein des Anstoßes wurde. »Jetzt will der bei uns einziehen«, sagte Marc. Ich: »Das stört dich.« »Das können Sie sich gar nicht vorstellen, wie mich das stört«, erwiderte Marc. Ich dachte darüber nach, dass ich den Patienten wie ein Einzelkind erlebte, dabei hatte er zwei Geschwister. Irgendwie gab es nur ihn und seine Mutter. Von der erfuhr ich immer wieder, wie groß die Rivalität zwischen Marc und seiner Schwester war. Marc schien zu fühlen und wahrzunehmen, wie leicht der Schwester alles fiel. Sie hatte Freunde, sie war gut in der Schule, das ärgerte ihn besonders. Der sechs Jahre ältere Bruder, dem es seit dem Tod des Vaters sehr schlecht ging, der die Familie mit seiner Aggressivität tyrannisierte und die Schule kurz vor dem Abitur verlassen musste, weil seine Leistungen so schlecht waren, den verachtete Marc. Er triumphierte und sagte oft, so werde es bei ihm nicht werden, niemals. Ich erfuhr auch von der Mutter, dass Marc zu Hause, während der gemeinsamen Mahlzeiten der Familie, begonnen hatte, Vorträge über alle möglichen historischen Themen zu halten.

Auch in unseren Stunden referierte Marc immer wieder Phasen der Geschichte. Er nannte die gesamte Geschichte eine Aneinanderkettung von Katastrophen. Er fertigte viele Zeichnungen an, die von Kämpfen und Kriegen in der Geschichte handelten. Geschichte, so Marc, sei die Geschichte von Kriegen. Ich: »Man sieht das ja auch bei dir und Valentin…da ist ja auch Krieg. Du gehst in die Schule, und es ist, als ob du dich in einem Kriegszustand befindest.« Marc sah mich irritiert an. »Wie kommen Sie da jetzt wieder drauf?«, fragte er und grinste.

Marcs historisches Wissen verblüffte mich. Sein Wissen war so umfassend. Manchmal hatte ich, die ich selbst früher Geschichte studiert hatte, Mühe mitzuhalten und mich zu orientieren. Wahrscheinlich ging es mir da wie der Familie am Essenstisch. Marc holte sich viele Bücher aus dem Studierzimmer seines Vaters. Zum Beispiel las er Churchills gesamte Memoiren. Aber auch der lange, schreckliche Tod des Vaters durfte in unsere Stunde kommen. Marc erinnerte sich an seine Angst vor dem oft orientierungslosen Vater, der nachts in sein, Marcs Zimmer gekommen sei und dort nach der Toilette gesucht hatte. Seine eigene Verwirrung und Angst, die hinter seiner Unberührbarkeit verborgen gewesen war, durfte deutlich werden. Im Gegensatz zu seinen Geschwistern hatte er auch nicht geweint und den Tod seines Vaters ignoriert. Es waren ja die Tränen, die er hasste und die er nicht verhindern konnte, wenn er in der Schule gepeinigt wurde.

Dann, ich kannte Marc mittlerweile ein Jahr, trat eine entscheidende Wende ein. Wieder war es Valentin, der ihm die Augen eindrückte. Marc aber spuckte unvermutet und heftig Valentin ins Gesicht. Marc: »Der war wie erstarrt und hat mich angeglotzt, da hab ich noch mal gespuckt, dem direkt ins Gesicht. Der hat sich furchtbar geekelt. Jetzt nennen sie mich den Spucker, ist okay für mich.« Marcs Spuckaktion führte dazu, dass die Quälereien deutlich nachließen. Marcs Angst vor der Schule milderte sich. Er flüchtete in den Pausen nicht mehr in die Bibliothek, sondern wanderte auf dem Schulhof herum. »Der bringt mich nicht mehr zum Weinen«, äußerte er. Ich dachte, dass es vielleicht so war, dass Marc jetzt manchmal an seinen Vater denken und traurig sein konnte, dass er nicht mehr da war. Er besuchte, so erfuhr ich, einige Male das Grab des Vaters zusammen mit seiner Mutter. Dass dies möglich war, so überlegte ich weiter, eröffnete ihm neue Möglichkeiten. Hatte er sich schlagen lassen, um auf diese Weise berührt zu werden? Hatte er die Erschütterung über das lange Sterben und den Tod des Vaters nur auf diese Weise zeigen, nur auf diese Weise sich berühren lassen können? Hatte er sich nicht auch unbewusst totstellen müssen? War sein jahrelanges, einsames Sitzen am Krankenbett des Vaters nicht auch eine Reaktionsbildung, die die Angst vor Kastration, vermischt mit einer tiefen Schuld, in Schach hielt? War der immer präsente Bär, in dessen Gegenwart allein er seinen aggressiven Gefühlen Ausdruck zu verleihen vermochte, der Schatten des Vaters, der erkrankte, als Marc in einem Alter war, in dem man mit Kuscheltieren spielt und das Ausschalten des Vaters, des Konkurrenten, erträumt? Über diese Zusammenhänge dachte ich oft nach.

Erstmals begann Marc, über seine Zukunft zu sprechen, die er aufgrund der immerwährend möglichen Katastrophen gefürchtet hatte. »Ich will Sprengmeister werden«, sagte er. Als ich erstaunt auf die Gefährlichkeit des Berufes hinwies, lächelte er milde. Eine stehende Redewendung zwischen uns wurde der »Valentin-Anteil« in Marc. Es war nämlich klar, dass seine innere Aggressivität der seines Peinigers in nichts nachstand. Es war auch so, dass Valentin Marc plötzlich suchte und ihn überreden wollte, sein Freund zu werden. Marc war sichtlich geschmeichelt, lehnte aber ab. »Ich weiß nicht, was der vorhat«, äußerte er, »aber das geht mir zu weit. Ich mag ihn nicht, ich mag ihn gar nicht.«

Die Mutter sagte, es werde ihr immer wieder bewusst, wie wenig ihr Mann in der Realität gelebt habe, wie er sich in seinem Studierzimmer verborgen habe. »Mit Siegfried, meinem neuen Lebensgefährten, ist das ganz anders. Der hat so seinen eigenen Blick auf alles. Dem fällt auf, wie laut schmatzend und kauend Marc isst. Der nimmt daran Anstoß. Er sieht auch, wie blaß Marc ist, und bringt ihn immer wieder dazu, an die frische Luft zu gehen.« Sie habe das Gefühl, dass diese schreckliche, Jahre andauernde Krankheit ihre eigene Kraft und ihre Möglichkeiten aufgezehrt habe. Erst jetzt habe sie manchmal das Gefühl, wieder durchatmen zu können.

Nach gut einem Jahr Behandlung war es für mich überraschend, dass ich, entgegen meinen anfänglichen Erwartungen, relativ schnell mit Marc hatte in Kontakt kommen können. Sein inneres Entwicklungspotential erstaunte mich. Er hatte angefangen, sich der Realität und seinen inneren aggressiven Bestrebungen zu stellen. Regelmäßige Rückzüge begleiteten diese Bewegung. Es war, als müsse er sich immer wieder erholen von der Welt der Beziehungen und Gefühle, um dann einen neuen Anlauf zu wagen.

Der Bär, den Marc in seiner ersten Stunde bei mir entdeckt hatte, saß weiter auf dem Tisch. Manchmal fragte ich mich, ob er jemals wirklich verschwinden würde. Seine Bedeutung ließ nach, manchmal trat er gar nicht mehr in Erscheinung. Es war für Marc aber wichtig, ihn zu Beginn jeder Stunde aus dem Schrank zu holen und auf den Tisch zwischen uns zu setzen. Ich hasste diesen Bären. Er warf einen Schatten auf Marc. Immer noch versteckte er sich hinter ihm. Ich wünschte mir insgeheim zu sagen: »Der Bär bleibt heute im Schrank.« Einmal äußerte ich: »Manchmal frage ich mich, wie lange der Bär noch unsere Stunden begleiten wird.« »Er wird noch lange bleiben«, sagte Marc, dann grinste er und sah mich herausfordernd an. »Ohne den Bären geht es nicht mit der ›fremden Frau‹«, meinte ich. Marc begann, mit dem Bären zu sprechen und irgendwelche Aktionen zu planen, ich war gar nicht mehr da.

Mir wurde klar, dass Marc zwei Seiten hatte: Eine sehr intellektuelle, die mir oft Mühe bereitete, mich nicht unterlegen zu fühlen, und eine sehr kindliche, in der er mit dem Bären kommunizierte und mich ausschloss und verleugnete. Ich spürte, dass er mit seiner intellektuellen Seite nicht nur mit mir und zu Hause, auch in der Schule, etwas tat, was er ansonsten mied: Er konkurrierte. Das war immer er selbst, der die historischen Ausführungen machte. Der Bär aber war zuständig für alle möglichen aggressiven Gedanken und Taten. Als ich in dieser Weise weiter über den Patienten nachdachte, verstand ich, dass der Patient sich mittlerweile in einem Zwischenstadium zu befinden schien. Er benötigte den Bären noch als stillen Teilhaber unserer Stunden, als etwas, worauf er zurückgreifen konnte, aber nicht mehr, wie im folgenden deutlich werden wird, zum Ausdruck seiner aggressiven Tendenzen.

Sein Opferstatus in der Schule ließ insgesamt mehr und mehr nach. Währenddessen begann er, zunächst unmerklich, mich in den Behandlungsstunden direkt anzugreifen. Statt des Puppenhauses griff er mich an. Es war auch nicht mehr der Bär, der ihn vertrat. Seine Heftigkeit überraschte mich. Wenn ich es wagte, irgendetwas zu deuten, warf er die Uhr auf meinem Tisch um. Manchmal warf er Gegenstände in meine Richtung. Ein Gegenstand des Puppenhauses ging bei den von ihm regelmäßig veranstalteten »Erdbeben« zu Bruch. Er war dann zwar einzugrenzen, doch die Angriffe auf mich und die mir gehörenden Dinge gingen weiter. Der Patient begann in dieser Zeit, sogenannte »Welteroberungspläne« zu entwickeln. Er phantasierte sich als Diktator, der sich an all seinen Feinden, an allen, die ihn jemals gequält hatten, rächen würde. Er würde sie kastrieren und ihrer Männlichkeit berauben. Ich selbst würde in die Verbannung geschickt, weil ich zuviel wisse. Er fing an, Hitler einzuführen, den er A. H. nannte. »Der hat das auch versucht«, sagte Marc, »aber er ist gescheitert... übrigens... bei dem war es auch so wie bei mir, den haben sie als Kind gequält und gedemütigt.« Bei Marcs Ausführungen über A. H. hatte ich einerseits das Gefühl, dass er mich provozieren wollte. Genüsslich und erwartungsvoll sah er mich an, wenn er A. H. sagte, weil er spürte, dass mich das verunsicherte. Andererseits beherrschte mich plötzlich das Gefühl, dass ich den Patienten völlig falsch eingeschätzt hatte. Ich war ja der Meinung gewesen, er habe Fortschritte gemacht, sich mit seinen aggressiven Anteilen auseinandergesetzt und sei in Beziehung getreten. Nun konnte ich meinen bislang sicheren Gefühlen, mit Marc auf einen Weg gekommen zu sein, nicht mehr trauen. Ein solches Ausmaß an Verunsicherung hatte ich bislang noch mit keinem Patienten erlebt. Ich begann zu überlegen, ob ich es mit einem potentiellen Amokläufer zu tun hätte.

Ich kam mir vor wie zugleich verloren und gefangen in der Beziehung zu dem Patienten, es gab keine Distanz mehr, keinen beobachtenden Blick, nichts Drittes. Ich beschloss, diesen Patienten einer Intervisionsgruppe vorzustellen. Es gelang mir auf diese Weise zu meiner Wahrnehmungsfähigkeit, meiner Distanz und meiner verlorenen Sicherheit zurückzufinden. Vor allem fand ich zurück zu der

Beziehung zu dem Patienten. In diesem Phänomen spiegelte sich, so dachte ich, die Schwierigkeit des Patienten, das Dritte zu halten. Mit seinen verrückten Welteroberungsplänen drohte er erneut, der Wirklichkeit zu entrinnen. Indem er sie allerdings in die Beziehung zu mir brachte, schwappte das Verrückte über zu mir. Er konnte es beobachten. Er beobachtete meine tiefe Verunsicherung, die seine war. Die Verunsicherung betraf den Grenzbereich von Phantasie und Realität. Würde – so hatte ich mich gefragt und so musste er selbst sich unbewusst fragen – sein zugänglich gewordenes aggressives Potential gehalten werden können? Es war deutlich, wie sehr er mich und mein Wissen über ihn fürchtete. Die Tatsache, dass Berührung stattgefunden hatte, er sein Abgeriegeltsein aufgegeben hatte, bedrohte ihn. Er hatte die alte Sicherheit des einsamen, einzigen Überlebenden seiner Art, wie er sich früher einmal bezeichnet hatte, aufgegeben und sich auf eine Beziehung eingelassen. Seine Idee, mich im Zuge seiner Welteroberungspläne in die Verbannung zu schicken, sollte die stattgefundene Entwicklung rückgängig machen.

Die Atmosphäre unserer Stunde wurde zunehmend sexualisiert. In der Tat hatte der Patient eine männliche, gar nicht mehr kindliche Art entwickelt. Er sah auch anders aus. Er sah gut aus, sein Körper hatte an Spannung gewonnen, er war nicht mehr so dünn und leichenblaß, er wirkte altersgerecht. Die Entwicklung seines Körpers signalisierte, dass er sich vom Totenreich des Vaters entfernt hatte. Ich hatte den Eindruck, dass er mich nunmehr nicht allein als ein Gegenüber, sondern als ein weibliches Gegenüber erlebte. Er machte eine Menge Witze anzüglichen Inhaltes, in denen das männliche Geschlechtsorgan im Mittelpunkt stand, oft unfruchtbar und seiner Funktion beraubt. Ich dachte in dieser Zeit oft an seinen Vater, der so zurückgezogen von den Menschen gelebt hatte und seine Söhne nicht auf natürlichem Wege hatte zeugen können. Die sich entwickelnde, bedrohte Männlichkeit des Patienten trat in unseren Stunden in den Vordergrund. Im Sich-nicht-wehren-Können war er ja mit der bedrohten Männlichkeit des Vaters identifiziert gewesen. Mit seinen brutalen Welteroberungsplänen beabsichtigte er nun die Kastration seiner Feinde, was erneut bedeutete, dass er sich der Konkurrenz entzog.

Sicher war bei dieser Entwicklung wichtig, dass Marc mit dem neuen Lebensgefährten der Mutter eine ganz reale Konkurrenz erwachsen war. Ich beobachtete, dass der neue »Mann im Haus« unmerklich auch eine Vorbildfunktion gewann. »Der Siegfried«, äußerte Marc, »also der ist schon heftig. Der macht Sachen, die hätte sich mein Vater nie getraut. Da ist so ein Nachbar, der parkt schon immer vor unserer Einfahrt. Da ist der Siegfried zu dem hingegangen und hat dem die Meinung gesagt und jetzt parkt der nicht mehr vor unserer Einfahrt.« Ich: »Du beginnst, den Siegfried zu schätzen, er hat auch was Gutes.« Marc: »Man kann ihm nicht wirklich böse sein. Er spielt mit mir *war-hammer,* ein Computerspiel, das macht richtig Spaß… manchmal übertreibt er… er war ja im Osten bei der VoPo und kann

Karate und so… jetzt macht er mit mir Liegestütze, jeden Tag.« Ich: »Es scheint dir auch Spaß zu machen… du hast dir doch immer gewünscht, kräftig zu werden.« Marc strahlte: »Sie werden das vielleicht gemerkt haben, dass ich Muskeln bekomme.« Siegfried, der auch mit zu den Elterngesprächen kam, war unglaublich wohltuend für Marc. Er war so handfest, so realitätsbezogen, auch witzig und charmant, wirklich beziehungsvoll. Marcs Mutter merkte einmal an, dass sie das Gefühl habe, jetzt nicht mehr so allein mit den Kindern zu sein. Sie war sehr glücklich mit Siegfried. Als sie mich vor einer von Marcs Stunden in der Praxis anrief, um mir zu sagen, dass Siegfried ganz plötzlich an einem Herzinfarkt gestorben sei, war ich es, die die Wirklichkeit nicht mehr verstand. Es war einfach zuviel, warum noch einmal der Tod, warum noch einmal die Zerstörung von allem, was Marc sich gemüht hatte aufzubauen? Ich fragte mich, was das für den Patienten bedeuten, wie er damit umgehen würde. Ich dachte für mich: Es war alles umsonst.

Dann kam Marc. Ich hatte überlegt, ob er überhaupt darüber sprechen würde. Aber es war das Erste, was er sagte: »Ich habe heute eine sehr, sehr schlimme und traurige Nachricht. Siegfried ist gestorben.« Tränen standen in seinen Augen, in meinen auch. Ich sagte: »Es darf nicht wahr sein.« Er: »Es ist wahr und es ist ganz schlimm. Wir haben so geweint, wir konnten gar nicht mehr aufhören damit.« Ich war wirklich erstaunt. Es war, als könne Marc, was ihm beim Tod des Vaters nicht möglich gewesen war: Er konnte traurig sein und weinen. Der Tod Siegfrieds war kein erneutes Trauma, das ihn zurücktrieb, sondern auch eine Möglichkeit, etwas zu fühlen, was er so lange verleugnet hatte, etwas, mit dem er umzugehen gelernt hatte, wenn man das überhaupt lernen kann. Wir sprachen viel über Siegfried, seine erwachsenen Söhne reisten zur Beerdigung an. Sie nahmen Siegfrieds Besitztümer mit. Marc hatte sich *war-hammer* gesichert, das Spiel, das er immer mit ihm gespielt hatte. »Ich denke«, sagte er, »da hätte Siegfried nichts dagegen gehabt, dass ich das als Erinnerung an ihn behalte.« Marc berichtete mir, dass er auch das Liegestützenprogramm, das Siegfried entwickelt hatte, weitermache. »Er ist tot, aber auch wieder nicht«, sagte ich, »du kannst ihn lebendig erhalten in deiner Erinnerung… das war so schwer bei deinem Vater.« »Mein Vater war anders«, sagte Marc, »es war viel schwerer, er war immer krank, er war gar nicht wirklich da.« Ich dachte, dass Marc auf seine Weise verstanden hatte, wie krank und der Welt entrückt der Vater immer gewesen war. Er hatte in einer Welt fern der Wirklichkeit gelebt, wie Marc selbst hatte er die Realität gefürchtet. Sein langes Sterben, das vielleicht auch ein Resultat dieser Angst gewesen war, hatte Marc mit hineingerissen in eine zombiehafte Existenz, unbewusst getrieben von schrecklicher Aggressivität, die keinen Ausdruck hatte finden dürfen. Identifiziert mit dem Vater und dessen Geschichte war er zum Opferlamm geworden, das sich nicht wehren durfte und konnte.

Dabei war es aber nicht geblieben. Manchmal hatte er jetzt richtig Freude am wirklichen Leben. Er war sehr, sehr stolz, als er mir erzählte, dass er als einziges Kind seiner Schule zu einem Workshop für Hochbegabte an der Universität angemeldet worden war. »Es gibt da ein Problem«, sagte er, »ich werde ganz allein dahinfahren müssen, weil meine Mutter arbeitet… ich kenne mich dort ja gar nicht aus.« Wir schwiegen eine Weile. Ich sagte: »Das ist wirklich nicht einfach.« »Meine Mutter«, so Marc, »wird mir einmal den Weg zeigen, dann muss ich jeden Freitag alleine dahin. Ich werde vom Unterricht beurlaubt.« »Vielleicht bereust du das Ganze jetzt«, sagte ich. »Allerdings«, antwortete Marc, »ich kann aber nicht mehr zurück, ich habe schon unterschrieben.« Es stellte sich heraus, dass Marc den Weg sehr gut bewältigen konnte. Er gewann auf diese Weise auch viel Respekt in seiner Klasse. Montags durfte er jeweils berichten, was in dem Workshop behandelt worden war. Alle beneideten ihn, dass er freitags frei hatte. Mir erzählte Marc von der Psychologie-Vorlesung: »Sigmund Freud war letzten Freitag dran… da hab ich an das kleine Bild gedacht, das sie da hängen haben… der hat das Unbewusste erforscht… und den Penisneid und alles mit Sex.« Ich musste lachen und sagte: »Ist vielleicht ganz interessant gewesen.« »Warum«, fragte Marc ernst, »haben Sie das Bild aufgehängt?« Ich: »Sigmund Freud hat das erfunden, diese Art, die wir hier haben, über Dinge zu sprechen und mit Problemen umzugehen.« »Ach so«, er grinste, »ich bin also ein Opfer von Sigmund Freud.« Ich musste wieder lachen und sagte: »Ein Opfer, so nennst du das. Ich finde eigentlich, dass du aufgehört hast, ein Opfer zu sein.« »Wie man es nimmt«, sagte Marc und grinste wieder.

Marcs Bär saß bis zu unserer allerletzten Stunde auf dem Tisch. Er wurde schon sehr lange nicht mehr aktiv gebraucht, aber er saß da. Es war ganz schwer für mich, mich von Marc zu verabschieden. Für ihn war es auch schwer. »Trotz allem, ich fand das gut hier«, sagte er, »das wird mir alles fehlen, wie ich mit Ihnen geredet habe und wie Sie geantwortet haben… und dass Sie nicht gesagt haben, dass ich in die Klinik muss.« Sein Blick fiel auf den Bären. »Von dem muss ich mich auch verabschieden«, sagte er und verstaute ihn in der Schublade. »Er war irgendwie wichtig«, sagte ich. Marc: »Früher… dann nicht mehr so.« »Früher als die fremde Frau dich anschaute«, sagte ich. Marc verabschiedete sich von mir mit einem festen Händedruck, er sah mir dabei in die Augen und sagte: »Am Anfang nicht, aber dann bin ich sehr gerne hergekommen, zu Ihnen.«

Als Marc gegangen war, dachte ich zurück an die Frage der Mutter: »Warum darf man nicht anders sein?« War Marc jetzt nicht mehr »anders«? Ich dachte: Ja und Nein. Er hatte sich vom Totenreich des Vaters entfernt, dessen Erbe er mit dem Beginn von dessen Krankheit unbewusst angetreten hatte. Auch das Verschweißtsein mit der Mutter hatte sich deutlich gemildert. Er erlaubte es sich, lebendig zu sein und zu fühlen. Er benötigte nicht mehr die Schläge seiner Klassenkameraden, die vielleicht an die Stelle der Schläge des Vaters des Vaters getreten waren, um zu weinen. Seine heftige, hinter der Wehrlosigkeit verborgene Aggressivität konnte sich manchmal real Ausdruck verschaffen. Auch seine vielfältigen Begabungen begannen, sich in der Realität zu entfalten, blieben nicht mehr, wie beim Vater, eingeschlossen im Studierzimmer. Seine Wahrnehmungsfähigkeit hatte sich entwickelt, sein Körper war kräftig geworden, die Leichenblässe war geschwunden. Zwischen uns war eine Beziehung entstanden. Gleichwohl dachte ich, dass seine Angst vor Beziehungen ein Teil seines Lebens bleiben würde. Die Erbschaft des Vaters hatte sich gemildert, aber sie war immer noch da. Der Bär, Marcs Bär, der so lange seine gefürchtete Aggressivität verkörpert hatte, wurde bis zu unserer letzten Stunde benötigt, wenn auch seine Bedeutung relativiert worden war. Vielleicht, so dachte ich, hatte Marc in unseren Stunden die Fähigkeit gewonnen, mit seinem »Anderssein« zu leben und nicht daran zugrunde zu gehen wie sein Vater.

Auf diesem Hintergrund erschien mir sein Ärger über die Tränen, die er weinen hatte müssen, wenn er gequält worden war, noch einmal in einem neuen Licht. Ich hatte das ja stets interpretiert als seine unbewusste Wut darüber, am Sich-Totstellen zu scheitern. Es hatte ihn, so dachte ich nun, die Ohnmacht und Hilflosigkeit, in der er mit dem Vater identifiziert gewesen war, gequält. Die Wut über seine Tränen und die darin verkörperte Lebendigkeit waren der Motor seiner Entwicklung gewesen.

Marlene, sechs Jahre

Grund der Anmeldung: Panikattacken, Einkoten.
Marlene wurde im Winter bei mir angemeldet, im darauf folgenden Sommer sollte sie die Schule besuchen. Die Mutter war mit ihr zur schulärztlichen Untersuchung gegangen, wo die Patientin plötzlich laut und panisch zu schreien begonnen und sich vollkommen verweigert hatte. Eine psychotherapeutische Behandlung wurde empfohlen.

Die Mutter schilderte Marlene als ein von Anfang an innerlich gespanntes und unruhiges Mädchen. Kaum war die Mutter mit Marlene schwanger, erkrankte der Vater an Krebs. Kurz vor ihrer Geburt unterzog er sich einer Operation. Eine weitere Operation folgte, als Marlene zwei Jahre alt war. Nach den Operationen fand Chemotherapie statt. Er starb im Alter von dreißig Jahren, die Patientin war drei. Ein halbes Jahr vor seinem Tod kam Marlenes jüngere Schwester zur Welt. Die Familie lebte in dieser Zeit in einem Zustand völliger Überforderung. Die Mutter war dabei, ihr Studium zu vollenden, das sie dann auch kurz vor der Geburt von Marlenes kleiner Schwester abschloß. Marlene hielt die Familie von Beginn an mit ihren Schreiattacken in Atem. Im Alter von einem Jahr schlug sie ihren Kopf gegen

Boden und Wände, sobald sie unbeaufsichtigt war. Im Alter von zwei Jahren hatte sie einen Fieberkrampf und musste ins Krankenhaus. Der Vater war von Marlenes immerwährender Unruhe extrem überfordert. Mehrfach brach er zusammen, als er mit Marlene alleine war. Es war Marlene, die dann die Nachbarin oder die Großeltern holte.

Kurz vor dem Tod ihres Vaters kam Marlene in den Kindergarten. Sie verhielt sich aggressiv anderen Kindern gegenüber oder saß stundenlang alleine da und war nicht ansprechbar. Marlene lutschte intensiv ihren Daumen. Seit dem Tod des Vaters nässte und kotete sie ein. Sie erzählte oft erfundene Geschichten, und die Mutter war unsicher darüber, ob sie zwischen Realität und Phantasie unterscheiden konnte.

Ein Jahr nach dem Tod ihres Mannes hatte die Mutter Wahnvorstellungen, in denen ihr verstorbener Mann ihr nach dem Leben trachtete. Diese Wahnvorstellungen nahmen ein unerträgliches Ausmaß an. Die Mutter erinnerte sich, dass sie es gerade noch schaffte, die Kinder bei ihrer Schwiegermutter unterzubringen, dann fuhr sie in die Psychiatrie und ließ sich einweisen. Nach sechs Wochen wurde sie entlassen und unterzieht sich seither einer psychotherapeutischen Behandlung.

Ich sah Marlene zum ersten Mal mit ihrer Mutter im Warteraum. Sie wirkte auf mich wie eine Psychiatriepatientin. Ihr Körper hing an ihr, das Gesicht war wie zu einer Grimasse verzogen, gequält und von übergroßer Anstrengung gezeichnet. Wie in Trance ging sie mit mir in den Behandlungsraum, wo sie urplötzlich sagte: »Du bis so alt und hässlich, ich mag dich nicht.« Dabei ging ihr Blick zu der Hexenpuppe, die obenauf in einem Korb lag. Ich sagte: »Alt und hässlich wie eine Hexe.« Marlene erstarrte förmlich vor Angst. Sie dachte – so war mir –, ich sei tatsächlich eine Hexe. Sie wandte sich von mir ab und – so schien es mir – vergaß mich, begann im Puppenhaus zu spielen. Ihr Spiel hatte etwas Traumwandlerisches. Da war eine kleine Mädchenpuppe ganz allein. Die Vaterpuppe kam aus der Luft angeflogen, um das kleine Mädchen zu besuchen. Mehrfach nahm er sie mit und flog mit ihr umher, dann brachte er sie zurück. »Du hast manchmal Sehnsucht nach deinem Vater«, bemerkte ich. Marlene sah mich misstrauisch und ängstlich an und sagte kein Wort. »Du hast auch Angst, er holt dich und bringt dich nicht mehr zurück«, sagte ich. Marlene nickte heftig. »Mein Leben ist schrecklich«, sagte sie, »mich kann keiner leiden, nichts macht mir Spaß, nur alleine Barbie spielen.«

Ich empfand eine erdrückende Last, die auf diesem kleinen Mädchen lag. Die multiplen Symptome der Patientin – Schreien, Unruhe, Panikattacken, Kopfschlagen, Nägelkauen, Daumenlutschen, Einnässen, Einkoten – las ich als Zeichen dieser Last, aber auch als ihren Versuch, die sie bedrängenden Ängste und Aggressionen im Angesicht der Präokkupation ihrer Eltern im eigenen Körper zu halten. Seit dem Tod des Vaters kam ein Rückzug von der Realität hinzu. Marlenes Gegenwart verbreitete etwas Einsames, Elfenhaftes, Unberührbares. Ich spürte sofort, dass sie fern der Realität lebte. Von meinem Fenster aus sah ich sie manchmal auf die Mutter warten, die oft unpünktlich war. Marlene stand am Straßenrand und tanzte entrückt. Manchmal verließ sie den Bordstein und betrat die Straße, um dort zu tanzen. Ich hatte furchtbare Angst, wenn ich sie so sah. Sie wirkte so fragil, als sei sie nicht von dieser Welt. Ich besprach mit der Mutter, dass sie Marlene direkt in der Praxis abholen solle. Das führte dazu, dass die Patientin oft noch im Warteraum saß, wenn ich schon längst mit dem nächsten Patienten beschäftigt war. Die Mutter, so dachte ich, war froh um jede Minute, in der sie ohne Marlene sein konnte.

Die Patientin malte Bilder von langen, langen Mauern. Sie klebte viele Blätter zusammen. Hinter die Mauer zeichnete sie, stets ungelenk, eine Strichmännchenprinzessin. Sie wirkte sehr ernst und irgendwie altklug, als sie das tat. »Die Mauer ist so lang und die Prinzessin so allein«, bemerkte ich. Marlene erwiderte: »Ich bin immer allein. Du weißt doch, dass mich keiner mag.« Ich: »Vielleicht ist es auch die Prinzessin selbst, die niemanden mag.« Marlene sagte: »Ich wünsche mir eine Mama, die immer lieb ist, und ich wünsche mir eine Therapeutin, die ein Schwimmbad hat.« »Ich sehe«, antwortete ich, »du bist nicht leicht zufriedenzustellen.« »Mir ist so langweilig, immer so langweilig«, sagte Marlene und sah sehnsüchtig nach dem Schrank mit den Spielsachen. Ich: »Du möchtest spielen und doch wieder nicht.« Marlene: »Ich weiß ja nicht, wann die Zeit um ist, und dann schaffe ich es nicht, wieder aufzuräumen«, sagte sie verzweifelt. Ich: »Das ist wirklich schwer… ich könnte dir Bescheid sagen, wenn es soweit ist.« Aber Marlene traute sich nicht wirklich. Sie begann zaghaft, einige Barbiepuppen auszuräumen, die sie jedoch schnell wieder verstaute, so dass sie gar nicht wirklich zum Spielen kam. Es dauerte viele Stunden, bis sie es wagte, sich auszubreiten. Ich spürte ihre Überforderung, ihre Angst, nicht alleine klarzukommen, ihre Angst, sich auf mich zu verlassen.

Marlene spielte ganz allein auf dem Boden sitzend. Meistens spielte sie, dass die Barbiefamilie ans Meer reiste. Dort gab es gefährliche Haie, und nur das kleine Mädchen wusste, wie man an denen vorbeikommen konnte. Einige Male rettete sie ihre Mutter. Sie fing an, dem kleinen Mädchen stets dasselbe Röckchen anzuziehen, sie nannte es das Hexenröckchen, dabei sah sie mich schelmisch an. Ich musste lachen und sagte: »Das bin ja ich, die du alte Hexe genannt hast.« »Du hast manchmal Sachen an, die sind zu schön für eine Hexe«, erwiderte Marlene, »du bist schön und trotzdem eine Hexe.« Ich: »Du fragst dich, ob ich eine Hexe bin oder nicht.« Marlene: »Mhm, vielleicht, doch, du bist eine.«

Sie entdeckte eine kleine Schnullerflasche, die sie in jeder Stunde mit Wasser füllte und leertrank. Sie liebte es, mir die unglaublichsten, mit Realität vermischten Phantasiegeschichten zu erzählen. Es machte ihr Spaß, mich ganz durcheinanderzubringen, aber sie sehnte sich auch danach, dass ich ihr half, die Geschichten zu ordnen und mich darin zu orientieren. Wenn sie zu unseren Stunden kam, nahm ich sie häufig als schmutzig, heruntergekommen und verwahrlost war. Sehr selten kam sie mit schöner sauberer Kleidung. Immer aber kam sie ohne Jacke, auch im Winter, im Sommer sogar ohne Schuhe. Sie begann ihre Milchflasche von zu Hause mitzubringen, legte sich aufs Sofa, deckte sich zu und trank wie ein sehr kleines Baby. Einmal schlief sie dabei ein. Sie hatte es am liebsten, wenn wir schwiegen. Aber die Zeit vergaß sie nie. Ich verstand, dass sie nicht von mir weggeschickt werden wollte. Sie wollte es alleine schaffen, zu gehen, wenn die Zeit um war.

Ich erlebte die Patientin als extrem bedürftig und gleichzeitig immer auf der Hut. Es begann vorzukommen, dass sie während unserer Stunden, nachdem sie die Milch getrunken hatte, einkotete. Es begann zu stinken, und ich musste dafür sorgen, dass die sie die Toilette aufsuchte. Marlene sagte: »Es passiert einfach so. Meine Schwester ist jünger, aber ihr passiert es nicht.« Ich: »Du bist älter, aber manchmal willst du es nicht sein.« Marlene strahlte: »Will ich auch nicht… manchmal, dann will ich schon, aber es klappt nicht.« »Manchmal soll es stinken und ich soll das aushalten«, bemerkte ich. Marlene lachte. Wie die Mutter eines sehr kleinen Kindes erinnerte ich sie schließlich des öfteren an den Toilettengang. »Das ist gut«, sagte sie einmal, dann kann ich es nicht vergessen.« Ich dachte, es ist, als ginge sie weit zurück und wolle noch einmal anfangen, groß zu werden und dabei an der Hand gehalten werden.

Die Beziehung zwischen der Patientin und ihrer Mutter entspannte sich. Die Mutter begann, sich Marlene zuzuwenden. Lange Zeit hatte sah ich die Mutter, wenn ich an sie dachte, vor meiner Tür stehen mit Sandra, der kleinen Schwester Marlenes, auf dem Arm, Marlene daneben, wie nicht dazugehörig und umherstreunend. Die kleine Schwester sah aus wie ein Engel und war stets eng an die Mutter geschmiegt, ganz anders als die schmutzige Hexen-Marlene. Einmal ging mir durch den Kopf: Die schwarze Hexen-Marlene wird es leichter haben als das blonde Engel-Kind. Gleichwohl war es wirklich eine bedrückende Szene. Die kleine Sandra erschien mir wie ein Engel, der auf dem Arm seiner Mutter vom Vater zeugte, während Marlene verzweifelt und einsam umherschwirrte. Beide Kinder wirkten auf ihre Weise unwirklich auf mich, dazwischen die immer überforderte Mutter, die Mühe hatte, Marlene zu ihren Stunden zu bringen und rechtzeitig abzuholen. Lange Zeit nahm ich wahr, wie froh die Mutter war, Marlene bei mir abgeben zu können, sie wollte sie wirklich gar nicht mehr abholen.

Einmal geschah es trotz unserer Abmachung, dass Marlene hinunterlief, um die Mutter zu erwarten. Die kam aber lange nicht. Die Mutter rief mich an, es war schon spät, ich wollte gerade gehen. Sie fragte, wo Marlene sei. »Marlene ist hinuntergegangen, um auf Sie zu warten«, sagte ich. »Sie ist nicht da«, sagte die

Mutter verzweifelt. Sie fand Marlene schließlich zu Hause vor. Sie war allein nach Hause gegangen. Ich hatte sie vergessen, die Mutter war viel zu spät gekommen. Das war eine dramatische Situation. »Marlene saß vor der Haustür«, sagte die Mutter, »sie war fast schon eingeschlafen.«

»Du bist letztes Mal runtergegangen, und ich habe es nicht einmal gemerkt«, sagte ich zu Marlene, als ich sie wiedersah, »ich habe nicht gut auf dich aufgepasst, es tut mir leid.« »Meine Mama war nicht da«, erwiderte Marlene, »da bin ich halt losgelaufen, es war schon fast dunkel, aber das war mir egal.« »Du hattest schon ein bisschen Angst«, wandte ich ein. »Schon, ein bisschen.« Ich: »Du hättest wieder hochkommen können.« »Ja?«, fragte Marlene. »Ja«, sagte ich, »auf jeden Fall, immer.« »Das ist gut«, sagte Marlene. »Was hast du eigentlich gedacht, so allein auf dem Weg und zu Hause vor der Tür?« »Ich hatte Angst«, sagte Marlene, »die Mama will mich gar nicht mehr haben. Ich bin doch immer so böse und ärgere sie.« »Ach so«, meinte ich, »sie war aber wirklich in Sorge, in schlimmer Sorge, sie hat mich angerufen.« »Wirklich?«, fragte Marlene. »Schon«, antwortete ich, »vielleicht hast du dir das auch gewünscht…« »Gewünscht ja, aber nicht geglaubt«, sagte Marlene, »sie ist immer böse auf mich, auch wegen Papa.« »Wie meinst du das?« »Ich habe doch den Papa immer so geärgert, und dann war er tot«, sagte Marlene. Ich: »Er war sehr krank.« Marlene: »Kranke darf man nicht ärgern.« Ich: »Stimmt… allerdings warst du sehr klein und hast das damals noch gar nicht gewusst, dass man das nicht darf.« »Ich habe es irgendwie doch gewusst«, sagte Marlene.

Ich benötigte eine Weile, um zu realisieren, wie immer herausfordernder und provozierender Marlene sich in unseren Stunden gebärdete. Sie tat Dinge, von denen sie wusste, dass sie mir nicht recht wären und dass ich nein sagen würde. Ganz im Gegensatz zu früher, als sie keine Spielsachen ausräumte, weil sie Angst hatte, sie nicht ordnungsgemäß wieder einräumen zu können, verwandelte sie das Behandlungszimmer in Blitzesschnelle in ein Chaos und weigerte sich aufzuräumen. Ich hatte immer das Gefühl, dass sie mich dabei scharf beobachtete und es darauf anlegte, dass ich ausrastete. Als ich ihr diese Wahrnehmung mitteilte, sagte Marlene: »Mein Vater ist immer explodiert, weil ich so wild gewesen bin… Und einmal, da haben wir am Auto gestanden und ich wollte nicht einsteigen. Ich habe meine Tasche hin- und hergeschleudert. Ich habe meinen Vater am Kopf getroffen. Da ist er umgefallen… Ich habe dann meinen Opa geholt, und er hat den Papa ins Krankenhaus gebracht.« Sie schaute unter sich, als sie sagte: »Und dann ist er gestorben.« Sie starrte unter sich. Ich hatte das Gefühl, erst einmal Luft holen zu müssen, dann sagte ich: »Das ist es, warum du denkst, dass du schuld bist… und manchmal willst du testen, ob du so mächtig und böse, so ein Hexenkind bist, so dass auch ich tot umfalle.« Marlene weinte. Sie kam zu meinem Stuhl und strich über meinen

Arm. Ich legte meine Hand auf die ihre. »Du warst noch klein und schreckliche Dinge sind geschehen, kein Mensch kann das wirklich begreifen, ich auch nicht. Eines weiß ich aber sicher, dein Vater war schon lange sehr krank, das muss ganz schwer für dich gewesen sein, und du musst auch wirklich wütend gewesen sein, ganz schrecklich wütend darüber, dass sehr wenig Platz war für dich neben seiner Krankheit, wirklich sehr wenig Platz. »Ich wollte ihn töten«, flüsterte Marlene, »ich wollte meine Mama haben.« »Es muss furchtbar gewesen sein«, sagte ich, »es war eigentlich gar nicht zum Aushalten.« »Ich hasse dich, ich hasse alle Menschen«, schrie sie plötzlich laut, »es gibt in meiner Klasse kein einziges Mädchen, das mich mag.« Wieder legte sie ihre Hand auf meinen Arm. Wir schwiegen bis zum Ende der Stunde, Marlenes Hand auf meinem Arm.

Von der Mutter erfuhr ich, dass Marlene tatsächlich mit dem Vater allein am Auto gewesen war, als dieser zusammenbrach. Erst jetzt erfuhr ich auch von dem Hass des kranken und überforderten Vaters auf seine Tochter. Er hatte von der Mutter verlangt, Marlene in ein Heim zu geben, weil er das Gefühl hatte, zu Tode gequält zu werden von ihrem trotzigen Verhalten. Die Situation spitzte sich so zu, dass sich der Vater kurz vor seinem Tode von seiner Frau trennen wollte, weil diese sich weigerte, Marlene wegzugeben. »Ich konnte das nicht«, sagte die Mutter, »ich wollte Marlene nicht in ein Heim geben. Ich bin fast verrückt geworden deshalb. Mein Mann lag im Sterben und alles, was er wollte, war das. Ich war ja auch noch schwanger mit Sandra. Und ich habe gedacht: Will er, dass ich dieses Kind auch weggebe? Ich hatte ihn einmal sehr geliebt, davon blieb nichts, gar nichts übrig… aber als er tot war, da hatte ich diese schlimme Angst, ich konnte nicht aufhören, an ihn zu denken… ich habe mich schuldig gefühlt.« Ich: »Als hätten Sie ihn mit ihrer Entscheidung, Marlene zu behalten, zum Tode verurteilt…« Die Mutter begann zu weinen. »Ich fühle mich auch Marlene gegenüber oft schlimm, dann kommt so ein Hass, als sei sie an allem schuld.« In dieser Szene berührte mich die Mutter sehr, ich konnte plötzlich verstehen, warum sie Marlene oft lange warten ließ, warum diese häufig wie ein verwahrlostes Mädchen wirkte. »Es ist, als würden sie Ihrem Mann gegenüber noch einmal schuldig, wenn Sie Marlene eine gute Mutter sind.« Sie nickte stumm. Ich dachte noch lange darüber nach, in welch einer ausweglosen, tragischen Situation sich die Mutter befunden hatte und in gewisser Weise unbewusst immer noch befand, zwischen ihrem sterbenden Mann und der überforderten, um sich schlagenden Marlene.

In der Übertragungsbeziehung zu mir legte es Marlene über einen Zeitraum von mehreren Monaten hinweg darauf an, von mir weggeschickt zu werden. Sie war vollkommen unerträglich. Manchmal hatte ich den Wunsch, sie zu schlagen. Ich konnte sie oft nur geradeso daran hindern, Dinge des Behandlungsraumes zu zerstören. Ich hatte auch das Gefühl, keine Kraft mehr zu haben. Einmal dachte ich:

›Was willst du eigentlich von diesem Mörderkind, sie wird dich auch zerstören, sie braucht all deine Kraft auf, da bleibt nichts mehr übrig.‹ Zu Hause aber, das hörte ich von der Mutter, wirkte Marlene ziemlich entspannt. Einkoten und Einnässen hatten aufgehört. Erstmals in ihrem Leben hatte die Mutter das Gefühl, ihr eine gute Mutter sein zu können. Ich nahm wahr, dass sie ihre Tochter nun pünklich abholte. Auch das vernachlässigte Äußere der Patientin schwand. Marlenes Verweigerungen und Provokationen in unseren Stunden waren so heftig, dass ich sicher war, dass es Kämpfe um das Herfahren geben würde. Die Mutter aber sagte: »Marlene kommt sehr gerne zu Ihnen... bevor sie dienstags und donnerstags in die Schule geht, sagt sie, ›vergiss nicht, ich muss zu Frau Langer‹.«

Ich dachte viel darüber nach, dass Marlene einerseits das Trauma des Todes ihres Vaters zu reinszenieren suchte, dass sie aber andererseits die ausweglosen und wilden, aggressiven Gefühle, die aufgrund ihres Schicksals nicht hatten gehalten werden können, in mir unterzubringen suchte. In unseren Stunden sah ich oft das Bild des Krabbelkindes Marlene vor mir, das seinen Kopf gegen Boden und Wände geschlagen hatte, sobald es unbeaufsichtigt gewesen war. Jedesmal, am Ende der Stunden, sagte Marlene: »Ich komme niemals wieder zu dir.« Trotz der vielen Wiederholungen, trotz meines Wissens um die Entwicklung der Patientin in der Behandlung, hatte ich jedesmal Angst, sie könne es wahr machen. Es war, als solle ich fühlen, wie es ist, wenn jemand wirklich zu gehen droht und nie mehr wiederkommt, wirklich nie mehr. Marlene fühlte das. »Du hast Angst«, sagte sie, »du hast Angst, irgendwann komme ich nicht mehr... dann bist du ganz allein.« Sie sah mich böse und triumphierend an. »Manchmal, ja, manchmal denke ich das, und dann habe ich Angst«, erwiderte ich. »Es kann wirklich sein«, schrie Marlene, »dass ich das mache.« Wir schwiegen. »Was würdest du dann machen?«, fragte sie. »Was hast du gemacht, damals?«, fragte ich. »Ich weiß nicht, ich habe gedacht, er kommt wieder, manchmal habe ich das gedacht... aber ich habe Angst gehabt, ich wollte es und ich wollte es nicht...« »Als du zum allerersten Mal bei mir warst, da hast du das gespielt: dein Vater käme geflogen und holte dich, das weiß ich noch.« »Das habe ich lange geträumt, in der letzten Zeit nicht mehr.« »Du musst dich auch gefragt haben, ob er dich lieb hat.« »Das weiß ich eben nicht«, antwortete Marlene, »er war oft lieb zu mir, er hat gesagt, ich bin seine Prinzessin...« »Magst du mich eigentlich?«, fragte sie. »Mhm, ich habe das Gefühl, du weißt das, irgendwie weißt du das.« »Stimmt«, sagte Marlene, »du hast mich nie rausgeschmissen, meine Lehrerin hat mich zweimal rausgeschmissen.« Ich: »Du kannst es auch ziemlich darauf anlegen...« »Ich kann ein Hexenkind sein«, sagte Marlene und grinste. »Ich weiß«, sagte ich, »aber manchmal auch nicht... Ich stelle mir vor, dass das mit deinem Papa auch so war... du warst die Prinzessin und du warst das Hexenkind, beides... manchmal hatte er dich sehr lieb, manchmal war er wütend.« »Er war oft wütend«, sagte Marlene. »Wenn man so krank ist, wie dein Papa es war, wird man schneller wütend, das ist so«, erwiderte ich.

Die einsame Prinzessin hinter den endlos langen Mauern, die Marlene vor langer Zeit gezeichnet hatte, fiel mir wieder ein, ich hatte sie fast vergessen. Das Hexenkind war sehr mächtig gewesen. Aber Marlene, die von ihrem Vater zurückgelassene Prinzessin, gab es auch. Das war sie selbst gewesen, die sich an das Gute erinnern konnte, das es trotz allem zwischen ihr und ihrem Vater gegeben hatte. Ich glaube, dass das entscheidend war. Sie hatte in der Behandlung auch einen Raum gefunden, um sich zu erinnern. Sie war nicht mehr das Mädchen mit dem verzerrten Gesicht, das mich an eine Psychiatriepatientin erinnert hatte. Ihre Aggressivität und ihr Hass, mit dem sie allein geblieben war, aber auch die damit verknüpfte tiefe Schuld und Verwirrung war in der Übertragungsbeziehung zu mir zum Ausdruck gekommen. Wie zerstört von Hass und Wut, überflutet von panischen Ängsten, in denen sie mit der Mutter identifiziert war, hatte ich Marlene zu Beginn erlebt.

Sie hatte, so mochte sie das unbewusst empfunden haben, kein Recht auf das Leben. Sie imaginierte sich als die Mörderin ihres Vaters, eines Vaters, der sie seinerseits wirklich gehasst hatte und loswerden wollte, weil er keine Kraft mehr hatte sie zu ertragen. Am Ende seines Lebens hatte er sie wirklich nicht mehr haben wollen. Als sie vor dem Auto, in das sie nicht einsteigen wollte, ihre Tasche schleuderte, rächte sich Marlene dafür. Es war, als hätten Vater und Tochter einen unerbittlichen Kampf ums Überleben miteinander ausgetragen. Nur für einen schien es Platz zu geben. Marlene, so mochte sie es empfunden haben, siegte. Schon als die Mutter ihrem todkranken Mann seinen Wunsch, Marlene in einem Heim unterzubringen, verweigert hatte, hatte Marlene gesiegt. Sie zahlte innerlich einen hohen Preis. Sie musste sich als Hexe, als böse Aggressorin empfinden, die über Leichen gegangen war, ähnlich der Mutter fühlte sie sich von dem toten Vater verfolgt. Die tragische Krankheit und der Tod des Vaters verhinderten, dass Marlene ein normales kleines Mädchen werden konnte. Schon als die Mutter mit ihr schwanger war, warf die Krankheit des Vaters ihre Schatten. Das Leben der Familie konnte sich nicht um die kleine Marlene drehen, es drehte sich um den todkranken Vater. Ganz sicher war Marlene unglaublich wichtig als Zeichen des Lebens, auch für ihren Vater, sie konnte aber nicht wichtig sein um ihrer selbst willen. Das Schicksal verlangte sehr früh, von Anfang an, dass sie sich einfügte. Diesem Schicksal verweigerte sie sich. Sie schlug ihren Kopf gegen Boden und Wände. Sie schrie, sie verweigerte sich, sie quälte ihren Vater. Sie wollte auch da sein und gehört werden.

Auch mit ihren bis zum Tod des Vaters rein körperlichen Symptomen rivalisierte sie mit ihm. Erst nach seinem Tode setzten zusätzlich die Rückzüge und Panikattacken der Patientin ein, ihre Flucht vor der Realität. Es hatte, so mag es ihr vorgekommen sein, niemanden mehr gegeben, um und gegen den zu kämpfen war. Sie entwickelte Angst, schwere Angst vor der Rache des Vaters, nach dem sie sich sehnte und den sie fürchtete. Bei ihrem ersten Spiel im Puppenhaus, als sie zum ersten Mal bei mir war, holte die Vaterpuppe sie ab und flog mit ihr umher, dann brachte sie sie zurück. Marlenes Angst, der Vater könne sie nicht zurückbringen, war in dieser Szene enthalten gewesen. Marlenes Flucht vor der Realität stürzte sie in panische, verwirrte innere Zustände. Die Mutter hatte Recht gehabt: sie konnte nicht mehr unterscheiden zwischen ihrer Phantasie und der Wirklichkeit. Das Böse brach plötzlich ein, ich als Hexe, der Schularzt, der sie bedrohte, die Lehrerin, die sie vor die Tür stellte, die Mutter, die etwas von ihr verlangte. Unbewusst war es immer das innere Bild des Vaters, der Marlene bedrohte, der sie weggeben wollte, weil sie ihn gequält, ihre Tasche geschleudert hatte und er gestorben war. Er beherrschte ihre innere Welt wie ein allgegenwärtiges Gespenst. Er war der böse Hexer, der angeflogen kam und sie holen konnte, auch wenn sie es nicht wollte. In der Übertragung war ich die hässliche, böse Hexe, von der sie nicht sicher wusste, ob sie ihrer Phantasie entstammte oder Wirklichkeit war.

Im Nachhinein erscheint mir die Szene, in der Marlene begann, der Puppe das von ihr so genannte »Hexenröckchen« anzuziehen, ein Röckchen auf dem tatsächlich, wie mir erst nach genauerer Überprüfung klar wurde, lauter kleine schwarze Hexen auf ihrem Besen ritten, als zentral. Sie fing auf diese Weise an, sich mit ihren eigenen aggressiven Anteilen auseinanderzusetzen. Mit dem »Hexenröckchen« wurde sie sozusagen die Tochter der bösen, hässlichen Hexe/Therapeutin, von der sie gleichzeitig wahrzunehmen begann, dass diese manchmal Kleider trug, »die zu schön für eine Hexe« waren. Diese Bewegung in der Behandlung eröffnete für die Patientin den Weg, sich an den realen Vater zu erinnern, der nicht immer ein »Hexer« gewesen war, der sie ausschalten wollte, sondern auch ein Vater, für den sie die lange ersehnte Prinzessin gewesen war. Er war auch für sie nicht nur der Vater gewesen, den sie hatte töten wollen, er war ja auch der Vater, der sie einsam zurückgelassen hatte hinter den endlos langen Mauern. Mit dem Hexenröckchen begann sich Marlene mit dem Vater zu identifizieren und ihre eigenen aggressiven Bestrebungen anzuerkennen. Sie trug ein Hexenröckchen und war die Tochter ihres Vaters. Mit der Anerkennung der Ambivalenz, mit der Erinnerung an Liebe und Hass, verlor die innere Gestalt des Vaters an Bedrohlichkeit.

Marlene entwickelte eine Art schelmischen Humors, als sie mit dem Hexenröckchen »spielte«. Das war eine wirkliche Fähigkeit von ihr, diese Art von Humor zu entwickeln, eine Art, so dachte ich, Galgenhumor. Ich sage deshalb Galgenhumor, weil ich darunter verstehe, dass man etwas äußerst Bedrohliches, etwas, was einen selbst an den Galgen bringen kann, mittels des Galgenhumores verwandelt und damit spielt. Ihre Phantasie, den Vater getötet zu haben, eine Phantasie, über der sie nahezu verrückt geworden war, konnte relativiert werden, indem Marlene der Puppe das Hexenröckchen anzog und damit im Spiel anerkannte, dass es eine Verbindung gab zwischen ihr und mir, zwischen ihr und dem Vater.

Die Behandlung dieser Patientin liegt viele Jahre zurück. Gleichwohl erschien mir vieles so lebendig, als hätte ich sie gestern gesehen. Was ich aber nicht lebendig machen konnte in mir, war die Verabschiedung von der Patientin. Darüber grübelte ich lange Zeit. Ich hatte vollkommen vergessen, in welcher Weise sie sich von mir verabschiedet hatte. Ich hatte keine Vorstellung davon. Das ließ mich nicht los, da war so eine Leere, etwas, was ich mit keiner Anstrengung füllen konnte. Konnte sich die Patientin von mir in einer versöhnlichen Weise verabschieden? Wollte sie sich überhaupt verabschieden? War sie, so überlegte ich, wie eine Elfe plötzlich verschwunden und zurückgekehrt in ein Reich, zu dem ich keinen Zugang hatte? Ich verstand das nicht. Es war so viel geschehen, was ich verstehen konnte, was ich erinnerte, unseren Abschied aber nicht.

Manchmal sah ich Marlene, wenn ich mich zu erinnern versuchte, wie hinter einer Nebelwand, die mich an die Strichmännchenprinzessin hinter der endlos langen Mauer erinnerte. Ich konnte nicht hören, was sie sagte. Sie stand vor mir, aber sie war so weit weg. Ich grübelte. Ich ging alle Notizen, die ich mir damals gemacht hatte, noch einmal durch. Über die letzte Stunde fand ich nichts. – Dann sah ich sie doch. Sie kam mit einem Päckchen Tee und Pralinen, sehr schön verpackt, ihr von der Mutter mitgegeben. Sie stellte die Geschenke auf dem Tisch ab und sagte: »Von meiner Mutter.« »Danke,« sagte ich. Marlene: »Ich wollte dir auch etwas schenken, und ich habe gedachte, ich male dir ein Bild in unserer letzten Stunde. Eigentlich kann ich nicht gut malen, aber ich versuche es.« Marlene begann zu zeichnen. Ich erkannte sofort das Mädchen mit dem Hexenröckchen. Es war ein Strichmännchenmädchen, aber das Hexenröckchen war extrem gut ausgestaltet. Marlene malte auch einen langen, spitz zulaufenden Hut. »Weißt du noch«, sagte sie, »so einen hatte ich an Fasching, als ich als Hexe gegangen bin.« Ich erinnerte mich. Über dem Hexenmädchen malte Marlene einen blauen Himmel und in den Himmel hinein eine Figur mit Flügeln. »Das ist ein Engel, er passt auf mich auf«, meinte sie. Sie überreichte mit das Bild und sagte: »Da hast du eine Erinnerung an mich.« »Vielen Dank«, sagte ich, »es ist gut, wenn man eine Erinnerung hat.« Sie hielt meine Hand ganz fest, als wir uns verabschiedeten, als wolle sie sie gar nicht mehr loslassen. »Ich habe ein gutes Gefühl«, sagte ich, »das Hexemädchen wird auf sich aufpassen.« Marlene strahlte: »Wird sie. Tschüs Frau Langer.«

Ich dachte lange darüber nach, warum es mir so schwergefallen war, Marlenes letzte Stunde zu erinnern. Als mir alles wieder einfiel, dachte ich: Es ist ja gut gegangen. Vielleicht, so vermutete ich, war ich mit meiner Erinnerungslücke identifiziert gewesen mit der Patientin, der es so schwergefallen war, das Gute, das sie auch mit ihrem Vater gehabt hatte, zu halten. In ihrem Abschiedsbild tauchte er noch einmal auf, vielleicht war es auch ich oder eine Mischung aus uns beiden, ein Engel jedenfalls, der Marlene beschützte. Mit der Nebelwand, die meine Erinnerung so lange verhindert hatte, der Nebelwand, die mich an die einsame Prinzessin hinter den endlosen Mauern erinnert hatte, verstand ich noch einmal, wie schwer es für die Patientin gewesen war, wirklich zu werden. Tatsächlich hatte sie ja mit ihrem Bild des Hexenmädchens, beschützt von einem Engel, ihre innere Wahrheit und Wirklichkeit zum Ausdruck gebracht. Welch ein schwieriger Prozess dies gewesen sein mag, in dem verfolgenden Vater auch die verloren gegangene, schützende Instanz wahrzunehmen, davon zeugte meine Schwierigkeit, mich an unseren Abschied zu erinnern. Wir hatten uns verabschiedet, aber auf welche Weise dies geschehen war, erinnerte ich lange Zeit nicht. Höchstwahrscheinlich war mein Bild – die Erinnerung an mich – in der Übertragung das des Vaters, die Erinnerung an ihn, für die Patientin in gewisser Weise bedroht und unsicher geblieben.

Frauke, 17 Jahre

Grund der Anmeldung: Depressionen.
Frauke, ein schönes Mädchen, das mich an eine Elfe erinnerte, kam zu ihrer ersten Stunde bei mir zwanzig Minuten zu spät. Sie konnte gar nicht aufhören, sich dafür zu entschuldigen. In der Art, wie sie über sich sprach, das fiel mir gleich auf, nahm sie sich immerzu selbst zurück. »Das ist nicht wichtig«, fügte sie stets hinzu, wenn sie etwas über sich sagte. Ich hatte den spontanen Impuls, sie mit Du anzusprechen, was ich auch einmal tat. Dann sagte ich – wie sie – »Entschuldigung, Sie sind ja schon siebzehn Jahre alt und ich werde ›Sie‹ sagen.« Sofort hatte ich das Gefühl, dass sie das gut fand, sie wollte nicht von mir geduzt werden.

Im Alter von sechs Jahren verlor Frauke ihre Mutter, die nach langer Krankheit an Brustkrebs starb. Als die Patientin drei Jahre alt war, hatten ihre Eltern sich getrennt. In ihrem Testament hatte die Mutter verfügt, dass Frauke und ihre ein Jahr ältere Schwester bei einer Schwester der Mutter aufwachsen sollten. Der Vater hatte ein Sorgerechtsverfahren angestrengt, in dessen Verlauf die Kinder befragt wurden. Beide gaben an, bei ihrer Tante bleiben zu wollen. In der Zeit des Sorgerechtsverfahrens hatte der Vater mit einem VW-Bus vor dem Haus der Schwester seiner Frau campiert, weil diese ihn nicht sehen wollte. Frauke und ihre Schwester blieben bei der Tante, die mit zwei eigenen Kindern in ähnlichem Alter wie die Schwestern zusammenlebte und sie alleine erzog. In den Schulferien besuchten Frauke und die Schwester regelmäßig den Vater, der in einer weit entfernten Stadt lebte. Ihre Tante nannte Frauke »Mama«. Seit einigen Monaten, dies erfuhr ich, waren ihre schulischen Leistungen extrem abgesackt, sie war zur schlechtesten Schülerin der Klasse geworden.

Frauke schilderte, wie sie immer und überall abseits stand, wie einsam sie sich fühlte. Ich dachte unwillkürlich, so ein schönes, anziehendes Mädchen, das kann ich mir nicht vorstellen, dass sie immer abseits steht. Doch nahm ich auch wahr, wie sie mich, die ich teilnehmen wollte an ihrer Geschichte, kilometerweit von sich rückte und immer unerreichbarer wurde. Gleichzeitig rührte sie mich mit ihrer abgewandten, einsamen Art. Als ich sagte: »Das hat vielleicht angefangen, dass Sie nicht mehr wissen, wo ihr Platz ist, als Sie ihre Mutter verloren haben«, weinte sie verzweifelt. Sie erzählte von ihrer Mutter, es strömte aus ihr heraus, der letzte Urlaub, wo sie nur noch auf dem Sofa liegen konnte, die Geschenke, die sie damals für die Mutter gebastelt hatte… und schließlich der Tod. »Eines Morgens war meine Mutter tot. Am Abend zuvor war es ihr nicht gut gegangen und ich habe ihr nicht Gute Nacht gesagt, ich habe mich nicht einmal verabschieden können.« Frauke weinte bitterlich und konnte sich lange nicht trösten, als sie darüber sprach. »Wenn ich mich nur von ihr hätte verabschieden können«, sagte sie immer wieder. »Es ist auch alles egal. Ich weiß nicht, wo ich zu Hause bin, mein Vater ist oft so gleichgültig, bei meiner Tante spielen deren Kinder die erste Geige, und meine Schwester, die kann immer sagen, was sie will, und kommt überall zurecht. In der Schule kann ich nicht zuhören, aber es ist ja eh egal.«

Als es im dritten Erstinterview darum ging, ob Frauke eine Behandlung bei mir machen werde, musste sie furchtbar weinen. Sie sagte: »Ich habe solche Angst gehabt, Sie werden mich wegschicken.« Ich erfuhr, dass sie vor den Gesprächen bei mir ein einziges Gespräch bei einem Therapeuten in der Nähe ihres Wohnortes geführt hatte, der sie damit konfrontierte, dass sie zu ihrer Stunde zu spät gekommen war. Frauke hatte das als so kränkend erlebt, dass sie nie wieder hingegangen war. Auch zu all unseren Stunden war Frauke zu spät gekommen. Ich dachte darüber nach, ob sie die Szene wiederholte, als sie zu spät kam, um sich von der Mutter zu verabschieden. Sie hatte Angst, so dachte ich, dafür bestraft zu werden, zu spät zu kommen. Um zu mir zu kommen, musste die Patientin eine Stunde lang die ganze Stadt duchqueren. Auf diese Unbequemlichkeit angesprochen, äußerte sie: »Ich liebe es, lange mit dem Bus zu fahren.« Ich dachte, vielleicht ist es, als fahre sie zum alten, weit entfernten Wohnort der Mutter. Vielleicht war es auch so, dass sie das lange Alleinsein auf dem Weg zu mir in der Übertragung erlebte, als sei sie auf dem Weg zu ihrer Mutter, die in ihren Phantasien noch lebendig war.

Die einschneidenden Ereignisse – Krankheit und Tod der Mutter, der Umzug zur Tante, das Sorgerechtsverfahren – schienen zunächst keine Spuren zu hinterlassen. Erst im Zuge der adoleszenten Entwicklung der Patientin brachen die alten, unverheilten Wunden auf. Plötzlich war es für Frauke, als habe sie kein zu Hause, nirgendwo einen Platz, nirgends war sie wirklich anwesend. Wie eine Elfe schien sie mir gleich zu Beginn in einer anderen, weit entfernten, unerreichbaren Welt zu sein. Mit ihrer Unerreichbarkeit und Unberührbarkeit, ihrem »es ist alles egal«, die sie von den anderen wegrückte, reinszenierte sie ihren Verlust, ihre Vertreibung, ihre Einsamkeit und die Schuld, die sie erlebt hatte, als ihre Mutter starb und sie zurückließ. Es handelte sich bei dieser Patientin aber nicht um eine prinzipielle Unerreichbarkeit, sie war in der Lage, zu weinen und ihrem Schmerz Ausdruck zu verleihen. Es handelte sich vielmehr um die Inszenierung dessen, was sie im Augenblick des Todes der Mutter, von der sie sich nicht hatte verabschieden können, erlebt hatte. In ihrer Einsamkeit und Ferne, ihrem Nicht-Teilnehmen am Leben der anderen war sie identifiziert mit der fernen, toten Mutter, der sie auf diese Weise die Treue hielt. Es sollte und durfte keinen Platz für sie geben auf der Welt, die von ihrer Mutter verlassen worden war. Unbewusst, dies war meine Vermutung, fühlte sie sich schuldig am Tod der Mutter, der sie nicht Adieu hatte sagen können. Man kann sich auch vorstellen, dass sie für die jahrelang schonungsbedürftige Mutter nicht nur Liebe empfunden hatte, sondern oft auch wütend gewesen sein musste über all die Rücksicht, die sie hatte nehmen müssen und deren Grund sie nicht wirklich hatte verstehen können. In der nun aufgebrochenen Wunde, die sich in ihren depressiven Gefühlen Ausdruck verschaffte, begegnete sie einerseits dem Verlust ihrer Mutter erneut, aber auch den begleitenden unbewussten Gefühlen von Schuld, Enttäuschung und Wut, die nicht wiedergutzumachen waren, weil die Mutter für immer gegangen war. Ihren ersten Therapeuten mied sie, weil sie das von ihm aufgeworfene Gefühl von Schuld und Verantwortung – er thematisierte ihr Zu-spät-Kommen – nicht ertragen konnte.

Ein Jahr lang kam die Patientin immer zu spät zu ihren Stunden bei mir, oft viel zu spät. Allerdings versäumte sie keine einzige Stunde. Immer wieder dachte ich, es geht nicht um das Ankommen, es geht um den Weg, den langen Weg. Ich stellte mir vor, wie sie träumend im Bus saß und in ihren Gedanken vielleicht vereint war mit ihrer Mutter. Sie kam stets bedrückt und unsicher die Treppe hoch und sagte »Entschuldigung«. Vielleicht, so überlegte ich, entschuldigte sie sich dafür, so viel Zeit mit ihrer toten Mutter verbracht zu haben, allein mit ihr auf der langen Fahrt im Bus. Ich hatte das Gefühl, dass wir uns auf dünnem Eis bewegten. Einmal sagte sie: »Das ist immer so bei mir, ich komme überall zu spät: in der Schule, bei meinen Freundinnen, bei meiner Mutter.« Ich selbst war übrigens immer unentschieden, ob ich »Mutter« oder »Tante« sagen sollte. Frauke selbst sagte immer »Mutter«, ich sprach oft von »Tante«. Die Patientin erzählte mir: »Meine Tante hat damals darauf bestanden, dass wir sie ›Mama‹ nennen, das ist für mich kein Problem gewesen.« Dass dem nicht so war, inszenierte sich in meinen dauernden Schuldgefühlen in der Gegenübertragung, egal ob ich Mutter oder Tante sagte.

Einmal, wieder war sie »Entschuldigung« murmelnd und wie beschämt hineingekommen, bemerkte ich: »Es ist schwer, sich immer entschuldigen zu müssen.« Sie fing an zu weinen. »Es hat keine Bedeutung, dass ich zu spät komme«, sagte sie, »niemand vermisst mich, manchmal fällt nicht einmal auf, dass ich nicht da bin.« In diesem Moment ging mir auf, über einen wie langen Zeitraum – mehrere Monate – ich das Zu-spät-Kommen der Patientin hingenommen und kein einziges Mal thematisiert hatte. Zwar hatte ich für mich allein viel darüber nachgedacht und spüren können, dass es mit dem versäumten Abschied von der sterbenden Mutter, ihrem Zu-spät-gekommen-Sein, zusammenhängen musste, hatte aber an keiner Stelle versucht, meinen Gedanken im Zusammensein mit der Patientin Ausdruck zu verleihen. Es wurde mir plötzlich klar, wie allein ich die Patientin gelassen hatte, während ich meine Ideen und Hypothesen innerlich verfolgt hatte, wie »tot« ich für sie gewesen sein musste. Ich sagte: »Es kommt Ihnen vor, als seien Sie für mich nicht wichtig, fast ist es, als müssten Sie sich für ihre Existenz entschuldigen… Sie haben vielleicht auch darauf gewartet, dass mir das auffällt, dass ich reagiere und sage: Warum machen Sie das, warum kommen Sie zu spät?« Frauke weinte bitterlich und konnte sich gar nicht fassen. Ich verstand plötzlich, wie groß meine Angst gewesen war, Frauke zu konfrontieren und, gleichsam an Stelle der sterbenden Mutter, zu sagen: Warum kommst du zu spät? Als könne sie meine Gedanken lesen, sagte Frauke abrupt und unter Tränen: »Es gibt auch etwas, das habe ich Ihnen noch nicht gesagt. Ich habe mit meiner Mutter gestritten an dem Tag, bevor sie starb. Ich habe meine blaue Jacke nicht anziehen wollen und ich bin sehr wütend gewesen und da habe ich meiner Mama nicht ›Gute Nacht‹ gesagt. Nie, im ganzen Leben kann ich mir das verzeihen.« »Es war zu spät, sich zu entschuldigen«, sagte ich, »das war furchtbar… als ob sie Ihnen nicht hätte verzeihen wollen.« Frauke schwieg und sah mich an. »Sie sehnen sich danach, dass ich Ihre Entschuldigungen annehme und nicht böse werde und Sie verlasse, wenn Sie zu spät kommen.« Wir schwiegen eine Weile. »Die Wahrheit ist«, sagte ich, »dass Ihre Mutter keine Zeit mehr hatte, ihre Entschuldigung zu hören.« Frauke: »Aber dass ich so war, und sie war so krank und musste sterben. Ich wollte das nicht.« Ich sagte: »Sie denken, sie ist gestorben, weil Sie so wütend und böse waren.« »Manchmal habe ich das gedacht«, sagte sie und fuhr fort: »Ich spüre, dass da bei mir etwas anders ist als bei meinen Freundinnen. Ich fühle mich so oft nicht wohl, nicht richtig, da, wo ich bin. Ich bin dann so stumm und komisch, und die anderen wollen nichts mit mir zu tun haben.« Ich: »Als ob Sie nicht lebendig sein dürften.« Während wir sprachen, fiel mir der Therapeut ein, bei dem Frauke ein einziges Mal gewesen war. Ich sagte: »Ich denke an den Therapeuten, der Sie gefragt hat, warum Sie zu spät gekommen sind und zu dem Sie daraufhin nie mehr gegangen sind.« »Ich habe mich so schlecht gefühlt vor ihm, ich konnte es nicht ertragen, wie er das sagte: Sie sind zu spät gekommen, ich habe mich so geschämt.« Ich: »Hier auch…?« »Hier auch«, bestätigte die Patientin, »aber ich habe gedacht, dass Sie mir verzeihen können.«

In der nächsten Stunde sagte Frauke: »Ich will über die Gegenwart sprechen, ich will nicht über die Vergangenheit sprechen.« Manchmal dachte ich, sie will unbewusst, dass ich ihre neue Mutter werde. Sie will in der Gegenwart ihre tote Mutter wiederfinden. Tatsächlich war es bedeutungsvoll, dass die so schnell verleugnete tote Mutter, die in die Tante scheinbar bruchlos übergegangen war, einen Ort fand in der Übertragungsbeziehung zu mir. Denn unbewusst hatte die Patientin der Tante gegenüber an der toten Mutter festgehalten. Die Beziehung zwischen Frauke und ihrer Tante war ziemlich kalt und sachlich gewesen. Frauke beschrieb das so: »Ich streite nie mit ihr, ich traue mich nicht, sie um etwas zu bitten.« Sie sprach von ihr wie von einer fremden Person. »Ich beobachte immer meine Schwester, die oft mit ihr zusammensitzt und alles mögliche mit ihr bespricht, ich höre das auch oft, wie mein Cousin mit ihr streitet und sie anschreit, wenn sie nicht macht, was er will.« »Das würden Sie ja vielleicht auch mal gerne machen…«, bemerkte ich. Frauke sah mich entgeistert an.

Ich glaube, dass es für die Patientin wichtig war, sich in der Behandlung, indem sie darüber sprach, zu vergegenwärtigen, dass sie es war, die die Tante mied, ihr aus dem Weg ging. Die Beziehung zu ihrer Tante nämlich gewann schon nach kurzer Behandlungszeit einen anderen Charakter. »Ich habe mich mit meiner Mutter ganz schrecklich gestritten… sie hat mir Vorwürfe gemacht, weil ich meine Kunstarbeit noch nicht abgegeben habe… da habe ich laut geschrien: ›Das geht dich gar nichts an!‹« Leise fügte sie hinzu: »Wir haben uns später versöhnt… Sie hat mich in den Arm genommen und weinen müssen.« Frauke begann die Tante zu suchen; sie begann es zu lieben, wenn sonst keiner im Haus war, weil sie sie dann für sich allein hatte und es sich mit ihr gemütlich machen konnte. Es war deutlich, dass die Tante erst einen Platz in ihrem Herzen bekommen konnte, nachdem auch die Mutter einen Raum bekam. Frauke erzählte mir: »Meine Mutter findet das übrigens gut, dass ich zu Ihnen gehe, ich habe ihr das jetzt erst gesagt.« Sie sagte das sehr erleichtert, als fiele eine richtige Last von ihrem Herzen. – »Ich muss meine Mutter, in der Übertragung die Therapeutin, nicht um meiner Tante willen aufgeben«, schien sie mir unbewusst mitzuteilen.

Ich dachte aber, dass es auch so war, dass Frauke jegliche enge Beziehung zu ihrer Tante vermieden hatte, weil sie – das klingt jetzt wie ein Paradox – sie nicht verlieren wollte. Ich vermute, dass sie große Angst gehabt hatte, mit der Tante in Konfliktsituationen zu kommen. Ein Konflikt hatte ja dazu geführt – so zumindest interpretierte die Patientin dies in ihrer unbewussten Welt –, dass die Mutter starb, ohne dass sie sich hatte verabschieden können. Mit der sachlich-kühlen Beziehung zur Tante hielt sie nicht nur der Mutter die Treue, sie vermied es auch, erneut schuldhaft verlassen zu werden.

Langsam verstand ich, dass die Patientin die Herstellung von Kontakten zu anderen Menschen, auch zu ihrer Tante und ihrem Vater, stets der älteren Schwester überlassen hatte. Die Schwester war unbewusst der verlängerte Arm der Mutter, dem sie sich vollkommen überließ. Ohne die Schwester war gar nichts gegangen. »Ich habe meinen Vater noch nie allein besucht«, sagte Frauke, »meine Schwester macht das manchmal.« »Sie scheinen mit dem Gedanken zu spielen«, erwiderte ich. »Na ja«, so Frauke, »ich fühle mich eigentlich wie das fünfte Rad am Wagen, wenn ich mit meiner Schwester bei meinem Vater bin. Die unterhalten sich dann… die versuchen schon, mich einzubeziehen, aber ich schaffe das irgendwie nicht, ich bin so komisch, wenn ich mich nicht so fürchten würde, ich würde das gerne mal machen, alleine nach Berlin fahren.« Als die Schwester aufgrund ihrer Abiturvorbereitungen keine Zeit hatte mitzukommen, fuhr Frauke zum ersten Mal allein zu ihrem Vater. Frauke dachte lange nach und entschied sich dann dafür. Sie lächelte, als ich sagte, »Sie wollen nicht mehr das fünfte Rad am Wagen sein.«

Sie erzählte mir anschließend: »Es ist ziemlich schwer gewesen. Wir waren uns so fremd, da ist immer meine Schwester dagewesen, die vermittelt hat. Ich habe zunächst gar nicht gewusst, was ich machen kann, wie wir miteinander umgehen können. Sehr gut hat mir gefallen, dass mein Vater mich zu seinem Tango-Kurs mitnahm, wo ich auch einmal mit ihm getanzt habe. Er zeigte mir, er ist ja Lehrer, die Arbeiten, die seine Schüler geschrieben haben. Das fand ich schon spannend. Am Abend haben wir zu zweit Monopoly gespielt.« »Es sieht so aus, als ob es gar nicht so schlecht war«, bemerkte ich. Frauke: »Ich habe meinem Vater auch von Ben erzählt, Sie wissen ja, dass ich mit ihm manchmal was unternehme, und da hat mein Vater gesagt, ich könnte ihn ja einmal mit Ben zusammen besuchen. Ich habe auch unsere alte Kinderfrau in Berlin besucht. Und ich bin mit dem Fahrrad zu dem Haus, in dem ich mit meiner Mutter gelebt habe, gefahren. Ich habe es mir von außen angeschaut… in Berlin ist alles so vertraut, ich liebe diese Stadt.«

Erstmals tauchten böse und konkurrente Gefühle der Schwester gegenüber auf. Wo sie früher wie ein kleines Mädchen die Schwester gebraucht hatte, begann sie nun, sie zu kritisieren und anzugreifen. Sie wurde – so nannte ich das für mich – aktiv, sie erwachte aus ihrer Passivität und Erstarrung. Sie suchte ihren Vater, die Tante – ohne ihre Schwester.

Als es soweit war, den Fortsetzungsantrag für die Behandlung zu stellen, fragte ich die Patientin, ob sie weiter kommen wolle. Sie fing furchtbar an zu weinen, ganz wie beim ersten Mal, als es um die Aufnahme der Behandlung gegangen war. Sie sagte: »Ich habe solche Angst, Sie wollen mich wegschicken.« Ich sagte: »Alles, was aufzuhören droht, ist das Schrecklichste.«

In dieser Zeit begann die Patientin pünktlich zu kommen. Manchmal saß sie im Wartebereich. Es fiel ihr auf, dass sie zuvor niemals irgendwelche anderen Patienten – die meiner Kollegen – gesehen hatte, weil sie so spät gekommen war. Ich sagte, »Sie sind lange Zeit so spät zu mir gekommen, weil Sie herausfinden mussten, ob ich auf sie warten würde. Dabei ist Ihnen vielleicht auch etwas entgangen, nämlich alles, was darum herum geschieht: die Realität.« Ich dachte für mich, dass sie so allein und spät hatte kommen müssen, ohne das Gewahrwerden der anderen Patienten, weil es für sie wichtig gewesen war, in der Übertragung die Szene herzustellen, in der sie, ganz allein, zu ihrer Mutter kam, die sie nicht wegschickte, trotz ihrer Schuld des »Zu-spät-Kommens«, die nicht starb ob ihres Böseseins. Die Patientin gewann insgesamt an Lebendigkeit, doch die Ferientrennungen führten immer wieder zum Ausbruch schwerer depressiver Gefühl. »Ich habe mich wie früher in meinem Zimmer verkrochen, ich habe mich zerstritten mit all meinen Freunden, schon gleich nachdem die Ferien anfingen, und ich wusste gar nicht, wie ich die Zeit überhaupt verbringen sollte.« Sie stellte einen Zustand von Verlassensein her. Ihre Trennung von mir in der Ferienzeit belebte das Verlassensein von der Mutter neu. Sie verweigerte jeden Ersatz. Auch mit dem Jungen, dem sie sich angenähert hatte, kam es zum Zerwürfnis in einer großen Ferientrennung.

Die Trennung von diesem Jungen beschäftigte Frauke sehr lange, sie versuchte, ihn wiederzubekommen, schrieb ihm Briefe, rief ihn an, es war alles umsonst. »Ich habe alles kaputtgemacht mit meiner komischen Art«, sagte Frauke, »aber ich kann nicht leben ohne ihn. Er hat jetzt eine neue Freundin, das habe ich rausbekommen, ich kann es nicht ändern, aber ich will nur mit ihm zusammen sein.« Sie fuhr fort ihn zu belagern und setzte sich schmerzlichen Zurückweisungen aus. Sie machte sich zu einem immer weiter abgelehnten und gemiedenen Menschen. Als ich einmal sagte: »Vielleicht geht es wirklich nicht mehr, vielleicht ist es vorbei«, schrie sie mich an: »Sie haben gar keine Ahnung und ich werde niemals aufgeben!« Ich dachte für mich, das ist neu. Erstmals bedachte sie mich mit ihren aggressiven Gefühlen, sie wagte das, sie mutete mir etwas zu. Tatsächlich erlebte ich das als befreiend. »Sie sind ganz schön sauer auf mich«, sagte ich. Sie sah mich böse an, dann musste sie lachen. »Sie verstehen halt auch nicht alles«, sagte sie. »Ich bin ja auch nicht da gewesen, in den Ferien«, sagte ich. Sie sah mich an und schwieg. Ich dachte darüber nach, dass sie mir etwas zumutete, was sie bei dem Jungen nicht wagte. Sie stand vor ihm wie ein Opfer, wie das komische, böse Mädchen, das an allem schuld war, weil es nicht hatte verhindern können, dass seine Mutter es für immer verließ. Sie war wie besessen von diesem Jungen. Es gab keinen anderen, der interessant hätte sein können. Ich hatte das Gefühl, dass sie mit fest geschlossenen Augen umherging: »Da ist etwas zusammengekommen, die Trennung von Ihrem Freund und die Ferientrennung von mir, und Sie haben sich wieder so allein und verlassen gefühlt wie damals, als ihre Mutter starb.« Frauke saß still da und sah an mir vorbei. »Vielleicht waren Sie damals auch wütend, Sie haben sich schuldig gefühlt, aber war da auch Wut… dass alles vorbei war, dass sie so schnell gegangen war, zu schnell für Sie, Sie hätten noch so viel sagen wollen…« »Dass es mir leid tut«, sagte Frauke, »das hätte ich sagen wollen, das hätte ich so gerne gesagt. Warum konnte sie nicht warten? Warum hat sie mir das angetan?« Frauke begann zu weinen. »Wenn meine Mutter nicht hätte sterben müssen, ich wäre ein ganz anderer Mensch geworden, da bin ich sicher«, sagte sie. »Niemals wäre ich so komisch geworden. Es war etwas sehr Besonderes mit meiner Mutter Sie war oft so fröhlich, und ich habe mich nie wieder so wohl gefühlt wie mit ihr.« Sie erzählte mir, dass ihre Mutter an einem 11. September gestorben sei, und da seien dann später die Türme in New York eingestürzt. »Ist das nicht merkwürdig, am selben Tag?« »Du hast noch einmal denken müssen, welche Katastrophe es in deinem Leben bedeutet hat, dieser 11. September, alles ist eingestürzt, es ist ja wirklich wahr, auch in deinem Leben blieb kaum ein Stein auf dem anderen.« »Ich habe das aber lange Zeit nicht wirklich gemerkt«, sagte Frauke, »ich weiß auch nicht mehr, wie ich das gemacht habe, aber alles ging einfach weiter. Einmal, einmal habe ich gedacht, dass ich tot sein will. Da hat meine Tante mit mir geschimpft, ich war gerade erst in die neue Schule gekommen… ich war ja auch in Berlin schon in die Schule gekommen, aber da war ich nur kurz… und ich mochte die neue Schule nicht… ich wollte nicht aufstehen am Morgen, ich habe mich schlafend gestellt, ich habe mir vorgestellt, dass ich wieder in Berlin bin und habe meine Augen einfach nicht geöffnet. Meine Tante war sehr wütend auf mich und hat mich gerüttelt. Ich habe auch immer, immer gedacht, dass sie ihre eigenen Kinder viel lieber hat als uns, meine Schwester und mich. Die haben sich benommen wie verrückt und waren wild, wir aber, wir waren eigentlich immer still. Wir haben immer alles gemacht, was wir sollten. Ich habe meinen Cousin so beneidet. Der war so frech und der hat sich gar nichts gefallen lassen.« »Und Sie«, sagte ich, »haben immer gedacht, Sie müssten sehr lieb sein und dürften keine Wut haben.« »Ich durfte gar nichts«, sagte sie, »ich habe mich immer so falsch gefühlt… das ist ja heute noch so. In meiner Stufe, ich kann gar nicht sagen, wie falsch ich mich da fühle. Ich sage kein Wort und alle denken bestimmt, ich bin dumm… das stimmt aber gar nicht, ich kann nur nicht, ich kann nichts sagen, ich fühle mich nicht wohl, ich bin wie falsch… wahrscheinlich werde ich auch mein Abi nicht schaffen.«

Die Patientin kam nun weiterhin pünktlich, manchmal schon einige Minuten früher. Anfänglich war ich jedes Mal überrascht, ich rechnete einfach nicht so früh mit ihr. So lange war sie das Mädchen gewesen, das immer zu spät kam, mit dem ich nur einen Teil der Stunde verbringen konnte. Ich benötigte einige Zeit, um mich an die Veränderung zu gewöhnen. Frauke wollte nicht mehr das Mädchen sein, das »zu spät« kommt, sie beanspruchte nunmehr ihre ganze Stunde und musste nicht mehr andauernd »Entschuldigung« sagen. Sie erzählte mir oft von den langen Busfahrten, die ihr Vergnügen bereiteten. »Ich beobachte die Leute, unterhalte mich manchmal, am Südbahnhof steige ich immer aus, um mir etwas zu essen zu kaufen.« Ich verstand, dass sie nicht mehr, wie ich das genannt hatte »mit geschlossenen Augen« unterwegs war. Es machte ihr Spaß, ihre Umgebung zu beobachten. Die Fahrten, das war mein Eindruck, hatten nun weniger den Charakter des Vereintseins mit der toten Mutter, vielmehr dienten sie einer neu entdeckten Erfahrung des Schauens und Wahrnehmens.

Frauke hörte auf, das Mädchen zu sein, das sich am liebsten versteckte und unter sich schaute. Lange hatte sie daran gezweifelt, ob ihr ein Recht auf Lebendigsein zustünde. Die imaginierte Schuld am Tod der Mutter, ihr nicht wiedergutzumachendes Zu-spät-gekommen-Sein hatten zu einem permanenten Zustand von innerem Verlassensein und Nicht-lebendig-sein-Können geführt. Am schlimmsten vielleicht war die Scham über diesen Zustand gewesen, die Scham über ihre Existenz als Verlassene.

Sie verliebte sich neu in einen Jungen aus ihrem Englischunterricht. Der Junge war sehr schüchtern. »Wenn ich nicht aktiv werde«, sagte Frauke, »passiert gar nichts. Ich habe ihn einige Male auf dem Pausenhof angesprochen und mich mit ihm unterhalten. Ich kann gar nicht verstehen, dass er so schüchtern ist, so übertrieben schüchtern muss man wirklich nicht sein.« Ich musste lachen und sagte: »Irgendwie kennen Sie das.« Frauke lächelte: »Schon.«

Ihre schulischen Leistungen verbesserten sich. Sie begann, sich auf den Unterricht vorzubereiten und pünktlich zu den Stunden zu gehen. Es war ganz klar, dass sie jetzt etwas wollte und dafür aktiv werden konnte. Sie überlegte auch erstmals, was sie nach dem Abitur machen könnte. Sie interessierte sich für den Beruf der Fluglotsin: »Das würde ich mir zutrauen, und man kann auch ganz gut Geld dabei verdienen. Man braucht, so habe ich gelesen, eine gute Wahrnehmung und ein gutes Reaktionsvermögen, auch belastbar muss man sein, denn es gibt ja auch mitunter Schwierigkeiten und dann muss man die Flugzeuge auf nicht geplante Strecken lotsen und die Nerven behalten.« Ich dachte, dass sie ihre neu gewonnene Fähigkeit der Wahrnehmung der Wirklichkeit weitertreiben wollte, und konnte sie mir spontan gut in diesem Beruf vorstellen. Sie hatte in allem, was sie tat, eine Klarheit gewonnen, und ich empfand auch, dass es ihr nunmehr Vergnügen machte, sich in der Realität zu bewegen und nicht mehr in einem Traum zu leben.

Ich sprach mit der Patientin darüber, dass der zweite Abschnitt der Behandlung bald zu Ende gehe und sie die Möglichkeit haben würde, einen weiteren, letzten Behandlungsabschnitt in Anspruch zu nehmen. Frauke sagte sofort: »Das will ich nicht, das geht auf gar keinen Fall.« Sie weinte, erholte sich aber rasch und sah mich an: »Ich würde es nicht ertragen, wenn es nach dem letzten Behandlungsabschnitt dann zu Ende ist.« Ich: »Sie wollen sagen, wann es zu Ende ist?« »Ja, genau«, bemerkte Frauke, »ich fühle mich besser damit, wenn ich sagen kann, wann wir aufhören.« Ich: »Das kann ich wirklich gut verstehen. Es ist vielleicht wichtig, dass nun Sie das sind, die sagt, wann etwas beendet ist, wann die Trennung stattfindet.«

Sie nahm im letzten Vierteljahr der Behandlung noch ziemlich viel in Angriff. Sie machte den Führerschein und suchte sich einen Job als Nachhilfelehrerin. Sie kaufte sich mit dem selbstverdienten Geld neue Kleider und erzählte mir von ihrem großen Wunsch, sich ein Auto zu kaufen. In diesem Zusammenhang erfuhr ich erstmals, dass die Mutter ihr, ebenso wie der Schwester, ein nicht unbeträchtliches Erbe hinterlassen hatte. Die Tante verwaltete es. »Meiner Schwester«, so meinte die Patientin, »ist ihr Erbteil bereits ausgehändigt worden.« Ich sagte: »Dann ist das wirklich möglich, dass sie sich Ihren Wunsch, das Auto, erfüllen.« Frauke war sich sehr unsicher über diese Angelegenheit. Es war deutlich, dass an diesem Punkt ihre innere Frage, ob ihr das denn überhaupt zustehe, noch einmal virulent ward. Nie hatte sie mit der Tante oder der Schwester über das Erbe direkt gesprochen, nur beiläufig »mitgehört«. Auch mir hatte sie ja in all der Zeit nichts davon erzählt. Nun begann sie, sich in unseren Stunden damit zu beschäftigen, wie sie das Erbe der Mutter anlegen wollte. Auf jeden Fall sollte ihre Ausbildung finanziert werden, aber sie dachte auch immer wieder an das Auto. Es war sehr schwer für die Patientin, die Tante in diesem Punkt direkt anzusprechen, sie zu fragen: »Wann bekomme ich das Geld, wieviel genau ist es?« Sie nahm es sich vor und vermied es dann doch. »Der Zweifel kommt immer wieder«, sagte ich einmal, »die Frage, ob Ihnen zusteht, was Ihre Mutter Ihnen geben wollte, ob Sie ein Recht darauf haben. Die Frage nach Ihrer Schuld.« »Ich weiß auch nicht«, antwortete die Patientin, »ich weiß nicht. Ich will und ich kann nicht.« »Als ob Sie sich weiter bestrafen müssten«, sagte ich. »Ich weiß ja, was Sie meinen, aber es ist trotzdem schwer, es ist wie einen letzten Schritt machen wollen, ich fühle mich wie gelähmt.«

Ich verstand, wie schwer es der Patientin fiel, zu ihrer neu gewonnenen Lebendigkeit zu stehen und Wünsche zu haben. Es ging nicht nur um das »Zu-spät-gekommen-Sein«, es ging um die »Schuld« des Überlebt-Habens und Überleben-Wollens. Es ging darum, ob sie ihre Mutter, die gestorben war, verriet, wenn sie leben wollte, ob sie sie dann vergaß und ihr nicht mehr die Treue hielt.

»Manchmal ist es so, als ob Sie nicht lebendig sein dürften, weil sie sterben musste«, sagte ich. Frauke: »Darüber denke ich immer nach, es ist nicht richtig.« Wir schwiegen lange, bis zum Ende der Stunde. Ich dachte, sie hat recht, es ist nicht richtig; es ist schwer, damit zu leben, daran ist gar nichts zu ändern. Ich dachte auch über unser Schweigen nach. Es kam mir im Nachhinein vor wie der Versuch, etwas Unumgängliches zu akzeptieren, etwas, für das es keine »richtigen« Worte gab.

Noch während der Behandlungszeit sprach die Patientin mit ihrer Tante, das ihr zugedachte Erbe der Mutter ging in ihren Besitz über. Frauke war mitten in ihren Abiturvorbereitungen, als sie sich von mir verabschiedete. Ich erfuhr noch, dass zum Abschlussball auch ihr Vater kommen würde. Die Beziehung zu ihm war im Verlauf der Behandlung wichtig geworden. Die Patientin hatte nämlich verstanden, dass sie, nicht nur die Schwester, dem Vater wichtig war und immer gewesen war. Es war Frauke gewesen, die den Vater gemieden und sich hinter ihrer Schwester versteckt hatte, genauso wie sie es lange Zeit bei ihrer Tante getan hatte. Stumm und mit niedergeschlagenen Augen war sie nur wie ein Gespenst anwesend gewesen, als habe sie, so dachte ich, Angst, ertappt und schuldig gesprochen zu werden.

In unserer letzten Stunde schenkte mir die Patientin eine Tasche, die sie selbst genäht hatte. Sie selbst besaß eine solche Tasche, allerdings in einer anderen Farbe. Sie hatte in einer sehr schweren Ferientrennungszeit angefangen zu nähen, sich eine Maschine gekauft und in der Zwischenzeit einiges damit zustande gebracht. Ich verstand das so, dass ich nun auch etwas sehr Gelungenes bekam, das in der schweren Zeit unserer Trennung seinen Anfang genommen hatte.

Ich hatte erst spät verstanden, wie groß die Überlebensschuld der Patientin gewesen war. Diese Überlebensschuld war verdeckt gewesen von der Schuld des Zu-spät-gekommen-zu-Sein. Ich dachte auch, dass es viel einfacher gewesen war, sich mit der Zu-spät-gekommen-sein-Schuld zu beschäftigen, als mit der Schuld zu überleben. Die Entscheidung der Patientin, die Trennung von mir in einer Weise durchzuführen, die sie kontrollieren konnte, war mir sofort zugänglich gewesen. Sie wollte nicht »verlassen« werden, sondern selbst gehen. Ich fand, dass sie mit dieser Entscheidung auch ein Stück ihrer neu gewonnenen Lebendigkeit unter Beweis stellte. Sie mutete mir das zu, verlassen zu werden. Vielleicht hatte sie auch genau das richtige Gespür für das, was ihr möglich war, und konnte sich vor einem Abschied schützen, den sie nicht hätte ertragen können, einem erneuten, von ihr nicht mehr kontrollierbaren Verlust in der Übertragung. Die Art der Trennung, die sie wählte, beinhaltete eine realistische Einfühlung in ihre innere Situation.

Sie war zu mir gekommen, um um Verzeihung zu erbitten. In der Inszenierung des Zu-spät-Kommes in der Übertragung brachte sie ihre tiefe Schuld und Scham zum Ausdruck. Aber auch die Wut auf das Objekt, mit der sie erst im zweiten Teil der Behandlung in Kontakt kam, war darin enthalten gewesen.

Bruno, neun Jahre

Grund der Anmeldung: Rückzug, Versagensangst.
Bruno wurde von seinem Vater und dessen Lebensgefährtin bei mir angemeldet. Der Patient lebte zum Zeitpunkt der Anmeldung seit einem Jahr bei seinem Vater. Brunos Mutter war vor einem Jahr gestorben.

»Bruno ist sehr schüchtern, er traut sich nichts und ist am liebsten allein«, sagte der Vater. »In der Schule ist er vollkommen stumm und beteiligte sich nicht am Unterricht, während er in den schriftlichen Arbeiten sehr gute Leistungen zeigt. Von seinen Mitschülern ist Bruno isoliert. Sein Klassenlehrer sagte mir, Bruno isoliere sich selbst. Er will mit den anderen nicht zusammen sein und wandert in den Pausen einsam umher. Auch zu Hause ist Bruno am liebsten allein in seinem Zimmer, wenn er angesprochen wird, antwortete er einsilbig… ich weiß nicht, ob das mit dem Tod seiner Mutter zu tun hat, darüber spricht Bruno nie.«

Brunos Eltern hatten aufgrund der unvorhergesehenen Schwangerschaft geheiratet. Ihre Beziehung war von Anfang an krisenhaft gewesen, vor allem aufgrund der immer mehr zutage tretenden Alkoholkrankheit der Mutter. Auch während der Schwangerschaft hatte die Mutter stark getrunken. Der Vater war beruflich viel unterwegs und Bruno wurde oft von seiner Oma mütterlicherseits betreut, die in der gleichen Straße wohnte. Brunos Vater berichtete: »Ich habe es kaum ausgehalten mit meiner Frau. Es hat viele schreckliche Auseinandersetzungen gegeben, wenn ich zu Hause gewesen bin. Um meines Sohnes willen aber habe ich mich nicht trennen wollen.«

Als Bruno vier Jahre alt war, hatte die Familie einen schweren Unfall auf der Autobahn. Die betrunkene Mutter hatte dem Vater ins Steuer gegriffen. Beide Eltern waren schwer verletzt, der Vater lag sechs Wochen im Koma. Bruno überstand den Unfall äußerlich unverletzt und wurde von seiner Oma betreut. In der Folge entschloß sich der Vater zur Trennung von seiner Frau. Er zog in eine andere Stadt, wo er seine jetzige Lebensgefährtin kennenlernte. Der Vater holte Bruno alle vierzehn Tage am Wochenende ab. Sie hätten sich für diese Wochenenden immer viel vorgenommen, Ausflüge gemacht etc. Auch damals schon sei Bruno eher zurückhaltend gewesen, jedoch keineswegs vergleichbar mit der jetzigen Situation. »Vielleicht«, so warf die Lebensgefährtin ein, »ist uns ja auch durch die geplanten Wochenenden nicht aufgefallen, was wir jetzt bemerken: Brunos extreme Zurückgezogenheit.«

Brunos Mutter, das erfuhr ich noch, war in ihrem Bett an Erbrochenem erstickt. Bruno hatte sie gefunden und die Oma geholt.

Bruno, den ich nach dem Gespräch mit den Eltern kennenlernte, war ein sehr zarter Junge, der überanstrengt auf mich wirkte. Ich sah ausgeprägte Schatten unter seinen Augen, er bewegte sich langsam. Kaum hatte er sich gesetzt, geschah etwas, womit ich überhaupt nicht gerechnet hatte. Es fing an zu erzählen und erzählte und erzählte.

Von dem Vater und seiner Lebensgefährtin erfuhr ich später, dass Bruno, der ja gewöhnlich außerordentlich schweigsam war, nach unserer Stunde gar nicht zu bremsen gewesen war, wie ein Wasserfall.

»Ich denke immer an Berleburg, da habe ich früher gelebt«, so begann er unsere Stunde. »Vor allem meine Katze vermisse ich so sehr, aber wenn ich zu Besuch komme, zur Oma, dann schnurrt sie und erkennt mich. Meine alten Sachen und die meiner Mutter sind alle in einem Schuppen. Manchmal gehe ich hinein in den Schuppen und suche mir etwas heraus, was ich lange nicht gesehen habe. Es ist ein Glück, dass ich in allen Ferien dahin fahren kann.« »Nach Hause«, sage ich. »Ja«, sagt Bruno, »nach Hause.« »Hier ist es schwer«, warf ich ein.« »Sehr schwer, sehr schwer, alles ist schwer, ich weiß nicht warum.« »Deine Mutter«, sage ich, »du wirst sie vermissen.« Bruno antwortet nicht, er starrte vor sich hin. »Meine Eltern haben immer gestritten, sie haben sich geschubst. Ich habe mich hinter dem Sofa versteckt und alles gesehen.« »Du musst Angst gehabt haben«, sagte ich. »Schon«, erwiderte Bruno. »Aber dann kam der Unfall... wir hatten einen Unfall... ich bin durch die Luft geflogen und die Tiere im Kofferraum waren alle tot. Wir waren auf dem Weg in die Ferien und haben meine Meerschweinchen und Hasen mitgenommen. Alle, alle meine Tiere waren tot«, wiederholt er. »Aber das ist Vergangenheit«, fuhr er fort, »das ist vorbei. Eigentlich erinnere ich mich gar nicht mehr daran, es ist so lange her.« »Manche Dinge«, sagte ich, »sind so schrecklich, dass man sie nicht vergessen kann, irgendwie geht das nicht.« »Stimmt schon«, sagt Bruno. Ich: »Deine Tiere waren tot und deine Eltern waren verletzt, dann trennten sie sich, alles flog durch die Luft und nichts war mehr, wie es vorher war.« Bruno: »Ich bin in so eine Art Kinderheim gekommen und meine Oma hat mich dann abgeholt. Mein Vater hat gesagt, die Mama hat ihm ins Steuer gegriffen, ich habe das nicht gesehen. Ich kann nichts bezeugen«, fügte er an. Am Ende der Stunde sagte er noch: »Das fällt mir auf, dass ich in letzter Zeit so oft krank bin. Früher bin ich nie krank gewesen. Immer wenn ich ohne meinen Vater bin, werde ich krank.« »Du vermisst ihn und willst bei ihm sein, ihn nicht verlieren«, sagte ich. Bruno sah mich betroffen an.

»Es ist Vergangenheit, es ist vorbei, ich kann mich nicht wirklich erinnern, ich kann nichts bezeugen.« Mit diesen wiederkehrenden Einwürfen wollte Bruno die ihn bedrängenden, verwirrenden Bilder und Phantasien loswerden und ihrer Wirklichkeit und Wahrhaftigkeit berauben. Warum sprach er überhaupt, dieses sonst schweigende Kind? Die kontraphobische Wucht seines Redestromes war nicht zu verkennen. Es war aber auch so, als stürzten die vergangenen Bilder aus ihm heraus, als verliere er die Kontrolle über sie. Nur mit seinen Einfügungen – »Ich erinnere mich gar nicht« – schien er nachträglich eine Kontrollinstanz einbauen zu wollen. Ich verstand das so, dass ich das alles eigentlich nicht wissen sollte. Wie ohne seinen Willen geschah es, dass er mir Dinge erzählte und anvertraute, die er gar nicht aussprechen wollte. Er war wie im Sog einer Macht, die ihm seinen Willen raubte und ihn zwang, etwas zu tun, was er gar nicht tun wollte. Zumindest bewusst war Bruno weit davon entfernt, sich irgendeinem Menschen anzuvertrauen. Ich verstand die unglaubliche Notsituation, in der der Patient sich befand, als er mit mir sprach. Seine innere Not und die ihn verwirrenden und bedrängenden Bilder waren so stark, dass er – das beherrschte und sich stets zurückziehende Kind – zu keiner Abwehrmaßnahmen mehr fähig war.

Als die Behandlung später begann, wurde mir klar, in welchem Ausmaß er mich für das hasste, was im Erstgespräch geschehen war. Ich wurde für ihn zu einem von Grund auf bösen Objekt, das ihn vergewaltigt hatte. Alles, was er gesagt hatte, hätte er am liebsten ungeschehen gemacht. Er hasste mich für meine Zeugenschaft während seines Kontrollverlustes. Monatelang sprach er kaum mit mir und zeigte mir seine Verachtung und seinen Hass. In jeder Stunde sagte er: »Ich weiß wirklich nicht, was ich hier soll, es ist so ätzend langweilig. Ich will das nicht.« Es war für mich verblüffend, wie Bruno, dieses sonst überall schweigende und aggressionsgehemmte Kind, mich verletzte und angriff, denn das war ich, die ihn nun daran hinderte, die Vergangenheit als vergangen und spurenlos zu erklären, um sich auf diese Weise vor schweren Ängsten, Ohnmacht, Hilflosigkeit, aber auch Wut zu schützen. Ich wurde zur Inkarnation der ihn bedrohenden inneren Mächte.

Ich dachte darüber nach, dass seine Bedürftigkeit von der alkoholkranken Mutter nur in unzureichender Weise beantwortet werden konnte. Sie gab ihm, das erzählte mir der Vater, beim geringsten Anzeichen einer Erkältung Fieberzäpfchen, weil sie von seiner Anwesenheit einfach überfordert und darauf angewiesen war, ihn im Kindergarten, später der Schule und dem Hort unterzubringen. Wenn er am Nachmittag nach Hause kam, schickte die Mutter ihn in sein Zimmer. Bruno sagte: »Ich habe immer sehr still sein müssen, weil meine Mutter schlafen wollte. Am Abend aber machten wir es uns manchmal gemütlich. Wir lagen zusammen auf der Couch und schauten fern.« Auch nachts schlief Bruno häufig neben der Mutter. Der abgewehrte schmerzliche Verlust der Mutter, die ihm auf ihre Weise auch sehr nahe gewesen war, verschaffte sich Ausdruck in der inszenierten Selbstisolation. Einsam und verlassen wanderte er über den Schulhof. Darüber hinaus gab es einen nicht zu übersehenden Loyalitätskonflikt für Bruno. Er wollte nichts gegen die Mutter bezeugen und ihr die Treue halten. Nun hatte er nur noch seinen Vater, mit dem er übrigens niemals stritt oder sich auseinandersetzte. Außer in unseren

Stunden schienen die aggressiven Impulse insgesamt isoliert und eingefroren. Aggression war verknüpft mit Tod. Da waren die toten Tiere nach dem Unfall, da war der lebensgefährlich verletzte Vater, da war die tote Mutter, die er zu Lebzeiten schonen musste, der er seine Wut nicht zumuten konnte.

Die Auseinandersetzungen der Eltern, die sich nicht beherrschen konnten und die Bruno heimlich beobachtete, schürten zusätzlich seine Angst vor seinen aggressiven Bestrebungen. Ich dachte, dass sowohl die Phantasie über eine mögliche Schuld am Tod der Mutter, als auch die Wut darüber, von ihr verlassen worden zu sein, keinen Raum finden sollten.

Brunos Vater erzählte mir von der Geburt des Patienten. Dieser wäre fast gestorben. Die Mutter hatte alles Fruchtwasser verloren und sich erst spät ins Krankenhaus begeben. Für die Ärzte war es ein Wunder, dass Bruno überhaupt noch lebte. Er war sehr klein und leicht, als er geboren wurde. So war er irgendwie immer noch. Er aß wenig und trank noch weniger. Das verkündete er mir einmal stolz. »Ich kann auskommen, den ganzen Tag, ohne zu trinken.« Er sah mich böse an und sagte: »Das weißt du ja wahrscheinlich: ich bin fast gestorben, weil meine Mutter kein Fruchtwasser mehr hatte.« »Ja, das weiß ich von deinem Vater«, sagte ich, »und jetzt ist es so, als ob du immer weiter nichts trinken wolltest.« Ich dachte an die Mutter, die Alkohol trank und trank und ob Bruno auf diese Weise, mit seinem Nicht-Trinken einen Kontrapunkt setzen wollte. Er erwiderte: »Es geht, du siehst, es geht«, und er war sehr stolz, als er das sagte. Ich warf ein: »Es geht, aber ob es gut ist? Irgendwie kann das nicht gut sein…«

In den nächsten Stunden brachte Bruno mitunter kleine Flaschen mit Obstsaft mit. Er stellte sie auf den Tisch und sagte: »Vielleicht trinke ich heute was.« Ich musste lachen und sagte: »Na ja, warum eigentlich nicht.« Bruno wartete immer bis zum Ende unserer Stunde. Dann öffnete er die kleine Flasche und trank sie aus wie ein Verdurstender, aber auch wie ein Säugling: saugend und schmatzend. Manchmal brachte er auch keine Flasche mit. Dann wartete er begierig auf meinen Kommentar. Wenn der ausblieb, sagte er: »Hast du das gemerkt, heute habe ich die Flasche vergessen?« »Ja, das sehe ich schon«, sagte ich, »vielleicht hast du jetzt Durst?« »Ich schaffe das schon«, sagte Bruno. Über die Flaschen, die er mitbrachte oder nicht mitbrachte, entstand so etwas wie ein Dialog über seine Bedürftigkeit. Dieser Dialog war allerdings keineswegs flüssig. Oft schwiegen wir. Es war eher selten, dass wir sprachen. Ich beobachtete, dass Bruno in unseren Stunden anfing, mit seinen Fingern zu spielen. Er war dann völlig vertieft, ich existierte gar nicht mehr. Immer hatte ich den Eindruck, er könnte das ewig machen. Es war vollkommen still im Raum, und Bruno hielt die Finger vor sich, verrenkte sie in vielerlei Weise. Ich sagte einmal: »Ich habe darüber nachgedacht, ob du auch Fingerspiele gemacht hast, damals, wenn deine Mutter schlief.« »Dann verging die Zeit«, sagte

Bruno. »Ich bin ein Meister im Fingerspielen. Einmal in der Woche kam mein Freund zu Besuch, Moritz, er lachte immer so laut, er verstand das nicht, dass wir still sein mussten.« »Ich wusste gar nicht, dass du einen Freund hattest«, sagte ich. »Doch, diesen einen Freund hatte ich«, sagte Bruno, »ich habe es geschafft, dass er mein Freund wird. Er saß im Kindergarten immer in der Höhle, er kam nie heraus. Dort habe ich ihn gefunden, ich bin hineingekrochen. Er hat mir gesagt, dass er immer darauf gewartet hat, dass einer ihn anspricht.« »Irgendwie kanntest du dich aus mit so was«, sagte ich leise, »du wusstest, wie das ist, in einer Höhle zu sitzen und sich zu verstecken… das machst du heute noch manchmal.« »Kann sein«, sagte Bruno, »aber das war ich, ich habe ihn da rausgeholt.«

Es war jetzt manchmal so, dass wir sprachen – einen kleinen Teil der Stunde. Ich dachte, das war vielleicht ich, die Bruno manchmal aus seiner Höhle holte. Immer wieder fanden kleine Berührungen statt. Immer wieder aber auch sagte mir der Patient, wie schrecklich er es finde, dass ich ihn zwinge zu kommen, ohne jeden Grund, ich sei eine Quälerin. Er wolle endlich seine Ruhe haben. »In der Höhle willst du bleiben wie der Moritz«, sagte ich einmal. Da musste er lachen.

Zu Hause zog er sich weiter zurück, sah am liebsten fern, spielte Computer. Ich erfuhr aber, dass manchmal ein Junge aus seiner Klasse anrief. Simone, die Lebensgefährtin des Vaters, erzählte mir, wie aufgeregt Bruno dann war und dass er es kaum wagte zu sprechen am Telefon. Einige Male kam der Junge zu Besuch. Simone beobachtete, dass Bruno total verunsichert war. Der Junge benutzte seinen Computer und Bruno stand daneben, war völlig passiv. Er wusste gar nicht, wie er sich verhalten sollte. Sie bemerkte wohl, wie sehr er sich freute, wenn der Junge kam, aber er war auch froh, wenn er wieder ging. Simone berichtete mir auch von einem Phänomen im Umgang mit Bruno, das ich selbst sehr gut kannte. Sie kam mit ihm in Kontakt, sie unterhielten sich, spielten miteinander und plötzlich, ganz plötzlich war Bruno gar nicht mehr da. Die Beziehung brach ab. »Es ist, als ob ich plötzlich vor einem Abgrund stehen würde«, sagte sie.

»Ich frage mich manchmal«, sagte Bruno zu mir: »Wer mag mich überhaupt?« Er brachte diese Frage vor wie ein sehr ernstes Anliegen. »Zu welchem Schluss bist du gekommen?«, fragte ich ihn. »Du vielleicht«, sagte Bruno, »weil du soviel mit mir sprichst, Simone vielleicht…« Ich verstand, dass er das Sprechen, den Versuch in einen Dialog zu kommen, als Zuwendung erlebte. Ich verstand auch, dass er sich immer gefragt hatte, ob seine Mutter ihn möge, wenn sie so oft lieber schlief, als mit ihm zu sprechen. Das war ja auch er gewesen, der Moritz in seiner Höhle angesprochen hatte, weil er ihn mochte.

Bruno begann in jeder unserer Stunden, einen Teil damit zu verbringen, an einem Legoauto zu arbeiten, das er konstruiert hatte. Er versuchte, es so sicher und stabil wie möglich herzurichten. Auf dem Fahrersitz saß eine kleine Figur, um die herum das Fahrzeug sich wie ein Panzer wob. Das Auto war mit den verschiedensten Waffen ausgestattet. Bruno probierte in jeder Stunde aus, wie stabil das Fahrzeug war, welchen Zusammenstößen und Angriffen es standhalten konnte. Er veranstaltete sogenannte Crash-Tests. Immer gab es noch etwas, was zu verbessern war, was umgestaltet werden musste, um den Fahrer zu schützen. Als ich zu ihm sagte: »Das Fahrzeug wird immer verpanzerter«, sagte er: »Das ist gut so, das ist wichtig.« Ich: »Der Fahrer wird immer einsamer in seiner Kabine, ihn kann bald nichts von außen mehr erreichen.« Bruno grinste: »Ich weiß schon, was du meinst, aber das ist sehr, sehr wichtig. Das Fahrzeug muss absolut sicher sein, das verstehst du nicht.«

Bevor Bruno in die Ferien zu seiner Oma fuhr, sagte er: »Ich werde meine Katze wiedersehen. Sie wird wie immer schnurren. Ich vermisse sie so sehr.« »Die Katze«, so erzählte er mir erstmals, »hat früher bei mir und meiner Mutter gelebt.« Ich sagte: »So viel hat sich verändert in deinem Leben, aber die Katze…« Bruno sprach weiter: »… und der Moritz und meine Oma…«, dann verstummte er. »Du denkst jetzt an sie«, sagte ich, »deine Mutter, die gegangen ist und nicht mehr wiederkommen kann.« Bruno sagte: »Manchmal denke ich, sie schaut mir zu, sie ist jetzt im Himmel und irgendwie ist sie doch noch da… Vor einigen Tagen habe ich eine Frau auf der Straße gesehen und gedacht, es wäre meine Mutter… vielleicht kommt sie ja manchmal heimlich auf die Erde…« Ich: »Um zu sehen, wie es dir geht.« »Ja«, erwiderte Bruno, »das kann ihr doch nicht egal sein… ich kann ihr doch nicht egal sein.« Ich: »Das ist deine alte Frage, ob du ihr egal warst.« »Wie kann man immer nur schlafen?«, fragte Bruno, »vielleicht wegen dem Trinken? Ich habe«, so Bruno, »die vielen leeren Flaschen gesehen, alle Schränke waren voll damit…« Ich hatte den Eindruck, dass Bruno begann, nach Bedeutungen zu suchen. Warum war alles so gewesen, wie es war? Warum konnten sich seine Eltern nicht vertragen? Warum trank die Mutter so viel und musste sterben? Ich merkte, wie anstrengend das für ihn war, immer wieder zog er sich zurück in seine Fingerspiele.

Der Vater erzählte mir, dass er vor einiger Zeit bei Bruno 500 Euro gefunden hatte. Er hatte etwas gesucht und war zufällig darauf gestoßen. Inmitten einer Kiste mit Spielsachen hatte das zusammengeknüllte Geld gelegen. Es stellte sich heraus, dass Bruno, der seine Mutter tot daliegend vorgefunden hatte, noch bevor er die Oma rief, das Geld der Mutter an sich genommen hatte. Er hatte zum Vater gesagt: »Ich wollte nicht, dass jemand es wegnimmt.« Der Vater hatte rekonstruiert, dass er der Mutter kurz vor ihrem Tod 500 Euro gegeben hatte und dass es dieses Geld gewesen sein musste. Er hatte das Geld nun auf Brunos Sparbuch eingezahlt. Ich musste lange nachdenken über diese einsame Aktion Brunos. Irgendwie kam ich auf den Gedanken, dass er panische Angst gehabt haben musste, so verlassen wie er war, die tote Mutter vor ihm liegend. Es war, so überlegte ich, wie ein Versuch zu überleben, auch ohne die Mutter.

Sehr langsam begann sich Brunos Verhalten zu Hause zu verändern. Vor allem mit der Lebensgefährtin des Vaters unterhielt er sich oft. Er begann sie zu umarmen, wenn er sich von ihr verabschiedete. Immer häufiger riefen Klassenkameraden an, mit denen sich Bruno verabredete, er selbst rief nach wie vor niemanden an. Als ich einmal sagte: »Das muss einen Grund haben, dass du das nicht machst«, antwortete der Patient: »Ich weiß nicht, ich hab irgendwie Angst, warum weiß ich nicht…« Ich: »Vielleicht Angst, dass sie nicht mit dir sprechen wollen?« Bruno nickte und sagte nichts weiter dazu. Für mich stellte sich das so dar: Bruno hatte spätestens mit der Trennung seiner Eltern kein sicheres Gefühl mehr dafür, ob jemand ihn wirklich mochte. Die trinkende und schlafende Mutter ließ ihn oft allein. Er lebte über weite Strecken wie in einer Höhle, in der die Zeit stillstand, während er mit seinen Fingern spielte. Das endgültige Verlassensein durch die Mutter – ihr Tod – bestärkte ihn in dem Gefühl einer unentrinnbaren Einsamkeit. Natürlich war der Vater sofort da und stellte sich zur Verfügung, auch Simone. Bruno aber, so glaube ich, traute ihnen nicht. Er hielt sich versteckt in seiner Höhle. Wenn er keinen ansprach, konnte auch keiner ihn zurückweisen. Das war einfach nicht möglich, jemanden anzurufen und damit zu rechnen, Antwort zu erhalten. Auch mich hielt er ja immer weiter in Schach, indem er mir versicherte, er wolle nicht zu mir kommen.

Bruno entdeckte im Therapiezimmer einen Softball. Nach über einem halben Jahr sah er sich erstmals um bei mir. Er begann, mit dem Ball zu spielen, sehr geschickt. Er übte alle möglichen Tricks, die er in der Schule beim Fußball anwenden wollte. Er liebte diesen Ball und legte ihn immer an eine bestimmte Stelle, um kontrollieren zu können, ob ihn noch jemand anderer benutzt hat. Er hatte große Angst, der Ball könne verlorengehen. Ich bewunderte sein Spiel, er war so wendig und ich dachte immer, er könnte ein wirklich guter Fußballspieler werden. Bruno genoss es, wenn ich ihm zusah. Er taute richtig auf. Es war eine Freude, dabei zuzusehen, wie er seinen Körper benutzte. Manchmal sprachen wir darüber, wie es wäre, wenn er Ernst machte und in einen Verein einträte. Seine Augen glänzten, wenn wir darüber sprachen. »Vielleicht, vielleicht«, sagte er, »vielleicht werde ich das machen.« Der Fußball wurde zu einem großen Thema, als mein Umzug in eine andere Praxis anstand. Er fragte sofort: »Wie wird das dann mit dem Ball sein, werde ich dort auch damit spielen können, wird der Ball nicht beim Umzug verlorengehen?« Er hatte die Idee, dass er den Ball in seiner letzten Therapiestunde in der alten Praxis mitnehmen und zu seiner ersten Stunde in der neuen Praxis wieder mitbringen würde. Ich sagte: »Du denkst, ich passe nicht auf die Sachen auf, die dir wichtig sind, du traust mir nicht.« Bruno sagte: »Es ist doch wirklich leicht möglich, dass etwas verlorengeht.« Ich wurde ganz traurig, als er das sagte. »Ich weiß«, erwiderte ich, »du kennst das, ich werde aber aufpassen.« Bruno wollte viel wissen über die neue Praxis, ob alles so stehen würde wie hier, ob wirklich alles mitkommen würde. Ich: »Du hast eigentlich genug Veränderungen erlebt und jetzt auch das noch…« Bruno: »Ich bin aber auch neugierig darauf, vor allem darauf, ob ich da Platz haben werde, Fußball zu spielen.«

Dann geschah etwas, womit ich im Traum nicht gerechnet hatte. Kurz bevor es soweit war, erklärte mir Brunos Vater, dass Bruno die Therapie nicht fortsetzen werde. Der Weg sei zu weit, sie schafften das einfach nicht. Ich weiß noch, dass ich nachfragte, weil ich überhaupt nicht begriff, was geschah. Für mich selbst dachte ich immerzu: Das darf nicht wahr sein! »Wenn Sie nicht umziehen würden, hätten wir weitergemacht«, sagte der Vater. »Wir hatten uns diesen Ort ja extra ausgesucht. Ich weiß auch, dass es nicht gut ist, aber es geht einfach nicht… und Bruno hat ja auch schon große Fortschritte gemacht.« Es war ganz klar, dass ich an ihrem Entschluß gar nichts würde ändern können. Ich spürte auch, dass sie mich zur Schuldigen machten, ich war ja diejenige, die wegzog. Ich sagte: »Sehr, sehr schade ist das, ich kann mich nur schwer damit abfinden. Gerade hat etwas begonnen, es war ja sehr schwer mit Bruno wirklich in Kontakt zu kommen, und da ist es schon vorbei.« Simone, die Lebensgefährtin des Vaters, fing plötzlich an zu weinen. »Das ist Yves Entscheidung«, sagte sie, »ich muss mich da fügen.« Plötzlich brach alles aus ihr heraus: »Ich habe mich so auf Bruno eingelassen, er ist wie mein eigenes Kind, aber eben doch nicht, und manchmal frage ich mich, wie lange ich das alles noch aushalte… Du redest nie mit mir«, sagte sie zu Brunos Vater, »ich habe Angst, plötzlich nicht mehr wichtig zu sein.« Der Vater beruhigte sie. Ich dachte: Die Trennung von mir, war das die Trennung, die eigentlich Simone galt? Wollte der Vater mit Bruno alleine sein?

Zum ersten Mal sprach der Vater längere Zeit über sich: »Was ich erlebt habe, das kann man sich gar nicht vorstellen, aber ich bin daraus hervorgegangen und habe überlebt, und Bruno wird das auch, da bin ich sicher.« Ich sagte: »Dann ist es gar nicht der Umzug…« »Ja und nein. Wenn alles so geblieben wäre, wäre es weitergegangen. Es geht aber nicht. Manchmal geht etwas nicht. Mein Vater ist weggegangen, da war ich neun Jahre alt, ich habe ihn nie wieder gesehen.« »So alt ist Bruno jetzt«, bemerkte ich. Der Vater hielt kurz inne: »Ja, das ist so. Ich habe ihn nie wiedergesehen, meine Mutter heiratete neu und ich existierte gar nicht mehr. Mit vierzehn bin ich abgehauen, ich habe Drogen genommen, ich habe auf der Straße gelebt, ich kam in ein Heim, ich bin abgehauen, ich wurde aufgegriffen. Dann kam ich zur Bundeswehr, das rettete mich. Ich habe da eine Ausbildung gemacht und bin ein normaler Mensch geworden. Ich werde Bruno niemals verlassen, ich habe all die Jahre mit der Schuld gelebt, ihn bei seiner Mutter zu lassen, die trank. Ich habe es nicht fertiggebracht, ihn ihr wegzunehmen. Aber jetzt, wo es möglich ist, werde ich die Verantwortung übernehmen.«

Ich dachte für mich darüber nach, ob es nicht wirklich so war, dass der Vater sich danach sehnte, mit Bruno allein zu sein, ohne die Frauen, die ihn immer enttäuscht zu haben schienen. Zwar hatte er Simone getröstet, sie war aber untröstlich, sie weinte immerzu. Ich merkte an: »Da ist etwas zwischen ihnen, das auf Klärung wartet, etwas sehr Schwieriges.« Simone sagte: »Wir müssten sprechen miteinander… vielleicht gibt es eine Chance, ich bin nicht mehr sicher.« Später, als der Vater und Simone gegangen waren, dachte ich weiter nach: Es war plötzlich alles so klar. Ich hatte mit meinem Umzug die Vorsätze und Pläne des Vaters durcheinandergebracht. Ich hatte, so musste er denken, wie damals seine Mutter gehandelt, als existiere er gar nicht. Das konnte er mir nicht verzeihen. Niemals würde er hinter mir herziehen. Es war, als sage er: Das sind Sie, die das so entschieden haben. Es rührte mich, als er nach Brunos letzter Stunde, die tatsächlich meine letzte Stunde in der alten Praxis war, hochkam, um sich noch einmal von mir zu verabschieden: »Ich wünsche Ihnen alles Gute mit Ihrer neuen Praxis und möchte mich wirklich sehr bei Ihnen bedanken für alles, was Sie für Bruno getan haben, ich kann das wirklich schätzen.«

Für mich blieb das merkwürdige Gefühl, dass für Bruno nun noch einmal geschehen musste, was bereits geschehen war: er verlor einen Menschen, ohne dafür bereit zu sein. Ich hatte Angst nach dem Gespräch mit dem Vater, ihm gegenüberzutreten. Bruno, der sich so oft nach dem Neuen erkundigt hatte, er, der nie hatte kommen wollen und nun neugierig war – es war alles vorbei. Die tragische Geschichte des Vaters vermischte sich in einer unheilvollen Weise mit dem Schicksal Brunos. Der sagte sofort, bevor ich überhaupt etwas sagen konnte: »Ich weiß schon Bescheid. Ich werde aufhören, es ist zu schwierig, da sind so viele Staus auf der Autobahn, es geht nicht. Irgendwie habe ich mir das gleich gedacht.« »Was?«, fragte ich. »Dass es jetzt aufhört«, sagte er. »Es ist sehr, sehr schade«, sagte ich, »ich hatte das Gefühl, dass wir noch etwas vorhaben, es geht aber nicht.« »Es geht nicht«, sagte Bruno. Ich dachte an seinen Ball, mit dem er nicht mehr spielen würde. Bruno holte die Legos und baute weiter an seinem Auto. Ich: »Es ist wirklich schwer, es gut genug zu sichern, so dass ihm nichts passieren kann.« Bruno: »Es ist schwer, aber ich werde es schaffen.« Auch in unserer allerletzten Stunde baute er an dem Auto. Ich hatte schon lange darüber nachgedacht, ob ich ihm das Auto schenken sollte. Ich dachte, dass es irgendwie gar nicht ginge, dass Bruno das gepanzerte Auto bei mir zurückließe, es wurde so konkret in meinen Gedanken. In unserer letzten Stunde, er war mit dem Auto beschäftigt, sagte ich, all meine Bedenken plötzlich überrollend: »Du kannst das Auto mitnehmen, es gehört dir, es ist deines.« »Ich bin so froh, ich habe schon überlegt, was daraus werden soll, den Ball lasse ich ja zurück, aber das Auto, ich will es mir in mein Regal stellen in meinem Zimmer.« »Es ist das Beste, wenn du es mitnimmst.« Ich dachte, weil irgendetwas bleiben soll, was vielleicht gar nicht bleiben kann. Aber das Auto symbolisierte in seiner angewachsenen Panzerung, die manchmal in Vergessenheit geriet, etwas von unserer Beziehung, die begrenzt war und nun endete. Wir waren beide nicht bereit gewesen für das Ende unserer Beziehung, wieder war in Brunos Leben etwas geschehen, was er nicht beeinflussen konnte, worüber er keine Kontrolle hatte. Ich dachte, dass es vielleicht wichtig war, dass er dieses Auto mitnahm. Sicher, es war sehr konkret, aber so war es eben, wir waren nicht fertig und mussten uns trennen. Das Auto, das Zeugnis unserer Beziehung, war in gewisser Weise ein Trost, und manchmal geht es eben nicht ohne ganz konkreten Trost.

Die Behandlung Brunos hatte genau ein Jahr gedauert. Der Abbruch der Behandlung intonierte noch einmal das Thema von Trennung und Verlust, das Thema von Ohnmacht und Kontrollverlust. Trotzdem hatte ich das Gefühl, das etwas in Bruno in Bewegung geraten war. Ich war sehr traurig, aber nicht hoffnungslos. Bruno hatte in der Behandlung einen Weg gefunden, über sein Schicksal nachzudenken und nach Bedeutungen zu fragen. Vielleicht würde etwas davon bleiben. Seine Angst vor der Enttäuschung durch das Objekt, die ihn immer wieder in seine Höhle trieb, in das gepanzerte Auto, hatte sich gemildert. Ich dachte, dass es eigentlich der Vater gewesen war, der am Ende unseres Jahres Angst bekommen hatte. Ich glaube, er fürchtete, Bruno zu verlieren, an mich, an Simone, so wie er ihn an die Mutter Brunos verloren hatte, ohne sich dagegen wehren zu können. Über seine eigene Geschichte von Trennung und Verlust, seine Hilflosigkeit und Verzweiflung, konnte er erst sprechen, nachdem er entschieden hatte, dass Bruno nicht mehr zu mir kommen würde. Obwohl es wenig war, war es viel gewesen. Obwohl unsere Zeit kurz gewesen war, hatte Bruno viel daraus gemacht. Er war so ein Kind, er konnte aus wenig viel machen – aber vielleicht tröstete ich mich auch nur damit. Als ich die neue Praxis bezog, musste ich an ihn denken. Er war das einzige Kind, das nicht mitgekommen war. Aber es war er gewesen, der so viel darüber hatte wissen wollen und davon geträumt hatte, es war er gewesen, der den Softball hatte eigenhändig umziehen wollen, weil er nicht sicher gewesen war, dass ich das schaffte. Ich dachte an das gepanzerte Auto, das jetzt wohl in seinem Regal stand. Ich wusste nicht, wofür es stehen mochte.

Doris, zehn Jahre

Grund der Anmeldung: Rückzug, Unerreichbarkeit.
Doris' Behandlung ist besonders schwer zu beschreiben für mich. Ich wurde in dieser Zeit zur Zeugin des Sterbens ihrer Mutter. Als ich sie kennenlernte, war Doris' Mutter eine wirklich beeindruckend schöne Frau, grazil, mit langen schwarzen Haaren. Doris hatte ungewöhnlich lange auf einen Behandlungsplatz bei mir warten müssen, mehr als ein halbes Jahr. Pünktlich kam die Mutter zu dem vor langer Zeit vereinbarten Termin. Auf Anhieb empfand ich eine Art von Erstarrung, die von ihr ausging, auch etwas Hartes, vollkommen Unflexibles. »Ich war schwer krank«, begann sie, »vor zwei Jahren wurden Haut- und Brustkrebs bei mir festgestellt. Ich war lange im Krankenhaus und wurde zweimal operiert… ich hoffe, wieder gesund zu sein, aber ich weiß es nicht… vor einem Jahr bin ich wieder nach Hause gekommen, ich arbeite auch wieder, obwohl ich manchmal nicht weiß, woher ich die Kraft dazu nehmen soll… Doris geht es nicht gut. Sie war während meines Krankenhausaufenthaltes bei meinem Freund, oft auch bei ihrem Vater… sie wollte mich nicht im Krankenhaus besuchen… manchmal hat mein Freund sie trotzdem mitgebracht. Sie hat mich immer angestarrt, als sei ich schon tot, und kein Wort mit mir gesprochen…« »Sie muss große Angst gehabt haben«, warf ich ein. »Vielleicht«, erwiderte die Mutter, »es ist aber so, dass sie nur noch mit mir streitet, seit ich wieder da bin, wegen jeder Kleinigkeit… sie lässt sich gar nichts von mir sagen… sie tut, als höre sie mich gar nicht… sie hat von mir verlangt, bei ihrem Vater zu leben… ich habe zugestimmt, weil ich nicht mehr ein und aus wusste… da hat sie Nein gesagt. Sie wollte plötzlich nicht mehr.« »Sie will Sie nicht verlieren, sie hat Angst«, sagte ich. »Ich weiß es nicht«, sagte die Mutter, »jetzt hat sie sich mit ihrem Vater zerstritten. In den Sommerferien war sie mit ihm und seiner Freundin in Marokko. Sie sagte, dass er sich nur um seine Freundin gekümmert habe und nie um sie. Jetzt sieht sie ihn seit Monaten nicht mehr, sie weigert sich. Ihr Vater schreibt ihr dauernd Briefe, aber sie will nicht antworten.« Ich: »Als ob sie nicht mehr ein und aus weiß zwischen Vater und Mutter, als ob sie einem Nein sagen müsste.« »Sie hat auch«, erwähnte die Mutter, »vor nun über einem halben Jahr abgelehnt, zu dem Therapeuten zu gehen, den wir damals konsultiert hatten. Sie sagte einfach Nein… das Schlimmste ist, dass ich sie gar nicht mehr erreichen kann… ich stehe vor einer Wand.«

In dem Gespräch mit der Mutter fragte ich kein einziges Mal nach Doris' Entwicklung vor der Krankheit der Mutter. Ich fand keinen inneren Raum, mich auf etwas zu besinnen und Abstand zu nehmen. Wie erschlagen erlebte ich mich und hatte das Gefühl, nichts von Doris zu wissen, als ich sie schließlich traf, außer der erdrückenden Tatsache der schweren Krankheit ihrer Mutter und dem »Nein«, das sie sprechen musste, immer wieder »Nein«.

Sie kam sehr forsch in meinen Raum, ein Mädchen mit langen, glatten Haaren und großen Augen, die schwer umschattet waren. Ich konnte ihre Anstrengung und Überforderung spüren. Nachdem sie so forsch den Raum betreten hatte, verfiel sie in Schweigen. »Es ist nicht einfach, hier zu sein, bei mir«, sagte ich. Sie starrte mich an, lange. Dann begann sie langsam, in einer unwirklichen Weise langsam zu sprechen, und wirkte dabei auf mich, als ob sie kurz davor stünde, in Tränen auszubrechen. »Ich kann das nicht mehr aushalten, den Streit mit meiner Mutter... ich kann es nicht aushalten, wenn es am Abend nicht wieder gut ist... meine Mama ist so hart, so hart...« Sie verfiel erneut in Schweigen und bemerkte dann in einer kontraphobischen Weise: »Ich bin das stärkste Mädchen in meiner Klasse, das sagen alle.« Ich nickte und konnte fühlen, wie verloren sie war. »Ich habe so lange gestottert... keiner hat mich verstanden, nur meine Eltern und meine beste Freundin... meine Kopf ist zu schnell für die Worte, das ist auch heute noch so. Ich stottere aber nicht mehr. Ich hasse das, dass mein Kopf so schnell ist.« Da war eine tiefe Beunruhigung in ihr, eine Einsamkeit. Ich dachte, sie kann niemanden erreichen, wenn es wichtig ist. Sie schafft das nicht. Ihr Kopf rennt immer weiter, und die Worte, die zum anderen dringen, zählen schon nicht mehr. Eine merkwürdige Art von Abwesenheit umgab sie. Ich konnte spüren, wie sie sich gewaltsam zurückholte, eine Weile präsent und lebendig war, um dann erneut auszusteigen. Sie wirkte so gar nicht wie ein kleines Mädchen auf mich. Im dritten und letzten Erstinterview sprach sie überhaupt nicht mehr mit mir. Da war eine tiefe Feindseligkeit aufgestiegen zwischen uns. Ich dachte, sie hasst mich, sie richtet eine Mauer von Hass und Verachtung zwischen und auf. »Heute müssen wir entscheiden, ob du weiter zu mir kommen willst«, bemerkte ich, »ich habe gedacht, das ist etwas schwer für dich, als ob ich zu deinem Feind geworden wäre.« »Nein«, sagte Doris, »ich will nicht, ich will gar nichts, ich will nicht weiter kommen.« Plötzlich begann sie zu weinen, in einer wirklich verzweifelten Art. »Es ist alles so schwer«, sagte ich, »und vielleicht bist du manchmal so allein mit allem.« »Wie ich es hasse, wenn ich weinen muss«, sagte sie unter Tränen, »ich will nicht, ich will nicht.« Sie schaute mich an mit einem starren Blick, sie war gar nicht mehr da. »Ich kann dein ›Nein‹ hören«, sagte ich, »wie du ein starkes Mädchen sein willst, das nicht weinen muss, was schwer ist, sehr schwer.« »Ich glaube nicht, dass Sie das wollen«, sagte Doris plötzlich heftig. »Du meinst, ich kann das nicht wollen, dass du zu mir kommst?«, fragte ich. Sie nickte. »Doch«, sagte ich, »ich könnte mir das schon vorstellen.« Sie sah mich fassungslos an und schwieg bis zum Ende der Stunde. Lange, lange dachte ich darüber nach, dass ich es an keiner Stelle gewagt hatte, etwas über die Krankheit ihrer Mutter zu sagen. Die Worte waren auf meinen Lippen gewesen, immer: ich hatte sie hinuntergeschluckt.

Doris' Eltern, so erfuhr ich später, hatten sich zwei Jahre nach ihrer Geburt getrennt. »Doris' Vater hat sie nicht angefasst, er hat sie kein einziges Mal gewickelt, er hat mich ganz allein gelassen mit ihr«, sagte die Mutter. Sie hatten Doris dann zwischen sich aufgeteilt, die Hälfte der Zeit verbrachte sie bei der Mutter, die andere Hälfte beim Vater. Die Patientin begann schon kurz nach der Trennung der Eltern stark zu stottern. Die Eltern suchten, als ihre Tochter fünf Jahre alt war, eine Erziehungsberatung auf, die dringend empfahl zu entscheiden, wo Doris zu Hause sei, woraufhin der »Hauptwohnsitz« Doris' der bei ihrer Mutter wurde. Sie hörte auf zu stottern, sprach aber immer noch langsam und zögernd.

Kaum hatte die Behandlung begonnen, waren die Konflikte zwischen Doris und ihrer Mutter wie weggeblasen. Mit mir sprach sie kaum, sie zog sich zurück hinter eine Mauer undurchdringlichen Schweigens. Sie begann, mit mir Mikado zu spielen, stumm, völlig stumm. Es war ein hasserfülltes und verachtendes Schweigen, kaum zu ertagen. Meine Versuche, es zu durchbrechen, die an ihrer Mauer abprallten, vermittelten mir ein starkes Gefühl von Wertlosigkeit und Unzulänglichkeit. Das Mikado-Spiel war von einer heftigen, stummen Konkurrenz geprägt. Zuvor hatte die Patientin andere Spiele, z. B. Pfeilewerfen, ausprobiert, jedoch alle verworfen, weil es ihr in diesen Spielen viel schwerer fiel, mich zu schlagen. Das schließlich auserwählte Mikado spielte Doris ausgesprochen gut. Es war deutlich, dass sie es kaum ertrug, ein Spiel zu verlieren. Es war, als kämpfe sie um ihr Leben. Mit diesem Spiel, so dachte ich oft, hält sie mich in Schach, sie wirft einen Bann über mich. Ich kann kaum noch atmen, dachte ich manchmal. Ich will das nicht. »Ich kann das nicht mehr spielen, die ganze Stunde spielen, da ist so viel Wut und Hass zwischen uns, es ist zuviel«, sagte ich schließlich. Doris sah mich verzweifelt an. »Aber ich kann doch nichts anderes spielen«, sagte sie und begann zu weinen. Ich schämte mich. Wenn ich darüber nachdachte, war mir ja klar, dass sie ein Objekt suchte, das ihren Hass und ihre Verachtung ertragen könnte.

Ich hatte die Phantasie, dass es eine Art von maßloser, alter Konkurrenz zwischen Doris und ihrer Mutter gab, die im Laufe der Erkrankung von Doris' Mutter zu einer schweren Desorientierung meiner Patientin geführt hatte. Es war, als ob das alte Gift ihrer Konkurrenz durch die Drohung des Verlassenwerdens zu einem unbewussten Kampf um Leben und Tod mit ihrer Mutter wurde. Doris warf mir, immer wenn sie kam, einen absolut vernichtenden Blick zu. Sie begann manchmal zu malen. Sie malte ein Podest, auf dem stand eine Siegerin. Darunter malte sie, am Boden liegend, eine Verliererin. »Looser« schrieb sie dazu. Ich begriff, wie groß ihre Angst war, so am Boden zu liegen, von mir zertreten. »Manchmal denkst du«, sagte ich, »es geht nur so, dass einer von uns am Boden liegt und zertreten wird.« Ich hatte ein starkes Gefühl von Kälte im Zusammensein mit dieser Patientin, das Gefühl einer wirklich körperlichen Kälte.

»Ich bin zur Klassensprecherin gewählt worden«, sagte Doris unvermittelt. »Du wirst dich gefreut haben«, bemerkte ich. »Ich kann das gar nicht… alle schreien und hören nicht auf mich… ich soll ja für Ordnung sorgen, wenn der Lehrer mal raus muss. Ich kann das aber nicht. Ich will das nicht mehr.« »Das kannst du gar nicht schaffen«, sagte ich, »das ist viel zuviel, das kann nur der Lehrer.« Es wurde deutlich, dass sie sich als vollkommen hilflos erlebte und schmerzlich erfuhr, wie sie immer wieder angegriffen wurde. Sie kann sich gar nicht wehren, dachte ich plötzlich. Auch in den von ihr und der Mutter geschilderten Auseinandersetzungen miteinander erlebte ich sie als vollkommen unfähig, ihr Nein zu verhandeln. Ihr Nein war ohne Worte, war eine Mauer. In diesem Nein suchte sie die Bestätigung ihres nicht Unterliegen-Müssens, das nicht in den Dialog mit dem Objekt kommen durfte. Manchmal dachte ich, sie verkäme zu einem Imitat ihrer Mutter. Sie wollte genauso lange Haare haben wie diese und trug zumeist schwarz wie die Mutter. Sie erklärte sich in allem konform mit ihrer Mutter oder verfiel in ihr hartnäckig schweigendes Nein und baute ihre Mauer auf. Diese Mauer beherrschte unsere Stunden, immer wieder stand ich vor ihr. Unsere Stunden waren außerordentlich quälend, geprägt von einem untergründigen Hass, unterbrochen von seltenen anrührenden Sequenzen, in denen ich die Verlorenheit meiner Patientin fühlen konnte. Sie kämpfte so schrecklich darum, ein starkes Mädchen zu sein, dass ich immer wieder das Gefühl hatte, ich nähme ihr alles, wenn ich das in Frage stellte. Ich darf das nicht, dachte ich immer wieder. Ich kann ihr das nicht nehmen, sie muss siegen, sie will nicht sterben. Es war wie ein Bann, den sie über mich verhängt hatte. Ich konnte nicht über das sprechen, was sie quälte und ängstigte – die Krankheit ihrer Mutter –, weil es so war, als ob ich sie damit nicht nur zur Verliererin machte, sondern zum Tode verurteilen würde. Es war eine unerbittliche Konkurrenz mit ihrer schönen, unerreichbaren und schwer kranken Mutter, die Doris antrieb. Sie war entschlossen, nicht zu unterliegen, und verstummte mit diesem Wunsch.

Die Mutter berichtete mir, dass Doris plötzlich angefangen habe, mit ihr zu diskutieren und alles Mögliche zu besprechen. »Das ist wirklich neu… dauernd diskutieren wir, sie ignoriert mich nicht mehr.«

Doris ließ sich ihre sehr langen, schönen Haare abschneiden, mit deren Länge sie immer mit der Mutter konkurriert hatte. Sie sah sehr, sehr chic aus mit ihrer neuen Kurzhaarfrisur. Ich dachte daran zurück, wie sie lange damit gehadert hatte, dass sie nicht diese schwarzen, glänzenden Haare hatte, die ihre Mutter hatte. »Ich bin mit meiner Freundin und ihrer Mutter zum Friseur gegangen«, sagte Doris, »ich wollte das nicht mehr, die langen Haare, es war mir zuviel, es hat mir auch gar nicht mehr gefallen.« In einer Weise, die ich wirklich selten an ihr sah, strahlte sie mich an.

Doris zog mit ihrer Mutter und deren Freund in einen anderen Stadtteil, was mit ihrem Wechsel in das Gymnasium zusammenfiel und womit sie zunächst völlig kontraphobisch umging. Es war, als wiederfahre ihr das größte Glück. Sehr langsam tastete sie sich zu dem schmerzlichen Gefühl von Verlust vor, das ihr die veränderte Situation bereitete. »Ich habe jetzt ein sehr großes Zimmer«, äußerte sie, »aber ich habe dauernd das Gefühl, dass etwas fehlt, dass etwas nicht da ist, was vorher, in meinem alten Zimmer, da war, ich weiß nicht, was das ist.« Sie kam in unserer nächsten Stunde darauf zurück: »Es ist mein Zimmer, aber ich kenne mich gar nicht mehr aus, ich kann meine Freundin, die immer um die Ecke gewohnt hat, nicht mehr besuchen... ich kenne niemand in unserem neuen Haus... ich bin immer allein zu Hause... gestern hat meine Freundin mich angerufen, und ich habe gesagt, ich habe keine Zeit.« »Es wäre vielleicht schön gewesen, sie wieder zu sehen«, merkte ich an. »Sie hat so viele Freundinnen«, sagte Doris, »die sind ja alle jetzt im selben Gymnasium, nur ich bin nicht mehr da.« »Das ist wirklich traurig«, sagte ich. Doris sah mich an mit einem ihrer harten und verachtenden Blicke und sagte gar nichts mehr. »Es ist schon schwer so allein«, sagte ich, »ich denke an deinen Vater, den du auch nicht mehr sehen willst.« Doris begann, mit ihren Tränen zu kämpfen. »Er war so gemein in Marokko, ich will ihn nie mehr sehen – und wenn er mir tausend Briefe schreibt«, sagte sie. »Es ist so schwer«, bemerkte ich, »da ist eine Art von Sehnsucht.« Unvermittelt begann sie zu nicken. »Manchmal frage ich mich«, sagte sie, »ob ich ihn jemals wiedersehen kann... meine Mama versteht sich ja gar nicht mit ihm...« »Aber du?«, fragte ich. Doris verstummte. Ich dachte, sie darf sich nicht zu ihrer Sehnsucht bekennen, sie muss der Mutter die Treue halten.

Die Elterngespräche führte ich zunächst mit Doris' Mutter allein. Es war gar nicht daran zu denken, den Vater zu kontaktieren.Die Mutter wirkte wie erfroren auf mich, es war, ähnlich wie bei Doris, sehr schwer, einen Kontakt zu ihr herzustellen. Sie weigerte sich, auf irgendetwas angesprochen zu werden, was ihre eigene Geschichte betraf. »Dafür habe ich meine Analyse gehabt«, sagte sie. Sie vermittelte mir ein Gefühl, als fürchte sie, von mir angegriffen bzw. verwundet zu werden. Nach einer langen Zeit erst bemerkte sie: »Ich habe mich immer so angestrengt, ich wollte eine gute Mutter für Doris sein, aber ich weiß gar nicht, wie das geht. Meine Mutter war Alkoholikerin, sie war gar nicht in der Lage, sich um mich zu kümmern. Das war alles verborgen hinter einer Fassade, niemand hat das gewusst... mein Vater hat alles mit mir gemacht, ich hatte immer nur meinen Vater, er hat mich an sich gezogen und zu seinem Sprachrohr gemacht... das hat mir damals gefallen, heute hasse ich ihn dafür... er hat mich überallhin mitgenommen... meine Mutter ist nie mitgekommen.« »Sie haben Angst, Doris' Vater könnte Sie in dieser Weise ausschließen«, bemerkte ich. »Er könnte sie mir völlig entfremden, es ist ja schwer genug, wie es ist«, sagte sie.

Für mich völlig überraschend, hatte ich wenige Zeit später Doris' Vater am Telefon. »Meine Tochter ist schon so lange bei Ihnen, ich finde es gar nicht richtig, dass Sie mich nicht hinzugezogen haben«, äußerte er, »ich habe Ihre Telefonnummer von Doris' Mutter bekommen.« Für Doris war es in einer unbewussten Weise sehr wichtig, dass ich nun auch ihren Vater sah, dass das möglich war, dass ihre beiden Eltern mich nun aufsuchten. Sie taute richtig auf, ihre Mauer schmolz dahin. Es war, als lernte ich sie jetzt erst kennen. Ich war erstaunt, wie lebendig sie erzählen konnte. »Ein Mädchen aus meiner neuen Schule hat mich gefragt, ob wir uns nachmittags treffen… ich habe ja gesagt… ich habe irgendwie Angst, wie das sein wird. Sie ist wirklich nett, manchmal kommt sie in der Pause zu mir und wir laufen dann zusammen rum… ich bin so froh, ich habe gedacht, niemand wird mich jemals fragen… ich kann das gar nicht mehr aushalten, jeden Tag allein zu Hause zu sein… dann esse ich das Essen, das meine Mutter unter einer Decke für mich warm gehalten hat… ich gehe auch wieder zu meinem Papa, er ist so lustig, er macht immer Spaß mit mir.« Doris traf sich einige Male mit ihrer neuen Freundin. »Gestern ist sie nicht zu mir gekommen, obwohl wir verabredet waren«, bemerkte sie, »ich habe geweint, ich habe mich so auf sie gefreut, dann habe ich sie gehasst… ich will sie nicht mehr sehen.« »Das war eine große Enttäuschung«, sagte ich. Doris nickte: »Ich möchte sie so gerne als allerbeste Freundin haben, aber ich weiß nicht, ob es klappt.« Ich verstand, dass sie sich in fremdes Gelände begab. Sie gestattete es sich, enttäuscht und traurig zu sein, sie verschanzte sich nicht mehr hinter der Mauer des einsamen, starken Mädchens.

Ich lernte also Doris' Vater kennen. Seine insgesamt attraktive Erscheinung vermittelte in seiner Art, sich zu kleiden und die Haare zu tragen, etwas Unkonventionelles. »Sie haben bestimmt schon viel Schlimmes über mich gehört,« eröffnete er das Gespräch, »Doris' Mutter hält nicht viel von mir… ich habe sie ja damals verlassen, als unsere Tochter noch sehr klein war… ich möchte auch meine Version sagen können… ich liebe meine Tochter, aber ich habe es nicht mehr ausgehalten mit Doris' Mutter. Ich konnte ihr nichts recht machen, gar nichts, sie hatte so eine absolut vorwurfsvolle Haltung mir gegenüber… und es stimmt auch, dass ich mit ihr kein Kind gewollt habe, ich habe gefühlt, dass da etwas nicht geht zwischen uns… und danke: ich bin richtig froh, dass ich kommen darf.« »Ich finde es auch gut, dass das jetzt geht, dass Doris' Mutter Ihnen meine Telefonnummer gegeben hat… vor allem denke ich, dass es für Doris wichtig ist.« Der Vater nickte langsam. »Ich fühle mich wie ausgeschlossen… ich fühle auch, dass sie Doris gegen mich beeinflusst… es ist schwer, etwas zu vereinbaren, es muss ja alles über Doris laufen, das ist zuviel für sie… Eigentlich wünsche ich mir, dass wir hier bei Ihnen einen Ort finden können, um zusammen über Doris nachzudenken… es geht so nicht weiter.«

Die Idee des Vaters gefiel mir. Im nächsten Gespräch mit der Mutter erzählte ich ihr davon. »Ich kann das nicht, das geht gar nicht«, schoss es aus ihr heraus, »ich kann nicht mit ihm in einem Raum sitzen.« »Er fühlt sich außen vor«, sagte ich. »Ist es nicht eigentlich gut, wenn er sich auf diese Weise um seine Tochter bemüht und sich um sie sorgt?« Die Mutter schwieg. »Ich muss nachdenken«, sagte sie, »ich finde, Sie verlangen viel von mir: erst dass er kommt und jetzt noch mit mir zusammen.« »Wir machen das nur«, sagte ich schnell, »wenn Sie das wollen.« – »Okay, ich mache es, ich bin bereit«, sagte sie mir im nächsten Elterngespräch, »ich habe aber Angst… es ist ja Jahre her, dass wir zusammengesessen haben.«

Die Elterngespräche fanden fortan zu dritt statt. Doris' Mutter war unglaublich dominant. Der Vater und auch ich bewegten uns auf dünnem Eis – so als könne sie plötzlich alles abbrechen. Im Grunde dienten diese Gespräche der Beruhigung der Mutter, der Beruhigung ihrer Angst, der Vater könne ihr Doris wegnehmen und ich mit ihm gemeinsame Sache machen. Für die Bewältigung des Alltags waren die Zusammenkünfte wirklich produktiv. Die beiden besprachen etwa die Ferienplanung. Wenn ich nach der Stunde mit den Eltern nach Hause ging, sah ich sie jedes Mal am Gartentor stehen und noch miteinander sprechen.

Ich verstand in dieser Zeit, dass Doris' Mutter wirklich krank war, und zwar nicht nur in einer körperlichen Weise. Sie kämpfte mit einem unglaublichen Hass, einer Vergiftung in sich selbst. Ihre Dominanz, ihre erforene, erstarrte, harte Art sprachen davon, sie löste in mir, sicher auch in Doris und ihrem Vater, immer wieder das Gefühl aus, dass es keine Luft zum Atmen mehr gab. Sie war das Gesetz, sie kontrollierte, sie entschied. Hätte ich nicht ihre Bedürftigkeit, ihre Zweifel an sich selbst, aber auch ihren Wunsch anzukommen so stark empfinden können, ich hätte aufgegeben. Da war etwas, wo sie mich in einer tiefen Weise rühren konnte. Es war wirklich mühsam, sie immer wieder zu beruhigen und zurückzuholen in die Wirklichkeit. Sie kann sich nicht entspannen, dachte ich oft, sie ist wie zum Zerreissen angespannt. Es war unglaublich wohltuend für mich, wenn ich daran dachte, dass Doris auch einen Vater hatte.

Die von Doris und mir so lange tabuisierte Krankheit ihrer Mutter brach erneut aus. Sie musste ins Krankenhaus, um sich einer Chemotherapie zu unterziehen. Doris blieb beim Freund der Mutter. »Ich will meine Mutter nicht im Krankenhaus besuchen«, sagte sie, »ich kann sie so nicht sehen, ich kann das nicht.« »Ob du sie nicht auch vermisst?«, warf ich ein. »So sehr«, antwortete sie. »Ich habe sie nie besucht, auch früher nicht, als sie auch schon krank war.« »Wer weiß«, bemerkte ich, »vielleicht geht es jetzt?« »Ich habe Angst, ich komme und sie ist schon tot«, sagte Doris und begann zu weinen. Ich nickte: »Es ist schwerer, als man es ertragen kann.« »Manchmal habe ich gedacht, ich will, dass sie für immer geht«, schluchzte Doris, »aber ich will es gar nicht.« – Erstmals besuchte sie dann, zusammen mit ihrem Vater, die Mutter im Krankenhaus. Es ging der Mutter sehr, sehr schlecht. »Sie hat mich so komisch angeschaut«, sagte Doris, »ich wollte wegrennen, aber mein Vater hat seine Hand auf meine gelegt… mir war so kalt, ich wollte da nicht sein… ich hatte Angst… ich war so froh, als mein Papa gesagt hat, wir gehen jetzt… sie hat mich so komisch angeschaut.« »Es war schwer für dich, deine Mutter so zu sehen.« »Ich weiß, dass sie sterben wird«, erwiderte Doris, »sie schaut mich an, sie schaut mich an, so unheimlich.« »Als ob sie dich mitnehmen wollte«, erwiderte ich, »so kommt dir das vor.« »Ich will das nicht«, sagte Doris, »ich gehe nicht mit, ich bleibe bei meinem Papa. Dass sie das macht, dass sie geht, ich merke, wie sie mir böse ist.« Sie starrte mich an. »Manchmal hasse ich sie so sehr«, sagte sie, »ich will nicht, ich will nicht.« »Ach Doris«, sagte ich, »ich bin so froh, dass wir darüber sprechen dürfen, dass wir wenigstens darüber sprechen dürfen.« Ich konnte Doris' Angst, von der Mutter mitgenommen zu werden, verstehen. Die Mutter suchte, so verstand ich das, einen Bann über sie zu verhängen. Sie wollte nicht alleine gehen und Doris bei ihrem Vater lassen.

Als ich die Mutter wiedersah, erkannte ich sie kaum. Ihre wunderschönen langen Haare hatte sie abgeschnitten, sie hatte kaum noch Haare. Ich dachte an Doris und mir war, als habe sie, ahnend, etwas vorweggenommen, als sie ihre eigenen Haare abschnitt. Es war wirklich dramatisch für mich, die Mutter wiederzusehen. Ihre Haare, ihre Schönheit – alles war geschwunden. Sie war sichtlich vom Tod gezeichnet. Sie unterzog sich einer Interferontherapie, die beinhaltete, dass sie nur zwei Stunden am Tag ein einigermaßen normales Leben führen konnte. Den Rest ihrer Zeit verbrachte sie mit Fieberkrämpfen in ihrem Bett. Sie war unglaublich zäh und hart mit sich selbst. »Wahrscheinlich muss ich sterben«, sagte sie, »meine Zeit ist vorbei, das kann ich fühlen.« Sie weinte kein einziges Mal, sie nahm alle vereinbarten Elterngespräche wahr.

»Meine Mutter hat mir von den Hippies erzählt«, sagte Doris, »sie haben so lange Kleider gehabt und Bänder im Haar und wollten, dass alles besser wird im Leben. Sie waren gegen den Krieg. Ich habe gesagt, die sind komisch. Meine Mutter hat gesagt, das war meine Zeit und sie ist vorbei… ich habe gedacht, ich will schreien… sie hat mich wieder so angeschaut… sie lässt mich nicht… sie will, dass ich sterbe… manchmal will ich… dann ist alles vorbei. Ich habe geträumt, *dass meine Mama und ich die einzigen Menschen auf der Welt sind… es war alles so still.«* »Das ist wirklich gut jetzt, dass du deinen Vater hast, er ist auch noch da«, sagte ich. »Ich heiße ja mit meinem Nachnamen wie meine Mutter«, bemerkte Doris, »das ist mein Name, er passt zu mir… ich will keinen anderen haben.« Ich nickte betroffen. Ich konnte ihre Verwirrung fühlen, ihre inneren Fragen: Zu wem gehöre ich? Muss ich sterben? Darf ich leben? Will ich leben?

Doris' Vater und ich standen unter dem Bann der Mutter, wir wagten kaum zu atmen. Mit ihren gelichteten Haaren kam sie wie eine Königin zu unseren Gesprächen. Ich sehnte mich danach, sie mit irgendetwas berühren zu können, und dachte, dass es Doris genauso gehen musste. Aber sie war schon ganz weit weg. »Es ist sicher, dass ich sterben muss«, sagte sie, »die Theapie schlägt nicht an, die Ärzte haben mich informiert.... ich will das hier jetzt nicht mehr... ich will mich verabschieden... Doris wird auch nicht mehr kommen, das habe ich beschlossen... ich werde für Doris sorgen, sie wird in ein Internat gehen, dafür habe ich gespart... es ist besser, wenn sie, wenn ich tot bin, ganz wegkommt. Das habe ich entschieden... meine Zeit ist schon lange vorbei, so lange schon... ich sehe meinen Analytiker wieder... das hilft mir... beim Sterben.« Ich konnte die Kälte, die ich während Doris' Stunden mitunter körperlich gefühlt hatte, noch einmal spüren.

Ich sah Doris und ihre Mutter nie wieder. Die Mutter, so erfuhr ich von Doris' Vater, den ich noch einige Male sah, wurde in einem Hospiz untergebracht. Ihr Freund trennte sich von ihr. Doris lebte ganz allein in der Wohnung und besuchte ihre Mutter täglich. Der Vater holte sie, sooft sie es erlaubte, ab und nahm sie mit zu sich nach Hause. »Ich will nicht, dass meine Tochter in ein Internat gehen muss«, sagte er, »Doris' Mutter hat alles festgenagelt... sie hat ihre Freundin damit beauftragt, dafür zu sorgen, dass ihr letzter Wunsch erfüllt wird.« Er fragte mich, ob er ein Sorgerechtsverfahren anstrengen solle. Er wirkte sehr, sehr hilflos auf mich. Ich verstand, wie er sich schämte, Doris' Mutter über ihren Tod hinaus zu bekämpfen. »Ich kann mir vorstellen, wie Doris ihren Vater jetzt braucht«, sagte ich. »Ich denke, sie würde auch Sie brauchen... ich weiß nicht, wie sie das schaffen soll... immer allein in dieser Wohnung... es ist gespenstisch«, erwiderte er. Ich dachte, in wie starker Weise die Mutter über ihren Tod hinaus die Fäden in der Hand behalten musste. Sie konnte Doris nicht loslassen. Sie gab sie nicht frei, sie wollte sie für sich, für sich allein. Sie führte einen erbarmungslosen Rachefeldzug und machte alle, die zurückbleiben mussten, vollkommen hilflos. Ihre Gnadenlosigkeit beherrschte alles, so hielt sie in einer unversöhnlichen Weise an Doris, am Leben, fest, das sie verlassen musste. Ich sah sie noch einmal vor mir, in unserer ersten Begegnung, strahlend schön und erstarrt bis in die kleinste Regung ihrer Mimik hinein. Noch einmal bedachte ich, wie lange, endlos lange sie auf einen Termin für Doris' Behandlung gewartet hatte. Sie hatte das nicht wirklich gewollt, dass ihre Tochter zu mir kam.

Ich dachte noch viele, viele Jahre, dass ich Doris, von der ich mich gar nicht hatte verabschieden können, noch einmal wiedersehen würde. Ich dachte noch jahrelang an sie. Ich sah sie vereist vor mir. Ich konnte ihre Verzweiflung fühlen, ihren Schmerz, ihre Einsamkeit. Eine so lange Zeit hatten wir miteinander verbracht, eine Zeit, so schien es mir, von der nichts, gar nichts hatte bleiben dürfen. Doris' Mutter hatte über ihren Tod hinaus eine verzweifelte Kälte ausgeschüttet über ihrer

Tochter. Sie betonierte den Besitz ihrer Tochter mit ihrem Sterben, es sollte niemanden sonst mehr für Doris geben. Sie kämpfte bis zum Schluß. Jahrelang las ich die Todesanzeigen, ohne ihren Namen zu finden. Sie ist nicht gestorben, dachte ich mitunter, sie hat es geschafft. Sie schien mir in ihrer Fragilität so mächtig und beherrschend, ich traute ihr alles zu.

Ich war mir sehr sicher, dass Doris, genau wie die Mutter es gewünscht hatte, nun in einem Internat war. Ich versuchte, mir vorzustellen, wie alles weiterging für sie. Irgendwie hatte ich das Gefühl, dass sie im Reich ihrer toten Mutter lebte, dass sie die Mutter *war.* Ich sah sie kalt vor mir. Sie erkannte mich nicht mehr. Ich existierte gar nicht mehr, ich war tot, der Vater belanglos. Ich sah sie das Leben ihrer toten Mutter führen, die sie lebendig halten musste, ihren Hass, ihre Verzweiflung, ihre Einsamkeit, ohne Tränen. »Mein Vater hat mich zu seinem Sprachrohr gemacht«, hatte die Mutter einmal geäußert, »dafür hasse ich ihn heute.« Ich dachte, dass nun sie, die Mutter, über ihren Tod hinaus, in einer tragischen Weise, versucht hatte, Doris zu ihrem Sprachrohr zu machen.

In dieser Behandlung war ich zur Zeugin des Sterbens eines Elternteils geworden. Zusammen mit Doris' Vater hatte ich eine Weile das Gefühl der Patientin, im Strudel des Todes ihrer Mutter selbst untergehen zu müssen, aufhalten zu können. Letzlich war das aber nicht so. Am Ende war Doris allein in der verlassenen Wohnung und besuchte ihre sterbende Mutter im Hospitz. Manchmal, das war sicher wichtig, durfte der Vater kommen und sie mit zu sich nach Hause holen. Das war in gewisser Weise ein Resultat der Behandlung: dass das möglich war. Es änderte aber nicht wirklich etwas daran, dass Doris allein war, von ihrer Mutter dazu verdammt, allein zu sein, sie zu retten, sie zu verlebendigen. Sie wird versuchen, dachte ich, vermutlich genau wie ihre Mutter, dieses starke und mutige Mädchen zu sein, das zerbrechen muss. Sie hat diesen Auftrag. Manchmal fürchtete ich mich, wenn ich an sie dachte – noch nach einigen Jahren.

Ich konnte in der Behandlung Doris' etwas verstehen, was ich bei all meinen anderen Patienten, deren Elternteil gestorben war, so verschieden deren Geschichten auch gewesen waren, in einer bedrängenden Weise gefühlt hatte. Ich meine damit die Übermacht des toten Objektes über alle Lebenden, die Verfolgungsqualität des sterbenden und toten Objektes. Als Zeugin des Sterbens ihrer Mutter wurde deutlich, in welcher Weise meine Patientin zu Einsamkeit und Verlorensein verdammt war, wollte sie ihr die Treue halten. Sie klammerte sich fest an dem sterbenden Objekt, mit dem sie sich identifizierte und das sie zugleich fürchtete. Schwerer als die Furcht wog der Wunsch, die sterbende Mutter in der Identifizierung mit ihr lebendig zu erhalten. Der Vater und ich konnten nicht wirklich mehr eine Rolle spielen. Ich habe oft gedacht, dass wir kaum noch existierten für Doris, die in der leeren Wohung hauste und ihre Mutter allein im Hospiz besuchte. Doris' Geschichte ist eine extreme Form des Festgehaltenwerdens vom und Festhaltens am sterbenden Objekt. Ich habe darüber nachgedacht, ob ihre Geschichte nur deshalb so extrem wirkt, weil ich sie als Zeugin verfolgen konnte, was bei meinen anderen Patienten nicht der Fall war, die ich erst lange Zeit nach dem Tod eines Elternteiles kennenlernte. Die Unwirklichkeit der Szenerie, Doris allein in der leeren Wohung, ihre Mutter allein im Hospitz besuchend, erinnerte mich an meine anderen Patienten, die in einer weniger konkreten und bezeugten Weise ähnlich verloren wirkten. Doris' Szene mit ihrer sterbenden Mutter benannte in einer furchtbaren und konkreten Weise den Zustand vieler meiner Patienten, die sich vom Leben abkehren mussten, desorientiert, verlassen und mit dem toten Objekt präokkupiert.

Verlust der Eltern (Adoption und Heimunterbringung)

> She was able to walk into a crowded room and spot anyone who had lost parents as a child or had spent time in orphanages…There is a »Do you like me?« in an orphans eyes, an appeal out of bottomless loneliness that no parented person can really know of.
>
> (Arthur Miller, Timebends)

Einführende Bemerkungen

Verlust, Verlassenwerden: Was bedeutet Ausgesetztwerden, was bedeutet Tod, was bedeutet jahrelange Trennung psychisch? Der Tod eines Elternteiles, für den sich das Kind in seiner inneren Welt nahezu immer schuldig fühlt, kann irgendwann verstanden werden als schmerzliches und unvermeidliches Schicksal. Es gibt Bilder, Erzählungen und Hinterlassenschaften der Toten, mit denen es sich irgendwann auseinandersetzen kann. Viel schwieriger ist es, nichts über seine Herkunft zu wissen, kein Bild der leiblichen Eltern formen zu können. Die Frage des »Woher kommen wir und wohin gehen wir?« wird, weil die Vergangenheit dunkel bleibt, immer auch im Hinblick auf die Zukunft schwer beantwortbar bleiben und die Bildung einer Identität immer wieder brüchig werden lassen. Es gibt in diesem Fall niemanden Konkreten, der gehasst und geliebt werden kann, es gibt keine Hinterlassenschaft und kein Bild, äußerlich nicht und innerlich nicht, es gibt keine

Möglichkeit der Auseinandersetzung. Ein getriebenes, manisches Leben, das die Lücke und die Brüchigkeit immer wieder verleugnen muss, ist oft die Folge.

Was unterscheidet das Heimkind vom Adoptivkind? Ich habe in meiner psychotherapeutischen Praxis die Erfahrung gemacht, dass ein Kind, das im Heim aufwächst, vorausgesetzt es hat über Jahre dieselben Bezugspersonen, durch die Konsequenz und Professionalität, aber auch die Wärme seiner Bezugspersonen gute Chancen hat, sich zu entwickeln. Wichtig erscheint mir auch, dass das Heim die »Endstation« eines verlassenen Kindes ist. Manchmal wird es erforderlich, einige Zeit in einer psychiatrischen Einrichtung zu verbringen. Dann kehrt das Kind zurück in das Heim, es hat kein anderes, es muss da bleiben. So entsteht nicht die Situation des Adoptivkindes, dem häufig die drohende Rückkehr in ein Heim im Nacken sitzt, die Wiederholung eines traumatischen Szenarios. Keineswegs will ich die Situation eines Kindes, das in einem Heim aufwachsen muss, beschönigen. Ein solches Kind hat es sehr, sehr oft mit häufigen Betreuerwechseln, mit einer chronischen Situation des Verlassenwerdens zu tun. Es wird in dieser Szene unbewusst die Wiederholung eines frühen Schicksals erleben und sich im Zustand einer kumulativen Traumatisierung befinden.

Masud Khan hat die Situation von Kindern beschrieben, die sich nie einem zuverlässigen Objekt gegenüber befanden, das seine Bedürftigkeit und Triebhaftigkeit annehmen konnte. Er hat über diesen Zustand nicht im Zusammenhang mit Heimkindern gesprochen, ich denke aber, dass man seine Idee der kumulativen Traumatisierung auf einige Heimkinder übertragen kann. Kumulatives Trauma, wie Masud Khan es verstand, bedeutet eigentlich, dass das Kind keine Möglichkeit findet, in seinen authentischen triebhaften Lebensäußerungen vom versorgenden Objekt angenommen zu werden. Khan spricht von dem »Reizschutz«, den eine ausreichend gute Mutter für ein Kind verkörpert, sie schützt das Kind vor überwältigenden Eindrücken, denen es hilflos ausgeliefert wäre. Der »Reizschutz« verhindert Traumatisierungen des Kindes. Eine Mutter, die nicht in der Lage ist, als »Reizschutz« zu fungieren, setzt das Kind einer chronischen, kumulativen Traumatisierung aus, die darin mündet, dass dieses Kind seine eigene Triebhaftigkeit und Lebendigkeit als etwas ihm Fremdes erlebt. Ich habe in dieser Beschreibung Masud Khans einige Kinder wiedergefunden, die in Heimen aufwuchsen. Die Struktur, die das Heim ihnen bot, etwas, was die Mutter nicht in der Lage zu bieten gewesen war, war nur sehr selten in der Lage, das Kind psychisch zu schützen. Manchmal, in Verbindung mit einem warmherzigen Betreuer, der über viele Jahre hinweg einem Kind zur Verfügung stand, konnte die Strukturierung, die das Heim bot, fruchtbar werden.

Ich habe mit einigen Heimkindern gearbeitet und sehr gute Erfahrungen mit der Unterstützung des Betreuungspersonals gemacht. Es gelang mir, über den Zeitraum von Jahren mehrere Kinder zu begleiten, die in einer sorgenden, verlässlichen und warmen Weise von ihren Betreuern unterstützt wurden. Ich hatte eigentlich wenig Gutes von Heimerziehung gehört und die Behandlung dieser Kinder als einen Versuch begriffen. Tatsächlich war ich erstaunt, wie gut ein psychoanalytisches Angebot von diesen Kindern genutzt werden konnte, vorausgesetzt, es gab eine angemessene und kontinuierliche Begleitung durch die Betreuer.

Im Gegensatz zu den Heimerziehern verbinden die Adoptiveltern mit der Annahme eines fremden Kindes viele eigene unerfüllte Wünsche, deren Erfüllung sie sich nun versprechen. Oftmals sind sie in keiner Weise darauf vorbereitet, wie schwer der Umgang mit einem Kind ist, das traumatische Trennungserfahrungen gemacht hat. Aufgrund der mangelnden Professionalität und Distanz sind die Allmachtsphantasien, die immer in dem Wunsch, eigene Wunden heilen zu lassen, gründen, sehr stark. Das ist selbstverständlich auch bei leiblichen Eltern der Fall. Der Unterschied ist aber, dass das fremde, verlassene Kind immense Anforderungen an seine Adoptiveltern stellt. Es kommt mit einer Geschichte von realem und innerem Fallengelassensein zu seinen neuen Eltern. Es wird früher oder später seine Eltern zu schlechten, scheiternden Eltern machen. Es wird sie unbewusst provozieren, die Szene seines Verlassenwerdens erneut herstellen. Es fühlt sich, ohne ein Bewusstsein darüber erlangen zu können, so ungenügend und böse, so ungehalten und desorientiert, so schuldig bezüglich der vergangenen Erfahrungen, dass es seine neuen Eltern zur Verzweiflung bringen wird. Es wird sich, wiederum ohne dies zu wissen, danach sehnen, dass seine Eltern das verstehen und es festhalten, was auch immer Schreckliches es tun wird, sie dazu unbewusst zu bewegen, es fortzugeben.

Ich werde von drei Adoptivkindern berichten, die ich behandelt habe. Zwei davon wurden mit »Schreiattacken« (Manuela, elf Jahre, Luisa, acht Jahre) angemeldet, eines mit Seh- und Gehstörungen (Carolina, 14 Jahre). Manuela kam im Alter von zwei Jahren in ein Waisenhaus, Carolina wurde als Säugling auf den Stufen eines Krankenhauses abgelegt, Luisa wurde im Alter von vier Jahren von ihren Eltern in ein Waisenhaus gebracht und zur Adoption freigegeben.

Wenn man die Gründe der Anmeldung betrachtet, fällt sofort auf, dass »Schreiattacken« eine Symptomatik darstellen, die die Betreuungspersonen vor hohe Anforderungen stellen werden. Ich muss hinzufügen, dass die Schreiattacken meiner beiden Patientinnen täglich stattfanden und ein normales Familienleben unmöglich machten. Die Adoptivkinder schrien, so nahmen die Eltern das wahr, unberechenbar, bei der kleinsten Versagung. Sie ließen sich nicht trösten. Sie brachten ihre Eltern an ihre äußerste Grenze. Sie brachten diese Kinder in Therapie zu mir, weil sie es nicht mehr mit ihnen aushalten konnten. Beide Behandlungen scheiterten. Interessanterweise hörten beide Kinder im Laufe des Behandlungsprozesses auf zu schreien und begannen, ihre Eltern anzulügen und zu betrügen. Sie entwickelten, so könnte man das lesen, eine Form, mit ihrer Geschichte umzugehen, die über die »Schreiattacken« hinausging. Sie begannen, zu lügen und etwas nicht hinauszuschreien. Sie wollten bei ihren Eltern bleiben und vermuteten, dass es etwas Unerträgliches an ihnen gebe, das sie geheimhalten wollten, sie wollten es nicht mehr herausschreien. So merkwürdig das klingen mag, aber sie entwickelten in der Behandlung die Fähigkeit, zu lügen und zu betrügen und sich zurückzunehmen. Sie entwickelten ein winziges Stück Struktur. Die neue Form ihrer Symptomatik war für die Eltern, die zunächst entlastet waren, noch unerträglicher als das anfängliche Schreien. Sie realisierten, wie wenig diese Kinder ihnen vertrauen konnten. Sie verloren selbst alles Vertrauen in diese Kinder. Luisa kam in ein Internat, Manuela vermutlich in ein Heim. Die Behandlung war in beiden Fällen kontraproduktiv gewesen. Das winzige Stück Vertrauen, das die Kinder durch die Behandlung gewannen, die den sie bedrängenden Verlusten einen Raum gab, hatte eine Symptomverschiebung zur Folge. Die frühen paranoiden Ängste, die sich in dem Schreien Ausdruck verschafft hatten, formten sich zu Worten und Taten, die ebenfalls einer verfolgenden Welt entstammten, in der es kein Vertrauen gibt. Es war nicht so, wie die Eltern es erhofft haben mochten. Die Kinder, die aufhörten, sie mit ihrem Schreien zu bedrängen, waren weit davon entfernt, ihnen oder mir in der Übertragung zu vertrauen. Vielmehr gestalteten sie ihren inneren Konflikt auf einer anderen Ebene. Nachdem sie aufgehört hatten zu schreien, sich vielleicht für einen Moment hatten halten lassen, entstanden in der inneren Welt dieser Kinder drängende, weitere unbewusste Fragen an das Objekt. Wie weit würde dieses Objekt mit ihnen gehen? Würde es sie, so wie sie es aus ihrer Vergangenheit kannten, betrügen und trotz all ihrer Anstrengung und Sehnsucht verlassen? Sie hatten sich, dies muss man sich vor Augen führen, mit der Aufgabe ihres Schreiens hervorgewagt, ohne sicher zu sein. Sie hatten schreckliche Angst, noch einmal verlorenzugehen. Indem sie die Objekte, die sie als betrügerisch vermuteten, ihrerseits betrogen, belogen, sicherten sie sich eine winzige Sicherheit.

Es war in diesen beiden Behandlungen nicht möglich gewesen, den Eltern diese inneren Vorgänge deutlich zu machen: Die Eltern hatten keine Kraft mehr, sie hatten viel gelitten und waren im Grunde schon am Ende ihrer Leidensfähigkeit angelangt, als sie mich aufsuchten. Sie wollten, dass das in sie eindringende Schreien aufhörte. Ich glaube, es war eine unglaubliche Enttäuschung für diese Eltern, dass nach dem Schreien die Belastungen keineswegs aufhörten. Eine massive Konkurrenz mit mir, der Therapeutin, kam sicher hinzu. Irgendwie erleichterte es die Eltern, mir sagen zu können, es sei nicht genug, was ich vermochte. Es reichte nicht aus. Es reichte genauso wenig aus wie ihre eigenen Bemühungen.

Einen anderen Verlauf nahm die Behandlung Carolinas, die im Alter von zwei

Jahren von ihren Eltern adoptiert worden war. Carolina war mit Seh- und Gehstörungen, die im Alter von 14 Jahren – nach der ersten Ferienfahrt ohne die Eltern – aufgetreten waren, angemeldet worden. Während der Behandlung kam es zu einer dramatischen Serie von Ohnmachtsanfällen, die die Möglichkeit einer weiteren ambulanten Behandlung in Frage zu stellen drohten. Mit Carolinas Eltern führte ich nur in der manifesten Krisenzeit der Ohnmachtsanfälle Gespräche. Die Behandlung dieser Patientin konnte nur deshalb erfolgreich verlaufen, weil es den Eltern, vor allem der Mutter, möglich war, die extreme Regression der Patientin in der Therapie mitzuhalten und zu verstehen. Tatsächlich, so sah ich das im Nachhinein, hatte Carolina großes Glück mit ihren Adoptiveltern. Die Mutter bezog aus ihrer eigenen Lebensgeschichte, die von Krankheit und Verlust geprägt war, eine Kraft und einen großen Wunsch, dieses Mal zu bestehen. Ihr Mann, der während der Behandlung für mich nicht direkt präsent war, unterstützte sie gleichwohl in ihren Bemühungen. Zwischen Carolina und ihrer Mutter gab es trotz vieler Schwierigkeiten etwas, was ich als unbedingte Zugehörigkeit bezeichnen möchte. Carolina, die im Alter von zwei Jahren ihrer Mutter am Flughafen übergeben worden war, war für diese die Erfüllung eines großen Wunsches, darüberhinaus aber auch eine große Freude und eine tief empfundene Verantwortung. Dass die Mutter die Behandlung trotz des Anschwellens der Symptomatik der Patientin während des Prozesses niemals in Frage stellte, war unbewusst gleichbedeutend mit der nie in Frage gestellten Beziehung zu Carolina. Es gab eine Ebene zwischen Mutter und Tochter, ein tiefes und gewachsenes Vertrauen, das half, die Krise zu überstehen. Carolinas Mutter hatte viel Kraft, sie hatte wirklich Kraft übrig für Carolina. Ihre Kraft wurde nicht aufgebraucht von Zweifeln, Neid und Konkurrenz. Es hatte ja auch eine wirklich lange Zeit gegeben, in der die Mutter und Carolina alleine klargekommen waren, genauso genommen zwölf Jahre. Luisa hatte ihre Adoptivmutter drei Jahre gekannt, als sie mir vorgestellt wurde, Manuela sieben Jahre. Carolina hatte in den zwölf Jahren eine stabile Beziehung zu ihren Adoptiveltern aufgebaut, sie musste nicht »schreien«. Ihre Symptomatik imponierte durch Gestaltung. Ich denke, dass das frühe »Schreien« in dieser Symptomatik zwar aufgehoben, aber eben gestaltet war. Viele gute Erfahrungen mit ihren Adoptiveltern hatten ihr diese Gestaltung und die sich daran anschließende Regression in der Behandlung ermöglicht.

Karl hingegen wuchs seit seinem vierten Lebensjahr in einem Heim auf. Seine Mutter, mit der er weiter Kontakt hatte, war nicht in der Lage gewesen, ihn ausreichend gut zu betreuen. Sie fürchtete sich vor seinen aggressiven Bestrebungen, seinen Attacken auf den jüngeren Bruder. Karl griff nach einem Aufenthalt in der Psychiatrie in dem ersten Heim, in dem er landete, ein Kleinkind an, versuchte, es zu erwürgen. Er galt als nahezu unvermittelbar, als »Mörderkind«. Karl hatte richtig Glück. Er geriet an die Betreuer eines kleinen Heimes, die ihn trotz allem aufnahmen. Karl beruhigte sich in diesem Heim. Es schien den Betreuern aber, dass Karl alles zurückhielt und nicht wirklich Vertrauen zu ihnen fassen konnte. Als Karl elf Jahre alt war, sprachen sie bei mir vor. Sie hatten richtig Angst um ihn, er war so still und zurückgezogen, so misstrauisch. Sie sorgten sich wie gute Eltern um ihr Kind. Sie hatten inzwischen viele Jahre mit Karl verbracht und konnten spüren, dass trotz der äußerlich guten Entwicklung, da etwas war, was nicht gut lief. Sie hatten viele Erfahrungen mit schwierigen Kindern gesammelt und konnten spüren, dass sie mit Karl an ihre Grenzen gerieten. Sie wünschten sich sehr, ihm helfen zu können. In einer gewissen Weise war es in der Behandlung Karls wie bei der Behandlung Carolinas: Es ist unmöglich, diese früh durch Verlassensein traumatisierten Kinder zu behandeln, wenn nicht ein real gutes, geduldiges und sich sorgendes Objekt zur Verfügung steht. Die notwendigen destruktiven Übertragungsprozesse, die in der Behandlung dieser Kinder virulent werden, können nur in einer fruchtbaren Weise zustande kommen, wenn es ein haltendes reales Objekt im Hintergrund gibt.

Carolina, 15 Jahre

Grund der Anmeldung: Seh- und Gehstörungen.
Im Alter von 13½ Jahren litt die Patientin über einen Zeitraum von vier Monaten an einer Gehstörung, genauer gesagt: sie konnte überhaupt nicht mehr gehen und bewegte sich mit Krücken fort. Ein Rollstuhl war schon bestellt, als Carolina plötzlich wieder laufen konnte. Sie wurde von vielen Ärzten untersucht, es gab keinen organischen Befund. Ziemlich genau ein Jahr später entwickelte die Patientin eine sich ebenfalls über Monate hinziehende Sehstörung. Sie konnte fast nichts mehr sehen und erkannte nur hell und dunkel. Wiederum wurden viele Ärzte konsultiert, ohne dass ein organischer Befund festgestellt werden konnte. Nach dieser zweiten heftigen Beeinträchtigung ihres Lebens war Carolina schwer beunruhigt. Sie lebte in der Angst, es könne wieder passieren. Ihr Hausarzt empfahl ihr, mich zu kontaktieren.

Ich erinnere mich noch, wie überdreht sie war, als sie mich anrief. Ich erlebte sie als einerseits völlig durcheinander, andererseits als sehr artikuliert und erwachsen sprechend. Sie sagte: »Ich bin so froh, dass Sie mir einen Termin geben, jetzt wird alles gut, das spüre ich.« Sie fügte hinzu: »Ich fände es gut, wenn Sie als erstes mit meiner Mutter sprechen.« Ich war damit einverstanden, die Mutter rief mich kurz darauf an und ich vereinbarte einen Termin mit ihr. Ich dachte über die Diskrepanz nach, Carolina, die allein bei mir anrief, aber erst kommen wollte, nachdem die Mutter mich gesehen hatte.

Als erstes sah ich also Carolinas Mutter. Sie kam ohne ihren Mann, den sie aufgrund seiner Arbeit entschuldigte. Sie war ziemlich aufgeregt und sagte: »Ich will Ihnen alles von Anfang an erzählen. Carolina ist unser Adoptivkind, sie kommt aus Äthiopien. Im Alter von sechs Monaten ist sie vor einem Krankenhaus ausgesetzt worden. Bis zum Alter von zwei Jahren wuchs sie mit vielen anderen ausgesetzten Kindern in einem Waisenhaus auf. Es gab wenig zu essen und Carolina war das jüngste der Waisenkinder, so hat mir das K., ein deutscher Entwicklungshelfer geschildert, der Carolina mitnahm nach Deutschland. Er hat gesagt, die Kinder hätten kämpfen müssen, um einen Anteil des verfügbaren Essens zu bekommen. Er berichtete, dass Carolina einige Tage mit ihm, seiner äthiopischen Frau und seinen Kindern in einem Hotel lebte. Carolina sprach in dieser Zeit kein einziges Wort und war vollkommen zurückgezogen. Sie beobachteten allerdings, dass sie sich mit dem äthiopischen Gärtner des Hotels unterhielt.«

Carolina wurde ihren Adoptiveltern am Flughafen von X. übergeben. Die Adoptivmutter fing an zu weinen: »Carolina ist in meine offenen Arme gesunken und fast sofort eingeschlafen. Sie war vollkommen erschöpft und hat zwei Tage und zwei Nächte geschlafen. Danach schlief sie jahrelang nicht mehr alleine. Ich habe sie umhergetragen, auch tagsüber, lange Zeit. Carolina konnte keine Trennung von mir ertragen. Ansonsten war sie ein überaus fröhliches und von Beginn an kontaktfreudiges Mädchen. Wo auch immer wir hingingen, fand Carolina Freunde. Mit dem Schuleintritt begann sie allein zu schlafen. Es gab keinerlei Probleme – bis zu der Studienreise nach England, vor eineinhalb Jahren.« Da verpasste Carolina während eines Ausfluges nach London ihre Reisegruppe und irrte umher. Sie schlief auf einer Parkbank. Ein Mann half ihr schließlich und begleitete sie zur richtigen Busstation. Währendessen waren die Eltern an ihrem Urlaubsort über Carolinas Verschwinden informiert worden. Sie waren völlig verzweifelt und brachen ihre Ferien sofort ab, um nach England zu reisen. In einer Weise, die die Mutter an die erste Begegnung mit Carolina erinnerte, fiel diese ihr erschöpft in die Arme. Kurz darauf begannen die Gehstörungen, begleitet von Ein- und Durchschlafschwierigkeiten. Trotz dieser spontanen Verbindung, die die Mutter zu Carolinas Vergangenheit herstellte, wirkte sie plötzlich extrem irritiert, als ich die Bedeutung von Carolinas frühen Erfahrungen erwähnte. Bei mir entstand der Eindruck, dass die Mutter es als kränkend erlebte, nicht alles wiedergutmachen zu können.

Carolina, die ich kurz darauf sah, war beeindruckend in ihrer Fähigkeit, sich auszudrücken und nachzudenken. In ihrem Redefluß wirkte sie aber auch wie eine Ertrinkende auf mich, die sich mit Worten an mir festhielt. Es war sofort klar, dass sie alles scharf beobachtete und kontrollierte. Sie erzählte mir von ihren Freundinnen, denen sie in allen Lebenslagen beistand und die sich ihr rückhaltlos anvertrauten. Als ich sie fragte, wie das denn bei ihr sei, schossen Tränen in ihre Augen.

»Ich will das gar nicht, aber da ist etwas in mir, das vertraue ich niemandem an… und das bin jetzt auch eigentlich gar nicht ich… ich weine nämlich nie, nie.« Wir schwiegen eine Weile, sie beruhigte sich und hörte auf zu weinen. Plötzlich hatte ich die merkwürdige Phantasie, sie schenke mir ihre Tränen. Ich: »Da ist etwas in dir, das auch einen Raum will, dein Körper spricht seine eigene Sprache.« Carolina sagte: »Ich habe solche Angst vor meinem Körper, was der sich ausdenken kann. Das Schlimmste ist, dass niemand mir glaubt, Sie können sich gar nicht vorstellen, bei wie vielen Ärzten ich gewesen bin und wie die mit mir umgegangen sind. Niemand hat mir geglaubt, und auch bei meinen Eltern bin ich nicht sicher, ob sie mir glauben. Ich habe ja nirgendwo mehr hin gekonnt ohne meine Mutter, damals als ich aus England, von der Ferienfahrt, zurückkam.« »Auch zu mir nicht«, bemerkte ich. Sie sah mich verzweifelt an: »Ich habe auch andauernd diese Träume: *immer geht es um Verlassensein und ich falle in tiefe Räume.*« Ich sagte: »Das ist ja tatsächlich geschehen, dass du verlassen worden bist, als du noch ganz klein warst.« Carolina erwiderte: »Das ist auch so ein Thema, mit dem ich mich niemandem anvertrauen kann. Das kann sich einfach niemand vorstellen, wie das ist, wenn man seine Eltern nicht kennt. Und seit London habe ich immer wieder diesen Traum: *Ich bin noch ganz klein, ein Säugling, ein fremder Mann reißt mich aus den Armen meiner Mutter, und meine Mutter schreit und ich habe die Worte, die meine Mutter schrie, verstanden, aber ich weiß sie nicht mehr.*« Carolina fuhr fort: »Ich kümmere mich viel um meine Mutter, der es oft nicht gut geht – und dann kann ich nicht schlafen.« »Du bist in großer Unruhe um deine Mutter, um die Mutter in deinen Träumen und um deine Adoptivmutter«, sagte ich, »alles vermischt sich.«

Die Patientin beantwortete, so überlegte ich, die Wirren ihres Schicksals mit einer forcierten Ich-Entwicklung. Die frühe Verlusterfahrung und die Desorientierung gewinnen Gestalt in der Londoner Szene des Verirrt- und Verlassenseins. Die sich daran anschließenden körperlichen Ausfälle führen dazu, dass Carolina ganz dicht bei der Mutter bleiben muss. Gleichzeitig taucht der Traum auf, in dem sie aus den Armen ihrer leiblichen Mutter gerissen wird. Carolina hat Angst, ihre Mutter noch einmal zu verlieren, wenn sie sich von ihr entfernt, sie beschäftigt sich dauernd mit ihr. Sie möchte, altersentsprechend, weg von ihr, hat aber Angst, sie dann vollkommen zu verlieren. Das frühe Trauma lässt sie Separation als angstbesetzt und vernichtend erleben. Sie stellt sich den anderen als Helfende und Vertraute zur Verfügung, hiermit drückt sie ihren unbewussten, von tiefen Ängsten besetzten Wunsch aus, sich rückhaltlos halten zu lassen und anzuvertrauen. In ihren Konversionssymptomen sind der Wunsch nach Separation und die Angst davor gebunden. Die Patientin, das fühlte ich deutlich, nachdem die Behandlung begonnen hatte, idealisierte mich maßlos. Sie bagatellisierte den wirklich weiten Weg zu den Stunden und erhob diese zum Mittelpunkt ihres Lebens, zum Wichtigsten überhaupt. Sie stilisierte mich als jemanden, die als Einzige in der Lage ist, sie zu verstehen. Mit meinen Interventionen ging sie äußerst gelehrig um, nahm sie nahezu vorweg. Die verzweifelten Tränen, die sie im Erstgespräch geweint hatte, waren ganz weit weg. Sie konterte meine Deutungen, die ihre Bedürftigkeit ansprachen, indem sie alles sowieso schon wusste. Gleichwohl entstand eine ziemlich dichte Atmosphäre in unseren Stunden. Ich dachte immer, sie will ganz viel, aber ich kann ihr das gar nicht geben. Ich fühlte mich sehr unzulänglich. Ich hatte nicht das Gefühl, dass ich ihr etwas bedeutete: ich war eine Phantasie von ihr, an der sie festhielt.

Mitten im ersten Behandlungsabschnitt erkrankte ich plötzlich an einer Blinddarmentzündung und konnte Carolinas Stunde nicht mehr absagen. Sie kam und wurde von meinen Kollegen nach Hause geschickt. In der ersten Stunde nach meiner Erkrankung fiel sie im Warteraum in Ohnmacht. Ich alarmierte die im Hause ansässige Kinderärztin, dann kam der Notarzt. Es kam mir vor wie ein Déjà-vu-Erlebnis, denn der Notarzt hatte auch mich, aufgrund meiner Blinddarmentzündung, ins Krankenhaus gebracht. Es war im Zuge dieser Ereignisse dann gut möglich, mit Carolina darüber zu sprechen, wie verlassen von mir sie sich gefühlt hatte. Irgendwie erinnerte alles an ihre Gehstörung, nachdem sie in London verlorengegangen war und dann völlig abhängig von der Mutter wurde. Ihre tiefe Einsamkeit und ihr Verlassensein wurden Thema. Es kam zu zwei weiteren Ohnmachtsanfällen im Haus ihrer Eltern. Carolina sprach viel darüber, dass sie es genoss, dass während ihrer Ohnmachtsanfälle so ein Wirbel um ihre Person entstand. Denn in ihren Phantasien, in denen sich keiner um sie scherte, ging sie immer wieder verloren.

Dann kam es zu einem erneuten, sehr produktiven Bruch in der Behandlung. Die Mutter rief mich verzweifelt an: in der Schule gehe alles bergab, sie müsse dringend mit mir reden. Ich muss hier einfügen, dass Carolina sich prinzipiell dafür entschieden hatte, dass keine Elterngespräche stattfinden. Ich vereinbarte mit der Mutter sofort einen Termin, der noch vor Carolinas nächster Stunde lag. Kaum hatte ich den Hörer aufgelegt, fühlte ich mich schlecht und wie eine Betrügerin, beließ es aber dabei. Erst von der Mutter erfuhr ich die dramatische schulische Situation der Patientin, die ihre Abschlussarbeit für den Realschulabschluss nicht fristgerecht abgegeben hatte. Den Eltern und auch mir hatte sie die Abschlussarbeit stets als Bagatelle geschildert, kaum der Erwähnung wert.

Als ich Carolina zu unserer nächsten Stunde wiedersah, entschuldigte ich mich für mein Vorgehen. Ich sagte ihr ganz offen: »Ich habe nicht gut genug überlegt und bin in die Situation hineingeraten. Ich habe dein Vertrauen missbraucht und Dinge erfahren, die du mir nicht hättest berichten wollen.« Carolina: »Ich habe Ihr Vertrauen auch missbraucht. Ich habe Ihnen nicht die Wahrheit gesagt über die Schule.« Irgendwie standen wir beide als Betrügerinnen da. Es war wirklich wichtig, dass mein Betrug in der Behandlung zum Thema werden konnte. Ich war nämlich gar nicht die idealisierte, großartige Therapeutin, ich machte Fehler und musste mich entschuldigen. Carolinas Angst vor mir, vor den Adoptiveltern nicht bestehen zu können, war mit der misslungenen Abschlussarbeit agiert worden. Gleichzeitig wurde deutlich, wie sehr die Patientin den Abschluss, das Symbol ihrer Separation, fürchtete. Das war jetzt, so verstand ich das, eine neue Art von Gehstörung. Die zugrunde liegende Separationsangst, die Angst verlorenzugehen, gewann in einer neuen Form Gestalt.

Vor Weihnachten verlegte ich meinen Praxissitz. In der alten, kontraphobischen Art behauptete Carolina zunächst, alles sei viel besser, schöner. Tatsächlich aber kam es zu einigen Stundenausfällen und Zu-spät-Kommen. Ich hatte plötzlich das Gefühl, die Verbindung zu ihr zu verlieren, sie nicht mehr halten zu können. Als ich sie darauf ansprach, sagte die Patientin: »Es ist merkwürdig, aber ich muss mich jetzt zwingen. Vorher bin ich hergerannt, jetzt schleppe ich mich.« Fast panisch setzte sie hinzu: »Ich will aber unbedingt weiterkommen.« Wir konnten darüber sprechen, wie sehr sie die alte Umgebung vermisste und manchmal mit ihrem Freund dort spazierenging und sich erinnerte. Ich dachte darüber nach, dass es ihr so gegangen sein musste, als sie nach Deutschland kam, dass da etwas abgebrochen war, an das man kaum noch anknüpfen konnte. Carolina malte meine alte Umgebung immer weiter in den schönsten Farben aus, die neue in den düstersten: »Ich sehe ja, dass das hier schön ist und der Weg ist auch besser, aber ich kann es nur so sehen.« Als ich die Stundenausfälle als ihre Wut auf mich deutete, ihre Wut darauf, nicht gefragt worden, einfach verpflanzt worden zu sein, sagte sie zögernd: »Vielleicht haben Sie da Recht.«

Es folgte eine Zeit extremer Krankheitsanfälligkeit der Patientin. In dieser Zeit ihrer körperlichen Erkrankungen sahen wir uns selten. Ich hatte erneut das Gefühl, den Kontakt vollkommen zu verlieren. Ich vermutete, dass dies alles im Zusammenhang mit meinem Umzug stand, der von der Patientin nicht angenommen werden konnte. Einige Male sagte die Patientin ihre Stunden nicht einmal ab. Ich rief sie schließlich an, weil ich das Gefühl hatte, klären zu müssen, ob sie eine Fortsetzung der Behandlung überhaupt noch wünsche. Wie ich bereits beschrieben habe, wollte Carolina die Behandlung unbedingt fortsetzen, obwohl, darüber konnte man nicht hinwegsehen, sie sich innerlich weit entfernt hatte. Eine neue Phase heftiger Ohnmachtsanfälle begann. Es war Carolina, der es als erstes auffiel, dass sie immer an den Therapietagen, zumeist am Morgen, in Ohnmacht fiel. Ich hatte das Gefühl, dass es ihr nur über die Ohnmachtanfälle möglich war, wieder mit mir in Kontakt zu treten. Unsere Stunden gewannen erneut an Dichte und Bedeutung.

In einer Nacht vor unserer Stunde hatte sie einen schrecklichen Albtraum. Sie sagte: *»Irgendwie hat London eine Rolle gespielt. Ich saß in einem großen Last-*

wagen und durfte nicht aussteigen. Ich hatte das Gefühl geraubt zu werden und nicht mehr zu wissen, wo ich bin. Ich fühlte mich vollkommen hilflos.« Ich dachte: »ohnmächtig« könnte man sagen. »Ich bin weinend aufgewacht und habe mich wie gelähmt gefühlt, habe mich nicht mehr bewegen können.« Ich verstand, dass sie sich in dem Traum erneut in einem Zustand vollkommener Ohnmacht, Verlassensein und Hilflosigkeit befunden hatte, der ihrem Verirrtsein in London glich Darüber hinaus dachte ich, dass diese Ohnmacht, dieses Verlassensein, diese Hilflosigkeit, die in dem Traum wiederauflebte, ihre Wurzeln in den traumatisierenden Zuständen ihres frühen Lebens ihren Ursprung haben musste. Sprach ich darüber, sagte Carolina: »Das kann sein.« Ich spürte aber, dass sie weit davon entfernt war, das von mir Gesagte ernstzunehmen. Als ich sagte: »Du magst es nicht, wenn ich Zusammenhänge mit früher herstelle«, sagte sie: »Nein, es ist nur so, dass ich es nicht weiß, es kann sein, es kann aber auch nicht sein, das sagt mir meine Logik.« Mit ihren Gefühlen, das war deutlich, war sie weit entfernt. Gleichwohl meinte ich zu verstehen und versuchte mit ihr darüber zu sprechen, dass mittels ihrer Ohnmachtsanfälle ihr Körper etwas inszenierte, was so unerträglich war, dass sie es nicht fühlen konnte. »Deshalb bin ich ja auch hier«, sagte Carolina munter und fuhr fort, »es ist ja auch logisch, dass ich das nicht fühlen kann, wenn es so schrecklich und unerträglich ist.« »In deinem Traum und in London hast du es fühlen müssen«, sagte ich. »Ja, das ist wahr«, sagte sie ernst. Am Ende dieser Stunde vergaß ich, in der Regel vergaß ich so etwas nie, mit Carolina zu besprechen, dass unsere nächste Stunde, die auf einen Feiertag fiel, ausfallen würde.

Als ich Carolina eine Woche später wiedersah, erfuhr ich, dass sie gleich im Anschluss an unsere Stunde in der U-Bahn sich sehr schlecht und wie am Rande einer Ohnmacht gefühlt habe. »Ich bin dann an der B-Station ausgestiegen und habe mich mit letzter Kraft zu diesem Buchgeschäft geschleppt, wo ich oft hingehe, nachdem ich bei Ihnen war. Dort bin ich in einem dieser tiefen Sessel in Ohnmacht gefallen. Sie haben mich mit dem Notarztwagen ins Krankenhaus gefahren, ich habe mit den Sanitätern und Ärzten gestritten und ihnen gesagt, sie würden sowieso nichts finden und der ganze Aufstand sei wie immer umsonst. Natürlich habe ich Recht gehabt.« Zuhause schlief sie dann zwölf Stunden am Stück und fiel beim Packen ihrer Schultasche erneut in Ohnmacht. Sie erzählte sehr munter und war weit weg und unerreichbar. Allerdings genoss sie sichtlich meine Bestürzung und meine Sorge. Bei ihrer Schilderung dachte ich an ihre Ankunft aus Äthiopien, bei der sie in den Arm der Mutter gefallen und zwei Tage geschlafen hatte. Es war, so dachte ich, als ginge sie in gewisser Weise zum Anfang zurück, der Zäsur zwischen Äthiopien und Deutschland, die sie mit ihrem Schlafen, ihrer »Ohnmacht« damals gesetzt hatte. Wieder fiel mir ein, dass die Ohnmachtsanfälle ja begonnen hatten, als ich, das idealisierte Objekt, nicht zur Verfügung gestanden hatte.

Zu unserer nächsten Stunde kam sie erneut munter, sagte jedoch gleich: »Ich muss erst einiges erzählen, dann kommt die Bombe. Ich bin wieder in Ohnmacht gefallen, und zwar bin ich gerade beim Einsteigen in das Auto meines Vaters gewesen, der mich in die Schule mitnimmt. Da stürzte ich und lag im Regen. In der Nacht zuvor habe ich *von einem schrecklichen Streit mit der Mutter* geträumt.« Ich erfuhr, dass die Mutter sie zur Therapie begleitet hatte und in einem Café auf sie wartete, weil Carolina Angst hatte, in Ohnmacht zu fallen und wieder ins Krankenhaus gebracht zu werden. Dann wurde sie plötzlich ganz ernst und erfüllt von einer tiefen Traurigkeit. »Es ist noch etwas Schreckliches passiert«, sagte sie, »aber ich weiß gar nicht, ob ich es sagen kann. Ich habe es noch niemandem gesagt.« Ich erwiderte: »Dann ist es vielleicht gut, wenn du es hier aussprechen kannst.« »Ich habe«, sagte Carolina, »mir in der Nacht, ohne es zu merken, die Haare abgeschnitten. Ich bin schlafgewandelt.« »Wie – die Haare abgeschnitten?«, frage ich entsetzt. »Ich habe«, antwortet Carolina, »die Schere genommen und mir die Haare ganz kurz geschnitten. Am Morgen lagen die Haare auf dem Boden und ich habe mein Kopftuch aufgesetzt, dass es keiner merkt.« Tatsächlich hatte sie, wie meistens, ein Kopftuch auf. Ich sagte: »Ich kann es gar nicht glauben.« Carolina schaute auf die Uhr und sagte: »Die Zeit reicht gerade, ich werde es Ihnen zeigen.« Sie nahm das kunstvoll festgesteckte Tuch ab und ich sah ihren geschorenen Kopf. Sie sah unendlich traurig aus. »Du hast dir in der Nacht, ohne es zu wollen, die Haare abgeschnitten«, wiederholte ich, wie für mich selbst. »Ich finde eigentlich schlimm«, sagte Carolina, »dass es keiner gemerkt hat, das Tuch war doch sonst viel höher von meinen vielen Haaren.« »Keiner merkt, was da Schreckliches passiert ist, auch ich habe es nicht gesehen«, sagte ich. »Ich bin froh, dass ich es Ihnen gezeigt habe«, sagte Carolina, »ich fühle mich so unheimlich, ich habe solche Angst.« »Du hast Angst, verrückt zu sein«, sagte ich. »Ja«, sagte Carolina, »ich habe Angst. Und ich kann das meiner Mutter nicht zeigen, ich schäme mich so und sie wird es niemals verstehen.« »So kannst du nicht leben«, sagte ich.

Während ich das aussprach, ging mir durch den Kopf, wie entrückt von jeder Normalität Carolinas Leben im Moment verlief. Sie konnte die Schule nicht mehr besuchen, sie konnte nicht mehr tanzen gehen – zuvor war Carolina mehrmals pro Woche in einem Studio tanzen gegangen und hatte immer gesagt, ohne das könne sie gar nicht leben; sie hatte keine Freunde mehr außer Joe, mit dem sie kurz nach Beginn ihrer Behandlung bei mir zusammengekommen war.

Carolina kam zu ihrer nächsten Stunde ohne Tuch. Sie hatte die Haare gleichmäßig geschnitten und sich sorgfältig geschminkt. Sie sah sehr schön und unglaublich traurig aus. »Nun haben es alle gesehen«, sagte sie. »Deine schönen Haare«, sagte ich und stellte mir dabei vor, ich hätte mir unwillentlich meine Haare abgeschnitten und sie seien nun so kurz wie die Carolinas. Sie hat sich verstümmelt, dachte ich. »Es ist nicht mehr nur die Ohnmacht, es ist, als ob etwas in dir sprechen will.« »Vielleicht«, sagte Carolina und sah mich hilflos an.

Carolina sah schrecklich aus, als ich sie zu unserer nächsten Stunde wiedersah, ungeschminkt und als falle sie in jedem Moment wieder in Ohnmacht. Tatsächlich war sie am Morgen wieder in Ohnmacht gefallen und hatte die Schule nicht besuchen können. »Es ist wieder etwas Schreckliches geschehen. Ich habe mir in der Nacht nach unserer Stunde den Leib, die Arme, die Beine mit Edding vollgeschrieben: »Help«, Hilfe, stand überall.« Sie hatte einen Fotoapparat dabei und zeigte mir ihren beschriebenen Körper, den die Mutter auf ihren Wunsch hin fotografiert hatte. »Du dachtest, ich glaube dir nicht«, sagte ich. »Nein«, sagte sie, »ich glaube es sonst selbst nicht.«

Meine Reaktion auf Carolinas Bericht war sehr körperlich. Ich musste fast weinen, konnte mich kaum kontrollieren, ich hatte das Gefühl, nicht mehr atmen zu können. Ich fühlte mich vollkommen überwältigt.

Die Situation spitzte sich zu. Carolina wurde jeden Morgen ohnmächtig. »Ich habe Angst zu schlafen, ich hasse den Schlaf. Meine Träume sind so wirklich«, sagte sie »ich kann sie kaum von der Wirklichkeit unterscheiden. Ich denke das jetzt auch, dass alles mit früher, mit Äthiopien, zu tun hat. Ich denke manchmal, ich bin nicht mehr zu Hause in der Gegenwart. Wenn ich daran denke, wie oft man mich nun schon ins Krankenhaus gebracht hat…« »Vor ein Krankenhaus hat dich deine Mutter damals gelegt«, sage ich, »als ob du zum Anfang zurückgingest.« »Wie Sie das sehen… ich weiß nicht, ich weiß nicht«, sagt Carolina.

Die Mutter, die ich erneut sah, erlebte ich nun viel einfühlsamer als zu Beginn der Behandlung. Sie dachte viel nach und erzählte mir von ihren Gefühlen, ihrer Verwirrung und Angst, als man ihr Carolina am Flughafen in die Arme gelegt hatte. Ich spürte, wie verzweifelt die Mutter war. Sie weckte Carolina am Morgen, dann hatte sie Angst, das Zimmer zu betreten, weil sie fürchtete, sie wieder ohnmächtig vorzufinden. Sie ging dann mit ihrem Mann zu Carolina, und sie schütteten ihr Wasser übers Gesicht. Natürlich machte sie sich furchtbare Sorgen wegen der Schule. »Carolina wiederholt ja, und wenn sie es nicht schafft, bekommt sie keinen Realschulabschluß.«

Während des Gespräches mit der Mutter wurde mir klar, dass es so nicht weitergehen konnte. Die schwere, vermutlich durch die Behandlung ausgelöste Regression und Retraumatisierung schwächte die Ich-Kräfte der Patientin mehr und mehr. Sie konnte immer weniger in der Wirklichkeit leben, erwachte aus ihren schrecklichen Nächten und Träumen, um in Ohnmacht zu fallen. Ich schlug der Mutter vor, eine Frist zu vereinbaren und wenn die Ohnmachtsanfälle dann weiterhin anhielten, Carolina an eine Klinik zu überweisen. Die Mutter wollte zwei

Wochen warten. Sie sagte: »Es ist das letzte, was ich will, aber ich bin auch der Meinung, dass etwas geschehen muss.«

Carolina selbst nahm die Sache recht unaufgeregt auf: »Ich glaube gar nicht, dass das etwas bringt, und ich werde niemals Medikamente nehmen, aber ich füge mich, ich weiß ja auch nichts Besseres und irgendwie habe ich gedacht, vielleicht muss ich da jetzt wirklich noch einmal hin, ins Krankenhaus, darüber haben wir ja letzte Stunde gesprochen.« Ich verstand plötzlich, was sie meinte, ich hatte gar nicht mehr daran gedacht.

Zur nächsten Stunde kam sie wie rasend. »Ich bin so sauer auf Sie, Sie haben von Krankenhaus gesprochen und nicht Psychiatrie gesagt.« Carolina schrie fast: »Meine Mutter hat es beiläufig erwähnt, da bin ich ausgerastet. Wieder und wieder geschehen Dinge, und ich werde nicht gefragt, und dieses Mal sind Sie auch beteiligt.« Sie wütete regelrecht, und ich konnte mir kaum Gehör verschaffen. Ich sagte: »Ich bin davon ausgegangen…« Carolina schrie: »Immer gehen alle von etwas aus, aber es vor mir aussprechen, davor hütet man sich, ich bin doch nicht blöd.« Ich erwiderte: »Es tut mir sehr leid, dass du nun denken musst…« Carolina unterbrach mich sofort: »Alles ist egal, aber man hätte es mir sagen müssen. Wie hätte ich denn darauf kommen können?« Ich dachte plötzlich, sie fühlt sich verfolgt. Ich versuchte etwas zu sagen, aber es funktionierte nicht. Ich spürte auch, dass ich immerzu dabei war, mich zu verteidigen. Carolina sagte: »Jetzt ist es soweit, Sie können mich auch nicht verstehen.« Ich fühlte mich plötzlich sehr traurig und wusste gar nicht mehr, was ich sagen sollte, war vollkommen verwirrt. Sie war auch ganz still. Als ich wieder klar denken konnte, sagte ich: »Was ich verstehe, ist, dass es für dich sein muss wie damals am Flughafen, etwas geschieht und keiner hat dich gefragt und wehren konntest du dich auch nicht.« Carolina erwiderte: »Nicht nur am Flughafen, dass sie mich vors Krankenhaus gelegt haben und dann kam ich ins Waisenhaus und dann kam K.« »Und das alles«, sage ich, »und du konntest dich nicht wehren, was du jetzt gerade machst…« Carolina begann zu weinen, zum ersten Mal seit unserer ersten Stunde, dicke Tränen liefen über ihr Gesicht. Ich verstand plötzlich, warum sie so schreien musste, warum da für sonst gar nichts ein Raum war. Ich bemerkte: »Das ist sehr gut, dass du dich jetzt wehren kannst.« Sie nickte und weinte. Ich konnte sie jetzt fragen, was in der Zwischenzeit geschehen war. »Die Nächte werden immer schlimmer«, sagte sie, »ich bin so aggressiv und eklig und merke es und ich habe zu Joe, meinem Freund, in der Nacht gesagt, er darf nicht schlafen, ob er mich allein lassen will, und ich beobachte mich dabei und finde mich schrecklich. Ich bin über Pfingsten nicht in Ohnmacht gefallen, aber heute. Ich bin gleich zu Hause geblieben, und ich bin allein in Ohnmacht gefallen und wieder aufgewacht. Ich weiß gar nicht, was ich zu Hause machen soll…« Carolina weinte wieder. Ich sagte: »Das ist sehr schwer, zu sehen, wie du leidest, so bin ich auf die Idee gekommen mit der Psychiatrie.« Carolina sagte: »Das ist mir klar, aber ich habe solche Angst und ich brauche einfach Zeit.« Ich sagte: »Ich habe die schreckliche Phantasie, es könnte soweit kommen, dass ich nicht mehr mit zuschauen kann: Dann würde ich sagen, Carolina soll in die Klinik, und deine Eltern würden das machen, und das wäre dann wie früher, wir würden dich verpflanzen gegen deine Willen, das ist eine schlimme Vorstellung.« Carolina weinte und sagte, sie brauche Zeit.

Zu diesem Zeitpunkt fand ein Gespräch mit der Mutter statt. Es ging darum, ob Carolinas Termin – die Deadline für die Klinik – verschoben werden könnte bis zu dem Termin, den sie ohnehin hatte, zu Beginn der Ferien. Es ging um ein erneutes EKG, das vor einem halben Jahr vereinbart worden war. Ich hatte die Mutter als sehr stabil und bodenständig erlebt. In diesem Gespräch aber sagte sie, sie sei alles andere als das. Sie erzählte mir vom Tod ihrer Schwester, die damals acht Jahre alt war, sie war dreizehn. Die Schwester erkrankte an Knochenkrebs und war am ganzen Körper nur noch eine einzige Wunde, musste beatmet werden. Die Eltern waren mit ihr immerzu beschäftigt, zwei Jahre lang. Als die Schwester starb, wurde ihre Mutter zur Alkoholikerin. Der Vater und Carolinas Mutter erlebten, wie sie nach zwei Entzügen jeweils rückfällig wurde. Als die Mutter der Mutter schließlich gesundete, erkrankte Carolinas Mutter im Alter von zwanzig Jahren an Brustkrebs, eine Brust wurde ihr abgenommen. Sie sagte: »Das war mir damals ganz egal, ich habe nur leben wollen. Schon damals war ich mit meinem Mann zusammen, der immer zu mir gehalten hat, ich habe da richtig Glück gehabt. Erst im Alter von vierzig habe ich mir eine neue Brust mit Bauchfett herstellen lassen.«

In der Folge verstärkte sich Carolinas Redefluß, der immer schon da gewesen war, doch nun sagte sie dauernd: »Verstehen Sie, was ich meine?« Sie beschrieb alles ungemein ausführlich und brachte Beispiele, um zu verdeutlichen, was sie meinte. Es war, als bemühe sie sich immerzu leidenschaftlich, dem Objekt nahezubringen, was sie dachte. Ich erfuhr nämlich, als ich bemerkte, sie sei stets unsicher, ob ich sie auch wirklich verstehe, ihre Mutter sei in letzter Zeit ganz wahnsinnig darüber geworden, weil sie in jedem zweiten Satz »Verstehst du, was ich meine?« sagte. Ich sagte: »Das ist unheimlich anstrengend, wenn man sich verständigen möchte und immer unsicher ist, ob der andere einen versteht.« Sie erwiderte: »Es ist furchtbar anstrengend, und ich möchte am liebsten gar nichts sagen.« »Vielleicht lebst du aus diesem Grunde auch jetzt so zurückgezogen«, bemerkte ich, »es muss auch eine Erleichterung sein. Früher warst du ja die Therapeutin all deiner Freunde. Ich denke an Eva, die du in die Klassengemeinschaft hineingeboxt hast und deren Mutter sich bei dir bedankte, weil sie keine Drogen mehr nimmt, und an die vielen anderen, für die du immerzu die Verantwortung übernommen hast.« Carolina: »Das ist jetzt vorbei… ich war immer diejenige, die aufpasst.« Ich: »Du warst nicht wie die anderen Jugendlichen, die es manchmal lieben, die Kontrolle zu verlieren... wenn du die Kontrolle verlierst, dann mit einem Ohnmachtsanfall.« Carolina: »Es ist wahr, ich kann es eigentlich nicht ertragen, keine Kontrolle zu haben über mich und die anderen, das ist schon komisch mit diesen Ohnmachtsanfällen.« »Es muss sehr schlimm für dich sein, manchmal aber auch wie eine Erleichterung...« »Ich mache im Moment was ganz Irres, wenn ich allein zu Hause bin, ich chatte, da wollen tausend Leute mit mir reden, wenn ich aber keine Lust habe, dann drücke ich sie weg. Ich diskutiere mit denen, mit denen ich diskutieren will so lange, wie ich diskutieren will. Wenn es mir zuviel wird, drücke ich ›unbekannt‹, dann kann mich keiner mehr erreichen.« »Das ist jetzt sehr wichtig, weil du im wirklichen Leben diesen Knopf nicht finden kannst, wo alles zuviel wird.« Sie: »Es ist wunderbar, wenn man das kann, aber in Wirklichkeit schaffe ich das nicht, ich fühle mich für alles verantwortlich und will alles kontrollieren. Dabei hasse ich es, soviel zu reden und immer zu versuchen, mich verständlich zu machen. – Ich glaube jetzt auch, dass das wegen früher ist. Ich war ja im Kinderheim die Jüngste, und wir haben um alles kämpfen müssen, auch um das Essen. Ich denke manchmal, ich kann überhaupt nicht aufhören zu kämpfen.« Ich: »Es muss eine Erleichterung sein, in Ohnmacht zu fallen und nichts mehr bewirken zu müssen.« Sie sagte: »Ja, einerseits, aber es ist auch schrecklich.«

Carolina erzählte, die Mutter sei völlig erschöpft und krank geschrieben, der Vater sei auch zu Hause, müsse Überstunden abfeiern. Sie erzählte, und ich merkte, wie berührt sie war, dass der Vater sich sehr um die Mutter und um Carolina kümmerte. Am Wochenende hätten sie stundenlang zusammen auf der Terasse gesessen und geredet. Sie haben auch Bücher untereinander ausgetauscht. Carolina war beeindruckt, dass der Vater sich mit dem Zusammenhang von geistigen und körperlichen Krankheiten beschäftigte.

Carolinas Vater sah ich kein einziges Mal. Ich konnte gleichwohl empfinden, eine wie wichtige, haltende Rolle er in dem ganzen Szenarium spielte, wie Carolina ihn suchte und dringend brauchte als einen Bezugspunkt außerhalb der dichten Beziehung zu ihrer Mutter.

»Das Schönste war, dass ich gar nichts erklären musste, als wir zusammen auf der Terrasse saßen«, sagte sie.

Ich versuchte das zu begreifen, was ich meinte, verstanden zu haben. Carolina hatte einen Erklärungszwang. Sie musste immerzu reden und sich erklären. Es erschöpfte sie, und sie hasste es, musste es aber trotzdem tun. Was ich schon lange gefühlt hatte, konnte ich jetzt benennen: Carolina unterschied Wesentliches nicht von Unwesentlichem, sie konnte nichts zusammenfassen. Das Eine konnte nicht für das Andere stehen. Deshalb wirkte ihre ausgeprägte Symbolisierungsfähigkeit auf diesem Hintergrund plötzlich so fassadenhaft. Vielleicht lebte die Patientin in

Wirklichkeit in einer absolut konkreten Welt, die sie immerzu konkret erklären musste, angefüllt und ausgestopft mit Versatzstücken des Symbolischen, die aber nicht tragfähig waren. Sie litt unter dem Gefühl, etwas nicht fassen zu können mit diesen Versatzstücken. Es gab etwas, was sie nicht fassen konnte und wonach sie verzweifelt suchte. Sie konnte über den Zusammenhang von seelischen und körperlichen Erkrankungen stundenlang referieren, aber sie konnte nie sicher sein, ob jemand verstand, worüber sie sprach. Ihre glanzvolle Eloquenz paarte sich mit dem Gefühl, nicht sagen zu können, was sie fühlte. Wenn sie in Ohnmacht fiel, nicht mehr laufen und sehen konnte, dann hatte sie etwas ausgedrückt, wofür sie keine Worte hatte. Gleichzeitig rief es die Worte auf den Plan. Sie begann zu erklären und fühlte, dass sie das gar nicht erklären konnte. Sie redete immer weiter. Dass sie ihre Erschöpfung über das Reden und Erklären wahrnehmen konnte, war viel, sehr viel.

Sie schnitt sich in der Nacht die Haare ab und beschrieb sich den Körper mit Hilfe-Rufen. Sie konnte und wollte nichts mehr erklären und kontrollieren, denn Erklären war ein ganz wichtiges Instrument der Kontrolle. Sie beherrschte es in einer Weise, wie ich es selten erlebt habe. Sie konnte mit einer glasklaren Logik argumentieren und erklären. Es half aber nichts. Das Argumentieren und Erklären war wie aufgepfropft auf eine frühe Erfahrung von absolutem Nicht-Verstehen und von Desorientierung. Carolina konnte sich mit sehr Vielem, was die Adoptiveltern ihr anboten, identifizieren; sie erfuhr – da bin ich mir sicher – ein tiefes Gehaltensein, das sie nie zuvor gekannt hatte. Es reichte aber nicht aus, die »Lücke« zu schließen, die zwischen diesem Gehaltenwerden und dem Zustand des Verlassenseins klaffte, der ihr vorheriges Leben bestimmt hatte. Sie war eine gelehrige Schülerin, nahm alle Angebote auf. Sie kam zur Ruhe in den Armen ihrer Adoptivmutter und wollte von ihr gar nicht mehr losgelassen werden. Für die Mutter mag Carolina die kleine Schwester gewesen sein, die sie dieses Mal am Leben halten wollte. Sie machte Unglaubliches möglich. Dass sie nunmehr selbst erschöpft mit Carolina zu Hause blieb, führe ich auf unser Gespräch zurück, in dem sie erstmals über ihre Belastungen berichtet hatte.

Ich dachte, es war auch die Sexualität mit Joe, die erstmals reale Sexualität, die Carolina ängstigte und die zu den Ohnmachtsanfällen führte. Sie wollte verlorengehen und konnte es nicht. Das Verlorengehen in der Sexualität, diesen so ersehnten Kontrollverlust schien sie durch die Ohnmachtsanfälle zu ersetzen. Sexualität war absolut bedrohlich, weil sie den Kontrollverlust einschloss. Gleichzeitig sehnte sie sich danach, sich vollkommen gehenzulassen. Da erschienen die Ohnmachtsanfälle als Ausweg.

Sie ging nicht in die alte Schule zurück, wo der Lehrer sich um sie bemühte. Sie wollte auch nicht mehr zu dem Arzt, der sich um sie sorgte. »Auch zu mir kamst du nicht zur ausgemachten Stunde in den Ferien«, bemerke ich, »hast mir auf Band gesprochen.« Sie sagte: »Aber ich bin wiedergekommen. Ich hatte Angst, ich bin einfach nicht in die Klinik, zu dem vereinbarten Termin, es war zufällig der Streik und ich steckte eineinhalb Stunden fest, da bin ich wieder nach Hause gefahren. Ich wollte nichts erklären.« Ich dachte: Mit dem Arzt und dem Lehrer waren ihr die Ansprüche, die sie erweckte und nicht erfüllen konnte, zuviel. Es war aber auch deutlich, dass die beiden etwas abbekamen und ich geschont wurde. Sie sagte: »Ich war so wütend, auf Sie war ich nie so wütend.« Ich erinnerte sie an die Psychiatrie, und sie sagte: »Ja, aber gerade wegen meiner Wut bin ich wiedergekommen, ich wollte Ihnen«, sie lachte, »eine richtige Standpauke halten.« »Ja, hast du gemacht, ich kam gar nicht mehr zu Wort.«

Carolina hatte seit Ferienbeginn keine Ohnmachtsanfälle mehr. Sie erzählt mir weiter von ihrer Angst vor den Ansprüchen anderer, die sie selbst weckte. In der Schule, die sie nun besuchte, um überhaupt einen Schulabschluss zu erlangen, wunderten sich alle über sie. Es war die Schule, in der ihre Mutter als Lehrerin tätig war. Diese hatte alle Hebel in Bewegung gesetzt, um ihrer Tochter noch eine Möglichkeit zu geben. Carolina war gut in Englisch, sie konnte sich in allen Fächern gut beteiligen und die Lehrer fragten sich, warum sie hier war. Es war, als gehöre sie nicht dahin. Sie konnte soviel. In Wirklichkeit hatte sie schlimme Angst, es könne alles zusammenbrechen. Ein Lehrer sagte: »Das dürfte für dich kein Problem sein.« Da sei, so Carolina, eine ganz große Angst gekommen. Ich stellte mir vor, wie dominant und artikuliert Carolina auftrat, welche Erwartungen sie erweckte, und ich dachte darüber nach, wie unglaublich brüchig alles war, wie groß ihre Angst war, wieder zu scheitern.

Erstmals dachte ich aber auch, wie groß ihre Möglichkeit sich auszudrücken war und wie viel sie davon der Wärme ihrer Adoptivmutter verdankte, die wirklich unermüdlich immer da war, wenn sie sie brauchte. Carolina war ein Mädchen, das sehr früh ohne Schutz leben musste. Ich sah sie oft vor mir: als Kleinkind im Waisenhaus um ihr Essen kämpfend. Sie war eine Kämpferin, die in Ohnmacht fiel. Die Gestaltung ihrer »Ohnmacht« verdankte sie ihrer Adoptivmutter, die sie hielt. Durch die haltende Art ihrer Adoptivmutter war es Carolina möglich, die Tatsache ihres frühen Fallengelassenwerdens in Form der pubertären Ohnmachtsanfälle und als Seh- und Gehstörungen zu inszenieren. Sie fand eine Form, in der sie die Adoptivmutter immer wieder zu rufen vermochte. Carolina war kein Mädchen, das in einen Abgrund fiel, da war immer ihre Adoptivmutter, die es ihr ermöglichte, eine Gestaltung für ihr frühes Verlassensein zu finden, die ihr trotz der vielen Rückschläge und Krisen auch eine kontinuierliche Behandlung bei mir ermöglichte. Unter der Gestaltung ihres Verlassenseins, den Symptomen der Geh- und Sehstörung und den in der Übertragung auftauchenden Ohnmachtsanfälle lag auf einer frühen

Ebene, auch dies wurde im Laufe der Therapie deutlich, ein brüchiger Untergrund, geprägt von früher Trennung und Desorientierung und einer Tendenz zum Zusammenbruch des Ich, der sich in den nächtlichen Aktionen des Haare-Abschneidens und des Körper-Beschriftens Ausdruck verschaffte, im Gefühl der Patientin insgesamt, die Grenze zwischen ihren Träumen und der Realität – über einen Zeitraum von mehreren Monaten hinweg – kaum noch wahrnehmen zu können. Die latente Borderline-Struktur der Patientin, auch dies ist interessant, wurde erst mit dem Triebansturm der Pubertät virulent. Die Patientin, so dachte ich, ging noch einmal zurück zu ihren frühen, schmerzlichen, desorientierenden Erfahrungen und wollte, indem sie dem in ihren Symptomen Ausdruck verlieh, wissen, ob sie trotz allem nun gehalten werden würde. Ich fand es im Nachhinein beeindruckend, wie nah sie einer Einweisung in die Psychiatrie – einem Aufgeben der haltenden Objekte – gewesen war und wie sie selbst es gewesen war, die dies letztlich verhindert und sich erneut anvertraut hatte.

Die Gefahr der Spaltung in die böse Adoptivmutter und die gute leibliche Mutter in der Übertragung war immer gegenwärtig gewesen. Ich selbst hatte, im Strudel der Dynamik, die Adoptivmutter zu Beginn der Behandlung auf Carolinas »Wunsch« ausgeschaltet und die Patientin damit sicherlich überfordert. Gleichwohl war es der Adoptivmutter immer wieder möglich, sich an mich zu wenden, immer verbunden mit großen Konflikten mit Carolina, die sich ja prinzipiell dagegen entschieden hatte. Diese Entscheidung war absolut verständlich. Unbewusst wünschte die Patientin, in mir ihrer leiblichen Mutter zu begegnen und alles Störende auszuschalten. Dass dies, verbunden mit vielen Irrungen und Wirrungen, die ich schilderte, nicht gelang, stellte sich als haltend und einer Spaltung entgegenwirkend heraus. Tatsächlich verlief das alles ungeplant und so desorientiert auf Seiten der Mutter, aber auch auf meiner, dass es die prinzipielle frühe Desorientierung der Patientin spiegelte, der keine kontinuierlich haltenden Objekte zur Verfügung gestanden hatten. Eigentlich war es so: Die Adoptivmutter und ich durften gar nicht zusammenarbeiten, stets schuldbeladen kam es gleichwohl immer wieder zu Kontakten. Diese Kontakte, das war das Bedeutsame, stellten sich stets als hilfreich und haltend heraus. Wichtig war auch, dass Carolina fühlen konnte, wie schwer das für mich und die Adoptivmutter war, wenn wir uns immer wieder bei ihr rückzuversichern suchten, damit sie ihrer Wut über unseren immer bedrohten Kontakt Ausdruck verleihen konnte. So war etwas vollkommen ungeplant und verwirrend zusammengekommen, was in der Patientin nicht zusammenkommen durfte. Ohne dieses gleichsam unbewusste Zusammenkommen der Adoptivmutter und mir – in der Übertragung der leiblichen Mutter Carolinas – wäre die Behandlung gescheitert. Carolina hatte alles darangesetzt, uns auseinanderzuhalten. Wir, die Adoptivmutter und ich, hatten uns, stets schuldbeladen, darüber hinweggesetzt, ohne dies geplant zu haben. Unsere wenigen Gespräche hatten, gleichsam unbewusst, der inneren Spaltung Carolinas entgegengewirkt. Nur in der Schule ihrer Mutter – das war wichtig – konnte die Patientin ihren Abschluss machen. Sie benötigte die Adoptivmutter als jemanden, der sie begleitete. Sie wollte nicht noch einmal verlassen in den Straßen Londons landen. Die Patientin fiel nicht mehr in Ohnmacht. Ich glaube, dass es für mich sehr wichtig war zu akzeptieren, dass die Patientin ihre Adoptivmutter noch einmal dringend brauchte, um ihren Weg ins Leben zu machen. Sie benötigte diese Rückversicherung. Sie benötigte in meiner Gegenübertragung so etwas wie die Erlaubnis, sich ihrer Adoptivmutter noch einmal anzuvertrauen.

Schon lange, bevor sie bevorstand, dachte ich an Carolinas Verabschiedung. Diese Patientin war mir sehr nahe gekommen mit ihrer Not. Ich hatte manchmal wirklich das Gefühl, so etwas wie ihre Mutter geworden zu sein, und dachte mit Schrecken daran, mich von ihr trennen zu müssen. In unseren letzten Stunden, das ist merkwürdig, realisierte ich, als hätte ich zuvor nie davon gehört, dass Carolina, eingepackt nur in Zeitungspapier, auf den Stufen des Krankenhauses abgelegt worden war. Es gab nichts, gar nichts, was ihre Eltern ihr hatten mitgeben können, außer diesem Zeitungspapier. Als sie zu den Adoptiveltern kam, hatte sie einen dicken Hungerbauch und war ansonsten vollkommen abgemagert. Ich fühlte in dieser Zeit ein Andrängen meiner Tränen, das mich an die Zeit erinnerte, als Carolina sich die Haare abgeschnitten und ihren Körper mit Edding beschriftet hatte. Ich musste oft an ihren alten Traum denken, von dem sie nie mehr sprach, der Traum, *in dem ein Mann sie aus den Armen ihrer Mutter gerissen hatte und diese hatte etwas gerufen, aber Carolina konnte es nicht erinnern, obwohl sie sicher war, es einmal gewusst zu haben.* Immer dachte ich: Ich will, ich muss sie fragen, ob sie sich jetzt erinnert. Der Gedanke ging mir aber verloren, ich konnte ihn nicht umsetzen. Was blieb, war meine diffuse Angst, beim Abschied von dieser Patientin in Tränen auszubrechen.

Ich bemerkte, dass sie das Kopftuch, das sie lange getragen hatte, nie mehr trug. Sie hatte jeden Tag eine neue Frisur. Ihre Haare waren wieder so lang wie damals, als ich sie kennengelernt hatte. Ich konnte fühlen, was für eine große Freude sie daran hatte, sie immer neu zu frisieren.

Unsere letzten Stunden waren sehr leise. Wenn Carolina kam, schauten wir uns lange an. Es gab nicht mehr so viele Worte: sie versiegten, es war so still. Als sie zu unserer letzten Stunde kam, konnte ich ihre Düsternis empfinden. Sie war so verstummt. Sie sprach aber. »Es geht«, sagte sie, »ich habe lange nicht gedacht, dass es geht.« Wir schwiegen. »Ich habe ja zwischendrin aufhören wollen, ich bin gar nicht mehr gekommen zu meinen Stunden.« Ich: »Das war nach dem Umzug, du wolltest das nicht… es war auch immer so, dass ich das Gefühl hatte, ich bedränge dich mit dem, was ich über die Vergangenheit gesagt habe.« »Ich bin doch froh, dass Sie das gemacht haben, ich wollte es nicht, aber deshalb bin ich ja gekommen zu Ihnen... ich habe manchmal Angst, was werden wird, wenn ich nicht zu Ihnen kommen kann und sprechen... es ist gut, dass wir Stunden übrig haben... ich weiß nicht, ob ich sie brauchen werde... ich will das wirklich versuchen, ohne meine Stunden zu leben... das ist schwer für mich... ich wollte Ihnen auch danke sagen, dass ich kommen durfte, dass sie mich zurückgeholt haben, als ich nicht mehr kam.« Als wir uns die Hand zum Abschied reichten, kam ein Moment der Verwirrung über mich. Carolina dreht sich um und ging die Treppe hinunter, ganz schnell.

Jetzt würdest du sie gerne rufen, dachte ich, verloren in meinen Gedanken, sie soll sich noch einmal umdrehen. Sie soll lächeln und damit sagen, dass alles gut ist. Aber sie war schon davongeeilt. Ich dachte noch einmal über meine andrängenden Tränen nach, auch über die Düsternis Carolinas, in der diese andrängenden Tränen enthalten gewesen waren. Wir hatten nicht geweint. Ich fühlte mich sehr unwirklich mit meiner Angst, in Tränen auszubrechen, so kalt und gelähmt. In unserem Abschied war etwas von ihrem alten, wiederkehrenden Traum enthalten, dem die Worte fehlten. Vielleicht aber, vielleicht, wer kann das wissen, konnten wir etwas fühlen von der andrängenden Verlorenheit, den Tränen, dem Verlassensein, der Sprachlosigkeit, der Hilflosigkeit, der Ohnmacht, die meine Patientin mit ihrer Mutter geteilt hatte, als sie eingehüllt von Zeitungspapier auf den Stufen eines Krankenhauses abgelegt worden war.

Luisa, acht Jahre

Grund der Anmeldung: Schreiattacken.
Ein Arzt der psychiatrischen Kinderklinik überwies mir Luisa. Es handele sich, so sagte er mir, um einen komplizierten Fall, das Kind sei bereits bei einer anderen Therapeutin in Behandlung gewesen und die Therapie sei aufgrund des fehlenden Vertrauensverhältnisses abgebrochen worden. Bald darauf vereinbarten die Eltern einen Termin bei mir. Die beiden waren ein außerordentlich attraktives, elegantes Paar, sie Spanierin, er Deutscher. Sie berichteten mir, dass sie außer Luisa, die aus Brasilien stamme, ein weiteres Adoptivkind aus Vietnam sowie einen eigenen Sohn hätten. Altersmäßig seien die Kinder jeweils ein halbes Jahr auseinander, Luisa sei die mittlere.

Aus der Mutter brach es heraus: »Wahrscheinlich ist unser Termin ganz umsonst, es geht nicht mehr, es geht gar nichts mehr. Es ist nicht mehr auszuhalten mit Luisa, und wir planen, sie in ein Internat zu geben.« Während sie sprach, begann der Vater einen Laptop, wie ich aus dem Augenwinkel zu erkennen meinte, aus seiner Tasche zu holen und damit zu hantieren. Ich wollte gerade fragen: Warum machen Sie das?, da schob er mir den Bildschirm herüber. Dann wollte ich sagen, dass ich das nicht möchte, aber ich sah schon: Das Ganze war mit Ton versehen, Luisa, die sich laut schreiend, erbärmlich und verzweifelnd schreiend, am Boden wälzte. Es war eine Art von endloser Verzweiflung, endlosem Schreien, und ich konnte mich nicht entziehen. Ich nahm die eleganten und teuren Möbel wahr, inmitten derer Luisa sich wand und schrie und schrie. Minutenlang schaute ich zu, war wie gelähmt. Der Vater sagte, er könne jetzt ausschalten, ich sagte: »Nein«, konnte mich nicht lösen von dem Anblick dieses schwarzen Mädchens, das, so dachte ich, so viel Kraft und soviel Verzweiflung hatte. Schließlich schaltete der Vater das Gerät aus. Die Mutter sagte: »Ich filme sie, wenn sie so schreit.« Ich erwiderte: »Sie haben Angst, dass Ihnen sonst niemand glaubt.« Noch während ich diesen Satz formulierte, konnte ich deutlich spüren, dass ich diesen Satz zum einen sagte, weil er einem starken Gefühl in der Situation entsprang, dem ich mich nicht entziehen konnte, zum anderen aber galoppierte dieser Satz hinweg über eine schwere Aggression, die ich niederhalten musste. Die Mutter begann zu weinen und sagte: »Ich bin so froh, dass Sie das verstehen können.«

Diese Szene ist insofern interessant, als ich die Mutter in einer kurzen Sequenz spontan erreichen konnte, etwas, was mir über weite Strecken der Behandlung nicht mehr gelang. Bemerkenswert ist auch, dass ich mich während der gesamten Eingangsszene in einem Zustand befand, in dem ich nicht sagen konnte, was ich wollte, mich gleichzeitig als wie gebannt und zutiefst irritiert erlebte.

Luisa, so erfuhr ich, wurde als zweites Kind ihrer Eltern in Brasilien geboren. Die Adoptivmutter erwähnte, dass sie selbst als Kind einige Jahre in Brasilien verbracht habe. Luisa war vier Jahre alt, als sie adoptiert wurde. Die leiblichen Eltern hatten Luisa zur Adoption freigegeben, weil sie an einer Krankheit litt, bei der eine besondere Ernährung nötig war, die sie sich nicht leisten konnten. Die Beziehung zwischen Luisa und der Adoptivmutter war von Beginn an schwierig. »Ich habe immer das Gefühl gehabt, Luisas ganzen Hass auf ihre leibliche Mutter, die sie weggegeben hat, abzubekommen, ich bin ja auch immer mit ihr zusammen gewesen. Mein Mann kommt erst spät nach Hause und ist oft verreist«, sagte die Adoptivmutter. Der Adoptivvater betonte, dass er ganz sicher sei, wenn er immer mit Luisa zusammen wäre, dass er dann dieselben Probleme haben würde. Die Verweigerungshaltung gegenüber der Adoptivmutter hatte sich im Verlauf des letzten Jahres gesteigert. Wenn diese etwas von Luisa verlangte, begann sie zu schreien und hörte nicht mehr auf. Sie hätte alles, alles ausprobiert, es helfe nichts: ignorieren, strafen, liebevoll sein, selbst schreien. »Vor nunmehr einem Jahr haben wir sie in der Tagesklinik der Kinder- und Jugendpsychiatrie vorgestellt, wo sie ein halbes

Jahr verbrachte. Am Abend kam sie nach Hause. Sie besuchte auch die Schule der Tagesklinik, was mir große Sorgen bereitet hatte, weil dort nicht in der spanischen Sprache unterrichtet wurde. Luisa besucht nämlich, wie alle ihre Geschwister, eine spanische Schule und spricht Spanisch, Englisch und Deutsch fließend.« Im Anschluß an den Aufenthalt in der Tagesklinik wurde eine analytische Kinderpsychotherapie empfohlen. Die Mutter führte aus: »Das wirklich Unheimliche ist, dass alle Außenstehenden Luisa für ein ungemein sympathisches und gut angepasstes Mädchen halten, all ihre Freunde und Bekannten und die Lehrer in der Schule. Niemand kann sich vorstellen, welche Hölle zu Hause tobt.«

Die Eltern fanden eine Therapeutin in ihrer Nähe, zu der Luisa vier Monate lang ging. »Gegen Ende der vier Monate schaltete Frau Markus, ohne dies mit uns besprochen zu haben, das Jugendamt ein. Sie gab an, Luisa werde von mir geschlagen. Sie ist mit ihr zusammen heimlich zu unserem Haus gelaufen, um mich zu beobachten. Es gab dann einige Gespräche mit dem Jugendamt. Der Verdacht der Therapeutin wurde natürlich nicht bestätigt. Die Therapie wurde auf Wunsch meines Mannes abgebrochen.« Die Mutter sagte: »Ich weiß nicht, was da geschehen ist, ich kann es nicht verstehen. Ich war sehr verunsichert und habe selbst nicht gewusst, was wir machen sollen. Sicher ist, dass Luisas Verhalten zu Hause wieder schlimmer wurde, wir wandten uns erneut an die Psychiatrie, die uns dann an Sie empfohlen hat.« Wir vereinbarten einen Termin für Luisa, nachdem ich zu meiner eigenen Verblüffung stark dafür votiert hatte.

Ich erinnere mich, dass ich noch Tage nach dem Elterngespräch die Bilder des schreienden, sich auf dem Boden wälzenden Mädchens vor mir sah. Diese Bilder hatten etwas ungemein Eindringendes, das ich gar nicht mehr loswerden konnte. Ich vermute, dass dies ein unbewusster Grund dafür gewesen war, dass ich, was ich sonst niemals tue, den Termin mit Luisa, deren Adoptiveltern ja sehr ambivalent waren, forcierte.

Luisa sah ich dann zwei Wochen später, die Herbstferien lagen dazwischen. Sie war ein sehr schönes, schwarzes Mädchen mit großen, glühenden Augen. Ihre Haare waren kurzgeschoren wie bei einem Jungen, ihre Kleidung mädchenhaft und sehr exquisit. Sie war sehr, sehr schüchtern bei dieser ersten Begegnung, fast wie verstummt. Es irritierte mich, wie schlecht sie deutsch sprach, abgehackt und immer nach Worten ringend. Sie saß still auf ihrem Stuhl und schaute immerzu nach der Ecke, in der einige Barbiepuppen verstaut waren. Ich dachte, sie schaut sehnsüchtig dahin, aber sie wagt es nicht, ihren Wunsch zu äußern. »Ich muss immer schreien bei der Mama«, sagte Luisa nach einigem Schweigen, »ich weiß nicht warum, deshalb bin ich schon in der Tagesklinik gewesen.« Ich sagte: »Und dann bei einer anderen Therapeutin.« Sie nickte. Ich: »Vielleicht ist es schwer für dich, jetzt zu mir zu kommen.« Luisa: »Ja, manchmal denke ich an Frau Markus.« Als ich einwarf, es sei wirklich nicht einfach, antwortete sie schnell, so schlimm sei es auch wieder nicht und sah mich lange an. Ich wollte sie fragen, ob sie wisse, warum sie nicht mehr zu der Therapeutin gehen konnte, aber sie begann zu erzählen, dass sie aus Brasilien stamme und Thomas, ihr Adoptivbruder, aus Vietnam. Sie war mit Steffen, dem leiblichen Sohn der Eltern, und ihnen nach Vietnam geflogen, um Thomas zu holen. Luisa: »Er lag auf einem Pflasterstein und hat geschlafen. Wir haben ihm Brot und Spielsachen gebracht, aber auch den anderen Kindern. Dann hat Thomas Angst gehabt, wir würden nicht ihn, sondern ein anderes Kind mitnehmen, und hat immer gesagt: ›Ich, ich komme mit.‹«

Erst viel später dachte ich darüber nach, ob sie wohl Angst hatte, ich könne sie nicht annehmen. Ganz am Ende der Stunde sagte sie: »Da hinten sind Barbiepuppen…« »Wahrscheinlich würdest du dir die gerne mal anschauen«, sage ich, »aber für heute ist es zu spät.« Luisa sagte: »Nächstes Mal werde ich auf jeden Fall Barbie spielen.«

Von den Eltern erfuhr ich, dass Luisa wie verwandelt sei, schon gleich nach dem Elterngespräch habe es angefangen. Sie schreie überhaupt nicht mehr und führe lange Gespräche mit der Mutter. Es sei alles so einfach plötzlich. Ich war sofort misstrauisch, als ich das hörte, und dachte, die Eltern wünschten keine Behandlung mehr. Es war für mich plötzlich so, als wollten sie mir Luisa wegnehmen. Das war aber überhaupt nicht der Fall. Die Eltern hatten sich entschlossen, Luisa eine Behandlung bei mir zu ermöglichen. Was war geschehen? Warum schrie sie nicht mehr? Hatte sie gespürt, dass die Eltern an ihre äußerste Grenze gekommen waren und dabei waren, sie wegzugeben? Hatte das Gespräch mit mir die Eltern so entlastet, dass auch Luisa aufatmen konnte? War für Luisa, von mir angenommen zu werden, gleichbedeutend mit von den Eltern gehalten und nicht weggegeben zu werden? Ich erinnere mich, dass ich den Eltern sagte, dass das Schreien wiederkommen werde, wenn sie Luisa zu mir in Behandlung schickten. Ich verstand aber nicht wirklich, warum es aufgehört hatte. Ich dachte zurück an das Video, das ich nicht hatte vergessen können. Ich hatte so ein unwirkliches Gefühl, als sei alles nicht wahr gewesen. Ich wusste ja noch, wie ich selbst in meinen Ferien gar nicht mehr von diesen Bildern losgekommen war. Ich konnte nicht verstehen, dass es vorbei sein sollte – und hätte es das Video nicht gegeben, ich hätte an meiner Wahrnehmung des ganzen Falles gezweifelt.

Die Behandlung begann in meiner neuen Praxis, ich war inzwischen umgezogen. Luisa schien das gar nicht wahrzunehmen. Sie packte die Barbies aus und begann zu spielen, stundenlang. Sie zog sie an, zog sie aus, zog sie an und dann führten die Puppen vor, was sie konnten, ein Rad, einen Handstand, irgendwelche akrobatischen Kunststücke. »Bravo«, klatschte Luisa nach jeder Aufführung, »gut gemacht.« Es machte mich ganz verrückt, wie leer unsere Stunden waren. »Und wenn es einmal nicht klappt?«, fragte ich vorsichtig. »Es klappt«, sagte Luisa, »es klappt immer, jeder kann irgendwas.« Sie erzählte mir von ihren Ballettauftritten, wo sie ein Rehkitz spielte, eine Hauptrolle, ihre Mutter spielte auch mit und ihre Brüder. Ich fragte: »Ist das Bambi?« Luisa nickte. Ich sagte: »Die Mutter stirbt, Bambi hat keine Mutter mehr.« Luisa: »Ich habe einmal den Film bei meiner Freundin gesehen, es war sehr traurig.« Ich sage: »Was gibt es Traurigeres, als seine Mutter zu verlieren.« Luisa: »Ich denke bei dem Ballett nicht daran. Ich bin gut, das hat meine Tanzlehrerin gesagt.« Es war für mich sehr, sehr schwer Luisa zu erreichen, sie schien entschwunden im An- und Ausziehen der Puppen. Sie wollte, dass ich ihr Beifall klatsche, das spürte ich deutlich. Das konnte ich aber nicht, es war mir vollkommen unmöglich. Die Leere und eine lastende Traurigkeit lähmten mich.

Dann kam sie eines Tages mit grimmigem Gesicht, schaute mich gar nicht an, schaute böse vor sich hin. Ich dachte einen Moment lang, jetzt fängt sie an zu schreien und wälzt sich auf dem Boden, sie hasst mich. Ich erlebte sie aber auch zum ersten Mal als richtig lebendig. »Vielleicht wolltest du heute nicht kommen«, sagte ich. Sie antwortete nicht. »Vielleicht hättest du lieber was anderes gemacht«, schob ich nach. »Na ja«, sagte Luisa, »meine Brüder schauen jetzt Lucky Luke.« »Und du bist, das kann ich sehen, unheimlich sauer, dass du stattdessen hierher kommen musst.« Ein Strahlen ging über ihr Gesicht und sie erwiderte: »Ja, das bin ich.« Ich hatte den Eindruck, dass sie das erleichterte, einfach sagen zu können: ich bin sauer, ich will nicht bei dir sein, ich will woanders sein. Sie begann von ihren Brüdern zu erzählen, welche Probleme die hätten, sie machten ihre Hausaufgaben nicht, stünden in der Nacht auf und bekämen viel Ärger mit den Eltern. Sie schilderte das mit viel Genuss. Ich: »Du bist froh, dass mal andere die Probleme haben.« Luisa: »Da bin ich total froh.« Ich hatte das Gefühl, dass es für sie viel bedeutete, das sagen zu können. Es war so echt und ungebremst, etwas, was sie sich kaum je erlaubte, außer in der vollkommen ungebremsten Form des Schreiens.

Ich hatte insgesamt den Eindruck, dass sich ein neuer Raum für Luisa eröffnete. Sie wagte sich hervor, begann, ihre Brüder und mich mit aggressiven Gefühlen zu bedenken. Ihre gnadenlose Anpassungshaltung, der ich nicht hatte »Beifall klatschen« können, milderte sich in den Stunden. In den Elterngesprächen hatte ich das Gefühl, mich der Adoptivmutter kaum verständlich machen zu können. Da sie alles als Angriff erlebte, verzichtete ich in der Regel darauf, Dinge zu sagen, die mir wichtig waren. Mit anderen Worten, ich befand mich in der Situation Luisas: ich passte mich an und hätte schreien können vor Wut. Ich hatte den Eindruck, dass Luisas Mutter ihr Verhalten permanent deutete, dass diese gar keine Chance hatte, ein normales Mädchen zu sein, das auch mal böse und gehässig und neidisch war. Als ich das einmal aussprach, schrie die Mutter: »Sie wissen gar nicht, was ich durchgemacht habe und ich will das nie wieder haben! Luisa hat jetzt ein Vertrauensverhältnis zu mir, spricht mit mir. Sie können sich gar nicht vorstellen, was das für mich bedeutet.«

Tatsächlich dachte ich, dass Luisa sich gnadenlos anpasste. Ich hatte die Phantasie, sie werde ihre Eltern irgendwann umbringen, das ganze Haus in Schutt und Asche legen. Zu der Angst der Adoptivmutter, von Luisa nicht geliebt zu werden, kam, so verstand ich das, die Angst sie an mich, in der Übertragung die Mutter aus Brasilien, zu verlieren. Sie erzählte ihr, so erfuhr ich von Luisa, dass sie selbst als kleines Mädchen jahrelang auf dem Mosaikboden in ihrem Zuhause nur auf einem Bein gesprungen sei, immer nur auf Weiß. Sie habe nämlich gedacht, wenn sie auf Schwarz komme, müsse sie sterben. Ihre Mutter sei sehr ungehalten gewesen über ihre Springerei und habe mit ihr geschimpft. Da habe sie gedacht: meine Mutter will, dass ich sterbe. Wenn diese dann mit dem Flugzeug unterwegs gewesen sei, habe sie sich vorgestellt, dass das Flugzeug mit einem anderen zusammenstieße und ihre Mutter tot sei. Luisa erzählte mir das wie etwas, was gar nichts mit ihr zu tun hatte, wie tonlos. Die Erinnerung der Mutter war, so erlebte ich das, einerseits erhellend für die Beziehung zwischen der Patientin und ihr. Sie wollte ihr, so dachte ich, sagen, dass sie sich auskenne mit Wut, dass das vorkomme, dass man seine Mutter hasse. Es war aber so, dass sie Luisa damit überrollte und ihr alle Chancen nahm, einen eigenen Rhythmus zu finden. Ich dachte auch, dass sie unbewusst damit beschäftigt war, meine Rolle zu übernehmen und mich zu erübrigen.

Die Adoptivmutter nahm in meinem Denken manchmal fast allen Raum ein. Sie kam mir vor wie ein sehr verlorenes Kind, das mit viel Klugheit versucht hatte zu überleben. Ich dachte, mit den Waisenkindern hat sie sich etwas von sich selbst zurückgeholt, mit dem sie kämpft und kämpft. Sie erzählte mir: »Mein Vater, ein Mann aus sehr wohlhabender Familie, den ich verehre, hat in der Zeit in Brasilien vorgehabt, eines der armen Straßenkinder zu adoptieren. Meine Mutter aber, eine Frau aus armen Verhältnissen und mit vielen Geschwistern, hat gesagt, es reicht doch auch so, ich habe schließlich drei Kinder, das ist mir alles zuviel.« Ich verstand an dieser Stelle, dass die Adoptivmutter, die sich dem Vater stets als nah erlebt hatte – in ihren Phantasien vermutlich näher als der Mutter –, mit der Adoption Luisas einen alten Traum des Vaters wahr gemacht hatte. Nicht seine Frau, nein, seine Tochter erfüllte schließlich seinen Wunsch. Gleichzeitig war dies unbewusst ein Wunsch, der gegen den Willen der Mutter verstieß.

Es gab nach einer Weile Stunden, in denen die Patientin von Brasilien erzählte. Ich war verblüfft über die vielen Erinnerungen. Luisa: »Wenn meine Eltern mich nicht weggegeben hätten, wäre ich tot.« Sie wollte damit zum Ausdruck bringen, dass die Eltern sie nur wegen ihrer Krankheit weggegeben und damit sozusagen ihr Leben gerettet hatten: »Ich habe Angst gehabt, schreckliche Angst, als meine

Mama mich mitgenommen hat. Ich wollte das nicht.« Ich: »Vielleicht ist da ein verborgener Grund dafür, dass du so oft schreien musst und nicht aufhören kannst, wenn du mit deiner Mutter streitest. Die Streits sind vielleicht gar nicht das Wichtige. Das Wichtige ist vielleicht, dass sie einmal etwas so sehr gegen deinen Willen getan hat, dass es keine Möglichkeit gab, sich zu wehren und Nein zu sagen.« Luisa: »Ich wollte das nicht, aber damals habe ich nicht geschrien.« »Vielleicht kannst du jetzt erst schreien.«

Nach dieser Stunde kam sie und sagte sofort: »Ich muss dir etwas sagen. Ich will nicht immer über diese Dinge sprechen aus Brasilien« Ich: »Du kannst Nein sagen, wenn du es nicht willst.« »Das ist gut.« Ich: »Du denkst, ich will dich zwingen.« Sie: »Ich weiß es nicht, ich will es aber nicht.« »Es ist gut, wenn man Nein sagen kann«, merkte ich an und dachte dabei an unsere letzte Stunde, in der sie gesagt hatte: »Ich habe Angst gehabt, schreckliche Angst, als meine Mama mich mitgenommen hat.« Ich verstand ihre Angst, die Mutter zu verlieren, wenn sie sie mit bösen Gefühlen bedachte.

In den nächsten Stunden malte sie Eisberge und immer die gleichen Sonnenuntergänge. Dann brachte sie plötzlich ein Foto mit. Ich verstand erst nach und nach, dass das Foto erst vor kurzem von den Eltern in Brasilien geschickt worden war. Darauf sah ich die Eltern und den Bruder Luisas vor einem Auto stehen. Sie wirken seltsam steif und ernst. Wir schauten das Foto lange an, ich überlegte, wem sie ähnlich sah. Wir versuchten zu erkennen, wo das Bild gemacht worden war. Man sah Häuser, Bäume, entfernt das Meer. Luisa meinte, dass das Auto das Taxi der Eltern sei und dass der Bruder das Auto auch schon fahren dürfe. »Meine Eltern haben ihnen sehr viel Geld geschenkt, dass sie sich das Auto kaufen konnten.« Ich dachte plötzlich, die Adoptiveltern haben für sie mit einem Taxi bezahlt. An der Stelle von Luisas war ein Taxi auf dem Bild zu sehen. Sie erzählte mir: »Meine Eltern haben meine Mutter aus Brasilien eingeladen. Ich will das nicht. Ich habe Angst. Meine Mutter sagt: Ich habe Angst, sie nimmt mich wieder mit.« Ich sagte: »Manchmal hat man am meisten Angst vor dem, was man sich am meisten wünscht.« »Ich weiß nicht«, erwiderte Luisa.

Sie erzählte mir einen Traum ihres Stiefbruders Thomas. *»Er geht mit Steffen nach Vietnam und sucht seine Eltern. Er bringt sie mit nach Hause und sie leben alle zusammen in einem Haus.* Thomas hat gesagt, dann will er mit mir nach Brasilien fahren und meine Eltern und meinen Bruder holen und dann will er auch die Eltern meiner Mutter und meines Vaters holen und alle sollen zusammen in einem Haus leben.« Ich sagte: »Vielleicht hast du auch so einen Traum.« »Ja«, antwortete Luisa, »aber unser Haus ist nicht groß genug, wir bräuchten viel mehr Zimmer. Wir müssten ein neues Haus bauen.«

Mit Luisa war es eigentlich so, dass ich immer wieder Stunden hatte, in denen eine tiefe Berührung stattfand und dann folgte eine längere Zeit, die so karg und kalt war wie die Eisberge, die sie manchmal malte, und so leer wie die immergleichen Sonnenuntergänge.

Vier Monate waren inzwischen vergangen, in denen Luisa nicht geschrien hatte. Da berichtete sie mir ernst, sie habe wieder geschrien, ganz schlimm. »Wir haben Spielzeug aussortieren sollen für arme Kinder, und die Mama hat immer gesagt, ich soll es anders hinlegen und ich habe nicht gewusst wie. Und wieder und wieder hat die Mama das gesagt, da habe ich geschrien und geschrien und in den Garten gehen müssen, obwohl es regnete.« Ich: »Vielleicht hast du nichts weggeben wollen von deinen Sachen und lieber alles behalten.« Luisa erwiderte: »Ich habe gar nichts hergeben wollen, aber ich habe es der Mama nicht sagen wollen.« Ich: »Du hast nicht Nein sagen wollen, aber das Nein war so heftig, dass du schreien musstest. Vielleicht war auch in dir, dass du einmal weggegeben worden bist und du wolltest das gar nicht und konntest dich nicht wehren.« Sie schaute mich lange stumm an, ich dachte, sie fängt an zu weinen. Schließlich sagte sie: »Ich habe irgendwie Angst, dass meine Mama mich nicht mehr haben will, wenn ich zu dir komme.« Ich spürte, wie ich erschrak und sie beschwichtigen wollte. »Du denkst, wenn es hier gut ist, muss es mit der Mama schlecht sein.« »Genauso ist es«, sagte sie. Mir fiel ein, dass Luisa genau so lange bei Frau Markus gewesen war, wie inzwischen bei mir: vier Monate.

Wenn sie eine Mutter liebte, schien mir Luisa zu sagen, verlor sie die andere. Ich dachte an mein Gefühl, mich mit der Adoptivmutter andauernd zu duellieren. Ich verstand, dass die Mutter in Brasilien und die Adoptivmutter in ihrer innerer Welt immerzu schwere Kämpfe ausfochten. Wer ist schuld? Hat sie mich weggegeben? Hat die andere mich weggenommen? Wem soll ich vertrauen? Was ist richtig, was ist falsch? Interessanterweise sagte die Adoptivmutter: »Luisa hat zwar wieder geschrien, aber es ist überhaupt nicht zu vergleichen mit dem Schreien von früher. Es ist nicht schlimm gewesen, es ist ganz klar gewesen, dass wir einen Modus finden werden, um miteinander umzugehen.« Die Adoptivmutter betonte, dass da jetzt ein Vertrauen zwischen ihnen sei, zwischen Luisa und ihr, das es möglich mache, miteinander umzugehen, auch wenn sie einmal schreie. Ich überlegte, ob es vielleicht so sei, dass Luisa den Kampf der Mütter in unsere Beziehung verlagert hatte. Ich war ja jetzt diejenige, von der sie fürchtete, ich könne sie der Mutter abspenstig machen.

Kurz nach den Osterferien erzählte sie mir erstmals von dem Kinderheim, in das die Eltern in Brasilien sie brachten, während sie schlief. »Die Kinder mussten alle knien und wurden mit Stöcken auf die Beine geschlagen, wenn sie einschliefen oder umfielen. Manchmal wurden wir mit kleinen Fackeln verbrannt.« Sie schob ihr Hosenbein hoch, und ich konnte die vernarbte Haut sehen. Luisa sagte: »Ich habe immerzu überlegt, warum meine Eltern mich nicht holen kommen, warum ich dort sein muss.« Erklärend fügte sie hinzu: »Es war wegen der Adoption, und sie wollten nicht, dass ich sterbe wegen dem Essen.« Ich sagte: »Das hast du damals nicht gewusst, du hast dich ganz verlassen gefühlt.« Sie: »Ich wusste gar nichts.« Ich: »Vielleicht hast du geschrien.« Luisa: »Ich habe gar nichts gemacht, ich war ganz stumm, aber es hat wehgetan.« »Vielleicht schreist du auch jetzt manchmal so laut, weil du damals schreien wolltest und nicht konntest, und da war auch keiner, der es gehört hätte.« In der nächsten Stunde sagte sie, sie habe nachgedacht und ich hätte recht. Es sei ein alter Schrei, der Schrei sei von früher. Ich sagte: »Es ist manchmal gut, wenn man schreien kann.« Unsere Stunden waren plötzlich so dicht, dass es mir Angst machte.

Sie kam mit einer ganz neuen Frisur, die Haare streng aus dem Gesicht gekämmt. Ich nahm eine Starre und Traurigkeit an ihr wahr, wie ich sie noch nie empfunden hatte. Ich fing wie manisch an, über ihre neue Frisur zu sprechen. Luisa sah aus, als ob sie gleich anfange zu weinen. Ich hörte auf zu sprechen. Wir schwiegen. Sie sagte: »Mama spricht nicht mehr mit mir, weil ich sie geschlagen habe. Ich habe mit den Ballettschuhen mit dem Hund gespielt, da hat er plötzlich reingebissen, ich war nicht schnell genug. Die Mama war wütend, als sie die zerbissenen Schuhe sah. Ich habe geschrien. Mama hat gesagt, hör auf, schrei deine Mutter aus Brasilien an, aber nicht mich und hat ein Bild meiner Eltern aus Brasilien vor mich gehalten. Da habe ich das Bild weggeschlagen und dann die Mama gehauen. Die Mama hat gesagt, das kann sie nicht verzeihen, dass ich sie schlage. Sie wird in Brasilien anrufen und die werden mich holen. Ich habe mich dann entschuldigt, aber die Mama wollte nichts davon hören.«

Ich hatte das Gefühl, dass Luisa nicht mehr viel ertragen konnte. Sie sah so traurig aus, als ob sie sterben wollte. Ich musste an die vorherige Therapeutin denken, die zum Jugendamt ging, um sie von ihrer Mutter zu befreien. Ich dachte an die Stöcke, die gegen ihre Beine schlugen, nachdem sie schlafend in das Heim gebracht worden war. Gleichzeitig sah ich ein vollkommen verzweifeltes Mädchen vor mir sitzen. Ich sagte ziemlich hilflos: »Vielleicht wäre es gut, mit Papa zu sprechen, der dich abholt. Vielleicht kannst du ihm sagen, wie verzweifelt du bist und dass du Hilfe braucht, um dich bei der Mama zu entschuldigen.« Vor Luisas nächster Stunde ging ich davon aus, dass sich die Situation inzwischen wieder entspannt hatte. Als ich sie sah, wusste ich sofort, dass ich mich getäuscht hatte. Ich sagte: »Du bist sehr traurig.« Sie erwiderte: »Papa versteht das nicht. Papa sagt, was Mama will. Er kann mir nicht helfen. Ich musste in den Keller ziehen und ich darf keine Spielsachen haben und sie bringen mir mein Essen auf dem Tablett. Ich habe geträumt, *dass Steffen fragt: ›Warum darf Luisa nicht mehr bei uns sein?‹*« Ich: »Dein Herz muss voller Hass sein.« Sie nickte: »Ich weiß nicht, was ich machen soll. Ich entschuldige mich, aber sie hört mich nicht. Mama sagt, es muss echt sein.« Ich sagte: »Sie spürt deinen Hass.« Luisa: »Ich will sie nicht hassen, aber ich weiß nicht, wie ich das machen soll.« Ich: »Es ist alles zuviel für dich. Steffen kann dir nicht helfen, der Papa nicht und Frau Langer auch nicht, wirst du denken.« Sie sagte: »Ich habe Angst. Nach einem Gespräch mit Frau Markus hat die Mama gesagt, ich stelle mich immer als unschuldig dar und sage anderen nicht die Wahrheit.« »Du hast Angst, dass es wird wie mit Frau Markus«, sagte ich.

Ich dachte über die Angst der Mutter nach. Ich war die einzige, zu der Luisa noch gehen durfte, außer in die Schule. Ich sollte ihr Absolution erteilen. Ich erfuhr, dass sie Luisa erlaubte, an einer Schulparty teilzunehmen und es eine Stunde später zurücknahm. Luisa musste etwas zur Entschuldigung schreiben, und die Mutter sagte wieder, es sei nicht echt. Ich dachte an Kambodscha und die Roten Khmer, an Folter. Luisa verstand das alles nicht. Sie wusste nicht, was sie machen sollte, alles war falsch. Ich dachte darüber nach, auch zum Jugendamt zu gehen. Doch wußte ich, dass ich mich nicht zum Komplizen machen durfte. Meine einzige Chance bestünde darin, die Mutter zu verstehen, das wusste ich genau. Ich versuchte zu begreifen, in welchem Ausmaß die Mutter Luisas aggressive Regungen ahndete, wie viel Angst sie vor ihrer eigenen Destruktivität und ihrem Hass haben musste. Das nächste Elterngespräch rückte heran, und ich versuchte, Distanz zu gewinnen. Luisa, das wollte ich den Eltern sagen, schwankt zwischen vollkommener Anpassung und heftiger Aggression. In einem inneren Monolog nahm ich vorweg, was ich den Eltern sagen wollte:

Schlafend wurde sie von ihren Eltern in das Kinderheim gebracht. Die Kinder mussten knien, und es wurde mit Stöcken auf sie eingeschlagen, wenn sie einschliefen. Luisa erstarrte in dieser traumatischen Situation, erst bei der Adoptivmutter konnte sie schreien. Das ist ein Ausdruck ihres Vertrauens. Wie soll sie einen Weg zwischen Anpassung und Aggression finden? Die Gefahr ist, dass sich wiederholt, was schon einmal geschah. Sie wiederholt die erfahrene Hölle. Es ist wichtig, sie in Konfliktsituationen nicht zu lange zu strafen, es muss immer wieder dazu kommen, dass verziehen werden kann. Dann wird sie erneut Strafe provozieren und Verzeihung ersehnen. In diesem Wechsel, einer Wellenbewegung gleich, besteht ihre einzige Entwicklungschance. Zu harte und zu lange Strafen drohen das Vertrauen zu zerstören.

Es wäre auch gut, wenn Sie mit ihr überhaupt nicht mehr über ihre Vergangenheit sprächen, es sei denn, sie wünschte es ausdrücklich. Dann wäre es gut, zuzuhören und etwas zu sagen, in der Art wie: Ich weiß, dass du Dinge erlebt hast, die eigentlich gar nicht auszuhalten sind. Luisa möchte sich vor allem mit ihrer Adoptivmutter auseinandersetzen. Sie will, dass sie ihre Mutter ist, ihre einzige Mutter. Die Aggressivität, mit der sie sie manchmal quält, hat einen einzigen Grund: Sie will zum ersten Mal in ihrem Leben von jemandem so genommen werden wie sie ist, ohne Verstellung und Anpassung. Für Luisa geht es um ihr Überleben in der Gegenwart mit ihrer neuen Mutter. Sie will einen Menschen finden, der sie nicht weggibt und der sie nicht schlägt. Gleichwohl provoziert sie das unbewusst. Der Grund dafür ist, dass sie diesen Teufelskreis durchbrechen will. Sie geht immerzu zurück zu ihrer Wunde und ist jedes Mal von der Hoffnung beseelt, es könne dieses Mal einen anderen Ausgang nehmen.

Eine dichte und vertrauensvolle Zusammenarbeit mit mir, einer dritten Person, ist erforderlich. Hier müssen wir immer wieder die unerträgliche Situation mit Luisa, die Sie an ihre Grenzen bringt, besprechen. Vielleicht ist es auch wichtig zu verstehen, dass Luisa mit ihrer Aggressivität etwas tut, was sie selbst nicht versteht und was wie ein Fremdkörper in ihr ist, der in der Beziehung immer wieder neu verhandelt werden muss. Es ist unmöglich für Luisa, das zu verstehen, das können nur wir für sie tun. Nur über uns, über unser Nachdenken über sie kann sich die alte Wunde schließen. Immer wieder wird es nötig sein, über ihre Vergangenheit nachzudenken, um es mit ihr auszuhalten und sie zu verstehen. Wir werden auch versuchen müssen zu verstehen, wie es zu dem Eklat mit Frau Markus kam. Dieser extreme Vertrauensbruch, diese Spaltung, die von Luisa hergestellt wurde, droht sich sonst zu wiederholen. Eine muss immer böse sein und eine gut und sie erlösen. Es wird auch wichtig sein, über Gefühle zu sprechen, die in Ihnen als Mutter durch das Zusammensein mit Luisa ausgelöst werden.

Soweit mein innerer Monolog, mit dem ich mich auf das Elterngespräch vorzubereiten gesucht hatte. Es ging mir mit diesem Monolog wie mit meinem Satz, den ich im Erstgespräch formuliert hatte: »Sie filmen Luisa, weil Ihnen sonst niemand glaubt.« Ich musste über eine schwere Aggression, in der ich mit der Patientin identifiziert war, hinweggaloppieren, wenn ich den Versuch machen wollte, die Eltern, vor allem die Mutter, zu verstehen.

Kaum hatte sie Platz genommen, sagte die Mutter: »Ich habe immer, wenn ich herkomme, das Gefühl, jetzt werde ich wieder beurteilt, das ist nicht wegen Ihnen als Person, aber es ist einfach immer so gewesen.« Ich sagte: »Das ist ein furchtbares Gefühl, ich habe mir für heute einige Gedanken gemacht, die ich aussprechen will.«

Die Mutter nahm sich sofort einen Stift und ein Blatt Papier. Schon nach kurzer Zeit sah ich, dass sie mit den Tränen kämpfte und schließlich hemmungslos zu weinen begann. Sie sagte: »Ich bin so froh, dass Sie etwas von dem verstehen können, was zwischen Luisa und mir geschieht. Ich will das nicht, aber es geschieht. Ich bin wie hypnotisiert und gar nicht ich selbst. Ich habe das Gefühl, mich vor ihr schützen zu müssen, deshalb habe ich so lange nicht mit ihr gesprochen und sie umquartiert. Ich konnte sie einfach nicht mehr ertragen. Es wird oft so dicht mit ihr und dann kommt immer diese furchtbare Aggressivität, auch bei mir selbst, und ich kann nichts dagegen machen. Ich habe das Gefühl, Sie sind der erste Mensch, der das verstehen kann. Ich habe bestimmt auch viele Probleme und mache vieles falsch, aber das mit Luisa ist anders.« Sie wiederholte: »Ich bin wie hypnotisiert, ich bin gar nicht mehr ich selbst, ich tue Dinge, die ich nicht verstehen kann.«

Was ging in mir vor während dieses Gespräches, in dem es mir möglich war, beide Eltern zu erreichen? Es war merkwürdig, aber ich fühlte mich schuldig. Ich kämpfte mit dem Gefühl Luisa zu verraten, wenn ich die Not ihrer Mutter verstand. Ich fühlte mich untergründig vollkommen verwirrt. Immer wieder musste ich denken: Siehst du, jetzt bist du eine Verräterin, mal verbündest du dich mit diesem, dann mit jenem, wie es dir gerade opportun erscheint. Jetzt wird Luisa dich hassen, du lieferst sie aus. Zwar bemerkte ich, dass ich mich mit diesen Gefühlen innerhalb des unbewusst von Luisa auf ihre Umgebung ausgebreiteten Spaltungssystems befand, es änderte aber nichts. Ich musste darüber nachdenken, ob ich jetzt diejenige war, die sich wie hypnotisiert fühlte. Verborgen unter einem Gespräch, in dem echte Berührung möglich war, konnte ich nicht aufhören, mich wie eine Verräterin zu erleben.

Luisa kam strahlend zu unserem nächsten Termin, so froh und erleichtert, die Haare nicht mehr streng aus dem Gesicht, sondern von der Mutter kunstvoll geflochten. Ich sagte, dass ich sehen könne, dass alles wieder gut sei mit der Mama, und empfand echte Freude. Ich spürte aber auch, dass da etwas war, für das ich keine Worte fand. Ganz klar war, dass wir nun wieder getrennt voneinander waren und nicht mehr aneinandergeschweißt wie in den Sitzungen zuvor. Luisa wurde weiterhin bestraft, jedoch weniger heftig, die Versöhnung kam schneller, es war wie eine Wellenbewegung. Zum nächsten Elterngespräch kam der Vater allein. Die Mutter hatte einen Arzttermin.

Kurz darauf sagte mir Luisa, dass sie ins Internat müsse. Sie hatte wieder gelogen. Am Anfang der Woche hatte sie ein schmutziges Laken in die Waschmaschine gegeben und gedacht, die Mutter merke es nicht. Als diese nachfragte, leugnete Luisa. Genauso war es jetzt mit Unterwäsche passiert. Sie hatte wieder gelogen. Ich sagte: »Du hattest Angst«, sie nickte. Es kam mir vor wie eine Szene mit Verfolger und Verfolgtem. Luisa provozierte diese Szene mit ihren Lügen, ihrer Angst, ihrem Misstrauen. Sie rief die Verfolgerin auf den Plan. Für die Mutter, so überlegte ich, war ich zur Verfolgerin geworden. Sie war nicht zum Elterngespräch gekommen. Sie fürchtete mich und konfrontierte mich erneut mit ihrer einsamen Entscheidung, in die ich nicht einbezogen worden war. Vertrauen war nicht möglich. Ich dachte daran zurück, dass sie ihren Zustand als »hypnotized« beschrieben hatte. Ich selbst, die ich, ob ich es wollte oder nicht, immer wieder zur Verfolgerin der Mutter wurde – wie diese zur Verfolgerin Luisas –, kämpfte wie sie, die Mutter, mit dem

Gefühl, nicht mehr vertrauen zu können. Mir fiel auch ein, dass der Vater Luisa oft als »roboterhaft« beschrieben hatte. Erstmals verstand ich, was er damit meinte: einen Zustand ohne jedes Gefühl. Ich verstand das jetzt, weil ich mich selbst danach sehnte so zu sein. Ich wollte nicht mehr kämpfen und hassen und lieben und verstehen. Ich dachte, dass alle Gefühle zerstörerisch sind, wenn es kein Vertrauen und keine Hoffnung, wenn es keine haltende Beziehung gibt.

Luisa war in unseren Stunden tief verzweifelt, am schlimmsten war es, wenn sie ging. Sie schaute mich dann mit so einem saugenden Blick an und drehte sich mehrfach um, wenn sie die Treppe hinunterging. Ich konnte mich nicht lösen. »Ich habe Angst«, flüsterte sie im Gehen. Mit den Eltern sprach Luisa so gut wie nicht, sie bat, nicht in das Internat zu müssen, und wurde dann zum Roboter. Sie sagte: »Ich weine jede Nacht, dann denke ich an meine Freundin, die in ein anderes Land gegangen ist und dass keiner die gemocht hat, wohl aber ich.« Ich sagte: »Du denkst, dich mag auch keiner.« Sie nickte mit unendlicher Traurigkeit, Tränen glitzerten in ihren Augen. Sie sagte: »Jetzt werde ich das auch nicht erleben, wie der Teich im Garten fertig wird.« Sie begann, das Bild des Hauses und des Grundstückes zu malen. Als ich sagte, wir werden uns dann nicht mehr sehen, nickte sie, ohne mich anzuschauen, roboterhaft.

Die Eltern hatten, so erfuhr ich bald von ihnen selbst, in der Tat bereits entschieden, Luisa in einem Internat in Spanien unterzubringen. Es ging dabei, das ist interessant, gar nicht mehr um das unerträgliche Schreien, denn dieses hatte aufgehört. Es waren die immer wieder auftretenden Lügen Luisas, die für die Eltern unerträglich waren. Sie berichteten, Luisa lüge immerzu. Vertrauen sei nicht möglich, es sei unerträglich mit einem Menschen zu leben, der in allen Fällen lüge. Im Elterngespräch war es so, dass die Mutter immer dem Weinen nahe war, ich hatte ein tiefes Mitgefühl mit ihr. Unsere Berührungen waren momenthaft gewesen, dachte ich, und hatten keinen Bestand haben können. Die Schwierigkeit, der Patientin zu vertrauen, war, so realisierte ich das nun, ein ungemein zerstörerischer Mechanismus, der sich auf die Mutter und mich übertragen hatte. Darüber hinaus nahm ich den Vertrauensfundus der Mutter selbst als ziemlich mangelhaft wahr, zumindest was ihre Beziehung zu Luisa, dem einzigen Mädchen, anging. Die außerordentlich konflikthafte Beziehung zu ihrer eigenen Mutter schien hier wieder aufzuleben.

Dann kam Luisa. Sie hatte einen Ordner dabei, und ich sah sofort, dass es ein Prospekt des Internats war. »Es ist jetzt also entschieden«, sagte ich. Luisa nickte und begann, mir den Prospekt zu erklären. Ich dachte erst, sie ist erkältet, aber sie hatte einen Frosch, eine Kloß im Hals, das war deutlich. Immer wieder musste sie sich schlimm und verzweifelt räuspern, während sie mir über das Internat berichtete. Ich sah mir den Prospekt an. Luisa sagte: »Ich muss ihn wieder mitbringen, meine Mutter will ihn nicht verlieren, sonst findet sie mich nicht.« Ich fühlte mich extrem schlecht, während ich das Papier studierte. Der Prospekt rettete uns sozusagen, war zwischen uns, lag zwischen uns. »Dann sehen wir uns außer heute nur noch fünf Mal.« »Das ist ja noch viel.« Meine spontane Reaktion waren Wut und Verwirrung, ich verstand nicht, wie sie das meinte. Ihr Husten wurde immer schlimmer. Ich bot ihr ein Bonbon an, sie sagte: »Nein.« Wir saßen da mit diesem Prospekt und es war schrecklich. Luisa sagte: »Ich darf in den Ferien nach Hause, und Mama wird mich besuchen, wenn sie ihre Eltern besucht. Es wird so sein: ich fahre hin und dann komme ich wieder zurück, dann fahre ich wieder hin und komme wieder zurück und so weiter.« Ich sagte: »Es ist gut, zurückkommen zu können.« »Ja«, sagte sie, »ich kann da auch reiten, das finde ich ein bisschen gut, das geht hier ja nicht. Mama hat gesagt, ich darf nicht schießen mit dem Gewehr, das kann man da auch. Mama war ja auch im Internat und sagt, es ist gut da, aber beim Schießen hat sie sich einmal sehr weh getan, das soll ich nicht machen… es ist seit gestern sicher, dass ich gehen muss. Es ist auch vorher schon sicher gewesen, aber nicht so. Gestern hat Mama gesagt: ›Es geht nicht, du musst gehen.‹ Papa hat geweint, Mama hat nur eine Träne gehabt in ihrem Auge.« »Und du?«, frage ich. »Ich habe so schlimm geweint in meinem Bett, dass ich nicht weiß, wie ich eingeschlafen bin. Und am Morgen war das in meinem Hals.« »Im Deutschen sagt man ein Kloß im Hals, du hast einen dicken Kloß im Hals, den du nicht schlucken kannst.« Luisa erwiderte: »Ich kenne das Sprichwort.« Ich: »Es ist schlimm, es ist richtig schlimm.« Sie: »Ich will gar nicht daran denken, ich mag das nicht, es ist zu schlimm.« Ich: »Aber es kommt und vielleicht können wir unsere kurze Zeit nutzen, dass du merkst, dass es kommt und nicht zu ändern ist.« Sie sagte, eigentlich sei sie nur kurz bei mir gewesen, die Zeit käme ihr so kurz vor. Ich: »Wir hatten nur eine kurze Zeit, so ist das.« Sie sagte: »Ich will jetzt malen.« Zum ersten Mal benutzte sie Pastellkreiden, die eigentlich nicht zu ihr passten, weil sie so fein und ordentlich malte: »Ich mache ein Profil.« Langsam erst merkte ich, sie malte mich. »Ja«, sagte sie, »jetzt male ich dich.« Sie malte. »Ich male dich nicht so wie du bist, ich male dich fröhlich. Du siehst gar nicht fröhlich aus, aber ich will nichts Trauriges malen.« Sie malte mich betont fröhlich, voller Farben und lachend. Ich sagte, das falle ihr schon auf, wie ich anders sei als auf ihrem Bild. Sie: »Deine Augen sind falsch, sie sind ja, nicht blau, sondern grün.« Ich: »Und deine Augen, schau mich mal an, sie sind dunkelbraun.« Luisa sagte: »Du bist die einzige, die das richtig sagt. Sonst sagen alle, sie sind schwarz, das stimmt aber nicht.«

Vor ihren letzten Stunden dachte ich oft: Wird sie kommen? Werden sie sie schicken? Wird es plötzlich zu Ende sein und ich werde vollkommen ohnmächtig sein? Luisa kam tieftraurig zu der zweiten Stunde nach der Entscheidung. Sie sagte: »Die Mama macht mich für alles schuldig, für alles. Jemand hat aus dem Mundwasser etwas in die Limonade gekippt. Meine Brüder sagten, sie waren es nicht.

Meine Mutter sagte: ›Das warst du, Luisa.‹ Und Steffen sagte: ›Warum machst du das, willst du uns alle vergiften?:« Ich dachte an meine Phantasie, dass sie einmal alles in Brand stecken wird und sagte: »Vielleicht hast du gedacht, ja, manchmal möchte ich euch alle vergiften.« Luisa nickte: »Ich bin so voll Hass und Wut, aber ich bin auch so traurig und ich habe solche Angst. Ich will nicht weg, ich will lieber jeden Abend bei einer Freundin schlafen oder im Gartenhaus, ich will nicht so weit weg. Ich kenne da niemanden.« Ich musste an das Buch denken, das sie sich ausgeliehen hatte: »Warum ist das Leben so schwer?« Sie wirkte so fragil. Ich hatte plötzlich den Gedanken, sie würde es nicht aushalten, Luisa schafft das nicht mit dem Internat, sie wird einen Unfall haben oder sich etwas antun. Ich sagte: »Manchmal ist das Leben so schwer, dass man aufgeben möchte.« Luisa: »Bei mir ist das so, ich will sterben. Ich werde in das Internat gehen und dort sterben. Wer wird mich begraben?, habe ich mich gefragt. Es ist ja keiner da, der mich kennt.« »Das ist ganz, ganz schlimm, und manchmal vergisst du, dass es auch etwas Gutes gegeben hat zwischen Mama und dir. Du wirst in den Ferien nach Hause kommen, immer wieder.« Sie: »Das glaube ich nicht.«

Es beschäftigte mich, dass die Mutter vermutlich mit der Internatseinweisung ihre eigene Geschichte wiederholte. Zwar sagte sie, sie habe damals weggewollt, aber es war ja doch so, dass es mit ihr und ihrer Mutter gar nicht einfach gewesen war. Jetzt schickte sie Luisa in die Nähe ihrer eigenen Mutter, die in Madrid wohnte und die gesagt hatte, sie werde Luisa im Internat besuchen, sie freue sich, sie oft sehen zu können. Übergibt sie nun Luisa der Mutter, die immer gegen Adoptionen war? Ist die Mutter jetzt Luisa, die auf diesem Wege ihre Mutter sucht? Sagt sie auf diese Weise, dass sie es nicht schafft, eine Mutter, die Mutter eines Mädchens zu sein?

Ich merkte aber, dass auch ich mich der Realität stellen und diese annehmen musste. Die Aussicht auf die Trennung von Luisa hatte eine ungewöhnlich dichte Übertragungsszene geschaffen, in der, auch wenn davon die Rede war, das Trennende – der Abschied – verleugnet wurde. Meine innere Auseinandersetzung mit den Eltern, denen ich bei allem Verständnis immer wieder nicht verzeihen konnte, dass es unabänderlich zu einer Trennung kommen würde, drohte die Auseinandersetzung mit dieser selbst, mit der Realität zu verhindern. In dieser Gegenübertragung war ich mit der Patientin identifiziert. Sehr wichtig für meine Akzeptanz der Realität war das abschließende Gespräch mit den Eltern.

Der Vater weinte und sagte: »Es geht mir seit Tagen unglaublich schlecht. Ich realisiere jetzt erst, dass Luisa gehen wird.« Ich nahm in der Tat wahr, wie sehr er sich in den letzten Wochen verändert hatte. Er wirkte ungemein zerbrechlich und müde, das Strahlende, Blendende war verschwunden. Die Mutter sah abgemagert aus und grau im Gesicht. Ich erlebte beide Eltern als sichtlich gealtert. Vielleicht erlebten sie sich zum ersten Mal als Gescheiterte. Darüber war gut mit den Eltern zu sprechen, sie hatten ein großes Bedürfnis darüber zu sprechen, dass sie gescheitert waren. Für mich gewannen sie in diesem Moment eine Tiefe, die sie niemals zuvor gehabt hatten, sie waren echt. Sie waren sehr, sehr traurig, dass sie alles nicht besser hatten machen können und machten sich viele Gedanken über Luisas Zukunft und wie es sein würde, wenn sie in den Ferien nach Hause käme. Die Mutter würde Luisa alle sechs Wochen im Internat besuchen. Die spanischen Großeltern würden an den Wochenenden zu Luisa kommen. Ich hatte plötzlich das Gefühl, dass sich die Eltern in einer Weise mit Luisa beschäftigten und sie innerlich halten konnten, wie es zuvor nicht möglich gewesen war. Die Idee der Eltern war, Luisa nach einem Jahr wieder nach Hause zu holen. Wir sprachen lange darüber, dass dies ohne eine spezielle Betreuerin für Luisa kaum möglich sein würde. Die Mutter, die für Luisa so bedeutungsvoll war und mit der sie etwas erfahren hatte, was sie zuvor niemals erfahren hatte, würde erneut in einer unerträglichen Weise belastet werden, käme Luisa zurück. Denn es war ja die Mutter, der erste Mensch, den Luisa, die ansonsten so angepasst war, so ungezügelt zu belasten trachtete, um herauszufinden, ob da ein Mensch auf der Welt sei, der es mit ihr aushalte. Die Mutter aber – und vielleicht kein Mensch auf der Welt – konnte das aushalten. Die Mutter und Luisa mussten sich sozusagen voreinander schützen. Es war mir sehr wichtig, das in unserem Gespräch zu betonen. Ohne Hilfe würde gar nichts gehen. Das Schlimmste, was passieren könnte, war eine Rückkehr und erneutes Scheitern. Als ich mit der Mutter darüber sprach, wie wichtig es sei, dass sie selbst versuche, sich zu helfen und einen Therapeuten zu suchen, hatte ich das Gefühl, sie zu berühren.

Ich habe oft darüber nachdenken müssen, wie wenig ich in dem dreiviertel Jahr, das Luisa bei mir war, über die Geschichte der Adoptiveltern erfahren konnte. Die andauernde dramatische Situation zwischen der Patientin und ihren Eltern ließ dafür wenig Raum. Vielleicht war es aber auch so, dass die Eltern diesen Raum niemals gewünscht, sondern gefürchtet hatten.

In unseren letzten Stunden war die Patientin wie verwandelt, fröhlich, lustig. Sie erzählte mir alle möglichen Ereignisse, lachte, machte Quatsch. Wenn ich etwas sagte, das fiel mir auf, war es immer falsch, ich hatte etwas nicht richtig verstanden, ich hatte nicht richtig hingehört, ich machte gar nichts richtig. Luisa stritt mit mir über Kleinigkeiten, belehrte mich mit aggressivem Ton. Die Luisa von früher, mit der es so dicht gewesen war, existierte nicht mehr. Triumphierend teilte sie mir mit, dass sie in einem Jahr wieder nach Hause kommen werde. Sie malte Bilder von ihrer Mama, wie sie früher ausgesehen hatte und wie sie sich verändert hatte. Luisa hatte in einem alten Fotoalbum geblättert. Dann suchte sie in ihrer Mappe und holte das Blatt heraus, auf das sie vor langer Zeit eine große Pullman-Limousine gezeichnet hatte. Sie fing an zu lachen und erinnerte sich: »Du hast das damals auch versucht, so eine Limousine zu malen, hast aber ein ganz gewöhnliches Auto gezeichnet, nicht so wie meines, mit goldenen Rädern und einer Krone verziert, ganz in schwarz.« Ich dachte für mich, es ist sehr glanzvoll und omnipotent, aber es könnte auch ein Leichenwagen sein. Luisa schrieb auf das Bild: »Für dich, von Luisa« und schenkte es mir. Ich sagte: »In dem Auto sitzt vielleicht Luisa, sie ist berühmt und mächtig.« Luisa: »Vielleicht, vielleicht sitze ich da drin... vielleicht ist es aber auch deines, vielleicht schaffst du es, ich aber nicht.« Sie wurde plötzlich traurig, schob es aber weg und lachte wieder.

In der allerletzten Stunde malte sie ein Bild für mich, ich durfte nicht hinschauen, sie benötigte viel Zeit. Sie malte eine Burg, umschlossen von zwei Türmen, einer mit brasilianischer, einer mit deutscher Fahne. Die Türme waren umrankt mit Blattwerk wie ein Dornröschenschloß. Zwischen den beiden Türmen erstreckte sich das Hauptgebäude mit geschlossener Tür und großem Fenster über dieser Tür. Ganz unten an ihrem brasilianischen Turm wuchsen zwei rote Herzblumen, an meinem deutschen Turm ebenfalls zwei Gewächse mit Kirschen. Durch das Hauptgebäude waren die Türme weit voneinander getrennt, aber auch verbunden.

Es war für mich sehr schwer, mich von Luisa zu verabschieden. Es war, als wäre sie schon längst gegangen. Ich gab ihr die Hand an der Tür und sagte. »Jetzt ist unsere Zeit zu Ende, es war eine schwere Zeit.« Luisa schaute mich sehr ernst an. In diesem Blick erkannte ich die alte Luisa wieder. Sie stand vor mir und hielt meine Hand, sehr lange. Sie sagte: »Danke«, dann ging sie langsam und drehte sich noch einmal um.

Nach all den Aufregungen, den schmerzlichen Gefühlen von Hilflosigkeit, aber auch großer Wut in der Gegenübertragung, ging diese Behandlung so leise zu Ende. Das verzweifelt schreiende und sich am Boden wälzende Mädchen fuhr leise davon mit seiner schwarzen Limousine, bei der für mich offen blieb, ob sie ein Zeichen des Glanzes oder ein Leichenwagen sein mochte. Sie hinterließ mir zwei verwunschene Türme, von denen ich nicht sagen konnte, inwieweit sie getrennt oder verbunden waren, und die vielleicht mich und die Mutter symbolisierten, in Luisas innerer Welt die leibliche und die Adoptivmutter. Die Eltern und Luisa hatten mich zum Zeugen ihrer unabänderlichen Trennung gemacht. Schon bei unserer ersten Begegnung waren sie eigentlich dabei gewesen, Luisa in einem Internat unterzubringen. Daran hatte auch ich nichts ändern können. Ich wurde zum Zeugen ihres Scheiterns und scheiterte selbst. Es war, wie ich zu Luisa beim Abschied gesagt hatte, eine schwere Zeit gewesen, voller Dramatik und unerträglicher Gefühle. Es war aber auch eine Zeit sehr tiefer Berührungen gewesen. Ich dachte auch, dass Luisa schon lange vor mir gespürt und geahnt hatte, wie alles enden würde.

Ich glaube, es war aber ganz wichtig für die Eltern und Luisa, nach der Episode mit Frau Markus, die das Scheitern bereits abrupt vorweggenommen hatte, eine annehmbare Form der Trennung und des Abschieds zu finden, eine Form, bei der überhaupt eine Verabschiedung möglich war. Die Eltern hatten mich gesucht und gefürchtet. Immer hatten sie meine Verurteilung gefürchtet. Im Nachhinein bin ich davon überzeugt, dass sie mich unbewusst zum Zeugen hatten machen wollen. Sie konnten und wollten nicht allein bleiben mit den zerstörerischen Gefühlen, die Luisa in ihnen wachrief. Sie suchten verzweifelt nach einer Instanz, die ihr Scheitern verstand und sie nicht verurteilte. Erst nachdem ich schließlich ihr Leiden wahrnehmen konnte, das immer wieder verborgen war in den Duellen und Machtkämpfen, war es mir möglich, mich von Luisa zu trennen. Als hätte sie das gefühlt, begegnete sie mir seit langer Zeit wieder mit Vitalität und Aggression. Sie ging und musste gehen, sie, die Eltern und ich mussten akzeptieren, dass etwas gescheitert war. Sie ging nicht, wie ich es fast erwartet hatte, als Roboter und angepasst, auch nicht manisch, nicht voller Wut. Sie konnte meine Hand halten und zurückschauen nach mir. In dieser Geste war etwas aufgehoben von dem, was wir zusammen erlebt und durchlitten hatten. Es war etwas gewesen zwischen uns, das mit Nähe, Verzweiflung, Scheitern und Hoffnungslosigkeit zu tun gehabt hatte, es ging nicht verloren. Es war aufgehoben in der Geste des Abschiedes und der Trennung. Die Trennung von den Eltern und von mir in der Übertragung, sie fand dieses Mal nicht im Schlaf statt. Luisa konnte, soweit das überhaupt möglich ist, sich auf diese Trennung vorbereiten. Etwas geschah, was sie keineswegs wünschte, aber es geschah in einer Weise, die ihr einen Raum gab, es mitzuvollziehen. Mit meinen Wünschen, nicht zu scheitern wie Frau Markus, war ich, so sehe ich das im Nachhinein, in der großen, übergroßen Limousine gefahren. Ich hatte am Anfang, als ich die Bilder der sich am Boden wälzenden Patientin vor mir sah, nicht geahnt, nicht ahnen wollen, wie nah am Scheitern ich mich selbst bewegte. Es ist auch gar kein Scheitern, wenn man es richtig betrachtet. Die kurze Zeit, die ich mit Luisa und ihren Eltern verbrachte, war wichtig in meiner Zeugenschaft: eine sehr begrenzte, aber realistische Möglichkeit zu wirken.

Manuela, elf Jahre

Grund der Anmeldung: Schreiattacken.

Manuela wurde im Alter von vier Jahren in La Paz adoptiert. Ihre leibliche Mutter starb, als die Patientin zwei Jahre alt war. Sie brach plötzlich auf der Straße zusammen, Manuela hockte neben ihr, sie umklammernd, und schrie, als sie gefunden wurde. Die Brust der Mutter war entblößt, als habe sie ihr Kind gerade gestillt. Die Patientin kam in ein Waisenhaus, wo sie sich wochenlang von niemandem beruhigen ließ, kaum aß und trank und so laut schrie, dass man nach einer anderen Unterbringungsmöglichkeit suchte. Die Adoptivmutter besuchte dieses Waisenhaus später und war entsetzt über die spärliche, kaum existente Betreuung der Kinder, die sich selbst überlassen waren. Es fand sich eine Pflegefamilie in den Slums von La Paz, die Manuela gegen ein Entgelt aufnahm, bis sie schließlich adoptiert wurde. Manuelas Adoptivmutter war nicht verheiratet und lebte mit der Patientin allein. Die Patientin lernte die deutsche Sprache innerhalb eines Jahres perfekt. Sie besuchte den Kindergarten und wurde altersgerecht eingeschult.

Extreme Schwierigkeiten zwischen Manuela und der Mutter tauchten auf, als diese vor nunmehr drei Jahren einen Mann kennenlernte. Manuela terrorisierte die beiden in einer Weise, dass der Mann, der schon eingezogen war, wieder auszog und nur noch besuchsweise kam. Diese Besuche schilderte die Mutter als Katastrophen. Aber auch das Leben zu zweit war unerträglich geworden. Manuela kontrollierte jeden Schritt der Mutter und konnte es nicht ertragen, wenn geringfügige Änderungen im Tagesplan vorgenommen wurden. Sie geriet dann in heftige Wut und schrie laut und anhaltend, verbarrikadierte sich in ihrem Zimmer, bis die Mutter weinend aus dem Haus lief. Jeden Tag, bei geringen Versagungen, gab es diese dramatischen Szenen mit anschließender Versöhnung. Mutter und Tochter fielen dann einander in die Arme. »Ich will nicht so sein«, sagte Manuela, »ich weiß nicht, warum ich so laut schreien muss. Ich liebe dich doch.«

Manuela war eine gute Schülerin. Sie war in ihrer Klasse beliebt und hatte einige Freundinnen. Wenn die Mutter aufgrund ihrer beruflichen Verpflichtungen manchmal einige Tage abwesend sein musste, war Manuela bei einer Tagesmutter untergebracht. Weder in der Schule noch bei der Tagesmutter tauchten Manuelas Ausbrüche auf. Manuelas Adoptivmutter war eine ziemlich feine Dame. Sie hatte eine gewählte, aber verbindliche Art, zu sprechen und mit mir in Kontakt zu treten. Sie konnte lebendig von Manuela erzählen. Gleichzeitig verbreitete sie etwas wie einen sehr kühlen Luftzug um sich, der mir von Einsamkeit, etwas Unberührbarem, zu sprechen schien.

Als Manuela zum ersten Mal zu mir kam, war die Patientin ziemlich nervös und schaute mich nur verstohlen an. Ich war verblüfft, dass sie erst elf Jahre alt war. Sie trug ihre schwarzen Haare lang, ihre Haut war ziemlich dunkel. Sie sagte gar nichts. Ich konnte spüren, wie sie sich innerlich wand. »Es ist wegen meinem Willen«, schoss es aus ihr heraus, »deshalb habe ich immer so viele Probleme mit meiner Mama.« »Man darf doch einen Willen haben«, sagte ich. Sie: »Aber dann schreie ich.« Ich: »Als hättest du Angst unterzugehen mit deinem Willen.« Sie: »Ich muss dann so laut schreien… aber ich weiß das doch, dass die Kinder den Erwachsenen gehorchen müssen.« Sie schaute mich verzweifelt an. Es beschäftigte mich innerlich, wie dicht es zwischen uns war, so übergangslos. »Vielleicht würdest du manchmal gerne so sein und gehorchen können«, sagte ich. »Ich will es ja, aber es geht nicht«, sagte Manuela. »Du wolltest auch nicht herkommen«, merkte ich an. Sie nickte und fügte hinzu: »Geschrien habe ich nicht... irgendwie wollte ich auch kommen. Es ist so schlimm mit der Mama allein, immer passiert es, immer. Ich habe Angst, mit ihr allein zu sein. Wenn sie mich bei der Tagesmutter abholt, versuche ich, sie immer zu überreden noch zu bleiben... Am schlimmsten ist es, wenn Mamas Freund da ist, dann gehen sie in ihr Zimmer und schließen sich ein.« Wieder schaute sie mich verzweifelt an. »Du denkst, er nimmt dir die Mama weg«, sagte ich. Sie begann zu weinen. »Früher habe ich mich mit ihm verstanden, aber er spricht jetzt gar nicht mehr mit mir. Er kommt ja kaum noch. Ich bin froh darüber... aber nicht nur... früher ist die Mama nicht immer aus dem Haus gerannt, wenn wir Streit hatten, dann hat sie mit ihm gesprochen. Es ist furchtbar, wenn sie weggeht.« »Manchmal könntet ihr ihn schon brauchen«, merkte ich an. Sie schaute mich unglücklich an. »Es ist so schlimm, wenn ich meinen Willen haben muss. Dann räume ich die Spülmaschine nicht aus und verbarrikadiere mich in meinem Zimmer. Dann schlägt die Mama gegen die Tür und weint und dann rennt sie weg.« Manuela weinte verzweifelt. »Du hast Angst, sie kommt nicht mehr«, sagte ich. »Einmal hat die Mama mich weggeschickt, sie hat mir nicht mehr aufgemacht, lange, lange nicht und als sie dann aufgemacht hat, hat sie mich nicht angeschaut.«

Während des gesamten Gespräches hatte ich große Angst um Manuela. Sie war so verzweifelt und hoffnungslos. Ich fürchtete mich vor meinen Phantasien, die alle darauf hinausliefen, dass Manuela nicht mehr leben möchte. »Das ist ein anstrengendes Leben, das du führst«, sagte ich. »Ich kann das nicht mehr aushalten«, sagt Manuela. Sie schreit und schreit, dachte ich. Schreiend fand man sie neben dem Körper der toten Mutter, als sie zwei Jahre alt war. Ihr unerträgliches Schreien führte dazu, dass man sie im Waisenhaus nicht behalten konnte. Im Alter von vier schrie sie, als man sie von den Pflegeeltern trennte und der Adoptivmutter zuführte. Seit die Adoptivmutter einen Freund hat, ist das Schreien, das lange verstummt war, wiedergekommen. Es ist Manuela unerträglich, der Adoptivmutter als von ihr unabhängigem Objekt zu begegnen, das auch ein Erwachsenenleben führt. Sie war dabei, die Szene ihres ohnmächtig erlebten Verlassenseins neu zu konstellieren. Die Mutter hielt es nicht mehr mit ihr aus. Manuela schrie nach ihr. Sie wollte das Objekt wieder finden, das ihr, nach der Ankunft in Deutschland, einmal ganz gehört hatte. In der Enttäuschung über den »Verlust« der Adoptivmutter an den Dritten brach ihre innere Welt erneut zusammen und führte sie zurück zu den Punkten ihrer traumatischen Verluste.

Ich dachte über die enorme Energie nach, die in dem Schreien steckte. Man könnte ja auch sagen: Manuela hatte es damals im Waisenhaus geschafft, mittels ihres Schreiens in eine neue Umgebung zu kommen, in eine Umgebung, in der es eine Pflegemutter gab. Unbewusst, so schien es mir, hatte sie festgehalten an einem inneren Bild von einem mütterlichen Objekt und sich nicht abspeisen lassen. In der Gegenübertragung konnte ich ihre verzweifelten Blicke, die sich an mir festsaugten und eine Art von Verschmelzung herstellten, kaum ertragen. Ich hatte ein Gefühl wie: Sie lässt dich nicht los, sie klammert sich an dir fest, sie nimmt dir den Atem. Ich vermutete, dass Manuela mit diesem Blick die frühe Szene mit ihrer sterbenden Mutter unbewusst wiederholte. Sie hatte die Mutter nicht losgelassen, sie hatte sie umklammert, an ihrer Brust gesaugt – und der Mutter versagte der Atem, sie starb. Es musste der Patientin so vorgekommen sein, als sei sie es gewesen, die die Mutter erdrückte, das Leben aus ihr saugte.

Es ging mir auch immer wieder durch den Kopf, welch ein ungleiches Paar Manuela und ihre Adoptivmutter bildeten. Ich konnte sie mir wirklich schwer zusammen vorstellen, die sehr blasse und vornehme, blonde, unterkühlte Frau und dieses dunkle, verzweifelte Mädchen, das von einem anderen Erdteil gekommen war. Sie waren beide auf ihre Weise unermesslich einsam.

Zu Beginn der Behandlung war der andauernde Leidensdruck der Patientin unübersehbar. Sie lebte in der unbewussten Angst, von der Mutter weggeschickt zu werden, »weil ich immer meinen Willen haben muss«. Manuela sagte nie: »Ich will meinen Willen haben«, sie sagte immer: »Ich muss meinen Willen haben«, oft fügte sie an: »Mein Wille ist böse, ich hasse ihn, er macht alles kaputt.« »Es ist ja vielleicht auch der Wille, zu überleben und eine Mama zu haben, die man nicht verlieren kann«, sagte ich einmal. Während ich das sagte, ging mir durch den Kopf: Sie muss das so erlebt haben, dass nur einer überleben kann und der andere sterben muss. Ihr Wille zu leben war für Manuela böse, weil er in ihrer unbewussten Phantasie Vernichtung einschloss. Eigentlich war es so, als dürfe sie gar nicht leben, aber sie schrie und schrie danach. Heimlich sah sie mich mit glänzenden Augen an. Die Übertragungsatmosphäre hatte etwas absolut Verschmelzendes. Gleichzeitig erlebte ich Manuela als sehr wenig kindlich und verspürte eine Tendenz, sie zu überfordern und wie eine Erwachsene zu behandeln.

Nach vier, fünf Monaten änderte sich diese Situation langsam. Provokativ begann Manuela, in unseren Stunden *Bravo* zu lesen und mindestens dreimal pro Stunde zu erwähnen, dass sie eigentlich lieber mit ihrer Freundin zusammen wäre. Sie fertigte Blätter an, auf denen ihre Kommentare zu unseren Stunden standen. »Ich hasse diese Stunde. – Wie lange noch? – Wann bin ich endlich frei? – Ich will nicht kommen.« Diese Blätter bewahrte sie in ihrer Mappe auf. »Endlich«, stöhnte sie am Ende der Stunden. »Nehmen Sie das nicht persönlich«, äußerte sie, »ich meine die Stunden, nicht Sie.« In dieser Zeit milderten sich die Auseinandersetzungen mit der Mutter. Manuela hörte auf zu schreien. Ihre schulischen Leistungen allerdings verschlechterten sich dramatisch. In der Gegenübertragung erlebte ich die Bedeutung unserer Stunden für die Patientin als nicht infrage gestellt. Es war einerseits deutlich, dass sie sehr gerne kam, andererseits mir aber sagen musste, dass alles gegen ihren Willen geschah. Es ist, so dachte ich, wie damals, als keiner sie fragte, ob sie mit der fremden Frau ins Flugzeug steigen wolle und sie als Mutter nehmen.

Nach und nach erinnerte sich Manuela an viele vergangene Szenen. Sie sah das Gesicht ihrer kolumbianischen Pflegemutter vor sich und die Pflegegeschwister und den Vater, auf dessen Schoß sie beim Essen saß. Sie hatte rohen Knoblauch gegessen, das wäre, so Manuela, ihr heute viel zu scharf. »Aber der Geruch, ich kann es noch riechen«, sagte sie, »ich habe es geliebt. – Damals hatte ich eine ganz andere Frisur, viel kürzer, und ich konnte auch spanisch sprechen. Damals hieß ich: Velasquez. Das weiß ich noch. Außer mir und meiner Mutter und meiner Tagesmutter, weiß niemand, woher ich komme. Wenn mich jemand fragt, sage ich immer, das ist meine richtige Mutter, mein Vater ist dunkel und lebt in Bolivien. Es weiß auch keiner, dass ich zu Ihnen komme, nicht einmal meine Tagesmutter.« Manuela versäumte oft ihre Stunden, wenn sie bei der Tagesmutter war, weil sie ihr nicht zu sagen wusste, wohin sie gehen wollte. Ich: »Wir müssen da eine Lösung finden.« Manuela: »Dann komme ich gar nicht mehr, wenn Sie ihr das sagen.« Sie schämte sich für die Stunden bei mir, wie sie sich für ihre Herkunft schämte.

Ich kündigte Manuela an, über die versäumten Stunden mit der Mutter sprechen zu wollen. Sie antwortete gar nicht und überging meine Mitteilung. Die Mutter führte kurz darauf ein klärendes Gespräch mit der Tagesmutter. Wenig später kam Manuela zu ihrer Stunde. Sie sagte sofort: »Meine Freundin weiß jetzt alles.« »Oh«, entfuhr es mir überrascht. »Sie weiß jetzt alles«, wiederholte Manuela, »sie ist meine allerbeste Freundin, sie versteht mich.« Ich hatte den Eindruck, dass es Manuela sehr erleichterte, dass ich das von ihr verhängte Tabu gebrochen hatte. Es war mir wirklich nicht leicht gefallen. Vielleicht, so dachte ich, war es aber auch so, dass Manuela meine Aktion unbewusst in einer Weise verstanden hatte, die es ihr ermöglichte, ihre Herkunft nicht als Makel zu erleben. Ihre Wut auf die Therapie, die in der Auseinandersetzung um die versäumten Stunden ihren Höhepunkt erreicht hatte, verpuffte. Sie zog sich zurück. Ich erlebte sie als depressiv. Ich dachte: Du hast etwas gegen ihren Willen getan, du hast die Sache mit den versäumten Terminen auf den Tisch gebracht, sie hat nicht geschrien, sie verstummte. »Das ist dir gar nicht recht gewesen«, sagte ich, »dass ich das gemacht habe, mit deiner Mutter über die versäumten Termine sprechen, wenn du bei deiner Tagesmutter bist.« »Es war mir nicht recht, aber es ist okay«, sagte Manuela. »Ich weiß nicht«, bemerkte ich, »da war etwas mit deinem Willen, den ich nicht beachtet habe… es muss schwer für dich gewesen sein.« Manuela sah mich lange an und nickte schließlich.

Die Adoptivmutter erzählte mir, dass sie aufgrund einer Abtreibung im Alter von siebzehn Jahren keine eigenen Kinder bekommen könne. Ich erfuhr auch von einem Adoptivkind ihrer eigenen Eltern, das vor ihrer Geburt gestorben war. »Meine Eltern haben sich scheiden lassen, als ich zwölf Jahre alt war«, sagte sie, »alles brach zusammen, ich war so allein, immer, bis ich Manuela adoptiert habe… ich habe richtig Angst, mich daran zu erinnern, wie das war, als ich in La Paz war. Ich habe ja erst ein anderes Mädchen adoptieren wollen. Man muss einige Monate mit dem Kind im Land leben, bevor man es adoptieren kann. Ich war mit diesem Mädchen in einem Hotelzimmer. Sie war acht Jahre alt, sie hat mich getreten und gebissen, es war die Hölle, ich konnte sie nicht beruhigen, es war, als sei ich eingesperrt mit einem wilden Tier. Ich habe das Mädchen zurückgegeben. Dann habe ich Manuela bekommen. Mit ihr war damals alles einfach… trotzdem habe ich mich sehr schuldig gefühlt. Sie hat ja ihre Pflegefamilie sehr geliebt und auch die Pflegeeltern wollten sie nicht gerne weggeben. Ich habe das wohl gemerkt, und wenn sie schlief, dann habe ich immer gedacht: So ist das, du bist eine Frau, die sich ein Kind aus einem fremden Land holen muss… Ich hätte ja in Deutschland niemals ein Adoptivkind bekommen. Ich bin zu alt, ich habe keinen Mann…« Ich war merkwürdig berührt von den Erzählungen der Mutter. Meine erste Phantasie war: Das ist jetzt Manuela, das Mädchen, das sie zurückgeben wird. Ich fühlte ihre Angst, sie an mich zu verlieren. Sie wird sie weggeben, dachte ich, irgendwann wird sie einfach nicht mehr kommen. Der kühle Luftzug, den ich immer empfunden hatte, breitete sich aus. Es war wie am Anfang, ich konnte Manuelas Adoptivmutter schätzen in der Art, wie sie sich öffnete, aber ich erlebte sie auch als eine sehr einsame und steife Frau. Mir ging das noch einmal durch den Kopf: Sie war ganz allein in ein weit entferntes Land gereist, um sich ein Kind zu holen, sie sehnte sich nach diesem Kind, das sie nicht mehr empfangen konnte mit ihrem Körper, seit sie abgetrieben hatte. Da war ihre Einsamkeit, nachdem ihre Eltern auseinandergegangen waren, da war das tote Adoptivkind ihrer Eltern, das ihrer Geburt vorangegangen war. Ich konnte empfinden, wie schwer es ihr fiel, zu mir zu kommen. Ich empfand die Grenzen unseres Kontaktes, ihre Unberührbarkeit, dieses Kühle. Ich strengte mich wirklich an, wollte viel von ihr, darin glich ich Manuela. Ich dachte an die Eisberge, an denen die Titanic untergegangen war, ein Thema mit dem sich Manuela später zu beschäftigen begann: *Der Untergang der Titanic.*

Manuela begann, ihre Adoptivmutter zu belügen und zu bestehlen. Sie saß auf einem Pulverfaß von Lügengespinsten, das jeden Moment in die Luft gehen konnte. Sie übernachtete heimlich bei Freundinnen, lief in der Nacht von zu Hause weg. »Ich bin schrecklich, ich renne immer weg in der Nacht«, sagte sie. »Ich gehe auch schon seit Monaten nicht mehr zum Tennis, ich treffe mich mit meiner Freundin.«

»Als ob du dich danach sehnst, dass die Bombe hochgeht«, sagte ich. »Mir kann keiner helfen«, sagte Manuela. »Ich auch nicht«, bemerkte ich. »Ich weiß nicht, warum ich das alles so mache«, sagte Manuela. »Als ob du mir sagen wolltest, dass ich dich wegschicken soll, dass alles keinen Sinn hat.« »Sie werden das machen«, sagte Manuela leise.

Es war mein Eindruck, dass Manuela mit ihren Betrugsaktionen, zu deren Zeugin sie mich machte, und die sie in eine permanent übererregte, manische Gefühlsposition brachten, ihre schweren depressiven Gefühle und Verlustängste abwehrte. Solange sie die Täterin war, musste sie keine Angst haben, zum Opfer zu werden. Solange sie eine Betrügerin war, würde die Strafe, die sie ereilte, und sei es auch ein erneuter Verlust, sie ereilen als eine, die sie selbst provoziert hatte, für die es einen Grund gab. Sie wäre nicht ohnmächtig und ausgeliefert. Ich vermutete ja auch, dass sie die oft von ihr herangezogene Erklärung von ihrer großen Bosheit als unbewusste Erklärung nahm für die traumatischen Verluste ihres Lebens. Es wird immer so weitergehen, schien sie mir zu sagen: ich weiß auch warum, das bin ich, ich bin so böse, dass es keiner mit mir aushalten kann.

In den Stunden vermittelte sie mir gleichzeitig, dass sie mich nicht brauchen konnte und dass sie mich sehr brauchte. Je intensiver unsere Beziehung wurde, um so mehr musste sie sich davor schützen, mich, das in der Übertragung mütterliche Objekt, dem man vertrauen kann und das einem vertraut, brauchen zu müssen. Mir vorzuführen, wie böse sie war und wie wenig Sinn es mit ihr hatte, verfolgte unbewusst das Ziel, sich vor der Beziehung zu schützen. Ich konnte fühlen, dass Manuela ahnte, wie brüchig die Beziehung zu ihrer Adoptivmutter geworden war. Ich dachte viel darüber nach, dass die Therapie bei mir dazu geführt hatte, die Beziehung zur Adoptivmutter zu untergraben. Ich fühlte sehr wohl, dass Manuela an einen inneren Punkt geriet, an dem sie alles oder nichts wollte. Sie wurde zu dem von der Mutter gefürchteten ersten Adoptivkind, dem sie nicht gewachsen gewesen war. Von mir wünschte sie sich alles. Sie wollte noch einmal von vorne anfangen, so schien es mir. Hinzu kam, dass der Lebensgefährte der Mutter sich für eine andere Frau zu interessieren begann. Die Mutter hatte das Gefühl, von allen betrogen zu werden. Sie begann selbst eine Therapie. Ich hatte zunächst den Eindruck, dass sie zu realisieren begann, vor eine wie schwierige Aufgabe es sie stellte, ein traumatisiertes Kind adoptiert zu haben. Es war aber auch so, dass ihr Gefühl, von allen betrogen zu werden, dazu führte, dass sie ihre Therapie sehr schnell »beendete«: »Ich muss alleine klar kommen, ich muss es schaffen«, sagte sie zu mir.

Manuela, so dacht ich, stellte immerzu die unbewusste Frage, ob es ein Objekt geben könne, das sie mit ihrer Schuld und Bosheit annähme. Sie rührte mich mit ihren immerwährenden Berichten über den Film *Der Untergang der Titanic,* der damals in den Kinos anlief. Sie sang in unseren Stunden das Titellied *My heart will go on.* Sie sang und sang. Es war sehr schön, wie sie singen konnte. Sie verliebte sich in den Helden des Films, der ertrank in den Eisbergen. Sie ertrank selbst in diesem Film, es gab nichts sonst mehr. Sie konnte mir stundenlang darüber erzählen. »Manchmal denke ich, das bist du, die ertrinkt«, sagte ich, »du singst dieses schöne Lied, da ist ja viel Hoffnung in diesem Lied…« »Mir ist alles egal«, sagte sie, »egal wie es ausgeht.«

Manuela hörte auf zu lügen und zu betrügen. Sie zog sich stark zurück von ihrer Mutter. Sie verbrachte ihre Zeit in ihrem Zimmer. Immer wieder hörte sie dieses Lied *My heart will go on.* Ich konnte empfinden, dass sie fühlen konnte, an welche Grenzen sie ihre Mutter gebracht hatte. Ich dachte, ihr Herz, Manuelas Herz, es wird bald stillstehen. Sie kann nicht mehr. Sie kam jetzt immer zu früh zu ihren Stunden, das war ganz neu. Sie versäumte keine einzige Stunde mehr. Sie dachte in unseren Stunden viel über die Beziehung zu ihrer Mutter und ihren Freundinnen nach. Sie sagte: »Ich bin böse, ich bin an allem schuld, ich habe alle betrogen, es wird nicht gut gehen, es wird gar nicht gut gehen.« »Dass du das so denkst«, erwiderte ich, »du warst noch so klein, als alles schiefzugehen begann. Deine Mutter starb, das konntest du nicht verhindern, du kamst ins Waisenhaus, da hast du geschrien…« »Meine Mutter hat mir das erzählt… ich habe immer geschrien und dann kam ich zu meiner Pflegemutter… am Flughafen, als ich wegmusste, da hat sie sich nicht nach mir umgeschaut, sie ist einfach gegangen.« »Vielleicht war es schwer für sie, dich weggeben zu müssen?« »Denken sie das wirklich?«, fragte Manuela. »Ich habe das wirklich gedacht«, sagte ich, »sie hat dir doch auch die Puppe geschickt, mit der du gerne gespielt hast.« »Diese Puppe«, sagte Manuela, »ich habe immer gespielt, dass ich ihre Mama bin.« »Es war alles zuviel«, sagte ich, »du warst doch das kleine Mädchen, das seine Mutter verloren hat und dann seine Pflegemutter…« »Ich bin das Mädchen, das auch seine Adoptivmutter verlieren wird, es wird immer so weitergehen«, sagte Manuela, »da ist immer wieder etwas Böses in mir, ich habe geschrien, ich habe gelogen, ich bin an allem schuld, ich bin an allem selbst schuld.« »Jeder Mensch ist auch böse… und dann wieder nicht… aber du, es ist irgendwie anders… du denkst, du bist so böse, dass alle dich verlassen, als hättest du ihnen etwas sehr Schlimmes angetan, etwas, was man nicht verzeihen kann… als wärest du das, die deine Mutter umgebracht hat.« »Ich mache alles falsch. Wenn ich es richtig gemacht hätte, würde sie vielleicht noch leben… meine Mutter hat mir das erzählt, dass meine richtige Mutter mich gestillt hat auf der Straße… ich habe bestimmt geschrien – und wenn ich nicht geschrieen hätte...« »Wenn das der Grund war, ist das ganze Leben falsch. Ein kleines Kind schreit, es hat Hunger, es will seine Mutter…« Manuela begann zu weinen. »Ich will gar nichts mehr«, schluchzte sie, ich will gar nichts.« »Du hast aufgehört zu kämpfen«, sagte ich, »es ist so still geworden, als ob du das ganze

Leben nicht mehr wolltest… die Manuela, die geschrien hat, die war auch sehr lebendig…«

Zu ihrer nächsten Stunde kam die Patientin nicht. Am Ende der Woche erhielt ich einen Brief der Mutter. »Aus gegebenem Anlaß sehe ich mich gezwungen, die Behandlung zu beenden. Ich kann Manuela nicht mehr helfen. Ich habe alles versucht, was ich konnte. Für etwaige Unkosten stehe ich selbstverständlich gerade. Es tut mir wahnsinnig leid, dass es so gekommen ist. Vielleicht können Sie mich verstehen. Ich habe sicher viel falsch gemacht.« Der Brief traf mich wie ein Blitz. Ich wollte es nicht glauben. Ich stand fassungslos da. Mir wurde langsam klar, dass ich Manuela nie wieder sehen würde. Vermutlich, so klangen die Worte der Mutter für mich, würde sie in ein Heim kommen. »Ich habe alles falsch gemacht«, dachte ich und konnte dabei Manuela hören, die so oft gesagt hatte: »Ich mache alles falsch.« Jetzt fühlte ich mich schuldig. Ich hatte Manuela der Mutter weggenommen, so hatte diese das unbewusst erlebt, nun ließ sie Manuela fallen. Ich hatte keine Hoffnung, noch etwas bewirken zu können. Manuelas Mappe, die schon ziemlich dick geworden war von den drei Jahren bei mir, lag im Schrank. Ich kam mir wie ausgelöscht vor in meiner Ohnmacht. Ich schrieb Manuela einen Brief, in dem ich mich von ihr verabschiedete und ihr sagte, dass ich ihr viel Glück wünsche und dass ich gerne an unsere gemeinsamen Stunden zurückdenke, die nun so schnell zu Ende gegangen waren. Ich schrieb auch, dass ich mir wünsche, dass sie nicht alle Freude am Leben verliert. Ich packte die Mappe und den Brief ein und legte ein Begleitschreiben an die Mutter bei, in der ich sie um ein persönliches Gespräch bat und darum, Manuela das Päckchen zu geben. Ich habe nie wieder von Manuela und ihrer Mutter gehört. Manchmal habe ich mich gefragt, ob die Mutter Manuela das Päckchen gegeben haben mag. Vieles sprach dagegen, nur wenig dafür.

Manuela, so dachte ich, hat alles gewusst: als ob es unabänderlich gewesen wäre. Auch ich hatte ja gespürt, wie zunehmend schwer es der Mutter fiel, Manuela zu halten. Es war nicht mehr das Schreien, es waren nicht mehr die Lügen, es war der erschöpfte Fundus ihres Vertrauens, der die Mutter zu ihrem Schritt bewog. Nach dem Schreien und den Lügen kam ich. In einer sehr begrenzten Weise hatte ich der Patientin helfen können, ihr einen Raum zur Verfügung gestellt. Im Nachhinein war gerade das falsch gewesen. Ich hatte es falsch gemacht. Ich hatte es genauso wenig wie Manuela richtig machen können.

Manuela war im Laufe der Behandlung in eine schwere Depression gefallen, sie hatte sich von ihrer Mutter zurückgezogen, sie war beschäftigt gewesen mit ihren Gefühlen von Schuld und Bösesein. Sie schrie nicht mehr und log nicht mehr. Irgendwie war das für die Mutter das Allerschlimmste. Sie musste das so empfunden haben, dass der Kontakt abbrach. Der Moment, in dem ich einen Kontakt zu der depressiven Manuela herstellen konnte, war der Moment, in dem die Mutter die

Behandlung abbrechen musste. So viel Zeit, so viele Stunden, drei Jahre, dachte ich, es war alles umsonst gewesen. Ich spürte, wie stark ich identifiziert war mit dem Ausspruch der Patientin: »Ich mache alles falsch.« Ich musste mich damit abfinden, nie wieder von der Patientin zu hören. Auch dies wiederholte noch einmal ihr Schicksal, verlegte es in mich. Es war so nah gewesen mit der Patientin und dann war gar nichts mehr, keine Antwort, kein Echo. Ich dachte, dass Manuela so ihr Leben verbringen würde, ohne Antwort, ohne Echo, vielleicht sogar ohne zu schreien, vielleicht auch mit einem immerwährenden Schreien. Wer kann das sagen?

Es war sehr schwer für mich, mit diesem Scheitern umzugehen. Es war mir nicht gelungen, die Adoptivmutter in ausreichendem Maße zu halten. Ich erinnerte mich daran, wie befremdlich ich es erlebt hatte, als sie von dem Mädchen erzählte, das sie »zurückgegeben« hatte, weil es zu aggressiv war. Das war vermutlich der Wendepunkt der Behandlung gewesen. Ich hatte sie nicht wirklich annehmen können in ihrer Einsamkeit und Not. Auch ich war gewissermaßen jemand, den sie »zurückgab«, jemand der ihre Hoffnungen enttäuscht, nur Unkosten verursacht hatte wie Manuela, wie das erste Adoptivkind. Sie ließ mich zurück mit einem Gefühl, das zu ihr gehörte: »Ich mache alles falsch.«

Ich dachte oft zurück an Manuelas Bild, die Eisberge, an denen die Titanic zerschellte und an ihr Lied: *My heart will go on.* In einer dramatischen Weise empfand ich mich wie zerschellt.

Karl, elf Jahre

Anmeldungsgrund: Rückzug.

Karl wurde von seinen Betreuern angemeldet. Im Alter von 5½ Jahren kam Karl in das Heim, in dem er noch heute lebt. Es ist ein sehr kleines Heim und seine Betreuer kennen ihn nun schon seit sechs Jahren. Im Alter von viereinhalb Jahren wurde Karl auf der Straße aufgegriffen. Er saß mitten auf einer Hauptverkehrsstraße, wo er seine Notdurft verrichtete. Ein Jahr verbrachte er in der psychiatrischen Kinderklinik, denn Karls Mutter war vollkommen überfordert gewesen, sie schickte Karl auf die Straße oder sperrte ihn ein. Ihre zur Zeit der Geburt Karls drei und vier Jahre alten Töchter brachte sie beim Vater unter, als der Patient vier Jahre alt war. Karl, so die die Mutter, habe all ihre Kraft aufgebraucht. Er habe die Mädchen gequält, hinzu kam, dass in dieser Zeit Karls kleiner Bruder geboren wurde. Mehrfach versuchte Karl, seinen Bruder zu töten. Er legte Feuer an der Wiege, strangulierte ihn, schnitt mit einer Schere in seinen Arm und warf ihn auf den Boden.

Von Karls Vater, der aus der Verbindung eines schwarzen Amerikaners und einer Deutschen hervorgegangen war, hatte sich die Mutter bereits in der Schwangerschaft getrennt, weil er sie geschlagen hatte. Der Vater holte Karl aber manchmal ab, um etwas mit ihm zu unternehmen. Als Karl sechs Jahre alt war, kam der Vater in eine psychiatrische Klinik und Karl hörte nichts mehr von ihm. Als ich Karl kennenlernte, hatte sich der Vater ein Jahr zuvor erhängt.

In den ersten Lebensmonaten wurde Karl ständig untersucht. Es gab Verdachte auf Hirnschädigung, geistige Behinderung, Herzrhythmusstörungen, Taubheit. Im Alter von zwei Monaten wurde er aufgrund einer Hüftdysplasie gymnastisch behandelt, woraufhin er sich nicht mehr anfassen ließ und schrie, wenn die Mutter ihn berührte.

Im Nachhinein dachte ich, es war, als habe die Mutter immer wieder gehofft, etwas zu finden, was ihr erklärte, warum sie Karl so schwer annehmen konnte. Mit der frühen gymnastischen Behandlung, so könnte man das lesen, hatte die Mutter dieses Thema inszeniert und projiziert: Nun war es Karl, der sich von der Mutter nicht berühren lassen wollte und schrie, wenn sie ihm nahekam.

In der psychiatrischen Kinderklinik, in die Karl, nachdem er auf der Straße aufgegriffen worden war, kam, wirkte er monatelang wie ein autistisches Kind. Allmählich aber begann er, Kontakte zu seinen Pflegepersonen herzustellen. Diese im Prinzip gute Entwicklung führte nun dazu, dass Karl in eine Pflegefamilie mit sieben Kindern übergeben wurde. Schon am ersten Tag versuchte er, das Baby der Familie zu strangulieren. Sofort war klar, dass die Familie ihn nicht würde behalten wollen. Man suchte erneut nach einem Platz für Karl. Ihm, dem inzwischen 5½-jährigen Jungen ging der Ruf voraus, ein Killer zu sein, er galt als kaum vermittelbar.

Er kam dann in das Heim, in dem er noch heute lebt. Die Betreuer hatten damals gedacht, dass es vielleicht gut sei, dass er dort mit Abstand der Jüngste wäre. Die Betreuer wandten sich nun an mich, weil sie immer wieder das Gefühl hatten, Karl nicht wirklich erreichen zu können. Er verhielt sich im Heim angepasst, es gab niemals Ärger. In der Schule hingegen fiel er durch aggressives Verhalten auf. Die Betreuer hatten den Eindruck, dass er sie mied, ihnen misstraute und sich vor ihnen verschloss. »Es ist anders als bei anderen Kindern«, sagte Karls Betreuer, »da ist auch vieles schwierig und schrecklich gewesen, aber dieses Gefühl, ihn niemals wirklich erreichen zu können und sich irgendwie ausgetrickst und betrogen zu fühlen, das ist nur bei ihm. Es gibt gar nichts Echtes, keine Beziehung, keine Gefühle.«

Karl, ein sehr hübscher Junge mit leicht dunkler Hautfarbe, wirkte wie erfüllt von einer tiefen Traurigkeit, als ich ihn zum ersten Mal sah. Er war vollkommen verängstigt und wehrte jede Kontaktaufnahme ab. Er schaute mich auch nicht an.

Ich spürte seine Nervosität, und dass er das Zusammensein mit mir in einem Raum kaum ertragen konnte. Als ich ihm das sagte, bemerkte er: »Ich habe gar nicht kommen wollen. Die anderen meinen, ich sei nicht glücklich, aber ich meine das nicht.«

In der Gegenübertragung erlebte ich mich als sadistisch eindringendes Objekt, das ihn zur Verzweiflung brachte. Im Verlauf der vier Erstinterviews milderte sich seine Angst. Er sprach von seiner Mutter, die er am liebsten jeden Tag besuchen würde. Er erzählte auch von seinen großen Schwierigkeiten in der Schule. »Alle finden mich unmöglich und wollen mich nicht haben.« Während der Interviews schrieb er einige außergewöhnlich gute Arbeiten, auf die er aber nicht stolz sein konnte. Er merkte an: »Es geht sowieso wieder bergab.« Als ich schließlich mit ihm über meinen Behandlungsplan sprach – ich hatte vor, ihn dreimal pro Woche zu sehen –, erschrak er und sagte: »Das ist zuviel, aber zweimal geht.« Ich entschloss mich, auf sein Angebot einzugehen, weil ich ihn nicht in die Enge treiben und zu etwas zwingen wollte, was er ablehnte. Ich fürchtete, er würde sich dann ganz zurückziehen. Es berührte mich auch, dass er überhaupt in der Lage war, etwas zu wollen.

In den Therapiestunden begann der Patient zu malen, Panzer und Kasernen zumeist. Langsam entwickelte er ein Spiel daraus. Wir mussten uns beide eine Stadt mit Kaserne und Soldaten malen und einander bekämpfen. Er war mir immer voraus und in der Übermacht. Ich hatte gar keine Chance. Ich kannte seine Regeln, die er ohnehin immerzu änderte, nicht. Ich bemerkte, dass ich mir auch keinerlei Mühe gab. Ich wusste, dass ich unabänderlich verlieren würde. Dabei fühlte ich nichts. Es war mir langweilig und eiskalt zumute. Es entstand in der Gegenübertragung die merkwürdige Situation, dass ich zwar wusste, dass Krieg und sonst nichts zwischen uns war, doch dass mich das gleichwohl nicht zu berühren schien. Darüber dachte ich oft nach. Ich suchte nach einem Sinn. Es war aber, als sei alles vergeblich, als gäbe es keinen Unterschied zwischen Leben und Sterben. Es gab keine Wut, keine Verzweiflung, keinen Hass, keine Tränen, aber auch keine Freude. Es war wie tot und erstarrt zwischen uns. Im Grunde war es eine große, unendliche Einsamkeit, die ich empfand, ohne Aussicht, das Gegenüber jemals erreichen zu können. Wir würden, so dachte ich manchmal, uns immer weiter bekriegen, aber es würde nichts bedeuten, denn wir wären sowieso schon tot. So jedenfalls fühlte ich mich.

Die Situation änderte sich schlagartig kurz vor unserer ersten langen Ferientrennung. Der Patient stand plötzlich von seinem gewohnten Platz auf und legte sich am Fenster auf den Boden: »Es ist sowieso alles egal, am liebsten wäre ich tot. Mein Leben hat keinen Sinn. Ich weiß nicht, warum ich leben soll. Mein Vater hat es richtig gemacht.« Der Patient war vollkommen verzweifelt. Er warf sich auf dem Boden hin und her. »Mein Leben ist ein Scheißleben«, sagte er, »und ist es immer gewesen. Und du, du bist arrogant, du siehst mich doch nur für Geld und willst reich werden durch mich. Das werde ich dir vereiteln, ich werde wegrennen und mich umbringen.« Ich hatte sofort große Angst. »Es geht dir sehr, sehr schlecht«, sagte ich, »und ich gehe in die Ferien.« »Ich kann nicht mehr«, stöhnte Karl, »niemand merkt, dass ich nicht mehr kann.« Ich überlegte einen Moment und fragte ihn dann, ob er es ihm recht sei, wenn ich seine Betreuer anriefe, um ihnen zu sagen, wie schlecht es ihm ginge. »Mir ist alles recht«, erwiderte der Patient. Noch am selben Tag telefonierte ich mit Karls Betreuer. Ich konnte fühlen, dass es wirklich wichtig war, dass jemand sich um Karl kümmerte und Bescheid wusste, wenn ich nicht da war.

Nach den Osterferien sah ich ihn wieder. Draußen war es dunkel, es tobte ein furchtbarer Sturm. Karl kam die Treppe hoch, ging an mir vorbei, eine Treppe weiter hoch. Er rief hinunter: »Du machst es eh nur für Kohle. Ich stürz mich jetzt runter. Komm, guck. Dann bist du schuld. Ist dir eh egal. Nur deine Kohle ist dir nicht egal.« Ich widerstand meinem Wunsch hochzulaufen und dachte: Ich will jetzt die Nerven behalten. Ich fühlte mich wie ohne Gefühle. Ich rief: »Komm doch, jetzt ist deine Stunde.« Nach einer Weile schlich er sich an. Als er mich an der Tür stehen sah, rannte er an mir vorbei, nach unten, und schrie: »Hier machen wir eh nur Scheiße.« Draußen regnete es. Nach kurzer Zeit schellte er, kam hoch, raste, als er mich sah, wieder weg, in den Regen. Das wiederholte sich mehrfach. Einmal raste er an mir vorbei aufs Klo, dann wieder raus und runter in den Regen. »Hast du Schiss!«, rief er im Vorbeirennen, »wenn du das dem Werner erzählst (seinem Betreuer), zeig ich dich an.« Ich rief hinterher: »Komm um halbdrei, dann machen wir wenigstens den Rest der Stunde drinnen, ich ruf dich dann.« Tatsächlich kam er, als ich ihn rief. »Wenn der Werner kommt, gehe ich sofort«, sagte er. »Ich will eine andere Therapeutin, nicht eine wie dich, die nur Kohle will. Ich hasse dich und will nie mehr kommen.« »Wenn du denkst, ich mache es nur für Geld, ist gut zu verstehen, dass du nicht mehr kommen willst.« »Ich komme nicht mehr«, sagte er. »Man kann es nicht nur für Geld machen«, bemerkte ich, »der Werner auch nicht.« »Der nicht, aber du«, sagte Karl. Er kritzelte auf einem Blatt herum: »Hier, schenk ich dir.« Ich: »Was Besseres hab ich nicht verdient?« Karl: »Du hast den Tod verdient.« Er malte, wie ich getötet werde, aber doch überlebe. Meine Glieder hängen nur noch künstlich zusammen, überall Narben und Wunden. Und er malte mein Grab, auf dem die Blumen verwelkten, weil keiner nach mir schaute. Dabei war er tief verzweifelt. Es war, als rette er sich, indem er mich auf dem Blatt immer weiter tötete und wie manisch sagte: »Du bist tot.« Ich sagte: »Wir haben uns lange nicht gesehen, ich war wie tot für dich, ich bin einfach weggegangen, in die Ferien.« Karl: »Du willst ablenken.« Ich: »Vielleicht war es zu lange.« Karl: »Mir nicht.

Dich vermisse ich nicht. Und du mich auch nicht.« Er wirkte immer verzweifelter. Ich sagte: »Das ist schlimm, wenn man gar nicht weiß, ob man vermisst wird.« Er: »Dich werde ich wirklich töten. Im Jahr 2000, da bin ich dreizehn, da komm ich mit dem Messer.« Seine unglaubliche Verzweiflung trieb mir die Tränen in die Augen. Ich: »Lieber einen anderen töten als sich selbst.« Er: »Ja.« Ich: »Auf der Treppe warst du der, der zu springen drohte.« Karl: »Du wärst ins Gefängnis gekommen. Ich hätte gesagt, du hast mich über die Treppe gehalten und fallengelassen.« Er schaute mich an, halb triumphierend, halb leidend. Ich: »Manchmal glaubst du, ich würde dich festhalten, manchmal nicht.« Er schwieg und sagte dann: »Du sollst die Blätter hier mit nach Hause nehmen. Die will ich am Montag nicht hier sehen.« Ich: »Ich soll das nicht vergessen.« Karl: »Du sollst immer daran denken.«

Während dieser Stunde musste ich an die Mutter denken, die Karl eingesperrt oder weggeschickt hatte, weil sie es nicht mit ihm aushalten konnte. Ich dachte auch an den kleinen Karl, der sich in Lebensgefahr gebracht hatte, wenn er ausgesperrt gewesen war. Mitten auf einer Hauptverkehrsstraße hatte er allein gesessen und uriniert, als die Polizei ihn fand.

In der nächsten Stunden begann Karl, mit mir Karten zu spielen und mich dabei zu betrügen. Wenn ich gewann, kam er in rasende Wut. Schließlich beschloss er, eine Schuldnerliste anzufertigen, in der er mich für jedes gewonnene Spiel mit sich auftürmenden Schulden bestrafte. Er brachte mich in seine Gewalt, wie er sich in meiner fühlte. Sehr selten gelang es mir manchmal, ihn mit einem Blick zu erreichen, wenn er mich zu wieder erhöhten Schulden verdonnerte. Dann musste er grinsen, und ein Stück Verbissenheit wich für einen Moment aus unserer Beziehung. Ganz, ganz selten kam es auch dazu, dass er mir über Dinge berichtete, die ihn wütend gemacht oder gekränkt hatten. Meist ging es um seine Lehrerin, von der er sich ungerecht behandelt fühlte oder um die Beziehung zu seinen Betreuern. In der Gegenübertragung befand ich mich in einem Strudel nicht zusammenhängender Gefühle von Destruktivität, Kälte, Hass, Leiden, aber auch tiefer Berührung und Bezogensein. Über die dramatische Szene vor den Ferien, als ich seinen Betreuer angerufen hatte, verbot er mir zu sprechen.

Karls Betreuer äußerten immer wieder, dass sie das Gefühl hätten, Karl verstelle sich bei ihnen, es stellte sich keinerlei Wärme her. Einmal weinte die Betreuerin des Patienten, als sie darüber sprach. Wir sprachen oft darüber, dass es wichtig sei, Karl mit den Gefühlen, die er bei seinen Betreuern auslöste, zu konfrontieren. Ich war nämlich sicher, dass der Patient große Angst hatte, auch aus dieser Gruppe herauszufliegen, und sich, was über seine Kraft ging, beherrschte und vereiste.

Regelmäßige Gespräche hatte ich auch mit der Mutter des Patienten, die ihn alle vier Wochen einmal am Wochenende sah. Sie hatte richtig Angst vor diesen Wochenenden: »Er passt nicht zu mir, er macht mich verrückt, er ist nie zufrieden, er kann nicht schlafen, er fordert und fordert. Ich bin sicher, dass er ein Verbrecher werden wird.« – Was erstaunlich gut mit der Mutter ging, war, darüber nachzudenken, an welchen Punkten es möglich wäre, Karl einzugrenzen und ihm klarzumachen, was erträglich war und was nicht. Sie war selbst sehr bedürftig, konnte die Gespräche mit mir aber in einem gewissen Rahmen zur Definierung ihrer Elternrolle nutzen. Durch die auf diese Weise mitunter eintretende Beruhigung zwischen Karl und der Mutter war es ihr manchmal möglich, ihn als liebenswerten Jungen zu erleben.

Hinter dem Wunsch dieses sich als Monster erlebenden Patienten, alles – auch sich selbst – zu zerstören, gab es, so nahm ich das in unseren Stunden wahr, eine ihn bedrohende, immer wieder verworfene Sehnsucht nach Gehaltenwerden. Oft hatte ich den Wunsch, Karl käme zu spät oder gar nicht. Wenn er schellte, zuckte ich innerlich zusammen und hatte den Impuls, die Tür zuzuschlagen, wenn er die Treppe hochkam. Ich befand mich in einer unglaublichen Anspannung. Ich konnte den schrecklichen Hass in seinem Gesicht kaum ertragen, aber noch schlimmer waren kleine Spuren libidinöser Gefühle. Sie warfen eine Last von Trauer und Schuld auf mich, dass ich kaum atmen konnte. Hatte er mir nicht deutlich gezeigt, dass ich diejenige gewesen war, die nicht zur Verfügung stand, wenn es darauf ankam?

Beim Dartspielen etwa empfand ich ihn wie ein sehr kleines Kind, das noch nicht verlieren kann und das den Schritt zu verlieren innerlich nur machen kann, wenn ich ihm erlaubte, viel zu gewinnen und Sicherheit zu bekommen, ganz wie die Mutter eines Zwei- oder Dreijährigen. Trotzdem war es unumgänglich, ihn auch mit der Realität zu konfrontieren und meine Rechte und das Gesetz des Spieles zu verteidigen. Karl explodierte furchtbar, wenn er beim Werfen scheiterte, warf sich wild auf dem Boden hin und her. Meine beruhigenden Worte hörte er nicht, ich dachte manchmal, er zerspringt, es reißt ihn auseinander. Ich beobachtete, dass er über mein immer mal wieder Hinwegsehen, das ich anstelle der knallharten Regel gesetzt hatte, manchmal Beziehung zuließ, mich anschaute, als wolle er, dass ich mich über ihn freue. Das überraschte mich. Genau besehen war ich bis jetzt noch nicht einmal auf die Idee gekommen, dass ich mich über ihn freuen könne.

Er fing an, Spiele von zu Hause mitzubringen. »Es spielt ja sonst keiner mit mir,« bemerkte er. Erstmals ließ er mich die Spielanleitung konsultieren, als ich das Gefühl hatte, er wolle mich übers Ohr hauen. Zwar schrie er: »Du hast verloren, wenn du nicht machst, was ich will«, aber er ließ mich gleichwohl nachschauen und wir folgten der Regel. Ich sagte: »Es macht mir keinen Spaß, wenn ich die Regel nicht kenne.« Karl notierte am Ende der Stunde unseren Spielstand. Ich dachte in dieser Zeit darüber nach, dass im Moment nicht mehr möglich war, als es in einem Raum zusammen auszuhalten. Mitunter erzählt er von seiner Lehrerin.

Ein Junge ärgerte Karl im Unterricht, die Lehrerin griff ein. Der Junge habe seine Schuld abgestritten. »Da habe ich gesagt, wenn du lügst, nehm ich eine Pumpgun. Da ist die Lehrerin richtig ausgerastet.« Er sah mich an und sagte: »Das kann doch jedem mal rausrutschen, oder?« »Du willst nicht, dass alle in dir das Monster sehen«, sagte ich. »Ist ja wohl klar«, antwortete Karl.

Nach den nächsten Ferien kam er erstmals ruhig, er hatte einen Würfelbecher dabei. Wir mussten beide spontan lachen, als er ihn aus der Anoraktasche zog. Er hatte ein neues Spiel kennengelernt und wollte es mir erklären, was er auch tat. Er hatte eine innere Sicherheit darüber gewonnen, dass wir uns nach allen Ferien wiedersahen. Ich dachte daran, dass er es vor kurzem noch nicht ertragen konnte, mir etwas erklären zu müssen, und dann schrie und ausrastete. Das Spiel hieß *Mäxchen,* und er betont, dass man dabei lügen *muss.* Das schien ihn zu erleichtern, es gab eine Regel, die beinhaltete, dass man lügt. Diese Regel, so sah ich das, beinhaltete die Maxime seiner inneren Welt: Du kannst niemandem vertrauen.

Von den Betreuern erfuhr ich, dass Karl ihnen nähergekommen war. Erstmals hatte er von seinem eigenen Geld einem Betreuer ein Geburtstagsgeschenk gekauft. In der Schule schrieb er außergewöhnlich gute Noten und war in Mathematik Klassenbester. Seine Betreuerin hatte er gefragt, ob sie ihn einmal mit nach Hause nimmt, zu ihrem Sohn, der in Karls Alter ist.

Karl erfand ein neues Spiel. Er teilte Spielgeld aus, gleichviel für uns beide. Er erklärte: »Das sei jetzt das Erbe unseres Vaters. Von dem Geld müssen wir uns Essen kaufen, wir müssen auch Arbeit suchen, denn das Geld wird nicht ewig halten.« Er arbeitete bei der Polizei und in der Ambulanz. Ich entschied mich für den Supermarkt. Karl stellte fest, dass er mehr Geld verdiente, weil er zwei Jobs machte. D. h. er bekam täglich 100 Euro, ich 50 Euro. Er sparte und brachte einen Teil seines Geldes zur Bank. Mir empfahl er, ein Gleiches zu tun. Im Fortgang des Spieles hatte ich ziemlich viel Pech, ich hatte einen Autounfall und wurde überfallen. Karl musste mit dem Polizeiauto und der Ambulanz kommen, um mich zu retten. Insgesamt entwickelte sich die Sache so, dass er viel aus seinem Erbe machte und ich mich eher durchschlug. Ich wurde auch von der Mafia verfolgt, und wieder musste mich Karl retten. Er sagte: »Ich bin jetzt der Chef der Stadt und werde dich beschützen.« Für mich dachte ich: Ich bin ja auch nur ein armer Schlucker und nicht gefährlich. Am Ende der Stunden räumte er alles sorgfältig auf, was mir unheimlich war. Ich traute dem Frieden nicht.

Das Spiel wurde über viele Stunden fortgesetzt. Da er inzwischen viel mehr Geld hatte, reduzierte er seines, um ein sinnvolles Weiterspielen zu ermöglichen. Wir bauten uns Häuser. Zwischendrin entdeckte er ein Geduldsspiel, das er zu lösen versuchte. »Weißt du, ab wie viel Jahre das ist?«, fragte er, »da könnten Kleine dabei verrückt werden.« »Auch wenn man groß ist, ist es nicht leicht, geduldig zu sein«, sagte ich. Karl: »Wir spielen jetzt, dass du Stimmen hörst, die dich fertigmachen. Ohropax nutzt nichts, denn es sind innere Stimmen.« Ich wusste nicht, was ich tun sollte und schrie spontan kurz auf und dachte dabei: wenn mich jetzt einer hört. Wir schauten uns an und lachten. Ich dachte aber auch, dass Karl mir etwas darüber mitteilen wollte, wie es war, wenn man sich wie verfolgt fühlte von etwas aus dem Innen, das man nicht kontrollieren konnte.

Das Spiel wurde erweitert. Nebenbei bemerkt Karl: »Eigentlich spiele ich so was nicht mehr.« In dem Spiel habe ich ein Baby von Karls Bruder, den ich hinausgeworfen habe. Dieser Bruder lebt bei Karl. Sie nehmen mir das Kind weg, weil ich es nachts herumlaufen lasse. Das Kind hasst mich, weil ich den Vater hinausgeworfen habe und es für mich allein wollte. In dem Spiel muss ich immer zu Karls Haus fahren und versuchen, das Baby wiederzubekommen, indem ich Geschenke mache. Es klappt aber nicht, und der Richter entscheidet, dass der Vater besser für das Kind sorgen kann. Ich sage: »Manchmal hast du dir das auch gewünscht, dein Vater käme und holte dich.« »Weiß nicht«, sagt Karl. Ich nahm wohl wahr, wie Karl die Szenen seines Lebens in unserem Spiel inszenierte, wie er nach einem Sinn zu suchen schien, wie sich ein Raum eröffnete. Ich spürte aber auch, dass ich ihn dabei ziemlich in Ruhe lassen musste. Er setzte da etwas in Gang und wollte dabei nicht gestört werden. Eine Tür hatte sich geöffnet.

Aber es kam zu einem tiefen Bruch: Karls bester Freund wurde von einem Bus überfahren. Das teilte er mir mit einem Satz mit und starrte vor sich hin. Ich war erschüttert und sagte: »Man kann es nicht glauben.« »Ja«, sagte er. Das Spiel wurde nicht fortgesetzt. Er versuchte zu malen, nichts gelang. »Ich will meinem Freund einen Abschiedsbrief mit ins Grab geben.« Er schrieb: Lieber Gregor, es ist, als ob du nur krank wärst und gar nicht tot. Das kann ich mir nämlich nicht vorstellen. Dein Karl. – Die Bilder, die er versucht hatte zu malen, zerriss er. Ich sagte, als ob alles kaputtgehen und nichts bleiben dürfe. Verzweifelt hob er die Schnipsel auf und warf sie mir hin. »Hier, versuch du, ob du das hinkriegst, das schafft keiner mehr.« »Keiner kann ihn mehr lebendig machen«, sagte ich.

Auch in den folgenden Stunden nahm der Patient unser Spiel nicht mehr auf. Er wirkte wie früher, hochgeladen und aggressiv. Es entwickelte sich eine ständige Kampfsituation zwischen uns. Bei den Tipp-Kick-Spielen versuchte ich, meine Ansprüche zu vertreten und keine falschen Tore zuzulassen. Karl schrie wild, wenn ich ein Tor schoss. »Ich töte dich«, rief er immerzu. Er drosch mit seinen Spielern auf meine ein, schaute mich dabei an. »Du musst sagen, wenn du schon tot bist«, sagte er. »Du willst mich wieder töten, weil ich ein Tor geschossen habe«, sagte ich, »als ob ich dich damit töten wollte.« »Du kannst einfach nicht verlieren,« sagte Karl. Ich hatte aber das deutliche Gefühl, dass es mir nunmehr gut gelang, Karl einzugrenzen. Karl fragte mich, ob mir schon aufgefallen sei, dass er immer »Du«

sage. Ich sagte: »Ja, vielleicht denkst du darüber nach, Sie zu sagen.« »Ich weiß nicht«, schrie er, »du rauchst auch.« Ich sah ihn erstaunt an. »Siehst du«, sagte er, »man soll nicht rauchen.« Er wies mich auf sein neues Nike-Shirt hin, das er ständig trug: »Du gibst wahrscheinlich viel Geld für Kleider aus.« Auf mich wirkte das sehr befremdlich, wie eine Attacke, als sammle er Daten über mich, um sie mir entgegenzuschleudern. Doch, so überlegte ich, finge er auf seine Weise an darüber nachzudenken, wer ich bin.

Die Betreuer erlebten Karl nunmehr als normalen Jungen. Sie fanden es angemessen, wie er auf alles reagierte. Sie hatten das Gefühl, vieles für ihn richtig machen zu können. Er könne sie jetzt brauchen, um über die Schule und seine Freunde zu reden, wo er früher vollkommen verschlossen gewesen sei. Er freue sich, wenn sie etwas Besonderes für ihn kochten, und wirke so warm und herzlich. Sie hätten Vertrauen zu ihm gewonnen. Eigentlich sei er nicht wiederzuerkennen. Von der Mutter erfuhr ich Ähnliches.

In einer Gegenbewegung hierzu entwickelten sich unsere Stunden. Es wurde schlimmer, als es jemals gewesen war. Karl wollte nicht mehr kommen. »Es geht mir gut, du willst nur Geld mit mir verdienen, ich hasse dich und werde dir das Leben zur Hölle machen«, sagte er. Er schrie und fuchtelte wild mit der Schere. Ich hatte richtig Angst vor ihm, mein Kopf tat mir weh in den Stunden. Ich konnte mir plötzlich vorstellen, dass er wirklich tötet, wie eine Bombe losgeht. Immer wieder schrie er: »Ich hasse dich.« Es gab nur noch Hass. »Du willst rausgeworfen werden«, sagte ich. »Ja!«, schrie er, »aber du willst mich weiter quälen. Du machst mein Leben kaputt, weil du selbst ein Scheißleben hast und schon viele gestorben sind bei dir. Du meinst, mit mir kannst du es machen. Sag mir einen Grund, warum ich kommen soll.« »Weil es gefährlich ist, so zu explodieren und gar nicht mehr aufzuhören damit«, sagte ich. »Das ist nur hier«, bemerkte Karl, »weil ich dich hasse. Wenn du mich gehen lässt, ist alles gut. Wenn du sagst, noch vier Wochen, benehme ich mich.« »Und was wird aus deinem Hass?«, fragte ich. »Ich werde dich töten«, sagte Karl, »was ist, wenn meine Betreuer nicht mehr wollen, dass ich komme?« Ich sagte, dass ich das dann nicht ändern könne. Karl: »Aber du wirst sie verführen, das weiß ich schon jetzt, ich hasse dich. Mein Vater ist tot. Jetzt mein Freund. Und du machst mich fertig.« Tränen liefen über sein Gesicht. Ich sagte: »Seit dein Freund tot ist, weißt du nicht mehr ein und aus.« »Sei ruhig!«, schrie er laut.

Eine lange, unerträgliche Folge solcher Stunden führte zu einer letzten dieser Art. Ich wollte den Kampf aufgeben, weil er mir zu gefährlich geworden war. Es war ganz klar, dass die ganze ihn bedrängende Hölle nunmehr ich war. Er war kaum noch einzugrenzen, es fehlte nur ein kleines Stück und die Bombe konnte platzen. Er würde etwas auf mich werfen, ein Messer mitbringen, wie er gedroht hatte. Es war deutlich, dass er immer den Kampf suchte. Er ließ sich nicht rausschicken und beruhigen. Er rannte raus, um zurückzukehren und mich erneut anzugreifen. Die Scheren hatte ich beseitigt, ebenso mehrere schwere Gegenstände, aber er würde immer etwas finden. Ich dachte, für ihn müsste es eine Gummizelle sein. Diese letzte Stunde war der Höhepunkt dessen, was noch möglich, eigentlich nicht mehr möglich gewesen war.

Ich hatte die Stunde stehend verbracht, ihn wie ein Tier in Schach haltend, dabei dauernd seine geschrienen Vorwürfe gehört, dass ich nur Geld wolle. Er stand dicht vor mir und drohte, mir etwas ins Gesicht zu schlagen. Gleichzeitig drohte er mir damit, Drogen zu nehmen, und daran sei ich dann schuld. Ich erinnere mich – und ich glaube, das war wichtig –, dass ich einmal in dem Kampfesgetümmel sagte: »Du wirst das wissen, auch wenn du es nicht hören willst, dass wir hier einmal eine andere Zeit hatten und dass da etwas zwischen uns entstanden ist und dass ich dich wirklich mochte. Dann ist der Hass gekommen und hat alles kaputt gemacht. Erst dein Vater, dann Gregor, hast du gesagt, du kannst nicht mehr. Und vielleicht ist es so, es geht nicht mehr. Vielleicht schaffst du es, dass ich dich rauswerfe und dass alles kaputt geht.«

Nach dieser Stunde kam er erstmals seit vielen Wochen nicht als Tier. Er setzte sich ruhig hin und murmelte: »Am liebsten würde ich immer noch alles kaputt machen.« Zwischendurch stöhnte er wie ein sehr kleines Kind, das vollkommen überfordert ist. Ob ich ihm etwas zu trinken geben könne, fragte er. Dann holte er die Karten. Dieses Mal wollte er nicht gewinnen. Er wollte jedes Spiel verlieren und stöhnte darüber wie ein sehr kleines Kind: »Immer verliere ich, immer.« Gleichwohl, trotz dieser Veränderung blieb ich bei dem, was ich mir ihm zu sagen vorgenommen hatte: »Wenn du Ende des Jahres immer noch aufhören willst, werde ich dich nicht weiter zwingen. Ich wünsche mir, dass du länger bleibst, dass wir mehr Zeit hätten, aber es ist dann deine Entscheidung.« Er schaute mich an und nickte nur kurz.

Was führte zu meiner Entscheidung, das Setting, um das ich so lange gekämpft hatte, zur Disposition zu stellen? Ich glaube, mir waren die Grenzen, meine und die des Rahmens in dieser Behandlung deutlich geworden. Es war auch mein Eindruck, für mich, aber auch für den Patienten, ein Stück innere Freiheit auf diese Weise zurückzuerobern.

In den folgenden Stunden brauchte ich lange, um die Veränderung Karls mitzuvollziehen. Wenn er lachte und mich zugewandt ansah, war ich unsicher. Es fiel mir schwer, mich zu verhalten. Irgendwie war ich jetzt so wie Karl gewesen war, ich konnte nicht mehr sicher sein und vertrauen. Tatsächlich begann er langsam da, wo er durch den Bruch des Todes des Freundes aufgehört hatte, wieder anzuknüpfen. Wieder bekamen wir Autos, Häuser, Geld. Ich bekam aber von allem weniger. Ich war so arm, dass keiner mit mir zu tun haben wollte außer Karl. Seine Freunde und Bekannten mieden und verhöhnten mich. Karl sagte: »Du bist so schäbig, und ich bin der letzte und einzige, der noch mit dir zu tun haben will.« Ich verstand, dass er mir, in einer ganz eigenen und indirekten Weise mitteilen wollte, dass er dankbar war, dass ich ihn nicht rausgeworfen hatte, ihn, das schäbige Monsterkind.

Dieser zu Beginn der Behandlung unerreichbare Patient konnte sich auf eine Übertragungsbeziehung zur Therapeutin einlassen, in der die ihn bedrohenden schrecklichen Gefühle von Hass, Wut, aber auch seine Bedürftigkeit zum Gegenstand werden konnten. Tatsächlich habe ich den Patienten in der Gegenübertragung streckenweise als einen Menschen erlebt, der seinen Gefühlen vollkommen ausgeliefert ist, und verstanden, warum er sich so gefühllos hatte machen müssen. Das Zulassen seiner mörderischen Gefühle gegen das Objekt in der Übertragung – nicht umsonst war ihm der Ruf eines »Killers« vorausgegangen – sprengte den Rahmen der Behandlung nahezu. Dass es kaum möglich war, ihn zu halten, spricht davon, als wie gefallen er sich erlebte.

Die absehbare Begrenzung der Therapie beschäftigte mich innerlich in diesem Behandlungsabschnitt. Als ahnte dies der Patient, begann er nachzufragen. »Ich will in den Fußballverein eintreten«, sagte er mir. Ich fragte ihn, was er sich vorstelle. Zu meinem Erstaunen entwickelte er einen Plan. »Ich will zunächst weniger kommen, und dann noch weniger und noch weniger und in einem Jahr will ich dann aufhören. Vielleicht werde ich dann noch einmal pro Jahr kommen. Zunächst will ich abwechselnd zweimal und einmal in der Woche kommen, dann nur noch einmal und am Schluß vierzehntägig.« Ich verstand, dass ihm daran gelegen war, sich langsam an die Trennung zu gewöhnen, dass es für ihn wichtig war, sich an der Gestaltung des Abschiedes aktiv zu beteiligen, die Kontrolle darüber zu behalten und nicht überrollt zu werden. Seine innere Fähigkeit zu dieser Gestaltung zu finden, mit der er unbewusst einer Retraumatisierung vorzubeugen suchte, verblüffte mich. Sein immer weniger, aber noch lange Kommen-Wollen hatte auch etwas von einem immer wieder Nachsehen-Müssen, ob das Objekt noch existiert und nicht von ihm zerstört worden war, es sprach von der Not, sich lange vergewissern zu müssen.

Nachdem der Zeitplan, den ich guthieß, erstellt war, kam es zunächst – wohl aufgrund der Sicherheit, die der Patient mit seiner Aktivität gewonnen hatte –, zu einem sich verstärkten Öffnen seinerseits. Er begann, von seinem Vater zu berichten, der ein guter Fußballer gewesen war und eine zeitlang als Profi gespielt hatte. Der Bruder des Vaters besaß einen Pokal, den der Vater gewonnen hatte und den er Karl bald schenken wolle. Bei unseren gemeinsamen Tipp-Kick-Spielen übernahm Karl stets die Mannschaft des Vaters. Ich verstand jetzt auch, warum er plante, selbst in einen Fußballverein einzutreten: Er suchte nach dem inneren

Vater. Er erinnerte sich an seine Kindergartenzeit, in der er als »Ausländerkind« mit einem schwarzen Vater gehänselt worden war, und sprach oft von Nazis, die er mehr hasse als alles andere. Als er das erzählte, dachte ich an unsere alten Zeiten, in denen er Hitler verehrt hatte und sich danach gesehnt hatte, alle totzuschlagen, die ihn gekränkt hatten. In der ersten Hälfte der Behandlung nämlich hatte Karl immer wieder Hakenkreuze gemalt. »Hitler ist geil«, äußerte er oft, »der hat es richtig gemacht.« Ich weiß noch, dass ich damals immer dachte: Aber Karl selbst ist doch zu einem Viertel schwarz und Hitler, den er bewunderte, hätte ihn vielleicht umgebracht. Erst jetzt, ganz am Ende der Behandlung, als Karl sich an seinen Vater zu erinnern begann, auch daran ,dass er sich früher gewünscht hatte, einen weißen Vater zu haben, erinnerte auch ich mich wieder an die Szenen, in denen er Hakenkreuze gemalt hatte. Ich war damals ziemlich hilflos gewesen, auch angewidert und erschrocken, und ich hatte keine Möglichkeit gefunden, mit Karl darüber in Kontakt zu treten. Ich hatte diese Szenen aus meinem Gedächtnis verbannt, vielleicht genau so, wie Karl die Realität seines Vaters aus dem Gedächtnis verbannt hatte. Hitler geil zu finden war eine extreme Form des Hasses auf den Vater, der ihn angreifbar gemacht hatte, aber auch des Hasses auf sich selbst gewesen.

Kurz vor den Herbstferien, nach denen die Reduzierung der Behandlungsfrequenz geplant war, kam es zu einem dramatischen Zwischenfall in der Schule. Karl hatte sein Pfadfindermesser mitgenommen und es einem anderen Jungen »ausgeliehen«, der damit ein Kind bedrohte. Der Patient berichtete mir von diesem Vorfall in unserer Stunde, die am selben Tag stattfand. Wenngleich er seine Verantwortung zunächst zu leugnen suchte, wurde schnell deutlich, dass der Täter den unausgesprochenen Wunsch des Patienten umgesetzt hatte, dass es Karl war, der von seinen destruktiven Strebungen erneut überschwemmt wurde. Ich verstand die Inszenierung auch als ein Signal für mich. Die Reduzierung der Behandlungsfrequenz bereitete dem Patienten erhebliche Schwierigkeiten. Er signalisierte seine Gefährdung, seine Verunsicherung, seine drohende Haltlosigkeit. Es war aber möglich, über das, was geschehen war, zu sprechen. In der folgenden Stunde brachte der Patient sein Messer mit und schnitzte an einem Stück Holz. Es war, als gebe er mir zu verstehen, dass er sein Messer auch in nicht destruktiver Weise einsetzen könne.

Die Behandlung endete ein Jahr später, wie es der Plan des Patienten vorgesehen hatte. Karl konzentrierte sich auf den Abschied, er war sehr damit beschäftigt, auch wenn er mir – wie in einer Gegenbewegung – zu vermitteln suchte: viel sei ja bei uns nicht passiert. Ich hatte immer wieder den Eindruck, dass Karl dachte, ich könnte mich vor ihn hinstellen und sagen: »Es hat sich viel geändert, dein Leben ist weniger unerträglich geworden und das ist mein Verdienst.« Tatsächlich arbeitete er bis zur Stunde unseres schließlichen Abschlusses daran, den Wert der Behandlung für sich immer wieder in Frage zu stellen. Das Bild des »Tieres im

Käfig«, das ich beobachtete, diese Formulierung des Patienten hatte am Beginn der Behandlung gestanden, war ein Bild, das ihn bis zum Schluss ängstigte. Ich glaube, er konnte nie sicher sein, ob es nicht tatsächlich so gewesen war, dass ich nichts anderes getan hatte, als ihn zu missbrauchen, zu beobachten, ohne Gefühl.

Erst in unserer allerletzten Stunde überraschte er mich, als er wie nebenbei erwähnte: So schlimm, wie er anfangs und immer wieder gedacht habe, sei ich nicht gewesen, eigentlich sei ich ganz okay. »Ich habe manchmal schrecklich übertrieben, wenn ich Ihnen Sachen gesagt habe. Irgendwie bin ich trotzdem froh, dass es jetzt vorbei ist. Ich werde mich jetzt aufs Fußballspielen konzentrieren und hoffe, auch wenn ich Sie eigentlich ganz okay finde, dass ich nie wieder kommen werde.« Ich kann das schwer beschreiben, aber als er mir die Hand zum Abschied reichte – nie hatten wir uns die Hand gegeben –, empfand ich so vieles auf einmal. Ich war froh, dass er so gehen konnte, dass er mir die Hand geben konnte, es bedeutete sehr viel für mich. Gleichzeitig war ich auch froh, dass es, wie Karl gesagt hatte, »vorbei« war. Der ganze Schrecken und das nahezu Unerträgliche der Behandlung wurden mir noch einmal bewusst. Ich dachte auch darüber nach, in welchen Strudel von Leid und Destruktivität sich der Patient begeben hatte. Die narzisstische Abwehr, die Kälte und Gefühllosigkeit, die Angst vor Beziehungen, die Angst immer wieder fallengelassen zu werden, diese Abwehr, die brüchig war, denn der Patient hatte ja aggressive Durchbrüche in der Schule gehabt, wurde im Behandlungsverlauf immer brüchiger. Die Regression in der Behandlung, das Zutagetreten seiner inneren Hölle in der Beziehung zur Therapeutin ermöglichte es ihm, authentische Beziehungen zu seinen Betreuern einzugehen.

Die Erfahrung von Trennung war für diesen Patienten immer eine innere Erfahrung von Fallengelassenwerden gewesen: die Trennung von der Mutter, zunächst das Ein- und Ausgesperrtwerden, dann die endgültige Trennung, sodann die Trennung von seinen Betreuern im kinderpsychiatrischen Krankenhaus, auf die er sich nach einer Weile eingelassen hatte. Ich glaube, dass die Überweisung in die Pflegefamilie seine bis dahin noch lebendige Hoffnung, gehalten zu werden, zerstörte. Er war nicht in der Lage, noch einmal von vorne anzufangen. Er wurde erneut zum »Killer«, der alles kaputtmachen wollte, weil er sich fallengelassen fühlte und gar nicht verstehen konnte, warum er da, wo er sich gut zu entwickeln begonnen hatte, in der Klinik, wieder gehen musste. Als er dann in das Heim kam, hatte er unbewusst wohl beschlossen, sich nie wieder auf eine Beziehung einzulassen. Er wollte nie mehr getrennt und fallengelassen werden. Er versank in Erstarrung und Leere, immer wieder durchbrochen von destruktiven Ausbrüchen in der Schule. Seinen Betreuern, die sich kontinuierlich um ihn bemühten, gab er jahrelang keine Chance, ihn zu erreichen. Als ich ihn kennenlernte, war er vielleicht das einsamste Kind, das ich je gesehen hatte. Er war aber auch verzweifelt, zerrissen von gnadenloser

Wut auf die Objekte. Es war diese gnadenlose Wut, die sich in der Behandlung ihren Weg brach. Tatsächlich war sein aufgestauter Hass so groß, dass er fast nicht auszuhalten gewesen wäre.

Es handelte sich nämlich nicht um den Hass eines gehaltenen Kindes, das sich fürchtet vor seinen bösen Gefühlen, die in der Realität dann nie so schlimm und zerstörerisch sind wie in der Phantasie. Nein, Karl war ein Kind gewesen, das mit seiner inneren Wut und seinem Hass schon früh so wenig zu halten gewesen war, dass es zu real mörderischen Aktionen gekommen war. Um zu überleben hatte er seine zerstörerischen Gefühle vereist, gleichwohl bedrängten sie ihn immer wieder. Sie kamen aber an keiner Stelle in die Beziehung zum Objekt. Das war sozusagen die Aufgabe der Behandlung gewesen, eine Aufgabe, die immer nahe am Scheitern gewesen war.

Trennung von einem Elternteil durch Scheidung der Eltern

> Mein Vater verließ uns, als ich noch sehr klein war… Als er weg war, hörte ich auf, mit Menschen zu reden, überhaupt zu kommunizieren. Ich baute eine Mauer um mich herum… Ich bin unfähig, im realen Leben Gefühle zu zeigen… Ohne diese Kindheit wäre ich kaum Schauspieler geworden… Ich weiß zwar, wer ich bin, aber ich will das nicht sein. Weil ich meinen Vater hasse und doch seine Gene habe. Ich bin sein Schatten und hasse mich dafür. Deshalb möchte ich jemand anderes sein. (Tony Leung)

Einführende Bemerkungen

Trennung von einem Elternteil durch Scheidung ist eine der häufigsten Formen der Trennung, die ein Kind in unserer Kultur erfährt. Egal wie alt das Kind zu diesem Zeitpunkt ist, die Welt, die es bis dahin kannte, bricht zusammen. Es weiß nicht mehr, wie es sich in der veränderten Welt bewegen soll. Was seine Kindheit bislang ausgemacht hatte, ist vorbei. Was folgt, ist richtig ernst. Das Kind wird der Brüchigkeit der Erwachsenenwelt gewärtig. Es wird vielleicht früh an diesem Gewahrwerden reifen, die Gefahr, dass es scheitern wird, ist immer da. Ich habe noch kein Kind getrennter Eltern gesehen, dass sich nicht unbewusst gewünscht hätte, egal was es mit diesen Eltern erlebt hatte, sie kämen wieder zusammen. Ich stellte mir das immer vor wie den Wunsch, nicht verlorenzugehen. Extreme soziale Schwierigkeiten sind die häufige Folge einer Trennung der Eltern.

Die Loyalitätskonflikte sind oft unerträglich. Ich habe mich immer gefragt, wie es möglich ist, ein Kind zu fragen, bei wem es lieber leben wolle. Ich setze jetzt voraus, dass es nicht um gravierende Vernachlässigung oder körperliche Gewalt eines Elternteiles geht. Ein Kind kann diese Frage nicht beantworten. Die Frage ist vergleichbar einem Aussetzen des Kindes. Es soll eine Frage beantworten, die nur die Erwachsenen beantworten können. Das Kind wird in dieser Situation zu einem Erwachsenen gemacht, der eine Lösung bieten soll. Ein ausreichend gut gehaltenes Kind wird diese Frage nicht beantworten. Es wird, wenn es den Raum und die Möglichkeit dazu erhält, immer sagen: Ich will beide Eltern.

Das Alter des Kindes, die innere Entwicklungsphase, in der es sich befindet, und die Art der vorangegangenen Beziehung zu seinen Eltern, aber auch der Modus der Trennung selbst entscheiden darüber, welcher Ressourcen es sich in dieser dramatischen Situation bedienen kann.

Sehr oft habe ich erlebt, dass ein oder beide Elternteile ein Kind direkt nach der Scheidung bei mir anmeldeten, weil die sozialen Kontakte und die Schulleistungen des Kindes nachliessen oder nahezu zum Erliegen kamen. Die betroffenen Kinder waren aufgrund der manifesten Loyalitätskonflikte in der Regel kaum in der Lage, den ihnen zur Verfügung gestellten Raum zu nutzen. Sie verleugneten alles, was konflikthaft war, und versuchten, die Situation kontraphobisch zu bewältigen.

Mitunter wird der Therapeut von einem Elternteil in der Absicht aufgesucht, den anderen Elternteil aufgrund seiner Unvernunft, seiner Verlogenheit oder Unzuverlässigkeit auszuschließen. Der Therapeut befindet sich dann auf Anhieb in der Situation des Kindes im Streit auseinandergehender Eltern. Er wird manipuliert und soll Partei ergreifen. Er läuft Gefahr, sich missbrauchen zu lassen. Tatsächlich ist es manchmal wichtig – im Falle Williams und auch im Falle Michaels und Jonas' war das so –, zunächst einen Raum zu schaffen für das Kind, aber auch für den Elternteil, der das Kind anmeldet. Weder Michaels noch Williams noch Jonas' Mutter hätten eine Therapie in Erwägung gezogen, wenn ich damit impliziert hätte, dass die Väter der Kinder sofort mit einbezogen würden. In diesen Fällen war es sehr wichtig, sich mit dem zu bescheiden, was möglich war. Ein Großteil der Behandlung bestand ja gerade darin, einen Raum für die fehlenden Väter zu schaffen. Gleichwohl ist das eine zweischneidige Angelegenheit, in der sich der Therapeut ganz auf sein Gefühl verlassen muss, inwieweit der das Kind vorstellende

Elternteil ein Entwicklungspotential hat. Viele Behandlungen scheitern schon im Vorfeld, weil klar wird, wie stark und unabänderlich der ausgeschlossene Elternteil verteufelt werden muss, was für den Therapeuten immer heißt, wie sehr er in der Übertragung anstelle des Kindes manipuliert und missbraucht werden soll.

Die Möglichkeit eines Kindes sich trennender Eltern sich zu entwickeln hängt davon ab, inwieweit die Spaltung in gut und böse, Schuld und Unschuld in den Diskurs kommen kann. Es ist ja im Grunde ein wirklich großes Problem, dass die Verletzung und Kränkung, das Gefühl von Scheitern, das mit Trennungen einhergeht, die Fähigkeit der Eltern ihre Rolle als Eltern wahrzunehmen, empfindlich tangiert. Eltern sein heißt vor allem, das Kind schützen und ihm einen angemessenen Entwicklungsraum zur Verfügung stellen zu können. Es ist sehr schwer, im Prozess der Trennung Eltern zu bleiben. Manchmal gelingt das nicht. Das Kind, das man sich zu schützen vorgenommen hatte, wird zum Zeugen zerstörerischer Auseinandersetzungen. Mitunter verschwinden seine Existenz und seine Bedürftigkeit vor den Augen der sich bekriegenden Eltern, es ist einfach nicht mehr wichtig. Es wird zum Spielball seiner sich bekriegenden Eltern. Scheinbar, aber eben nur scheinbar, wird es besonders wichtig. Es soll auch möglicherweise den verlorenen Partner ersetzen. Es soll vielleicht die Wahrnehmung eines Elternteiles bestätigen. Der Raum, in dem es um seiner selbst willen wahrgenommen werden kann, schwindet, empfindliche Kränkungen des Narzissmus des Kindes gehen damit einher.

William wurde bei mir angemeldet, weil er die Schule kaum noch besuchen konnte. Er konnte sich der Realität nicht mehr stellen. Der Zusammenbruch seines Elternhauses entfremdete ihn der Wirklichkeit. Er hatte keine Kraft mehr, sich mit der Realität auseinanderzusetzen, die ihm unbewusst als ein Spiegel der erlebten Brüchigkeit und Desolatheit erschien. Über einen langen Zeitraum hinweg sah er für sich keine Möglichkeit zu bestehen. Er nahm die ihn überfordernde, von der Familie an ihn gestellte, unbewusste Aufgabe an, den Kontakt mit dem getrennten, geliebten Vater, von dem Mutter und Bruder sich abgewandt hatten, aufrechtzuerhalten. Das Kind, das die Schule nicht mehr besuchen konnte, war damit beschäftigt, zu halten, was zu halten war. Er nahm die Anrufe seines verzweifelten Vaters entgegen, er besuchte ihn, er tröstete ihn, er hielt den Kontakt. Erst viel später, im Verlauf der Behandlung, fand er eine Möglichkeit, sich von seinem Vater abzugrenzen. Er konnte die Beziehung trotz allem aber auch halten. Seine Identifikation mit der Mutter, die sich dem Vater lange Zeit als Opfer angeboten hatte, verwandelte sich im Laufe der Behandlung in eine Fähigkeit, dem Vater gegenüber zu bestehen. Vielleicht war es Williams Fähigkeit, das Gute und Liebenswerte an seinem Vater zu sehen, die ihm das ermöglichte. Er hatte nie aufgegeben, die Bemühungen des Vaters wahrzunehmen. Er wurde für die gesamte Familie zu einer sehr wichtigen Figur. Gerade er, das Kind, das sich der Wirklichkeit nicht mehr hatte stellen können, wurde im Verlauf der Behandlung zu der Figur, die vermitteln und dafür sorgen konnte, dass nicht alles zerbrach: er, der nahezu daran zerbrochen war, dass alles untergegangen war, was ihm wichtig war.

Johan, den ich acht Jahre nach der Trennung seiner Eltern kennenlernte, war wie besessen von der von ihm getrennten Mutter. Er hortete deren Erinnerungen an ihre verstorbenen Eltern und hatte nahezu allen Kontakt zur Realität verloren. Er lebte in der Vergangenheit, nicht aber in seiner, sondern in der der verstorbenen Eltern der von ihm getrennten Mutter. Er hasste seinen Vater, mit dem er lebte, und tyrannisierte ihn. Auch er war so ein Kind, das sich über die Verbindung zu dem getrennt lebenden Elternteil konturierte und retten wollte. Im Verlauf der Behandlung wurde deutlich, dass er die im Alter von vier Jahren weggehende Mutter so erlebt hatte, als sei sie gestorben. Er setzte all seine Energie in das Aufrechterhalten des Bildes seiner Mutter. Hierin ähnelte er William, der dies mit seinem Vater getan hatte. Johans Vater und seine Schwester hatten sich meilenweit entfernt von der Mutter. Es war ganz allein Johan, der ihr Bild beschwor und davon nicht lassen konnte. Im Laufe der Behandlung gelang es ihm, sich von dem bedrängenden Bild der Mutter zu distanzieren; es war aber auch so, dass er es war, der dafür sorgte, dass ihr Bild Bestand haben und nicht verlorengehen konnte. Er, der ihr sehr nahe gewesen war, fand die Möglichkeit, sie aus der Ferne zu sehen, aber er verlor sie nicht, vielmehr sorgte er immer wieder ganz allein dafür, dass etwas, was einmal gewesen war, nicht untergehen musste.

Das war auch bei Michael so. Er hatte seinen Vater niemals wirklich kennengelernt. Der Vater hatte ihn nach seiner Geburt im Arm gehalten, dann war er gegangen. Michael war wie besessen von seinem Vater, den er nicht wirklich hatte kennenlernen können. Er konnte gar nicht aufhören, sein Bild zu beschwören. Damit stellte er sich unbewusst den Projektionen seiner Mutter entgegen. Anders als Tony Leung, der seinen Vater für immer hassen musste, weil er für immer verschwunden war aus seinem Leben, gewann Michael im Verlauf der Behandlung eine Möglichkeit, das Bild des von ihnen getrennten Vaters zurückzuholen, ein Bild, von dem er niemals hatten lassen können, ein Bild, das seine gesamte Existenz und Realität beherrschte.

Florian, dessen Eltern sich getrennt hatten, als er sieben Jahre alt war, befand sich, als ich ihn im Alter von 14 Jahren kennenlernte, in einem Zustand andrängender Verzweiflung. Er sehnte sich nach dem Tod, weil er Vater- und Mutterwelt nicht in sich zusammenbringen konnte. Ganz ähnlich wie Michael und William kämpfte er für einen Raum, in dem beide, Vater und Mutter, Bedeutung haben konnten.

Jonas, dessen Vater die Familie verließ, als er drei Jahre alt war, biss sich immer mehr an seiner überforderten Mutter fest und erlebte den Vater, dem er sich bei den

Wochenendbesuchen anzupassen suchte, hinweggespült von der Flutwelle seines Hasses.

Verallgemeinernd ist zu konstatieren, dass das Bild des getrennten, verlassenden Elternteiles die innere unbewusste Welt meiner Patienten beherrschte. Sie waren innerlich immerzu damit beschäftigt, was sie verloren hatten festzuhalten. Michael, William, Florian, Jonas und Johan waren im Grunde besessen von diesem Versuch und damit sehr allein. Die Behandlung bedeutete für diese Kinder die Möglichkeit, einen Raum für den getrennt lebenden Elternteil zu finden. Ich fand es interessant, dass neben der inneren Bedeutung der Kampf um die Realität dieses Elternteiles eine wirklich wichtige Rolle spielte. Diese Patienten arbeiteten unablässig daran, dass das, was sie in ihrer Welt verloren hatten, Anerkennung und Wiedergutmachung fand. Sie verlangten unbewusst nach einer Rehabilitierung des verlorenen Elternteiles. Sie gaben deutlich zu verstehen, dass sie in ihrer unbewussten Welt nicht überleben konnten ohne eine Art von Versöhnung zwischen ihren Eltern. Sie spürten, in wie starker Weise der verbleibende Elternteil danach trachtete, den abwesenden Elternteil zu zerstören. Sie empfanden das, als solle ein Teil ihrer selbst vernichtet werden. »Ich kann so nicht leben«, schienen sie mit ihrer Symptomatik zum Ausdruck zu bringen. In allen fünf Fällen fand eine Annäherung der getrennten Eltern statt. Sie war überlebenswichtig.

Vier meiner Patienten verloren den Vater durch die Scheidung der Eltern, einer seine Mutter. Im Gegensatz zu den Jungen, die bei ihrer Mutter geblieben waren, ihr die Treue zu halten suchten und unbewusst um die Anerkennung des Dritten, des Vaters, kämpften, war es bei Johan, der bei seinem Vater lebte so, dass er in einer ausschließlichen Weise im Reich der von ihm getrennten Mutter lebte und seinen Vater ignorierte. Erst im Verlauf der Behandlung durfte sein Vater Bedeutung annehmen. Ich fand es bemerkenswert, dass in allen Fällen von Scheidung der Eltern es der Vater, der Dritte, war, der verlorenzugehen drohte. Auch Johan, der bei seinem Vater lebte, weigerte sich, ihn anzuerkennen. Der Dritte, der Vater, kann nur wachsen und Bestand haben auf dem Boden einer sicheren Beziehung zu einer Mutter, die dem Vater ihrerseits einen Raum geben kann. Um diesen Raum kämpften meine Patienten.

Ich selbst verkörperte für diese Kinder das Dritte, die verlorene väterliche Instanz.

Johan, 13 Jahre

Anmeldungsgrund: Aggressives Verhalten, Traurigkeit.
Johans Eltern trennten sich, als dieser gerade vier Jahre alt war. Er blieb mit seinem Vater und seiner drei Jahre älteren Schwester zusammen. Die Mutter lebte im gleichen Stadtteil allein. Johan besuchte seine Mutter an den Wochenenden. Der Vater und dessen Lebensgefährtin, Ingrid, die zur Familie gehörte, seit Johan fünf Jahre alt war, waren verzweifelt, als ich sie zum ersten Mal sah. »Johan«, so der Vater, »dominiert und terrorisiert die Familie. Es ist immer schon schwer gewesen, aber seit ca. einem Jahr ist es unerträglich. Er fasst mich und Ingrid immerzu an. Er schreit laut, wenn man etwas von ihm will, und verweigert alle Regeln. Er kann nicht still sein und redet immerzu. Ingrid, ich und auch seine Schwester können nicht klar denken, wenn Johan anwesend ist. Er kann nur einschlafen, wenn er wild seinen Kopf gegen ein Kissen schlägt und dabei seltsame Geräusche macht.« Er fügte hinzu: »Ich merke, dass ich begonnen habe, mich in meine Arbeit zurückzuziehen, weil ich es nicht mehr aushalte, zu Hause zu sein.«

Ingrid, die sich, seit sie in der Familie ist, sehr um Johan kümmerte, sagte: »Ich kann nicht mehr, es geht nicht mehr und vielleicht ist es besser, Johan kommt in ein Internat... oder zu seiner Mutter...« »Auf keinen Fall, ich würde es nicht ertragen, Johan wegzugeben... und er kann auch nicht zu seiner Mutter, du weißt das selbst, Ingrid, sie schüttet ihn zu mit ihren Familiengeschichten, sie erzählt ihm von ihren toten Eltern, dem verlorenen Haus, dem nicht mehr vorhandenen Reichtum... und jedes Mal, wenn er von ihr kommt, bringt er diese ›Erinnerungsgegenstände‹ mit, Bilder, Uhren, Porzellan, Schmuck und hortet sie in seinem Zimmer, das inzwischen völlig zugestopft ist.« Ingrid nickte: »Ich bin einfach völlig verzweifelt... Johans Mutter ist eine beeindruckende Frau, sie liebt ihre Kinder, aber sie kann wirklich nicht mit ihnen leben, sie ist selbst ein Kind, lebt in den Tag hinein... und manchmal macht es mich einfach so wütend, dass immer wir es sind, die alles zusammenhalten müssen.«

Johans Mutter war es gewesen, die damals abrupt und ohne Erklärung ausgezogen war. Im Laufe weniger Jahre, das erfuhr ich nach und nach von ihr selbst, hatte sie das beträchtliche Erbe ihrer Eltern in alle Winde zerstreut. Johans Mutter, die wie der Vater als Künstler tätig war, hatte etwas sehr Warmes und Herzliches. Es war aber deutlich, dass sie in ihrer ganz eigenen Welt lebte und keinesfalls in der Wirklichkeit. Ich erinnere mich noch an ihren Ausspruch: »Bei mir hat Johan Narrenfreiheit.«

In der Schule wurde Johan von einer Klasse in die nächste gereicht, weil die Lehrer mit seinem anspruchlichen und aggressiven Verhalten nicht klar kamen.

Johan wurde in der 31. Schwangerschaftswoche geboren und wog 1.500 Gramm. Er erlitt eine Gehirnblutung und Sepsis. Die ersten drei Monate verbrachte er im Krankenhaus. Er schrie immerzu. Zu Hause wurde er von unterschiedlichen Personen betreut: den Eltern, Mitarbeitern der Eltern, wechselnden Kinderfrauen. Im Alter von 15 Monaten wurde eine beidseitige Innenohrschwerhörigkeit festgestellt. Er wurde mehrfach operiert. Erst im Alter von vier Jahren war eine sprachliche Kommunikation ansatzweise möglich. Vor einem Jahr fand eine CI-Operation statt, die Johans Hörfähigkeit nahezu normalisierte. Johan trägt seither eine recht auffällige Hörhilfe. Er besucht eine spezielle Schule für Hörgeschädigte und nahm zunächst am Unterricht für Lautsprachler teil. Seit kurzem befindet er sich in einer Klasse für Gebärdensprachler.

Zu seiner ersten Stunde bei mir kam Johan mit Ingrid, von der er sich lange nicht trennen konnte. Er wirkte sehr zart auf mich, aber auch altersgerecht. Den Raum mit mir dominierte er mit Charme und Ansprüchlichkeit. Er wurde schnell böse und äußerst drängend, als ich ihm nicht sagen wollte, ob ich verheiratet bin. Über eine lange Sequenz hinweg steigerte er sich in einen unglaublichen Erregungszustand hinein. »Ich komme nie wieder, wenn du es mir nicht sagst«, äußerte er schließlich trotzig. Nach einem kurzen Rückzug begann er, ein Bild mit einer schönen Blume zu malen, das er mir schenkte. Er schrieb darauf: »Für Frau Langer, von Herrn B.«

Ich war überrascht über die problemlose sprachliche Verständigung, denn er erzählte mit großem Leidensdruck: »Ich will nicht in meiner neuen Klasse sein, es ist schrecklich, ich fühle mich schlecht… ich darf nicht sprechen, aber ich kann mit Gebärden nicht alles sagen. Für manche Worte gibt es keine Gebärden. Es stört mich auch, dass Gebärden länger dauert. Überhaupt, ich will und muss in meine alte Klasse zurück.« Seine Verhaltenschwierigkeiten in der Schule und den permanenten Ärger mit dem Vater und Ingrid verleugnete er vollkommen. »Das ist doch alles nicht wahr«, sagte er.

Ich dachte darüber nach, dass Johans verstärkte Schwierigkeiten zusammenfielen mit der Implantation der Hörhilfe vor einem Jahr. Durch die Auffälligkeit dieser Hörhilfe musste er sich verstärkt mit seiner Behinderung auseinandersetzen. Möglicherweise fühlte er sich auch überflutet von der neuen Qualität der Kommunikation mit der Außenwelt.

Es ist aber auch festzuhalten, dass die gesamte Entwicklung des Patienten geprägt war von sich aneinanderreihenden traumatisierenden Faktoren: die Umstände seiner Geburt, die Einsamkeit im Krankenhaus, seine Schwerhörigkeit und die damit verbundenen körperlichen Eingriffe, die ständig wechselnden Bezugspersonen, mit denen er konfrontiert war, die Trennung der Eltern, aber auch die aus Schuldgefühlen resultierende Narrenfreiheit, die er bei der Mutter genoss. Neben seinem unstrukturierten, nicht ausreichend gehaltenen Aufwachsen stand eine Tendenz zur Verwöhnung durch die Eltern, resultierend aus Schuldgefühlen sowohl wegen seiner Behinderung als auch aufgrund ihrer Präokkupiertheit.

Johan, der, wie ich später erfuhr, die Ehe seiner Eltern hatte retten sollen, wurde zu einer erneuten, nicht mehr erträglichen Belastungsprobe für deren Beziehung. Die unbewussten Aggressionen der Eltern gegen dieses Kind wurden abgewehrt mit einer Mischung aus Verwöhnung und Vernachlässigung. Es war mein Eindruck, dass erst mit Ingrid, der Lebensgefährtin des Vaters, jemand in Johans Leben trat, der strukturierend wirkte.

Dem Patienten gelang es nicht, seine aggressiven inneren Triebkräfte zu integrieren, die sich in immer heftigerem Maße Ausdruck verschafften. Die aus seiner Behinderung und den weiteren traumatisierenden Faktoren seines Lebens resultierenden Beschädigungen seines narzisstischen Selbstwertgefühles suchte er mit Größenphantasien zu kompensieren. Er imaginiert sich als groß, den Erwachsenen gleich – »Herr B.« – und fürchtet seine reale Kleinheit, sein Kindsein. Auch klammerte er sich an die Objekte, musste sie immerzu anfassen, wie um nicht verloren zu gehen in einer stummen, bedrohlichen und einsamen Welt, in der es keinen Trost gibt. Die in diesem Anklammern gebundenen Gefühle waren vollkommen unbewusst und mussten verleugnet werden, da das Ausmaß ihrer Unerträglichkeit keinen inneren Raum hatte. Ausdruck davon war mein Eindruck, als gäbe es keinen Ort auf der Welt, wo Johan wirklich hingehörte und sich adäquat Ausdruck verschaffen konnte, weder bei den Gebärdesprachlern, noch bei den Lautsprachlern. Hier wiederholte sich etwas von der Schwierigkeit der Eltern, ihm einen inneren und äußeren Raum zur Verfügung zu stellen. Möglicherweise erlebten die Eltern die Beschädigung ihres Kindes unbewusst als Strafe für ihren Wunsch, mit ihm die scheiternde Beziehung zu retten.

Vorwegschicken will ich noch eine Szene, die sich nach Johans erster Stunde vor meinem Haus abspielte: Ich war gerade dabei, das Fenster zu öffnen, da stockte mir der Atem. Ich sah Johan aus dem Gartentor herauskommen und über die Straße rennen, da auf der anderen Seite Ingrid in ihrem Auto wartete. Ein gerade heranfahrendes Auto vollzog eine Vollbremsung, es reichte gerade so. Ich konnte noch sehen, wie Ingrid Johan in ihre Arme schloss. Diese Szene stellt ein Bild für Johans extrem gefährdeten Zustand dar, als ich ihn kennenlernte. Die gesamte Familie befand sich in einem Zustand von Gefährdung und Überforderung. Das erste Elterngespräch mit Johans Vater und Ingrid fand statt, nachdem sie auf dem Weg zu mir einen Unfall mit dem Motorrad gehabt hatten. Beide waren verletzt und hatten Schmerzen von dem Sturz, bestanden aber darauf, die Stunde stattfinden zu lassen.

Der Beginn der Behandlung gestaltete sich dramatisch. Der Patient war vollkommen unansprechbar. Er wälzte sich wild auf dem Boden und schrie: »Ich muss sterben, du musst mich retten!« Aber er hörte mich gar nicht, wie immer ich auch reagierte. Er fuhr fort, in kaum erträglicher Weise zu schreien und um sich zu schlagen. Er schrie: »Ich will dich töten, du hasst mich, das weiß ich genau.« In stereotyper Weise wiederholte er seine Anklagen. Ich empfand sie gleichzeitig als verzweifelt und entleert. Ich hatte keinerlei Chance, ihn zu erreichen, und fühlte mich vollkommen hilflos. Ich dachte auch, dass ich diese Behandlung nicht lange würde ertragen können. Gleichzeitig zogen wie in einem Film die Bilder vom Beginn seines Lebens an mir vorbei: die Verletzungen, sein monatelanges Schreien, die Operationen, die verwirrten Eltern, seine Unmöglichkeit sich verständlich zu machen. »Ich muss sterben«, schrie er immer wieder und hörte mich nicht. Ich war gar nicht da. Aber in meinen Ohren war ein Gefühl, als wollten sie platzen. Es war, als sage er, ich kann jetzt zwar hören mit diesen Geräten, aber wie soll ich alles verstehen, ich verstehe gar nichts, ich bin so taub wie noch nie in meinem Leben und so einsam wie niemals zuvor, ich hasse euch, ihr wollt mich töten. Ich hatte den Eindruck, dass die plötzliche gute Hörfähigkeit des Patienten, die durch die Operation vor einem Jahr hergestellt worden war, ihn allem fremd werden ließ und frühe Zustände von Verlassensein, Verfolgung und Fremdheit wiederbelebte.

In jeder Stunde ließ er sich auf den Boden fallen und schrie: »Die Spindel, ich habe mich an der Spindel gestochen, Hilfe!« Dann schloss er die Augen und lag da wie tot. Ich hasste diese Szene, sie machte mich hilflos. Oft hatte ich den Impuls, zu ihm zu gehen und ihn tatsächlich wachzurütteln. Es war für mich schwer, ihn so leblos daliegen zu sehen. Einmal sagte ich: »Die vielen Spritzen, die du bekommen hast, da hattest du Angst ermordet zu werden.« Johan sah zu mir herüber: »Vielleicht, vielleicht war das so.«

Sehr langsam begann sich ein Raum zwischen uns zu öffnen. Manchmal erzählte mir Johan von Dingen, die ihn beschäftigten. Er kam zu jeder unserer Stunden mit einem bösen Gesichtsausdruck. Jedesmal versuchte er in den Behandlungsraum zu gehen, obwohl noch ein paar Minuten Zeit waren. Er vermittelte mir das Gefühl, ich wolle ihn nicht hineinlassen, obwohl es ja in Wirklichkeit er war, der anfangen wollte, obwohl es noch nicht soweit war. Wenn er im Raum war und es dann wirklich losging, strahlte er mich an, meistens hatte er etwas dabei, was ich anschauen sollte. In der Stunde, die ich nun beschreiben werde, hatte er zwei Leinwände dabei.

Er sah blass aus, krank und war nicht in der Schule gewesen. Er zeigte mir seine Bilder. Auf einem hatte er *Das Mädchen mit dem Perlenohrring* skizziert. Vor einigen Tagen war er mit der Mutter in dem Film gewesen. Das andere war ein beeindruckend fertiges Bild von einem Panflöte spielenden Engel. Ich dachte, er sieht aus wie Johan. Der merkte, dass mir das Bild gefiel, und war sehr stolz. Er bemerkte: »Ich kann ein Bild immer nur einmal malen. Wenn ich es wiederhole, wird es nicht mehr so, wie ich es will.« Er erzählte, wie lange er an dem Bild gemalt und wie lange es zum Trocknen gebraucht hatte. »Weil ich krank war, hatte ich Zeit, ich war allein zu Hause.« Ich sagte: »Das gefällt dir…« »Nicht immer«, erwiderte Johan. Aus seiner Mappe holte er eine angefangene Zeichnung von dem *Alpenhaus,* dem alten Ferienhaus der mütterlichen Familie. Er wollte das Bild seiner Tante zum Geburtstag schenken. Er bemerkte: »Es ist schon wieder ein Feiertag nächste Woche.« Als ich sagte: »Wir sehen uns im Moment nicht so oft«, erwiderte er ironisch: »Katastrophe.« Er bat mich, unten auf dem Bild etwas mit einer Farbe auszumalen, was ich nach kurzem Zögern machte, meine Bedenken, es sei sein Bild, übergehend. Mein Zögern und mein Unwohlsein über meine Einwilligung gingen mir verloren, während ich an dem Bild malte. Es war plötzlich so friedlich. »Du interessierst dich sehr für die Geschichte deiner Mutter…« Johan fing an zu erzählen: »Dieses Haus heißt *Haus Anna.* Es gehört schon lange nicht mehr unserer Familie. Meine Oma hat es so genannt nach ihrer kleinen Tochter, die im Alter von vier Jahren gestorben ist. Zu Hause habe ich ein Bild von Anna, ein Ölgemälde, das mir die Mama gegeben hat. Sie hat es immer aufbewahrt.«

Johans Mutter wurde nach dem Tod des kleinen Mädchens, ihrer Schwester, als letztes Kind der Familie geboren. Ich merkte, wie sehr mich die Geschichte berührte und wie ich anfing, über die Mutter nachzudenken und über Johan und seine Schwester, die beide fast gestorben wären nach ihrer Geburt. Johan sagte: »Später werde ich mich daran erinnern, wie ich an diesem Bild mit Frau Lang-Langer malte.« Ich fühle mich plötzlich sehr traurig und dachte an den Anfang seines Lebens und den Tod, an den Engel mit der Panflöte. Ich war froh, malen zu können.

Johan kam jetzt auf seine Sammlung von Marienbildern zu sprechen, die er schon mehrfach erwähnt hatte. »Ich habe am Wochenende alle Bilder ausgestellt – über hundert – und sie meiner Familie und ein paar Freunden gezeigt. Ich habe erklärt, wie alt sie sind und woher ich sie habe. Es ist alles ziemlich anstrengend gewesen. Leider«, fügt er hinzu, »haben Sie ja nicht kommen wollen.« In der Tat hatte er mich eingeladen und ich hatte erwidert, dass wir uns hier, in diesem Raum sehen würden, zu unseren vereinbarten Stunden und keinesfalls bei ihm zu Hause. Es war immer wieder schwer mit Johan, die Grenzen unserer Beziehung zu sichern. Das Trennende, das Dritte, die Grenze von Generation und Geschlecht, blieb lange Zeit umkämpft. Ich selbst war immer wieder versucht, wie beim Ausmalen einer Farbfläche seines Bildes Grenzen zu verleugnen. Ich fragte Johan, wann das angefangen habe mit den Marienbildern, warum er sie sammle. Johan sagte: »Das ist wegen meiner Oma, sie hat vor einem Marienbild in der Kirche für mich gebetet, dass ich gesund werde und hören kann.« Ich bemerkte: »Du fragst dich, warum das so ist bei dir, warum du nicht hören konntest.« Johan schaute mich ernst an und sagte: »Wenn man das schon immer hat, fragt man das nicht, und wenn man mit Kindern zusammen ist, die behindert sind, ist es egal.« Er fing plötzlich laut an zu schreien. »Es ist egal, es ist alles egal«, sagte er dann leise.

Immer wiederkehrend waren Szenen, in denen er mir drohte, Dinge in meinem Raum zu zerstören oder heimlich zu rauben. Johan war ja besessen von »Schätzen«. Er hortete die Erinnerungsgegenstände seiner Mutter. Immer wieder spielte er mir eine Szene aus *Herr der Ringe* vor, in der eine Figur sagt: »Mein Schatz, mein Schatz.« Seine Drohungen brachten mich in einen angespannten inneren Zustand, ich hielt alles für möglich, traute ihm alles zu. Ein entscheidender Wendepunkt in der Behandlung war, als ich zu dem Patienten streng und laut und ziemlich empört sagte: »Du kannst nicht gehen, wenn du die kleine Dose, die du in deiner Hosentasche untergebracht hast, nicht zurückgibst!« Johan sah mich lange an und sagte: »Wie kannst du nur glauben, dass ich so schlimm bin und das wirklich mache?« Ich verstand, dass er sich danach sehnte, dass ich eine andere Seite von ihm sehen konnte, die sich hinter seinen Inszenierungen verbarg. Da war auch meine Hilflosigeit, die er genoss. Es war die erste authentische, spontane Äußerung, die er in der direkten Beziehung zu mir machte. Es war auch so, dass die kleine Dose gar nicht in seiner Hosentasche steckte, sondern im Puppenhaus lag.

Zu unserer nächsten Stunde kam er und sagte schon auf der Treppe: »Ich gehe ins Internat, nächste Woche gehe ich.« Mir fuhr ein regelrechter Schreck in die Glieder. Ich hatte plötzlich große Angst, er käme wirklich nicht mehr und die Eltern hätten ihre Internatspläne umgesetzt. Johan sah mein Erschrecken. Er begann schrecklich zu lachen und sagte: »Du hast es geglaubt, du hattest echt Angst, ich könnte nicht mehr kommen.« Meine Reaktion hatte ihn tief befriedigt. Aber es war wirklich so, dass ich mich dem Patienten sehr verbunden fühlte – trotz aller Schwierigkeiten. Ich erinnere mich noch, wie mich meine Praxiskollegen oft fragten, wie ich das eigentlich aushielte, dieses Schreien, diesen Lärm. Ich dachte für mich, dass es eigentlich so war, dass Johan Angst hatte, so verrückt zu sein, wie er es mitunter aufführte, ganz so als sei er auf einer Bühne.

Sein Verhalten in den Stunden begann, sich unmerklich zu verändern. Neben dem Schreien und Drohen gab es wie in der oben geschilderten Stunde zunehmend ruhige Sequenzen. Einmal kam er völlig aufgelöst und erzählte von einem Streit mit seinem Vater. Johan hatte schrecklich geschrien und nicht aufgehört, wie es oft vorkam. »Warum«, fragte Johan mich, »hilfst du mir nicht endlich, dass ich nicht mehr schreien muss?« Zum ersten Mal konnte er sagen, dass er etwas tat, was er eigentlich nicht wollte, und dass er Angst hatte, der Vater liebe ihn nicht. Tatsächlich – das war in den Elterngesprächen klar geworden – hatte der Vater den Kontakt innerlich abgebrochen, um sich zu schützen. Johan sagte immer wieder: »Die Mama hat mich lieb, mein Vater aber nicht. Bei der Mama muss ich auch nicht so schreien.« Ich sagte: »Es ist wie eine Sackgasse, du schreist, weil er dich lieben soll, aber er kann nur den Schrei hören. Bei uns war das ja auch schwierig für mich zu verstehen, dass da noch ein ganz anderer Johan ist.« Johan nickte traurig.

Die Situation zwischen Johan und seinem Vater entspannte sich, nachdem Johan so aufgelöst zu mir gekommen und um Hilfe gebeten hatte. Sie unterhielten sich manchmal vor dem Schlafengehen und kochten einige Male zusammen. Der Vater kam wieder früher nach Hause. Johans rapide Entwicklung verblüffte mich. Für seine Eltern war er nicht wiederzuerkennen. In unseren Stunden wechselten die beiden Anteile des Patienten. Johan begann zu malen, das hatte er immer schon gelegentlich gemacht, aber er intensivierte diese Tätigkeit und fing an, sich insgesamt für Malerei und Bilder zu interessieren, worin er sich stark mit dem Vater identifizierte. Insbesondere beschäftigte den Patienten der Raub des Gemäldes *Der Schrei* von Edvard Munch. Nur halb spielerisch sagte er immer wieder: »Ich weiß, wer den *Schrei* gestohlen hat, das war Frau Langer und sie wird dafür schlimm bestraft werden.« Es dauerte eine Weile, bis ich das verstand. Johan warf mir vor, dass ich ihm etwas genommen hatte, was zu ihm gehörte: das Schreien. Als ich ihm das deutete, schrie er lange und laut. Ich sagte: »Das kann ich nicht, dir das Schreien nehmen, das hast du selbst gemacht.« Ich dachte aber auch darüber nach, dass Johan sich fragen musste, wer ihm das Gehör genommen hatte. Er hatte ja auch gesagt: Frau Langer muss schlimm dafür bestraft werden.

Die Eltern hatten inzwischen eine Schule für Johan gefunden, in der er sich wohl fühlte. In seiner Klasse gab es einen Jungen, von dem er mir oft erzählte. »Jan beginnt mitten im Unterricht, zu schreien und seinen Tisch und seinen Stuhl umzuwerfen. Das ist unmöglich.« Ich sagte: »Mich erinnert Jan an den Johan von früher.« »Das ist lange her«, sagte Johan. Die Beruhigung des Patienten, die von einer Stärkung und Entfaltung seiner Ich-Fähigkeiten begleitet war, setzte sich zunächst fort. Im häuslichen und schulischen Umfeld fiel Johan durch seine ruhige, nachdenkliche und zugewandte Art auf. Wo er früher immer angeeckt war, erntete er jetzt viel Lob und Anerkennung.

Im Herbst, nach zwei Jahren Behandlungszeit, trat er mit dem Wunsch an mich heran, nicht mehr zwei Stunden pro Woche, sondern nur noch eine kommen zu wollen. Er begründete dies mit einigen anderen Aktivitäten, die zeitlich schwer zu vereinbaren waren, aber auch mit der Feststellung: »es ist ja viel besser geworden.« Ich verstand, dass er sich auf der unbewussten Übertragungsebene aus der allzu dichten Beziehung zum mütterlichen Objekt lösen wollte und auf der Suche nach einem eigenen Weg war. An meiner Gegenübertragungsreaktion spürte ich, wie schwer diese Trennung auch war. Ich hatte das Gefühl, dass alles viel zu schnell ging. Gleichwohl entschieden wir, dass der Patient im neuen Jahr nur noch einmal wöchentlich kommen würde.

Sowie diese Entscheidung gefallen war, änderte sich sein Verhalten in unseren Stunden rapide. Manchmal hatte ich den Eindruck, wieder ganz am Anfang zu sein. Entweder gebärdete er sich wild und unansprechbar, oder aber er setzte sich die Stöpsel seines I-Pods in die Ohren. Wenn er nicht hören wollte, was ich sagte, nahm er auch oft die Hörgeräte heraus und triumphierte grinsend über mich. Es war, als sei er zurückgegangen in seine frühe Zeit, in der er nicht hatte hören können. Die dazugehörige Hilflosigkeit projizierte er in mich. Ich sagte oft: »Seit ich deinem Wunsch, nur noch ein Mal zu kommen, zugestimmt habe, ist alles anders geworden. Ich denke manchmal, du bist enttäuscht von mir und fühlst dich fallengelassen.« Auf diese Interventionen antwortete er nie, ich sah aber an seiner Art, wie er mich dabei anschaute, dass er sehr gut verstand, was ich meinte.

Mit seinem »Wunsch«, mich nur noch einmal zu sehen, setzte er unbewusst frühe Erfahrungen von Trennung und Nicht-Gehaltensein in Szene. Er machte mich zu einem ungenügenden Objekt, nachdem ich zuvor das idealisierte mütterliche Objekt gewesen war. Insofern hatten seine Unansprechbarkeit und sein Getriebensein eine neue Qualität. Tatsächlich wurde durch die Reduzierung der Behandlungsfrequenz eine Regression ausgelöst. Erst mithilfe dieser Regression – der in der Behandlung eine Phase der inneren Strukturierung vorausgegangen war – kam der Patient in die Lage, das idealisierte Objekt zu entthronen und Zugang zu den dahinterliegenden Gefühlen von Hass, Wut und Verzweiflung zu gewinnen. Die zu Beginn der Behandlung stereotyp wiederholten Sätze – »Ich hasse dich«, »Ich will dich töten« – verloren ihren theaterhaften Charakter und füllten sich mit echten Gefühlen. Ich verstand jetzt auch, warum ich es immer so empfunden hatte, dass alles viel zu schnell ging. Wichtig zu erwähnen ist, dass der Patient außerhalb der Behandlung keine Regressionstendenzen zeigte. Allerdings wagte er es nunmehr immer häufiger, sich mit seiner Mutter auseinanderzusetzen und sie handfest zu kritisieren, wo er sie früher stets entschuldigt hatte. Er hörte auf, die Dinge zu sammeln, die den Eltern der Mutter gehört hatten. Er leerte sein verstopftes Zimmer und brachte alles in den Keller. Die insgesamt manische Beschäftigung mit der Herkunftsfamilie der Mutter ließ nach. Man könnte auch sagen, seine Verstopfung mit den mütterlichen Themen ebbte ab.

Auch mit seiner älteren Schwester, gegen deren Manipulationen er sich nie hatte wehren können, setzte er sich auseinander. Der Vater hatte einmal geäußert: »Sie behandelt ihn wie einen Hund. Johan aber ist bereit, alles für sie zu tun.« Ganz wie die Mutter hatte er die Schwester idealisiert, sie als das schönste und klügste Mädchen der Welt bezeichnet. Er begann, die von ihr geforderten »Dienstleistungen« zu verweigern, und forderte sie zu Gesprächen heraus. »Weil ich früher nicht hören konnte«, so Johan, »haben sich alle um mich gesorgt, das hat meine Schwester böse gemacht. Ich habe ihr gesagt, dass das sicher blöd war, aber nicht hören zu können, ist auch kein Spaß gewesen.«

Nur am Rande erfuhr ich von Johan, dass seine Einschlafgewohnheit, das Kopfwerfen, sich verändert hatte. Er sagte mir: »Ich mache das nicht mehr. Es ist schwer gewesen, aber es hat mich so schrecklich gestört. Immer habe ich gedacht, ich werde es für immer machen müssen, das ist aber nicht so.«

In dieser Zeit beschloss die Mutter, die sich in großen finanziellen Schwierigkeiten befand, ihr Haus zu verkaufen und aufs Land zu ziehen, wo sie eine Wohnung mietete, in der es auch für Johan und die Schwester ein Zimmer gab. Johan, der es gewohnt gewesen war, die Mutter um die Ecke zu wissen, wurde vollkommen depressiv. Er schaute stundenlang seinen Lieblingsfilm auf Video an, vor allem die Szene, in der die Heldin nach einem Autounfall im Sterben lag. Ich machte mir große Sorgen und sagte zu ihm: »Mir scheint, manchmal hast du gar keine Lust mehr zu leben.« Er sah mich lange an und sagte: »Aber umbringen werde ich mich nicht. Früher, als ich noch so schlimm war, da wollte ich das. Aber es ist schwer, ich träume immer *von Marissa, der Heldin dieses Filmes, wie sie stirbt,* und ich bin so leer, da ist manchmal gar nichts da. Damals, ich war noch klein, aber ich weiß das noch, da war die Mama plötzlich weg und ich war sicher, sie ist tot. Ich war, glaube ich, richtig durchgeknallt. Ich dachte, sie ist tot und am Wochenende kommt ihr Geist. Kurz vorher waren meine Oma und meine Großtante gestorben. Ich habe gedacht, die Mama ist jetzt auch tot. Ich hab nicht viel hören können und nicht viel verstanden.« »Da war das Wegsein für dich wie Totsein«, sagte ich, »und jetzt geht sie wieder weg… das ist ganz schwer.« Der Prozess der inneren Stabilisierung des Patienten wurde durch die real schwierige Situation seiner Mutter schwer belastet. Er, der das mütterliche Objekt nunmehr auch mit aggressiven Gefühlen bedenken konnte, wurde vor die Situation gestellt, dass seine Mutter ihr Haus, das um die Ecke der väterlichen Wohnung – wo auch Johan und seine Schwester lebten – lag, verkaufen musste. Die Mutter befand sich in einer desolaten finanziellen Verschuldungssituation, die sie auch psychisch vollkommen überforderte. Im Zuge dieser Ereignisse lebte bei dem Patienten die alte Beschäftigung mit der Familie der Mutter wieder auf. Er begann, einen »Roman« zu verfassen über die Geschichte seiner Großeltern, die sehr reich waren. Vor allem beschäftigte ihn wieder »Haus Anna«, das Wochenendhaus der Familie, das nach dem im Alter von vier Jahren verstorbenen Kind benannt worden war. Johans Mutter war, wie ich bereits erwähnte, das jüngste Kind der Familie und wurde ein Jahr nach der verstorbenen Anna geboren. Johans Mutter idealisierte ihre Eltern unaufhörlich, sie war voller Geschichten über ihre Vergangenheit als geliebtes Kind. Ihrem Sohn hatte sie im Laufe der Zeit viele Gegenstände aus dem »Haus Anna« gegeben, die dieser eine Zeit lang wie Reliquien verwahrte. Der unbewusste Hass der Mutter auf ihre Eltern, die sie als Stellverteter Annas gezeugt hatten, hatte sich darin geäußert, dass sie das umfangreiche Erbe ihrer Eltern in kürzester Zeit verschleudert hatte. Einmal erzählte sie mir von einer Szene, in der sie mit der Mutter zu einem Geschäftstermin gefahren war, sie war damals vielleicht fünf Jahre alt gewesen. Sie hatte mit den Hunden des Geschäftspartners im Garten gespielt und die Zeit vergessen. Es wurde dunkel und sie begann, ihre Mutter zu suchen, die schon nach Hause gefahren war, so erfuhr sie von deren Geschäftspartner. Die Mutter kam dann zurück, um die Tochter zu holen. Sie sagte: »Ich habe dich ganz vergessen.« »Das ist schon merkwürdig, dass sie mich so vergessen konnte«, sagte Johans Mutter verwirrt. Die sich hinter der Idealisierung verbergende Aggression den inneren Eltern gegenüber schien sich in der Beziehung meines Patienten zu seiner Mutter fortgesetzt zu haben. Anders als seiner Mutter war es ihm aber gelungen, mit den aggressiven inneren Anteilen in Kontakt zu kommen. Die real desolate Situation der Mutter allerdings, die in absehbarer Zeit zum Umzug in einen anderen Ort führte, hatte in dem Patienten zu schweren depressiven Gefühlen geführt, die wie in einer noch tieferen Schicht hinter Idealisierung und Aggression verborgen gewesen waren. In seinen depressiven Gefühlen mischte sich die unbewusst projizierte Depression der Mutter mit dem bislang eher verleugneten Gewahrwerden seiner Behinderung. Aber auch frühe Einsamkeit und Gefühle von Fallengelassenwerden von einer stets präokkupierten Mutter spielten eine Rolle. Ich dachte oft, dass es ein Glück war, dass es dem Patienten im Verlauf der letzten Jahre gelungen war, den Vater und dessen Lebensgefährtin als haltende innere Objekte zu konstituieren.

Ich erlebte den Patienten in dieser schwierigen Zeit als sehr bedürftig. Gleichwohl war das Thema Trennung in Bezug auf die Therapiesituation ein wichtiges Thema. Ich hatte den Eindruck, dass der Patient, der in der ersten Hälfte der Behandlung den Gedanken an Trennung verleugnet hatte, sich nunmehr sehr ernst damit auseinandersetzte. Er sagte, er wisse, dass eine Therapie nicht unbegrenzt weitergehen kann; er wünsche sich aber, dass die Therapie bis zu seinem 16. Geburtstag im nächsten Sommer gehen kann. Als er dies aussprach, hatte ich das Gefühl, dass er genau das formulierte, was für ihn möglich war. Dass er selbst das Datum der Beendigung setzen konnte, war sehr wichtig. Seine weitere innere Stabilität, die trotz der einsetzenden depressiven Gefühle nicht verlorenging, hing davon ab.

Es fiel mir sehr, sehr schwer, den Abschied zu realisieren, der langsam näherrückte. Es hatte sich eine Vertrautheit und Selbstverständlichkeit entwickelt, alles war schon so lange her: der Beginn der Behandlung, die drohende Einweisung ins Internat, das Schreien und Kämpfen, das Zwingen und Manipulieren, die Unerträglichkeit unseres Zusammenseins. Es war jetzt ruhig, aber wir konnten oft über dasselbe lachen, uns erinnern. Es war sehr normal geworden, außer der Tatsache, dass wir uns verabschieden mussten. Johan erzählte mir von seinem Abschied von seiner Einzelfallhelferin, die schon in der Familie war, als ich ihn kennenlernte und mit der ich selbst einige Gespräche hatte. Er sagte: »Ich musste weinen beim Abschied… und dann müssten wir uns verabschieden.« Er lachte. »Es ist schwer, aber ich kann nicht immer zu Frau Langer gehen. Das geht nicht und ich will es auch nicht.« Ich dachte für mich, das hat er gut gesagt: es geht gar nicht und er will es auch nicht. Er will diese Realität akzeptieren und sie sich zu eigen machen. Manchmal sagt er: »Das Herz wird mir schwer, wenn ich daran denke, aber so ist es.« Einmal sagte er: »Irgendwie waren drei Leute für mich die Wichtigsten: Mama, Frau Sintra, meine Familienhelferin, und Frau Langer.« Ich sagte: »Deine Mutter ist weggezogen, aber sie kommt immer wieder, das unterscheidet sie von Frau Sintra und mir. Du kannst sie nicht verlieren.«

Ich dachte oft über Johans Zukunft nach, was er wohl nach der Schule machen würde. Sein Interesse für Schmuck und Edelsteine war geblieben. Er hatte ja früher immer von seinem »Schatz« gesprochen. Gleichzeitig beschäftigte er sich damit, dass er nicht mehr alles anhäufen wollte: »Ich habe das Gefühl, es ist alles zuviel. Ich brauche eigentlich wenig.« Ich dachte zurück an den Anfang, als er verrückt war nach Swarowski-Stücken, nach Marienbildern und Erinnerungsgegenständen der mütterlichen Familie und seine Eltern damit zum Wahnsinn gebracht hatte. »Jetzt«, sagte er, als sein Geburtstag bevorstand, »habe ich kaum Wünsche, außer Geld, denn ich liebe es, selbst einkaufen zu gehen. Ich bin jetzt größer und nicht mehr so verrückt wie früher, als ich alles sammeln musste.« Ich verstand, dass an die Stelle des Sammelns seiner Schätze die Beziehung zu Menschen getreten war, die ihm wichtig waren. Ich hatte das Gefühl, die letzte Zeugin seiner alten Zeit zu sein, der Zeit seiner unermesslichen Gier nach Schätzen, die die Gier nach Beziehungen verstellt hatte. So war es das wesentliche Ergebnis seiner Therapie bei mir, dass er Beziehungen zu lebenden Objekten, vor allem seinem Vater, einzugehen in der Lage war.

Immer wieder musste ich an Johans Ausspruch »Du musst sterben« denken, den ich wohl tausendmal gehört hatte. Auch in unseren letzten Zeiten kam er ironisch darauf zurück, ohne dass ich jemals verstand, was er damit wohl meinte. Musste ich sterben für ihn, weil unsere Beziehung begrenzt war? Weil er mich in der Übertragung schuldig sprach für den Verlust seines Gehörs? Er schrieb auf einen Zettel: »Ich werde mich an der Spindel stechen und sterben.« Ich fühlte mich in unsere alten Zeiten versetzt. Johan erzählte mir, dass er mit einem Freund in der Schule die Todesszene von Marissa, seiner Filmheldin, nachstellte. Er war Marissa und sagte: »Ich sterbe, ich sterbe«, und der Freund habe dann gesagt: »Nein, Nein.« Ich sagte: »Es ist schlimm, an den Tod denken zu müssen, immer wieder.« »Damals, als ich dich kennenlernte, habe ich immerzu an den Tod gedacht. Du und Frau Sintra haben gemacht, dass es weggeht.« »Und jetzt, wo du dich schon von Frau Sintra verabschiedet hast und dich bald von mir verabschieden wirst, denkst du, es kommt wieder?« »Ja, es wird schwer, aber es wird gehen.« »Es ist manchmal immer noch schwer, das zu begreifen, dass Sich-Trennen und Wegsein nicht Tod sind... Ich habe darüber nachgedacht, wie oft du mir gesagt hast, dass ich sterben muss. Vielleicht hast du immer daran denken müssen, dass wir nicht für immer zusammen bleiben würden, und das hat dich sehr wütend gemacht und an die Mama erinnert.« Johan sagte: »Eigentlich habe ich ja selbst Angst vor dem Tod, seit damals, seit die Mama weggegangen ist.« Ich überlegte, ob er all die Madonnenbilder gesammelt hatte, um damit, nach dem Vorbild der Oma, die für seine Hörfähigkeit gebetet hatte, seine Angst vor dem Tod, dem Wegsein des mütterlichen Objektes, »der Madonna«, zu bannen. Auf den Bildern war ja immer Maria mit dem Kinde zu sehen, sie waren zusammen.

In unserer vorletzten Stunde berichtete er mir vom Tod eines Mitschülers, der in der Nacht in seinem Bett erstickt war. Er sagte: »Ich habe geträumt, *nächste Woche bin ich auch tot.* Ich habe wieder diese Angst zu sterben.« Ich sagte: »Das ist furchtbar, was mit deinem Mitschüler passiert ist, das kommt nun dazu zu deiner Angst, was geschieht, wenn wir uns verabschieden, als ob wir sterben müssten, wenn wir uns verabschieden.« Johan schwieg und sah mich unverwandt an. »Aber irgendwie ist es ja auch anders jetzt«, fuhr ich fort, »viele Dinge sind geschehen, du selbst hast dich erinnern können, wie du früher, als du klein warst, gedacht hast, Weggehen sei Sterben, und das bist auch du gewesen, der erst nur noch einmal kommen wollte und dann einen Schlußtermin gesetzt hat.« Ich hatte plötzlich das Gefühl, mich zu verwirren. Johan sah mich unentwegt an. »Das ist wahrscheinlich sehr gut gewesen, dass wir uns dem langsam genähert haben, ganz so, wie du es gewollt hast... dieses Mal, das habe ich gedacht, geht es um einen Abschied, den du kontrollieren willst, nicht um Tod, der plötzlich kommt, so plötzlich wie damals die Trennung von deiner Mutter, damals, als du wenig verstehen konntest.« Ich dachte, du bist völlig verwirrt: Was redest du eigentlich? Ich konnte mich selbst nicht mehr hören beim Sprechen, ich kam mir vor wie eine Idiotin. Dabei konnte ich fühlen, wie sehr mich Johans Erzählung über den Tod seines Freundes an meine Grenzen brachte. Es war einfach zuviel. Johan aber nickte, plötzlich ging ein Grinsen über sein Gesicht. Er sagte: »Ich werde in unserer nächsten Stunde die Therapieregel brechen, ich werde dir etwas schenken.« Er schaute mich abwartend an. Ich musste lachen. Mir war, als wachte ich auf aus einer grässlichen Verwirrung und Beschwichtigung. Ich wiederholte: »... die Regeln brechen in der letzten Stunde.« Aber Johan war wieder ganz ernst: »Es ist wichtig für mich, dir etwas zu geben zum Abschied, das ist einfach wichtig.« Ich sagte: »Weil du denkst, ich könnte dich vergessen, du könntest tot sein für mich...« Er sagte: »Nein, das glaube ich gar nicht, dass du mich vergessen wirst.«

Johan brachte mir in unserer letzten Stunde, sehr schön eingepackt, etwas mit, was für mich wie ein Bild aussah. Ich war total überrascht, als ich den *Engel mit Querflöte* erkannte, dieses Bild, das er vor mehr als zwei Jahren gemalt hatte und das mir so gut gefallen hatte, von dem ich gedacht hatte, es ähnele ihm. »Ich freue mich über dieses Bild, aber ist es nicht schwer für dich, es wegzugeben?« »Es geht«, sagte Johan, »es ist ja weiter da, bei dir.« Ich dachte, er sagt mir, etwas kann weg sein, woanders, aber es ist noch da, es wird nicht vernichtet. Auch was zwischen uns gewesen war, so schien es mir, würde nicht vernichtet werden können. Es war möglich, etwas innerlich zu bewahren, was nicht mehr da war. Auch Johans Mutter war ja in Wirklichkeit nicht zum Geist geworden, sie war immer noch da und auch jetzt, nach ihrem Umzug, hatte sie Johan ein Zimmer eingerichtet. Dass er das nunmehr wahrnehmen konnte, schien er mir mit seinem Geschenk zu sagen. Das Bild des Panflöte spielenden Engels: es stand für etwas, was über das schelmisch von Johan »Regel brechen« Genannte hinausging. Allein dass es ihm möglich war, dies als »Regel brechen« zu empfinden, sprach für sich. Dieser Engel war, wie Johan mir noch einmal erzählte, ein kleiner Randausschnitt von einem seiner Madonnenbilder gewesen. Damals, vor zwei Jahren, hatte er sich entschieden, eine kleine Randfigur zum Mittelpunkt seines Bildes zu machen. Anstelle der von ihm damals so geliebten Zweieinheit von Maria und Jesuskind, hatte er den kleinen Engel am Rande gezeichnet, der mir spontan Ähnlichkeit mit ihm selbst zu haben schien. Warum mir dieses Bild, vor allen anderen, die Johan mir gezeigt hatte, auf Anhieb so zugesagt hatte, verstand ich erst jetzt. Wie die unbewusste Antizipation von etwas, was erst viel später Wirklichkeit werden konnte, hatte er, denn das war er, der Engel mit der Querflöte, sich als einzelne Randfigur und unabhängig von dem idealisierten Mutter-Kind-Paar gemalt. Dass er mir genau dieses, wie ich schon damals gedacht hatte, ungewöhnlich fertige und eigene Bild schenkte, das Bild dieses Engels, der den Betrachter anschaut und irgendwie dabei sein eigenes Ding macht, nämlich auf der Flöte spielen, ganz allein, inmitten einer arkadischen Landschaft, darin meinte ich ein frühes Bild seiner Sehnsucht zu erkennen, allein und getrennt von der Mutter – in der Übertragung: von mir – existieren zu können.

Unser Abschied lag vor den Sommerferien. Seinen 16. Geburtstag, der kurze Zeit darauf folgte, hatte ich nicht mehr, so wie er es eigentlich gewünscht hatte, miterlebt.

Nun geschah folgendes: Kurz nach den Sommerferien schellte es an einem Donnerstag um 17.00 Uhr, das war immer Johans Stunde gewesen, jetzt natürlich nicht mehr. Ich erwartete ein ganz anderes Kind, dann kam aber er die Treppe hoch. Ich war natürlich völlig verwirrt. »Johan«, sagte ich, »das ist deine alte Stunde gewesen.« »Ich geh auch gleich wieder«, bemerkte er, »aber ich musste dir unbedingt sagen, das musste ich wirklich, dass ich jetzt meinen 16. Geburtstag gefeiert habe... es war eine richtig tolle Feier… und ich will auch nicht die Therapieregel brechen, ich gehe jetzt.« »Johan«, sagte ich, »es ist okay, es ist richtig gut, dich noch einmal zu sehen mit 16 Jahren, wir haben ja immer darüber gesprochen, dass wir uns endgültig trennen werden, wenn du 16 bist.« Johan lächelte. »Also, ich geh dann jetzt«, sagte er.

William, zwölf Jahre

Grund der Anmeldung: Schulangst.
Nachdem William in die fünfte Klasse gekommen war, weigerte er sich schon nach kurzer Zeit die Schule zu besuchen. Er gab an, Angst vor anderen Kindern zu haben. Nach drei Monaten nahm die Mutter einen Schulwechsel vor. William kam vom Gymnasium in eine Realschule. Mit dem Schulhalbjahr trat seine Weigerung erneut auf, dieses Mal jedoch vorwiegend vor Klassenarbeiten. In dieser Situation lernte ich den Patienten kennen.

Er wirkte, als wolle er sich am liebsten verstecken und unsichtbar machen. Er war sehr ängstlich, und es war deutlich, dass er fürchtete, etwas Falsches zu sagen. Spontan nahm ich eine abwartende und zurückhaltende Position ein. Ich spürte, wie bedrängt er sich von allem fühlte, was ich sagte und tat. Nachdem wir einige Zeit geschwiegen hatten, begann William langsam und vorsichtig zu sprechen. »Ich kann oft nicht in die Schule gehen. Ich habe Angst, verprügelt zu werden. Ich weiß nicht, wie ich mich dann wehren soll…« »Ist das schon einmal vorgekommen?«, fragte ich. William sagte, »Nein, noch nie, bis jetzt nicht… trotzdem, bei mir ist alles anders, ich bin nicht wie mein Bruder. Ich will mich nicht streiten. Raul streitet dauernd, mit meiner Mutter, meinem Vater… Morgen«, fuhr er nach einer Weile fort, »da soll ich mitmachen bei einer Musikaufführung für die neuen Schüler. Ich habe Angst, meinen Einsatz zu verpassen. Ich will auch nicht, dass alle mich anschauen… Ich bin überhaupt am liebsten zu Hause.« Er kam auf seinen Vater zu sprechen, der seit einiger Zeit getrennt von der Familie lebte. »Ich gehe am Wochenende immer zu meinem Vater… mein Bruder will oft nicht mitkommen, ich gehe aber immer.«

In der Übertragung erlebte ich den Patienten als extrem unterwürfig, aber auch als suchend, berührbar und nachdenklich. Er hatte so eine Art, trotz seiner Schüchternheit, seines Gehemmtseins, einen Raum vorsichtig zu beanspruchen.

Williams Eltern hatten sich vor eineinhalb Jahren getrennt. Sein Vater, dem er, wie ich später feststellen sollte, sehr ähnelte, kam aus Indien, die Mutter war Deutsche. Williams Bruder Raul war drei Jahre vor ihm geboren worden. Beide Söhne lebten bei der Mutter. Sie berichtete, jahrelang von ihrem Mann immer wieder geschlagen worden zu sein. Erst vor eineinhalb Jahren löste sie sich aus dieser Beziehung mit Hilfe einer eigenen Psychotherapie. »Ich habe immerzu Angst gehabt und mich unterworfen«, sagte sie, »ich fange erst jetzt an, ein eigener Mensch zu sein, der sich auch wehren kann.« Ich verstand, dass sich in der Ehe der Mutter die Probleme ihrer Herkunftsfamilie wiederholt hatten. Ihr Vater hatte die Mutter geschlagen und sie hatte stets versucht, sie zu beschützen.

Während der Schwangerschaft mit William litt die Mutter unter schweren Verdauungsstörungen und musste monatelang mit Infusionen ernährt werden. William kam mit normalem Gewicht zur Welt. Nach drei Wochen konnte die Mutter ihn nicht mehr stillen, weil sie mit dem älteren Sohn beschäftigt war, der in dieser Zeit erkrankte. Sie ging mit Raul, der auf William extrem eifersüchtig war, einige Wochen ins Krankenhaus. In dieser Zeit wurde William von seinem Vater betreut. Seit seinem ersten Lebensjahr litt er an wiederkehrenden Infektionskrankheiten. William war ein sehr ruhiges, angepasstes Kind. Trotzreaktionen stellte die Mutter kaum fest. Im Alter von 4½ Jahren besuchte er den Kindergarten, mit sechs Jahren wurde er eingeschult. Die Grundschulzeit verlief ohne besondere Vorkommnisse. William war ein guter Schüler.

Erst mit der Trennung der Eltern, dem damit verbundenen Umzug und dem Eintritt in die weiterführende Schule begannen die manifesten Schwierigkeiten des Patienten. Die Mutter berichtete von den dramatischen Szenen, die sich zwischen dem Vater und ihr abgespielt hatten, nachdem sie in einer Nacht- und Nebelaktion die gemeinsame Wohnung verlassen hatte. Der Vater war vollkommen verzweifelt gewesen, er hatte permanent versucht, sie anzurufen, manchmal lauerte er ihr auf. Es war deutlich, dass die Trennung der Eltern, verbunden mit dem Schulwechsel, wesentlich war für Williams Angstsymptomatik. Er wollte sein Zimmer am liebsten gar nicht mehr verlassen. Vorausgegangen waren die jahrelangen Attacken des Vaters gegen die Mutter und deren Unterwerfung.

Die schwierige Schwangerschaft, von der die Mutter mir berichtete und die Präokkupation mit dem älteren, eifersüchtigen Sohn, weisen darauf hin, dass wenig Raum für William vorhanden war. Er scheint sich – identifiziert mit der Mutter – den Umständen unterworfen zu haben und wies – anders als der Bruder – nahezu keine Trotzreaktionen auf. Die Trennung der Eltern und die damit einhergehenden äußeren Veränderungen führen dazu, dass der Patient in der Außenwelt nicht mehr zurechtkommt. Das Neue ängstigt ihn, und er weiß nicht, wie er sich gegen seine Schulkameraden zur Wehr setzen soll, wenn sie ihn ärgern. Wie im Gegenzug zur Mutter, die aus ihrer Unterwerfungshaltung ausbricht und sich trennt, agiert William nunmehr das Opfersein in der Außenwelt – insbesondere der Schule –, als sei diese anstelle des Vaters getreten. Ich vermute, dass die Traumatisierungen der Vergangenheit – vor der Trennung der Eltern –, erst nach der Trennung, nachdem langsam Ruhe einkehrt, wirksam werden und den Patienten in Angst und Schrecken versetzen. Auf der bewussten Ebene fürchtet er die Kinder in der Schule, Klassenarbeiten, Fehler zu machen und wäre am liebsten unsichtbar, unbewusst findet eine Verschiebung der Traumatisierung durch den bedrohlichen, die Mutter attackierenden Vater auf die Außenwelt statt.

Darüber hinaus verweigert der Patient die männliche Entwicklung und hält fest an der alten mütterlichen Opferidentifizierung. Man könnte auch sagen: anstelle der Mutter bietet nunmehr er sich dem Vater an. Dafür spricht zum einen, dass er den schnell in Wut geratenden Vater, anders als der Bruder, nicht meidet, sondern sucht, zum anderen, dass er in mir in der Tat die Phantasie auslöste, er könne ein Stricher in der homosexuellen Szene werden. Es ist aber auch so, dass der Patient, indem er den Opfermodus der Mutter übernahm, den Vater innerlich und äußerlich zu halten suchte. Er übernahm eine Rolle, die Mutter und Bruder verweigerten. Immer war es letztlich William gewesen, der ans Telefon ging, wenn der Vater zum xten Mal anrief. Konnte es sein, so fragte ich mich, dass er, um den Vater, den er nicht entbehren wollte, zu halten, sich statt seiner der Schule verweigerte? Es waren ja die Aggressionen der Mitschüler, die er fürchtete, Aggressionen des Vaters waren entscheidend gewesen für die Trennung.

Nicht lange, nachdem die Behandlung begonnen hatte, weigerte der Patient sich erneut, die Schule überhaupt noch zu besuchen. Er kam jedoch zu seinen Therapiestunden. Die erneute heftige Angst vor der Schule trat genau ein Jahr nach der sich über drei Monate hinziehenden Episode der ersten Verweigerung auf, die im Herbst gewesen war. William war wie gelähmt, überflutet von einer schrecklichen Angst. »Ich kann nicht aufstehen am Morgen, ich kann nicht, ich liege in meinem Bett und kann mich überhaupt nicht bewegen, ich will, aber es geht nicht«, sagte er. Die Mutter, mit der ich in dieser Zeit wöchentliche Elterngespräche führte, versuchte, ihn aus dem Bett zu zerren. Dann fing William laut an zu schreien. Die Mutter war so erschöpft von diesen morgendlichen Szenen, dass sie Angst hatte, ihrer Arbeit nicht mehr nachgehen zu können. Williams unübersehbares Leiden, seine Überforderung, seine Unfähigkeit sich der Realität zu stellen, die er als unberechenbar wie die alten Ausbrüche des Vaters erlebte, veranlassten mich, zunächst eine Beruhigung der Situation, der morgendlichen Kämpfe mit seiner Mutter, anzustreben: Zwei Wochen, so vereinbarte ich mit dem Patienten und seiner Mutter, würde niemand ihn zwingen, in die Schule zu gehen. Er würde nur gehen, wenn er es selbst für möglich hielt. Im Nachhinein glaube ich, war es der Versuch, für den Patienten einen Raum zu schaffen, einen Raum für seine Not. Er selbst war tief erstaunt. »Dass Sie das sagen, damit habe ich nicht gerechnet«, sagte William. Ich glaube, es war auch mein Versuch, seine Rolle als rechtloses Opfer in Frage zu stellen. Ich verstand die Situation so, dass William die Behandlung nutzte, um in einem regressiven Prozess noch einmal zu den chaotischen, ihn traumatisierenden Punkten seiner Entwicklung zurückzugehen, die das Symptom ausgelöst hatten.

In der Gegenübertragung war die Situation schwer zu halten. Vor allem, als der Patient nach zwei Wochen noch immer in seiner Lähmung verharrte, begann ich, an meiner Entscheidung zu zweifeln. Ich fühlte mich unfähig, verunsichert und als schlechte Therapeutin. Mein Plan ging überhaupt nicht auf, ich scheiterte. Ich gab alle Hoffnung auf, dass der Patient jemals die Schule wieder besuchen würde. Ich hatte gar nichts verstanden. Die Realität war mittlerweile nicht mehr zu verleugnen. Ich begann, darüber nachzudenken, den Patienten der der Psychiatrie angeschlossenen Schule für Kranke zu überweisen. Ich telefonierte und machte mich kundig, ich teilte der Mutter meinen Entschluss mit. Dann sprach ich mit William. Er erschrak. Plötzlich, als sei es eine Kleinigkeit, begann er, die Schule wieder zu besuchen. In der allerletzten Minute begann William den Raum, den ich ihm zur Verfügung gestellt hatte, aber auch meine Sorge um ihn zu nutzen. Genau in dem Moment, als ich an die Grenze meiner Möglichkeit, ihn zu halten, geriet, war es, als spürte er dies und konnte einen Schritt in die Realität wagen.

In den Zeiten seiner Lähmung hatte er immer wieder geäußert: »Da sind so viele Menschen, sie schauen mich an. An der Bushaltestelle, da ist immer ein Mann, der mich anschaut. Ich bin so anders, so komisch, etwas ist nicht in Ordnung mit mir, ich will mich immer verstecken.« William fürchtete nicht nur die Schule, sondern alles, was »draußen« war. Er wirkte wie geduckt und unterwürfig. Nachdem es ihm nun gelungen war, einen Schritt nach draußen, in die Schule zu machen, hatte ich den Eindruck, er taue förmlich auf. Er wirkte zunehmend »männlich« auf mich. Er begann auch, über seinen Vater zu erzählen, den er in unseren Stunden totgeschwiegen hatte. Die Mutter berichtete erstaunt, dass es mit der alten Gefügigkeit des Patienten vorbei sei. Auf seine Schulleistungen, die ihm stets egal gewesen waren, begann er stolz zu sein. Es war ihm peinlich, mir von einer Eins in Geschichte zu erzählen, er wand sich, aber er strahlte auch. Tatsächlich tauchte er immer mehr aus seinem »Versteck« auf.

Vor allem die Kämpfe mit dem großen Bruder nahmen in unseren Stunden einen großen Raum ein. Er konnte gar nicht genug davon erzählen, wie es ihm immer wieder gelang, den Bruder in Computerspielen zu besiegen. Doch die Fragilität der insgesamt erstaunlichen Entwicklung des Patienten wurde mir deutlich, als er, nach einer heftigen Auseinandersetzung mit dem Bruder, der von der Mutter unterstützt wurde, erneut einen Tag der Schule fernblieb, so als haben die »Niederlage« und die damit verbundene Kränkung all seine Kraft verbraucht. »Manchmal«, sagte William, »will ich gar nichts mehr, nur in meinem Zimmer sein und meine Ruhe haben.« »Das ist«, erwiderte ich, »wenn dein Hass kommt, deine Wut.« William schwieg, schien zu überlegen: »Aber ich will doch nur, dass es ruhig ist.« »Das bist doch auch du, der die Auseinandersetzung mit deinem Bruder sucht«, meinte ich. William wand sich, das war deutlich. »Naja«, sagte er, »ich finde es schon toll, wenn er ausrastet, weil ich gewinne.« Aber die Auseinandersetzungen mit dem Bruder, der dabei von der Mutter unterstützt worden war, führten immer weiter in einen erneuten, extremen Rückzug des Patienten: er besuchte am darauf folgenden Tag die Schule nicht, auch am Tag danach nicht. Und so ging es fort: William blieb der Schule erneut insgesamt zwei Wochen fern. Die Mutter war vollkommen verzweifelt. Jeden Morgen versuchte sie, ihn zum Schulbesuch zu bewegen, sie schrie, sie zog seine Decke weg, es war aber gar nichts zu machen.

William hatte ihr die Parteinahme für den Bruder nicht verziehen. Mit seiner Verweigerung band er sie an sich. Ich dachte darüber nach, wie eifersüchtig der große Bruder auf William gewesen war. Der war nach der Geburt Williams ja sehr krank geworden, hatte mit der Mutter ins Krankenhaus gemusst. Für William war von Anfang an wenig Raum da gewesen, er hatte bei der Mutter immer die zweite Geige gespielt, so mochte er es empfunden haben. Jetzt kämpfte er um den Platz der ersten Geige. Er wollte sich nicht mehr abspeisen lassen. Das war aber nicht alles: Die William kränkende Situation, in der die Mutter nach einem heftigen Streit der beiden Brüder die Partei des Älteren bezog, schien auf einer sehr tiefen Ebene alle Kraft des Patienten aufzuzehren. Er konnte wirklich nicht mehr. »Niemand hält zu mir«, sagte er, »ich habe Angst in die Schule zu gehen, es geht nicht, so kann ich das nicht.« »Wenn du das Gefühl hast, dass deine Mutter dich nicht unterstützt, kannst du nicht in die Schule gehen«, sagte ich. »Ich kann nicht«, wiederholte William, »immer so viel Streit.« »Wie damals, als dein Vater mit deiner Mutter stritt«, sagte ich und sah, dass Tränen in seinen Augen standen, er weinte aber nicht. Die Szene bewegte mich sehr. »Man kann nicht in die Schule gehen, wenn alles so unsicher ist«, sagte ich. »Kann man gar nicht«, erwiderte William, »ich will aber trotzdem.« »Kann es sein«, fragte ich, »dass es nun ist, dass du das so fühlst, nach diesem Streit mit deinem Bruder, als ob deine Mutter auch gegen dich ist, nicht nur gegen deinen Vater?« »Manchmal denke ich das«, sagte William, »auf der einen Seite sind meine Mutter und mein Bruder, auf der anderen Seite ich und mein Vater.«

Nach zwei Wochen tauchte William wieder auf. Er begann, die Schule zu besuchen. Er gewann erneut an Lebendigkeit und wirkte nicht mehr geduckt. Er entwickelte eine erstaunliche Innensicht, eine Art von geistiger Beweglichkeit und Wahrnehmungsfähigkeit, die mich beeindruckte. Er erzählte mir viel, interessierte sich für die Realität und machte nicht mehr den Eindruck eines Menschen, der in einer dunklen Höhle sitzt. Es war eine wirkliche Freude für mich, seine nicht mehr erstarrten Bewegungen und seine neu entdeckte Möglichkeit zu sprechen zu erleben. In der Übertragung begegnete er mir nicht mehr als sich anpassend und unterwürfig. Er wagte, zu sagen, wie er die Dinge sah, und zu widersprechen. Es fiel mir auf, wie oft er das Wort »Nein« gebrauchte, wenn ich etwas sagte.

Sehr wichtig war eine Konfrontation mit dem Vater, von der er mir berichtete. Ich nehme hier vorweg, dass ich selbst den Vater erst zu einem viel späteren Zeitpunkt kennenlernte. In der Behandlung Williams hatte ich immer das Gefühl, dass ich warten müsse, bis die Mutter bereit wäre, mir die Erlaubnis zu erteilen, mit dem Vater zu sprechen. Ich war sicher, dass es dazu kommen würde, wenn ich sie nicht drängte und den Zeitpunkt ihr überließe. Für die Mutter Williams war es wichtig, dass ich warten konnte, sie nicht überrumpelte und bedrängte. Sie war eine sehr fähige und sensible Frau, die mich ziemlich beeindruckt hatte mit ihrer Art, der Realität zu begegnen. Nach der Trennung hatte sie es geschafft, eine gute Arbeit zu bekommen, obwohl sie nicht mehr jung war und schon lange nicht mehr gearbeitet hatte. Manchmal war es wie bei William, der keine Kraft mehr hatte, nach draußen, in die Schule zu gehen. Sie haderte mit ihrem Schicksal, aber sie gab nicht auf. Manchmal fuhr sie am Wochenende ganz allein, einige Male zusammen mit William, in die Gegend ihrer Herkunft. Sie mietete dort eine Wohnung, ging spazieren und ins Schwimmbad und erholte sich. Es war für sie sehr wichtig, etwas ganz Eigenes zu entdecken.

Der Vater, der selbst große Angst hatte, dass etwas an ihm nicht richtig und auffällig war – er lebte in einer fremden Kultur und hatte sich seine Karriere mühsam erarbeitet –, sagte zu William: »Du bist ein Penner. Wie kleidest du dich? So kannst du nicht herumlaufen.« William, der sich nicht so elegant, wie sein Vater es sich wünschte, sondern eher sportlich kleidete, William, der oft vor Angst im Kontakt mit seinem Vater erstarrt gewesen war, wagte eine Konfrontation. Er verweigerte den Kontakt mit dem Vater. »Er beleidigt mich, ich will nicht mehr mit ihm sprechen«, sagte William. Es dauerte einige Wochen, bis der Kontakt wieder zustande kam. Der Vater entschuldigte sich betroffen. William hatte deutlich signalisiert, dass er nicht mehr derjenige war, der alles über sich ergehen ließ.

William wurde sehr mutig. Das klingt jetzt so, als habe es nichts Schwieriges mehr gegeben. Dem war nicht so. Es gab einen Punkt, auf den der alte William konzentriert war: Er weigerte sich plötzlich, den Sportunterricht zu besuchen, »Ich will da nicht hin, ich kann nicht«, sagte er ganz auf die alte, frühere Weise, »ich renne weg und verstecke mich, wenn die anderen zum Sportunterricht gehen.« »Das muss die alte Angst sein«, sagte ich, »vielleicht ist ja im Sportunterricht auch etwas vorgefallen?« »Nein, nichts«, erwiderte er, »gar nichts ist vorgefallen.« Nach einer Weile fuhr er fort: »Da ist so ein etwas komischer Junge, dem nehmen sie immer seine Sachen weg und schubsen ihn.« »Du hast Angst, du könntest der nächste sein, das nächste Opfer«, sagte ich. William nickte stumm. Wir sprachen oft darüber, dass Williams alte Angst, überwältigt und zum Opfer gemacht zu werden, sich nun auf den Sportunterricht konzentrierte. »Immer wieder«, sagte ich, »muss ich an die Zeit denken, als deine Eltern sich trennten, als deine Mutter sich nicht wehren konnte, bis sie schließlich ging. Manchmal habe ich überlegt, ob das dazu geführt hat, dass du nun ihre Rolle übernommen hast… als könntest du dich nicht wehren, als wärest du der nächste.« Williams Verhalten änderte sich nicht. Es ging ihm nicht gut mit seiner wöchentlichen Flucht. Ständig rechnete er damit, entdeckt zu werden. Auch ich rechnete damit. Es geschah aber nicht. Verrückterweise bekam William in seinem Halbjahreszeugnis eine Zwei in Sport, obwohl er nur dreimal da gewesen war. Dies bedeutete konkret, dass William so weitermachte wie bisher. Er floh, obwohl er große Angst hatte, plötzlich eine Fünf zu bekommen.

»Den Lehrer mag ich«, sagte William, »ich habe auch Musik bei ihm.« »Du sehnst dich danach«, sagte ich, »dass er endlich merkt, dass du den Sportunterricht schwänzt.« »Vielleicht«, antwortete William. Es war deutlich, dass er bereit war und nur darauf wartete, angesprochen zu werden. Eine Konfrontation mit der Realität, mit dem Lehrer, den er mochte, wünschte er insgeheim herbei. Es war wie eine Sackgasse. Er sehnte sich danach, wahrgenommen zu werden, nicht als der William, der sich fügte, sondern als der, der ein großes Problem hatte.

Ich dachte an den Vater, dem er niemals etwas Schwieriges von sich erzählte, weil er Angst hatte, verdammt und entwertet zu werden. Tatsächlich erwartete der Vater von William allerbeste Leistungen und war niemals mit Mittelmaß zufrieden, hatte der Patient mir berichtet. Unbewusst wollte William mit seiner Flucht, die tragischerweise von niemandem bemerkt wurde, seinen Vater erreichen. Es war wie verhext, so als könne sich William tatsächlich unsichtbar machen, als könne er genau das auslösen, was er gleichzeitig wünschte und fürchtete, worunter er litt. »Es ist wie ein böser Zauber«, sagte er selbst einmal. »Bräche der Zauber und du würdest entdeckt, wärest nicht mehr unsichtbar, dann würdest du in den Sportunterricht gehen«, sagte ich. »Ich glaube schon«, erwiderte er. »Als hättest du nicht die Macht dazu: müsstest passiv bleiben und warten.«

Der Druck der Realität und die Selbstdestruktivität, die von seiner Haltung ausging, waren immer wieder Thema unserer Stunden. Kurz vor den Ferien gab William bekannt, dass er nun den Sportunterricht besuchen werde. Er habe keine Lust, eine Fünf zu bekommen. Mit dieser Aktion schloss er mich als Zeugin aus, wir würden uns nämlich erst nach den Ferien wieder sehen. Ich dachte, er will da was allein machen, ganz allein. Tatsächlich, so erfuhr ich nach den Ferien, hatte er seinen Entschluss wahr gemacht. »Nach dem Unterricht«, erzählte William, »ist der Lehrer zu mir gekommen. Er hat mich gefragt, warum ich so lange nicht da war… er hat gesagt, dass er sich Sorgen gemacht hat… er war aber gar nicht böse. Er hat mit mir eine Vereinbarung getroffen, dass ich jetzt komme und mich abmelde, wenn ich nicht kommen kann… Ich werde aber immer hingehen.« William war wirklich erleichtert. »Du hast Glück gehabt mit deinem Lehrer«, sagte ich, »aber das warst du selbst, der den ›Zauber‹ gebrochen hat und nichts Schlimmes ist passiert.« William strahlte.

Genau in dieser Zeit, und das war bestimmt kein Zufall, sah ich zum ersten Mal Williams Vater. Die Mutter hatte sich sehr lange gesträubt, den Vater mit einzubeziehen. William war ja lange Zeit der einzige gewesen, der die Beziehung zum Vater gehalten hatte. Weder die Mutter noch der ältere Bruder wollten den Vater sehen. Diese Beziehung zum Vater, die William gepflegt hatte, war lange unterwürfig gewesen. Er hatte sich dem Vater anstelle der Mutter als Opfer angeboten. Dabei war es aber nicht geblieben. Er hatte sich mit ihm auseinandergesetzt und sich von ihm abgewandt. Dann war es der Vater gewesen, der ihn gesucht hatte. Es stellte sich heraus, dass über William der Kontakt des Vaters zur Familie wiederhergestellt wurde. Er lud seine Söhne und seine ehemalige Frau mittlerweile des öfteren in Restaurants ein. Williams Mutter war selbst überrascht, wie angenehm diese Zusammenkünfte verliefen. In der Tat hatte William mit seiner Art, den Kontakt zu halten, eine wichtige Funktion gehabt, eine Rolle, die ihn auch überfordert hatte. Er liebte seinen Vater und wollte nicht auf ihn verzichten. Das war er, der mit dem Vater eine neue Art des Umgangs entwickelte, von der schließlich die ganze Familie profitierte. Aus diesem Blickwinkel betrachtet, war William alles andere als passiv gewesen. Er hatte eine sehr aktive und verantwortungsvolle Rolle eingenommen, die ihn aber auch überfordert hatte.

Als ich den Vater zum ersten Mal sah, konnte ich gut verstehen, dass William trotz allem, was vorgefallen war, nicht auf ihn verzichten wollte. Zunächst war es für mich einfach so, dass er William unglaublich ähnlich sah. In gewisser Weise war ich aufgeladen durch alles, was ich wusste, und spürte, dass ich mich sehr anstrengen musste, dem Vater offen zu begegnen. Das war aber wie weggeblasen, als ich dem Vater gegenübersaß. Er rührte mich sehr. Er war voller Sorge. Ich verstand, dass er alles für seine Kinder tun wollte, auch wenn er sehr hilflos war, was die Mittel anging. »Ich habe gedacht, dass ich nicht weiterleben kann, als ich allein war«, sagte er, »ich bin immer allein gewesen, ich habe aber verstanden, dass ich soviel falsch gemacht habe, ich wollte das nicht. Es ist soviel falsch gelaufen.« Er erzählte mir, dass seine Aktivitäten für die Kirche ihn gerettet hätten. Er habe da Leute gefunden, mit denen er sprechen konnte, er habe auch Verantwortung übernommen und sei nun in den Kirchenvorstand gewählt worden. »Das hilft mir«, sagte Williams Vater, »ich muss wissen, dass ich irgendwo hingehöre… Ich komme aus einem Land, aus dem ich geflohen bin, weil ich dort zu einer Minderheit gehört habe, die keine Rechte hatte, ich konnte nicht studieren und keinen Beruf lernen. Ich habe schon mit zehn Jahren meine Familie ernähren müssen. Mein Vater war in den Kämpfen gestorben, ich trat an seine Stelle. Ich bin nach Deutschland gekommen und habe hart gearbeitet, ich habe studiert, verdiene jetzt mein Geld und kann meine Familie unterstützen. Ich werde alles für meine Familie tun, auch wenn wir nicht mehr zusammen sind. Ich weiß, dass ich das war, der nicht richtig gehandelt hat. Manchmal habe ich meine Frau geschlagen. Ich kam nach Hause, ich bin ja oft wochenlang unterwegs für meine Firma – und alles war durcheinander. Das habe ich nicht ausgehalten und bin ausgerastet.« »William«, sagte ich, »es ist manchmal schwer für ihn. Er ist ja nicht wie Sie aufgewachsen – so allein – und musste sich auch nicht alles erkämpfen, er hat seinen Vater nicht verloren, er lebt nur von ihm getrennt – er weiß manchmal gar nicht, wie er Ihnen gerecht werden soll. Er strengt sich auch an, da ist er wie Sie, er ist ziemlich gut in der Schule geworden, und ich denke, manchmal sehnt er sich danach, dass Sie das auch merken.« »Ich denke immer«, sagte der Vater, »es geht noch besser.« Er sah mich an und sagte: »Sie denken, ich verlange zuviel… ich habe auch darüber nachgedacht… aber ich habe so oft Angst, es ist alles so schwer.«

Der Vater war froh, miteinbezogen zu werden. Die Therapie Williams war lange vor ihm geheimgehalten worden. Er sehnte sich danach, eine Bedeutung zu haben, darin ähnelte er William. Ich sah den Vater bis zum Schluss von Williams Therapie regelmäßig. Ich verstand auch, dass die Demütigung des Vaters in seinem Heimatland, neben der jahrelangen Opferrolle der Mutter, in William weiterlebte. Er schien mir auch darin mit dem Vater, für den es keinen Raum in seiner Heimat gab, der unsichtbar sein und seine Fähigkeiten nicht zeigen durfte, unbewusst identifiziert.

Tatsächlich rührte mich das Schicksal des Vaters. Ich konnte gut verstehen, dass William ihn liebte und nicht wusste, wie er mit dem gewalttätigen Teil seines Vaters umgehen sollte. Die Tendenz des Vaters, seine traumatisch bedingte Opferrolle zunächst an seine Frau, dann an William weiterzugeben, scheiterte. Die hohen Maßstäbe, die er an sich selbst anlegte, um zu bestehen, hatten William so klein gemacht, wie er sich selbst gefühlt hatte, und zwar in einem doppelten Sinne: damals, als er nicht lernen durfte, weil er einer bestimmten Kaste angehörte, und später, als er orientierungslos in einem fremden Land ankam. Für sein Angekommensein in einem fremden Land hatte der Vater einen hohen Preis bezahlt. Er verlor seine Familie, die er mit Gewalt bedrängte, der er keine Luft zum Atmen ließ, wie er es selbst erlebt hatte in dem Land, aus dem er kam. Alles, was er ersehnt hatte, scheiterte, und er fand sich wieder allein, geworfen auf sich, seine berufliche Qualifikation, die er sich erarbeitet hatte. Seine Fähigkeit, über sein Schicksal nachzudenken und zu überleben, beeindruckte mich. Er fand eine Möglichkeit, zwar nicht zu seiner Familie zurückzufinden, jedoch diese zu unterstützen und sein Scheitern zu bereuen. Er liebte seine Söhne und konnte sich damit abfinden, dass seine Frau nicht mehr mit ihm leben wollte.

Ich hatte den Eindruck, dass es ihm während unserer Gespräche möglich wurde, sich seiner Bedeutung für William zu versichern. Auch für mich wurde die Bedeutung des Vaters für William in dieser Zeit immer deutlicher. Williams Lähmung nach dem Fortgang des Vaters, seine Weigerung, sich der Realität zu stellen, und sein depressiver Rückzug hatten dem Verlust eines Objektes gegolten, das er trotz aller Zerwürfnisse als haltend erlebt hatte. Die tiefe, überlebenswichtige innere Beziehung zum Vater – ich erinnerte mich noch einmal, dass es ja der Vater gewesen war, der ihn betreut hatte, als die Mutter kurz nach seiner Geburt mit Raul ins Krankenhaus ging – führte nach der Trennung zu schweren Ängsten. Vollkommen überfordert hatte William den vor Schmerz halb verrückten Vater am Telefon beruhigt, aber auch sich selbst. Es war für William ganz wichtig, den Kontakt zum Vater nicht zu verlieren. Auch er benötigte eine Rückversicherung über seine Bedeutung und geriet damit in Loyalitätskonflikte mit Mutter und Bruder. Er hatte die Behandlung genutzt, da bin ich sicher, um sich des inneren Bildes seines Vaters zu versichern, ohne den er nicht leben konnte.

William wünschte sich bis zum Ende des Jahres zu kommen, als wir im Frühjahr über den Fortgang der Therapie sprachen. »Herbst«, sagte William, »ist meine schwierige Zeit. Ich will mich verabschieden, wenn der Herbst vorbei ist.« »Herbst«, das bedeutete für William die Trennung der Eltern und seine anschließende Schulverweigerung, »Herbst«, das bedeutete auch das Wiederaufleben seiner Verweigerung im folgenden Herbst, als ich mit dem Gedanken gespielt hatte, ihn der Schule für Kranke zu überweisen. »Herbst«, das wurde mir erst spät klar, bedeutete auch die Zeit, in der ihn seine Mutter kurz nach seiner Geburt verlassen hatte, um mit dem älteren Bruder ins Krankenhaus zu gehen. Ich hatte richtig Angst vor dem Herbst.

Ich hatte Angst, alles finge von vorne an. Dem war aber nicht so. William stabilisierte sich. Ich konnte spüren, wie wichtig es ihm war, mich an diesem erneuten »Herbst« teilnehmen zu lassen. Er wollte nicht allein sein mit seiner Angst verlassen zu werden. Er verlangte von mir, seine Angst noch einmal zu teilen, was für mich konkret bedeutete, dass ich einen Antrag über die Regelzeit hinaus zu stellen hatte. Ohne dass er das »wusste«, war es von großer Bedeutung. Ich erkannte seinen Wunsch und seine Not an und verstand, dass er einen Raum benötigte für etwas, was immer schwierig gewesen war: Für sich ganz allein in seiner Angst ernst genommen zu werden.

Der Herbst nach seiner Geburt war vom Bruder dominiert worden, der ihm die Mutter nahm. Es folgte, viele Jahre später, zur gleichen Jahreszeit, die Trennung seiner Eltern, in der er, vermutlich in der Wiederbelebung seines ersten Herbstes, sich vollkommen allein und desorientiert gefühlt hatte, verfolgt und ungehalten. Er konnte die Schule nicht mehr besuchen und sich der Realität stellen. Dann folgte, genau ein Jahr später, die Zeit, in der William während der voranschreitenden Behandlung, erneut zurückging in regressive Zustände tiefen Verlassenseins. Ich war schon dabei, ihn der Schule für Kranke überweisen zu wollen, weil ich nicht mehr aus noch ein wusste. William, so dachte ich, sehnte sich nach einem Herbst ohne Bedrohung durch Verlassensein. Er beanspruchte einen Raum für sich selbst, einen Herbst nur um seinetwillen. Ich verstand das gut. Als ich mich von ihm vor Weihnachten verabschiedete, hatte ich nicht das Gefühl, ihn zu verlassen: es war genug.

Zwischen William und mir war ein sehr zartes Band entstanden. William war eigentlich der Patient, bei dem ich erstaunt darüber gewesen war, wie viel Wärme sich in der Beziehung entwickeln konnte. Ich hatte in dieser Behandlung das intensive Gefühl, dass wir eine gemeinsame Sprache hatten entwickeln können, ganz vorsichtig und langsam, sich herausbildend aus einem lähmenden und beunruhigenden Zusammensein zu Beginn. Etwas Behutsames, Zartes und Vorsichtiges blieb immer. Zum Abschied brachte William einen kleinen Orangenbaum mit: »Ich wollte Ihnen in unserer letzten Stunde gerne etwas mitbringen.« Ich merkte, dass er verlegen war und es ihm schwerfiel, mir zu zeigen, was die Stunden für ihn bedeutet hatten, dass er es aber auch wollte. Er trat sozusagen damit hervor: er wagte ss. Ich erlebte es als etwas wirklich Besonderes. Ich bewunderte den Baum, der viele Früchte trug. In dieser letzten Stunde spürte ich deutlich Williams zarte Liebe zu mir, die eine verhalten ödipale Besetzung des Objektes beinhaltete. Mir wurde klar, dass ich ihn an einem Punkt der Behandlung verabschiedete, an dem er aus den Zeiten seiner frühen Verwirrung und Angst aufgetaucht war und begann, ein Mann zu werden.

Michael, fünf Jahre

Grund der Anmeldung: Stottern, Kopfschmerzen.
Bereits zu Beginn der Schwangerschaft brach Michaels Mutter den Kontakt zu seinem Vater, den sie nur kurz gekannt hatte, ab. Der Vater besuchte die Mutter unangekündigt im Krankenhaus, nachdem Michael zur Welt gekommen war. Er nahm ihn in den Arm und blieb eine Weile. Er hatte mittlerweile eine neue Partnerin gefunden, gleichwohl wünschte er sich, Kontakt mit seinem Sohn zu halten. Die Mutter stellte ihn vor die Alternative, entweder regelmäßigen oder keinen Kontakt zu Michael zu haben. Daraufhin zog sich der Vater zurück. Allerdings zahlte er für Michaels Unterhalt.

Michaels Mutter beschrieb, als ich sie zum ersten Mal sah, ihre Einsamkeit und Kontaktarmut, aufgrund derer sie selbst in Behandlung gewesen war. »Es bestürzt mich so, dass sich eine alte Phantasie von mir erfüllt hat. Als junges Mädchen dachte ich immer, ich würde einmal ein Kind haben, aber keinen Mann. Michael«, sagte die Mutter, »ist der Mittelpunkt meines Lebens. Ich kann mich kaum von ihm trennen, es ängstigt mich. Nur meinem Vater und meiner Mutter vertraue ich Michael an… Ich habe auch eine Schwester und befürchte immerzu, sie könnte auch schwanger werden… dann wäre ich abgemeldet und Michael auch.« Es wurde deutlich, dass es ihr sehr schwer fiel, Michael zu begrenzen und ihm gegenüber »Nein« zu sagen. Auch fürchtete sie sich vor seiner aggressiven Art: »Ich denke manchmal, er wird kriminell werden.« Ich dachte, nachdem ich die Mutter gesehen hatte: Sie sehnt sich nach einem gleichwertigen Gesprächspartner, der ihre Bedürftigkeit verstehen kann. Aber Michael, so dachte ich weiter, ist nur ein kleiner Junge.

Seit Beginn des Spracherwerbs im Alter von zwei Jahren kam es regelmäßig zu Phasen des Stotterns bei dem Patienten. Michael war deshalb schon mehrfach Ärzten und Beratungsstellen vorgestellt worden. Seit einem Jahr klagte der Patient häufig über Kopfschmerzen. Michael, ein zierlicher Junge, gab mir sofort zu verstehen, dass er für immer zu mir kommen wolle. Als ich sagte: »Für immer…?«, mit einem fragenden Ton in meiner Stimme, schrie er: »Ich werde dich schlachten und töten, wenn du nicht machst, was ich will!« Hasserfüllt fügte er hinzu: »Meinen Vater werde ich auch töten.«

Er begann, ein »Geheimzimmer« im Puppenhaus einzurichten, damit gab er sich viel Mühe. »Dieses Zimmer gehört mir ganz allein, keiner darf es betreten außer mir.« Meine spontane Vermutung war: Er sehnt sich nach einem Raum, der nur ihm gehört und in den die Mutter nicht kommen kann und ich auch nicht. Sein Geladensein und seine heftige Aggressivität erschreckten mich. Vielleicht war er verzweifelt auf der Suche nach einer Möglichkeit, sich abzugrenzen und er selbst zu sein. Es beschäftigte mich, dass er geschrien hatte »Ich werde dich schlachten und töten«. Er hatte nicht, wie ich es von einigen Kindern gewohnt war, gesagt: »Ich komme nie wieder, wenn du nicht machst, was ich will.« Die Idee, »Nein« zum Objekt zu sagen und sich abzuwenden, existierte in Michaels Formulierung nicht. Es ging, so war meine Vermutung, um die Vernichtung eines unentrinnbaren, bösen, ihn verfolgenden Objektes.

Kaum hatte die Behandlung begonnen, begann Michael, mich in heftiger Weise zu manipulieren und in Schach zu halten. Er kommandierte herum und schrie mich an. Ich sollte spielen, bekam Bauklötze. Die nahm er mir aber wieder weg oder zerstörte ganz schnell, was ich gebaut hatte. Er stellte für mich folgende Szene her, die er vermutlich gut kannte: Ich musste etwas tun, was ich gar nicht wollte – und darüber hinaus durfte ich es gar nicht tun. Es war eine ausweglose Szene, die Michael mir auf seine Weise vor Augen führte: Er wollte etwas Eigenes machen, aber er hatte Angst, die Mutter zu verlieren, wenn er das tat. Deshalb musste alles kaputtgehen. Ich sagte: »Du willst mich beschäftigen, aber ich darf gar nichts machen. Du hast vielleicht Angst, ich mache etwas Eigenes.« »Du sollst nicht über Angst sprechen«, schrie Michael.

Er begann einen großen Wachhund aus Plüsch mit in unsere Stunden zu bringen. »Der zerfleischt dich, wenn du nicht machst, was ich will«, sagte er und betonte, wie ungern er zu mir kam. »Ich hasse dich! Du wirst sehen, alleine komme ich nicht mehr zu dir, das wirst du schon merken.« Zur nächsten Stunde brachte er seine Mutter mit in den Raum. Er war nicht mehr bereit, sich von ihr zu trennen. Deutungen seiner Angst in Anwesenheit der Mutter kamen einer Katastrophe gleich. Er hieb seinen Kopf so fest auf den Tisch, dass ich es nicht ertragen konnte. Es war, als wolle er mit dem Aufschlagen seine Angst und meine Worte aus sich herausschütteln und als wolle er mir beweisen, dass nichts ihm Angst machen und wehtun könne. Er wollte mir zeigen, dass er bereit war, bis zum Äußersten zu gehen.

Michaels Mutter blieb in den Stunden zu dritt vollkommen passiv. In den Elterngesprächen sagte sie mir, sie habe so gerne allein im Warteraum gesessen und gelesen. Ein Impuls zur Trennung ging von ihr aber nicht aus. Auch Michael war nicht zufrieden mit der von ihm erpressten Dreierkonstellation. Er zeigte seiner Mutter alle möglichen Gegenstände des Behandlungsraumes, führte sie ihr vor – es war aber langweilig. Mich sah er manchmal triumphierend an. Es war, als erwarte er etwas von mir, obwohl er mich zumeist ignorierte. Ich hatte das Gefühl, dass eine Situation entstanden war, in der wir alle drei nicht mehr tun konnten, was wir gerne getan hätten. Wir mussten etwas tun, was wir nicht wollten. Michaels Mutter wollte zurück ins Wartezimmer, trotz ihrer Ambivalenz mir gegenüber sehnte sie sich danach, sich zu erholen und etwas Eigenes zu machen. Michael wollte mit mir Kontakt aufnehmen. Ich wollte mit Michael Kontakt aufnehmen. Die »Wachhundfunktion« der Mutter verhinderte das.

Ich dachte an den Vater, der unangemeldet im Krankenhaus erschienen war. Die Mutter, so überlegte ich, hatte das damals nicht wirklich gewollt: Sie wollte Michael für sich. In einer angstvollen Weise hatte sie immer davon geträumt, ein Kind für sich alleine zu haben. Sie hatte dem Vater Bedingungen gestellt, die er nicht erfüllen konnte. Alles oder nichts, hatte sie gesagt. Sie hatte ja auch große Angst, die Schwester könne sie ausstechen, wenn sie ein Kind bekäme. Ich wurde in der Gegenübertragung diese Schwester und der Vater. Ich fühlte die Angst der Mutter, dass ihr alles genommen werden könnte: ihr Kind, ihre eigenen Eltern. Es war Michael, der auch etwas für sie übernahm, wenn er sie mit in unsere Stunden brachte.

Ich sagte schließlich – und das fiel mir schwer –, ich wollte die Stunden mit

Michael allein verbringen, ich wollte das nicht mehr: unsere Stunden zu dritt. Ich sagte, in der nächsten Stunde schon wolle ich das. Michael sagte gar nichts, seine Mutter auch nicht. In der nächsten Stunde kam er allein. Er kam herein, als sei nichts gewesen. Das erste, was er sagte, war: »Weißt du das eigentlich, mein Vater ist ein großer Erfinder? Er baut Häuser und komponiert Musik. Ich sehe ihn jeden Tag. Ich habe auch ein Funkgerät, mit dem ich ihn immer anrufen kann. Mein Vater beschützt mich, er tut alles für mich.« Ich sagte: »Das ist gut, manchmal hast du vielleicht große Sehnsucht nach ihm…« Michaels Augen glänzten: »Mein Vater macht alles für mich.« Ich dachte, es ist, als ob er sich aus einem Nichts ein Alles schafft. Er kannte ja nicht einmal den Namen seines Vaters, noch hatte er jemals ein Bild von ihm gesehen. Wenn ich etwas sagte wie: »Du wünschst dir so sehr, deinen Vater zu kennen«, schrie er mich an: »Ich kenne ihn doch, ich kenne ihn.« Er verlangte von mir, seinen Wahn zu teilen. Er begann, Spiele zu inszenieren, in denen der Vater vorkam. Der Vater war ein Polizist, der den kleinen Jungen mitnehmen wollte, um ihm Motorradfahren beizubringen. Ich als Mutter musste versuchen, ihn zurückzuhalten. Der kleine Junge ging aber trotzdem mit seinem Vater. Die wahnhafte Phantasie des Patienten über seinen von der Mutter gleichsam vernichteten Vater hatte etwas Überlebenswichtiges, das konnte ich spüren.

Michaels Mutter stand der Behandlung sehr ambivalent gegenüber. Sie hatte Angst vor mir. Sie kämpfte mit dem Wunsch, mich auszuschließen, wie sie Michaels Vater ausgeschlossen hatte. Sie begann sich aber auch zu erinnern, wie enttäuscht sie gewesen war, als Michaels Vater sich ganz zurückgezogen hatte. Wir konnten besprechen, wie sehr sie am Verlauf dieses Geschehens beteiligt gewesen war, hatte sie dem Mann doch quasi die Pistole auf die Brust gesetzt und von ihm, ähnlich wie Michael von mir als er mir im Erstinterview sagte, er wolle für immer bleiben oder mich töten, alles oder nichts gefordert, worauf der Vater die Flucht ergriffen hatte.

Die Angst vor dem vernichtenden, trennenden dritten Objekt einerseits und die in der wahnhaften Beschwörung der Vater-Imago zutagetretende Sehnsucht nach dem strukturierenden und schützenden Dritten andererseits – dieser Konflikt beherrschte die innere Welt des Patienten. In der Übertragung fürchtete der Patient, dass ich ihn und die Mutter trennen könnte. Als ich dies tat, betrat die Phantasie des Vaters unseren Behandlungsraum.

Michael kam während unserer Behandlungszeit in die Schule. Leistungsmäßig hielt er mühelos Schritt. Er akzeptierte allerdings keine einzige Regel des Schullebens, die Anweisungen seiner Lehrerin ignorierte er. Wie ein einsamer Komet, so stellte ich mir das manchmal vor, schwirrte er durch den Klassenraum.

Wenn Michael zu seinen Stunden bei mir kam, schrie er schon auf der Treppe: »Schließ die Augen, los, schließ die Augen. Nicht gucken.« Obwohl mir das Ritual vertraut war, machte es mich jedes Mal ärgerlich. Ich wollte meine Augen nicht schließen, tat es aber doch. Währenddessen raste Michael an mir vorbei in den Behandlungsraum. »Warte, gleich, gleich kannst du kommen… Jetzt, jetzt ist es soweit, komm, komm jetzt… du kannst dich auf deinen Stuhl setzen.« Auf diese Weise war Michael immer der erste in unserem Raum. Immer hatte er etwas dabei, was er hektisch versteckte, bevor ich nachkam. Ich hatte die Phantasie, dass er den Raum regelrecht sichern und mit dem Ritual zu einem machen musste, in dem er sich aufhalten konnte. Die mitgebrachten Dinge erschienen mir wie magische Beschwörungsgegenstände. So war ich, die ihn gewissermaßen nicht gesehen hatte, als er den Raum betrat, ihm ausgeliefert und nicht er mir. Alles war, so dachte ich, voller unsichtbarer Tretminen.

Einmal saß er unter dem Tisch, als ich hineinkam, und bellte mich an. »Was bin ich!?«, schrie er. Michael schrie fast immer. »Du bist Michael und spielst einen Hund«, sagte ich. Er kam unter dem Tisch hervor und bewegte sich kläffend auf mich zu. »Ich habe Tollwut!«, schrie er. »Das ist gefährlich«, antwortete ich. »Guck, was ich dabeihabe, guck.« Michael zog einen kleinen Sattelschlepper und Autos hinter sich hervor. »Guck, der rast jetzt auf das Puppenhaus zu.« Alles ging ganz schnell: das Puppenhaus hatte eine kleine Delle und der Sattelschlepper war beschädigt. Michael schaute mich an. »Oje!«, sagte ich, »jetzt ist mein Haus beschädigt und dein Sattelschlepper auch… der ist mitbeschädigt worden, als er mein Haus zerstören wollte.« »Ich weiß nicht«, sagte Michael, »ob man das wieder ganz machen kann.« Er wirkte plötzlich sehr traurig. »Das war die Tollwut«, bemerkte ich. Er schaute mich ernst und unentwegt an. Ich hätte ihn gerne beschützt, als ich ihn so vor mir sah. »Weißt du noch, wie du dir so am Kopf wehgetan hast, als du im Puppenhaus gekämpft hast… da haben wir dann die Kanten gepolstert.« Michael sagte sofort: »Das werde ich jetzt machen, genau das«, und polsterte das Haus mit Stoffen aus. Am Schluß der Stunde holte er einen kleinen Stoffhund aus der Hosentasche. Ich durfte ihn streicheln. »Ganz vorsichtig musst du sein«, sagte Michael.

In dieser oben beschriebenen Stunde kommt etwas Zartes von Michael zum Ausdruck. Für mich war das so wichtig, weil es mir ermöglichte, all die anderen Stunden mit ihm zu ertragen. Er versetzte mich in allergrößte Anspannung mit seinen »Spielen«. Er schlachtete, so nannte er das, meine Puppen. Er zerstörte die Puppen nicht wirklich, aber er entfachte ein unheimliches, erschreckendes Szenarium: Er hieb ihnen »im Spiel« den Kopf ab und die Gliedmaßen. Er riss ihnen den Penis und die Brüste heraus. Er quetschte alle Innereien heraus. »Es blutet, alles blutet jetzt«, sagte er und lachte zufrieden. Er imaginierte alle möglichen sadistischen und perversen Aktionen. »Schau, der Mann beißt der Frau jetzt die Brüste weg und die Scheide, dann hat sie gar nichts mehr. Er hat alles. Sie kann an seiner Brust saugen, da kommt aber Gift raus.« Er legte eine männliche und eine weibliche Puppe aufeinander, bewegte sie rhythmisch auf und ab, immer wieder, dabei stöhnte er laut. »Und jetzt, schau, du musst gucken: Da ist ein Labyrinth, ich liebe das… aber schau: Da ist ein Junge, und da ist sein Vater. Der Junge soll durch das Labyrinth gehen, der Vater ruft: ›Komm, komm, komm mit mir…‹ Du musst jetzt antworten, du bist der Junge.« Ich sagte: »Ja, Vater.« Michael fing an, wild und höllisch zu lachen: »Pass auf, so geht es weiter: Er stößt ihn vom Felsen, und da ist das Meer.« Michael lachte und lachte. »Der Vater will sein Kind gar nicht haben«, sagte ich. »Siehst du«, sagte Michael, »du weißt wohl, dass es das gibt.« »Ich weiß«, sagte ich. »Nein, nein, nein, du weißt nichts, du weißt es gar nicht!«, schrie er und hieb seinen Kopf auf den Tisch. »Ach Michael«, sagte ich, »es tut so weh, es tut alles so weh.« »Nein, nein, nein, es tut gar nichts weh, nichts tut weh«, schrie er und schaute mich an, ganz ernst plötzlich. Ich spürte, wie er ruhig wurde. Wir saßen eine Weile einfach so da. »Ich habe solchen Durst«, sagte Michael, »bitte kannst du mir Wasser geben.« Wie ein Verdurstender trank er das Glas aus, das ich ihm brachte.

In diesen Stunden mit Michael kam ich mir vor, als sei ich nicht wirklich auf der Welt. Ich fühlte mich wie außerhalb von Raum und Zeit. Ich wusste auch nicht mehr wirklich, wer ich war und warum wir zusammen waren. Es war wie ein schrecklicher Traum. Am Ende der Stunden wachte ich auf und holte Luft. Michael selbst, sein ganzes Leben erschienen mir wie ein einziger Alptraum, aus dem zwar ich am Ende der Stunden, nicht aber er aufwachen konnte. Dieser kleine Junge lebt in einem furchtbaren inneren Labyrinth. In diesem empfängt man Befehle, die man nicht befolgen will. Man möchte alles zerstückeln und zerstören. Man kämpft um sein Leben. Man wird verrückt. Es gibt keinen Raum und es gibt keine Zeit. Überall lauert das Böse, Zerstörerische. Kinder werden in einem gewaltsamen Akt geboren und dann getötet. Der Körper schmerzt. Michael hatte auch immerzu schlimme Kopfschmerzen. Das war ja einer der Gründe seiner Anmeldung gewesen, auch das Stottern. Seit Michael zu mir kam, hatte er allerdings kein einziges Mal mehr gestottert, auch die Kopfschmerzen schwanden schnell. Er schrie ja auch alles heraus, dachte ich. Er machte mich zum Zeugen seiner Alptraumwelt.

Das war ja ich, die geschlachtet werden sollte, wenn er sich mit den Puppen zu schaffen machte. »Ich werde dich schlachten und töten, wenn ich nicht für immer bei dir bleiben kann«, das hatte er mir in unserer ersten Stunde gesagt. Er ertrug mich kaum, gleichzeitig konnte er in keiner Sekunde unserer Stunden auf mich verzichten. »Schau, guck jetzt, komm, schau, jetzt, jetzt musst du gucken«, so ging es die ganze Zeit. Er benötigte mich, in der Übertragung das mütterliche Objekt, das er hasste und zerstören wollte, um zu überleben. Noch während er mich zerstückelte, benötigte er meine Gegenwart. Ich sollte gar nicht mehr da sein und musste ihn doch am Leben halten. Dazwischen entstand etwas, das ich schwer beschreiben kann: so als wären wir Haut an Haut und als würden wir bluten.

Dann begann Michael, Bemerkungen von mir zu wiederholen und auszuweiten. »Du hast mal gesagt, dass ich immer was mitbringe in die Stunden und dich gewundert… ja, das mache ich, ich will, dass du meine Sachen siehst, und es macht mir auch Spaß, wenn ich die hier verstecke, bevor du reinkommst… dann musst du suchen… wie findest du das eigentlich?« Ich musste lachen und sagte »Naja, naja… ich merke schon, dass dir das gefällt, es scheint für dich sehr wichtig zu sein, irgendwie sicherer.« Michael lachte, aber nicht so verrückt wie sonst. Er war so friedlich, ich aber traute dem Frieden nicht. Es gefiel Michael plötzlich, dass seine Mutter im Warteraum, der sich im Souterrain befand, warten musste. »Sie muss ins Verließ«, äußerte er. Er begann, viele Wünsche an mich zu richten. Ich sollte ihn z. B. zu Hause besuchen. »Ich hasse dich!«, schrie er, als ich nicht dazu bereit war.

Er brachte Spielzeugsoldaten mit in unsere Stunden. Die Mutter hatte sie ihm zum Geburtstag geschenkt. Die Mutter, führte Michael aus, sei gegen Krieg und auch gegen Spielzeugsoldaten. Sie schenke sie ihm nur, weil er sie so unbedingt haben wolle. Sie fände das aber gar nicht gut. Ich verstand Michaels Zwickmühle so: Er durfte sich an seinem Geschenk nicht freuen, er durfte aber auch die Mutter dafür nicht hassen, denn sie hatte ihm die Soldaten geschenkt. Michael spielte, dass seine Soldaten mein Haus belagerten. Sie zerschossen es. Meine Figuren weinten und wussten nicht weiter. Plötzlich kam einer von Michaels Soldaten auf meine Seite. Er erschoss all seine Leute und dann sich selbst. Ich erschrak: »Was ist geschehen?« »Er wollte nicht mehr leben«, sagte Michael schnell. »Vielleicht war es sehr schwer für ihn, dass da so etwas Wildes in ihm war… und er hatte Angst, dass seine Mama böse werden könnte«, bemerkte ich.

Nach dieser Stunde weigerte er sich, meinen Raum zu betreten. Die Soldaten des Vaters, die er ersehnte und fürchtete, standen in meinem Raum. Es ging auch gar nicht mehr darum, dass die Mutter mit hinein sollte. Schon im Hof spielten sich unglaublichste Szenen ab. Michael wollte das Haus nicht betreten. Er schrie und schlug um sich. Ich kam hinunter. Michael schrie, stampfte wild mit den Füßen. Die Mutter versuchte, ihn ins Treppenhaus zu drängen, er versuchte wegzulaufen. Ich hielt ihn fest. Irgendwie kamen wir oben an. Kaum angekommen, versuchte Michael, wieder runterzulaufen. Ich hielt ihn fest, setzte mich an die Tür des Behandlungsraumes. Michael schrie so laut, wie noch kein Kind bislang hier geschrieen hatte. Ich war wie gelähmt, aber fest entschlossen, nicht zu weichen. Er schrie so laut, dass die Mutter ihn auf der Straße hörte. »Ich werde sagen«, flüsterte Michael zwischen seinen Schreien, »ich werde sagen, dass du mich missbraucht und vergewaltigt hast.« Er schrie: »Hilfe, Hilfe, helft mir doch, sie vergewaltigt mich. Ich will hier raus, helft mir!!!« »Ich gehe hier nicht weg«, flüsterte ich, »ich gehe einfach nicht weg. Ich will, dass du bleibst.« Während ich das flüsterte, hatte ich richtig Angst. Ich dachte, die Nachbarn werden die Polizei rufen, jeden Moment wird die Mutter Sturm schellen. Michael flüsterte: »Und wenn die Polizei kommt?« »Mhm«, murmelte ich. Michael, wieder flüsternd: »Sie soll nicht kommen... weißt du, ich hab auch Angst, dass meine Lehrerin die Polizei holt... ich renne immer weg.« »Hier ja auch«, bemerkte ich leise, »als hättest du schlimme Angst vor mir und deiner Lehrerin, dass wir dir etwas Böses tun könnten.« »Ja, ja«, flüsterte Michael, »ich hab auch vor meiner Mutter Angst, ich hab meinen Rucksack gepackt, den habe ich im Schrank versteckt... und irgendwann gehe ich einfach.« Es war eine merkwürdige, heimliche und vertraute Atmosphäre zwischen uns entstanden, als seien wir plötzlich Komplizen geworden, die etwas planten, von dem keiner wissen durfte. Immer noch vor der Tür sitzend, Michael dicht dabei, auf dem Sofa, dachte ich laut nach: »Wir flüstern, eben noch war es so laut...« »Ich wollte die Polizei rufen«, merkte Michael an. »Du hattest auch Angst, ich rufe sie und schicke dich weg«, sagte ich. »Und du denkst, ich mache was ganz Schreckliches mit dir, wenn du wild bist, als wollte ich dich töten.« Michael begann, leise zu singen, ein ABC-Lied, das ich kannte. Ich sang leise mit. »Zu Hause hör ich immer Kassetten mit so Liedern«, sagte Michael, »dann denke ich, das sind richtige Menschen, dann bin ich nicht so allein... manchmal denke ich, ich bin ganz, ganz allein.« »Schlimm, ganz schlimm«, sagte ich. Michael nickte ernst. »Du kannst da jetzt auch weggehen von der Tür, ich renne nicht weg«, meinte er. Er nahm eine Figur aus dem Korb, den buckligen Quasimodo. »Wer ist das eigentlich?« Ich sagte: »Alle hatten Angst vor ihm, weil er so hässlich war. Er liebte ein sehr schönes Mädchen und wollte es heiraten. Das Mädchen mochte ihn, aber sie liebte einen anderen...« »Was hättest du wohl getan?«, fragte Michael, »also ich, wenn ich eine Frau wäre, ich hätte ihn geheiratet.« »Manchmal fragst du dich wahrscheinlich, ob ich dich mag«, erwiderte ich. Michael sah mich stumm an.

Die Figur beschäftigte den Patienten weiter: Er sah sich den Film an und baute in unseren Stunden Szenen nach. Ich spürte, dass die zarte Seite von Michael an Ausdruck gewann. Ich begann, mich auf ihn zu freuen. Was aber nicht bedeutete, dass unsere Kämpfe aufhörten, ich konnte aber besser damit umgehen. Ich bestand darauf, dass auf dem Boden eine unsichtbare Grenze zwischen uns verlief, dass jeder seinen Bereich hatte, den er nur übertreten durfte, wenn der andere es erlaubte. Michael rückte oft dicht heran an die Grenze. »Ich will dein Haus zerstören«, sagte er. »Ich bin böse und du bist auch böse.« »Naja, irgendwie passen wir da ja zusammen«, bemerkte ich. Michael begann zu grinsen, das gefiel ihm.

»Wir spielen *Good morning, Vietnam«,* rief er. Er steigerte sich in die Rolle des Radiomoderators hinein, der jeden Morgen die Soldaten begrüßte. »Die haben nicht wirklich was zu lachen«, bemerkte ich. »Ich muss dafür sorgen, dass sie kämpfen«, sagte er. Michael nahm einen Zettel, auf den schrieb er »Missgeburt«. Diesen Zettel klebte er sich mit Tesafilm auf die Brust. »Ich bin wie Quasimodo«, sagte er. »Manchmal denkst du das«, sagte ich. »Esmeralda, ich nenne dich Esmeralda«, sagte Michael. »Du willst, dass ich keine Angst vor dir habe.« »Du hast keine Angst mehr«, sagte Michael, »das habe ich gemerkt.« »Dann bist du vielleicht gar nicht so eine Missgeburt«, erwiderte ich. »Doch, doch, deshalb will mich auch mein Vater nicht sehen. Alle Kinder haben einen Vater, ich aber nicht.« Tränen standen in seinen Augen. »Das ist ganz schwer«, sagte ich, »das ist so schwer, es ist wirklich zum Weinen.«

Ich sprach oft mit Michaels Mutter über seinen Vater. »Es war keine Liebe dabei«, sagte sie, »es war ein One-night-Stand.« »Das ist schwer für Michael, das zu verstehen«, sagte ich. »Aber ich liebe ihn doch«, sagte die Mutter. »Ich weiß«, sagte ich, »aber es ist so schwer, wenn ich versuche, mir das an Michaels Stelle vorzustellen, dass da gar nichts Gutes ist… und es stimmt ja auch nicht. Michaels Vater kam ins Krankenhaus… wäre das nicht gut, wenn Michael so etwas wissen könnte, dass da ein Vater war, der ihn sehen wollte…« »Ich kann nicht, ich kann einfach nicht«, sagte die Mutter, »ich habe solche Angst.« »Ihn zu verlieren?« Sie begann zu weinen. »Für mich ist das auch schlimm, dass er keinen Vater hat… er hat nur meinen Vater, der ist der einzige Mann in seinem Leben.« »Und in Ihrem Leben?« Michaels Mutter weinte bitterlich. »Meinem Vater geht es auch nicht gut… seinen Vater haben sie im Bendlerblock erschossen, der war am Attentat auf Hitler beteiligt, da war mein Vater ein kleiner Junge… er war auch nie für uns da… erst als ich Michael hatte, interessierte sich mein Vater für mich.«

Ich dachte, die Mutter hat Michael für ihren Vater geboren, er musste die Frucht eines One-night-Stands sein, er sollte etwas gutmachen, für den Vater, für sie. Michael nannte das auf seine hellhörige Art eine »Missgeburt«. Er war geboren, um den abgekehrten Großvater an die Mutter zu binden, ihn für sie zu interessieren, er war geboren, um dem Großvater den ermordeten Vater zu ersetzen. Er war überschüttet mit Delegationen, die ihn zum Schlächter gemacht hatten, noch bevor er geboren wurde. Michael war der Nazi-Schlächter, die Inkarnation des Bösen geworden. Alle hatten sich für ihn geschämt. Auf diese Weise hatte er sich dafür gerächt, dass sein eigener Vater keinerlei Bedeutung haben durfte.

Als ich Michael verabschiedete, hatte er sich deutlich beruhigt. Er fühlte sich wohl in seiner Klasse und hatte eine Beziehung zu seiner Lehrerin aufgebaut. Er hatte keine Kopfschmerzen mehr und stotterte schon lange nicht mehr. Er und ich hatten in den dramatischen Behandlungsstunden eine Beziehung aufbauen können. Er war nicht mehr der Schlächter, als ich ihn verabschiedete. Er war ein kleiner Junge, der mir sehr nahe gekommen war mit seiner Not. Es war aber auch vieles offen geblieben. »Es ist so schnell gegangen«, sagte er in unserer letzten Stunde.

Der Patient hatte sich Weihnachten, nach 150 Stunden, von mir verabschiedet. In den Osterferien war ich zufällig in der Praxis, um aufzuräumen. Das Telefon ging, es war Michael. Er sagte: »Ich bin ganz allein zu Hause. Ich muss unbedingt wieder zu dir kommen. Es ist alles schrecklich, die Schule, ich weiß gar nicht, wie ich es aushalten soll. Ich vermisse dich so.« Ich versprach ihm, mit seiner Mutter Kontakt aufzunehmen. Ich war ziemlich durcheinander. Es beschäftigte mich, dass Michael mich erreicht hatte, obwohl ich eigentlich in den Ferien war. Ich dachte darüber nach, wie einsam er sich fühlen musste. Ich rief Michaels Mutter an. Sie bestätigte seine absolute Verweigerungshaltung in der Schule und zu Hause: »Ich will bis zum Sommer warten, vielleicht gibt es sich.« Michaels Mutter rief mich vor den Sommerferien an. Michael frage sie ständig, wann er wieder zu mir kommen könne. »Es ist«, sagte sie, »als habe er keinen Mut zum Leben mehr. Bitte, er muss wieder zu Ihnen kommen.«

Als Michael wiederkam – ich hatte erneut 25 Stunden für ihn beantragt –, rannte er die Treppe hoch und umarmte mich heftig, es tat fast weh. Er stürzte in den Raum und suchte alle Gegenstände zusammen, mit denen er früher gespielt hatte. Das geschah ausgesprochen hektisch, so als seien weder Zeit noch Raum vorhanden. Ich hatte den Eindruck, als ginge alles jeden Moment in die Luft, so sehr stand er unter Strom. Als ich das aussprach, sagte er: »Ich werde meinen Vater und Hitler in die Luft sprengen. Ich hasse sie.« Dann spielte er, dass sehr viele Autos ein Einziges in den Selbstmord trieben. Das eine Auto hatte nur einen Freund, der aber war so weit weg und konnte ihm nicht helfen. »Du bist in ganz großer Not«, sagte ich. Da schrie er: »Wenn du das meiner Mutter sagst, werde ich dich schlachten!« Das ganze Zimmer sah mittlerweile aus wie ein Schlachtfeld. Als ich sagte: »Die Zeit ist bald um«, begann er, ruhig aufzuräumen. Ich erwähnte, dass er nun jede Woche um diese Zeit zu mir kommen würde. Michael: »Das ist auch gut so.«

Die einsame Telefonaktion des Patienten hatte die Mutter bewegt. Sie konnte plötzlich verstehen, dass er unbewusst mit allen Mitteln auf der Suche nach seinem Vater war. Sein Ruf nach mir galt dem Vater. Darüber konnten wir sprechen. Die Mutter verabredete sich mit Michaels Vater und vereinbarte mit ihm ein Treffen mit Michael. Der Vater war dazu sofort bereit. »Michael starrte mich an«, so die Mutter, »als ich ihm das erzählte. Dann ist er wie verrückt durch die Wohnung gerast. Er hat ein Schild gemalt, auf dem stand: Willkommen, Vater.«

In unseren Stunden spielte Michael, dass er mich tötet, ich musste aber sofort wieder lebendig werden. »Ich habe dir SOS gefunkt«, sagte er, »damals, als ich allein zu Hause war.« »Das habe ich schon verstanden«, erwiderte ich. »Du weißt vielleicht nicht, dass mein Vater da war«, Michael strahlte. »Er ist aber wieder gegangen.« »Du hast dir gewünscht, er bleibt für immer.« »Was denn sonst? Er ist doch mein Vater«, sagte Michael. Ich: »Er wird wiederkommen…« Michael schwieg. Nach einer Weile fragte ich: »Wie ist er überhaupt, dein Vater, wie sieht er aus?« »Er ist groß, er ist ziemlich stark… er kann Judo… er will mir das beibringen.« »Klingt nicht schlecht«, sagte ich. »Er hat noch einen Sohn«, sagte Michael leise. »Er ist trotzdem dein Vater«, sagte ich. Michael antwortete nicht. Ich: »Es ist schwer, es ist auch schwer, jetzt, wo er kommt… du hast so lange von ihm geträumt.« Ich fühlte seine Unsicherheit, seine Verzweiflung. Der reale Vater enttäuschte ihn. Er hatte sein eigenes Leben. Es war für Michael ganz schwer, damit umzugehen. Wie ich im Verlauf unserer Stunden erfuhr, kam der Vater immer wieder. Er brachte Michael Geschenke, er ging mit ihm ins Kino und in den Zoo.

»Mein Vater weiß gar nicht, dass ich auch sauer bin«, bemerkte Michael zu mir. Ich: »Du meinst deine Wut, weil er so lange weg war und dass er jetzt nicht für immer bleibt, dass er noch ein ganz anderes Leben hat.« Michael nickte. Ich: »Vielleicht kannst du ihm das irgendwann sagen.« Michael: »Und wenn er dann nicht mehr kommt?« Ich: »Du meinst, wenn man jemandem sagt, dass man sauer ist, rennt der weg… ich verstehe das, er war ja so lange weg.« Michael: »Ja, genau, er könnte wieder gehen.« Ich: »Du hättest ihn am liebsten umgebracht damals, manchmal hast du davon geträumt, er wäre immer für dich da.« Michael: »Er sagt, er und meine Mama haben sich nicht vertragen… meine Mama wollte ihn nicht mehr sehen.«

Michael war oft traurig und bedrückt. Die Mutter sagte: »Ich habe genau davor Angst gehabt, dass er unglücklich wird.« Ich sagte: »Vielleicht ist es besser, unglücklich sein zu können, als ein Schlächter zu sein… ich finde Michaels Traurigkeit angemessen… er hat seinen Vater gefunden, aber es ist natürlich nicht der Vater, den er in seiner Phantasie manchmal aufgebaut hat… es ist aber auch nicht der Vater, den er töten will… es ist schwer, es ist offen, wie es ausgeht.« Die Mutter weinte und sagte: »Michael hat sich so verändert, er ist so ruhig und nachdenklich… so in sich gekehrt.« »Ich verstehe das, da ist ja ein neuer Mensch in sein Leben getreten… Michaels Lehrerin ist das auch aufgefallen, er rennt nicht mehr rum, er bleibt auf seinem Stuhl sitzen, er macht seine Aufgaben.«

Michael hatte sich weit vom »Schlächter« entfernt. Als er »SOS« gerufen hatte, hatte er, so verstand ich das, gefürchtet, wieder zum Schlächter werden zu müssen. In der Trennung von mir drohte der »innere Vater« ihm erneut abhanden zu kommen. Da war etwas offen geblieben, so hatte auch ich es empfunden. Michael hatte darum gekämpft, seinen Vater kennenzulernen, er wollte sich nicht abspeisen lassen. Er konnte keine Ruhe finden vor seinen mörderischen Bestrebungen und kämpfte um sein Recht auf die Wirklichkeit. »Es war keine Liebe dabei«, dieser Satz der Mutter ging mir immer wieder durch den Kopf. Ich dachte an Quasimodo, den Buckligen, die Missgeburt, die sich nach Liebe sehnte. Auf dem Anmeldebogen hatte nur ihr Name gestanden, der Platz für den Vater war leer geblieben. Michaels Mutter hatte ihn für ihren eigenen Vater geboren. Gegen diese inzestuöse Projektion hatte sich der Patient immer gewehrt, in seinem Kampf war er fast verrückt geworden. In seiner inneren Welt hatte es nur noch böse und verfolgende Objekte gegeben. Sein Urgroßvater war ermordet worden, weil er sich am Attentat auf Hitler beteiligt hatte, das Böse bekämpft hatte. Michael, das hatte ich erst spät verstanden, fürchtete sich davor, getötet zu werden, er hatte panische Angst. Die Szene, in der ich mich vor die Tür setzte und ihn nicht herausließ, als er schrie und schrie und die Polizei rufen wollte, war zentral gewesen. Ich hatte ihn festgehalten, aber nicht nach seinem Leben getrachtet. Flüsternd, als müssten wir uns vor Feinden – der Gestapo vielleicht – verbergen, hatten wir uns angenähert.

Michael hatte seinen wirklichen Vater nie kennengelernt. Fast könnte man sage, es gab niemanden, von dem er sich trennen musste, er kannte ihn ja nicht. Da war aber die Szene nach seiner Geburt, der Vater hatte ihn im Arm gehalten. Dann war er gegangen, von der Mutter vertrieben, deren Bedingungen er nicht anerkennen wollte. Auch in der Mutter war diese Szene trotz allem lebendig geblieben. Michael hätte sonst nicht von seinem Vater träumen können, sich nach ihm sehnen. Michael hatte sich unbewusst immer nach dieser Realität gesehnt, die ihm vorenthalten worden war. Er war zugeschüttet mit Projektionen, er hatte so vieles wiedergutmachen sollen. Er hatte die Mutter ihrem Vater nahebringen sollen, er hatte dem Großvater den verlorenen Vater lebendig machen sollen. Er hatte sich geweigert. Er war der Schlächter Michael geworden, der Nazi-Michael, der Zerstörer, der Beschämende. Die frühe Trennung von seinem realen Vater lieferte Michael den Projektionen der Mutter aus. Es war auch sie, die er schlachten wollte. Die Nazi-Schlächter – mit denen war er identifiziert. Er sollte bauen, aber man nahm ihm die Bausteine weg, man beraubte ihn seiner Geschichte, seiner Realität. Er schlug um sich, verrückteste Grausamkeiten erdachte er. »Er wird ein Verbrecher«, hatte die Mutter gesagt, er durfte mit den Soldaten nicht wirklich spielen, die sie ihm schenkte. »Ich werde meinen Vater und Hitler in die Luft sprengen«, hatte Michael gesagt, nachdem ich ihn wieder gesehen hatte. Ich dachte an seinen Urgroßvater, der Hitler in die Luft sprengen wollte. Michael war unbewusst aufgeladen mit der tragischen Geschichte seiner Familie. Sein Urgroßvater hatte einen kleinen Jungen zurückgelassen, den Vater seiner Mutter. Dann war da Michael, das Kind ohne Vater, das alle zerstückeln, töten und in die Luft sprengen wollte. Auf diese Weise war er einerseits identifiziert mit seinem Urgroßvater, aber auch mit dem, so vermutete ich, unbewussten Hass seines Großvaters auf seinen Vater, der ihn verlassen hatte. In dieser Beziehung ähnelte dieser Michael. Hitler hatte seinen Vater ermordet, Michael wollte seinen Vater ermorden, weil er nicht da war und weil er ihn brauchte. Er hasste seine Mutter, die ihm den Vater vorenthielt und an die er wie gefesselt war. Ein pathologisches Ineinanderrücken (Teleskoping, vgl. Faimberg 2009) der Generationen war entstanden.

Als ich ihn kennenlernte, war Michael, der aufgrund so harmloser Symptome wie Stottern und Kopfschmerzen angemeldet worden war, dabei, verrückt zu werden. Interessanterweise war es nicht seine ausufernde Aggressivität, aufgrund derer er angemeldet wurde, vielmehr war es die hemmende Symptomatik. Michael war dabei, verrückt zu werden, weil er keinen Raum für die furchtbare Aggressivität fand, die ihn beherrschte. Zu mir kam er als der Schlächter, das wie eine Bombe geladene Kind, das sich von seiner Mutter nicht trennen wollte, das beherrscht war von der Geschichte der mütterlichen Familie. Die Trennung von der Mutter, die auf sehr dramatische Weise in den Behandlungsstunden stattfand, eröffnete einen Raum für die Realität, für die Idee seines realen Vaters. Ich dachte, dass Michael unbewusst immer gefühlt haben musste, dass er ohne die Realität seines eigenen Vaters nicht leben konnte. Er bedachte seinen unbekannten Vater mit vielen Phantasien, die ihn retten sollten vor den Projektionen der mütterlichen Familie. Als dieser reale Vater – es kam mir fast vor wie ein Wunder – schließlich wirklich die Bühne betrat, konnten die hinter dem »Schlächter« verborgenen depressiven Gefühle des Patienten einen Ausdruck finden. Der Vater hatte noch einen anderen Sohn, er hatte Michaels Mutter und ihn verlassen, er hatte sein eigenes Leben und wollte nicht ausschließlich Michaels Vater sein. So war er gar nicht der Vater, den Michael erträumt hatte, denn er konnte nicht alles wiedergutmachen. Er war aber da. »Es ist schwer mit meinem Vater«, sagte Michael, »aber es ist besser als nichts.« So sah ich das auch. Michaels Vater war nicht der große Erlöser und Retter, er war ein ganz normaler Mensch, der eine eigene Familie hatte, sich aber auch um Michael sorgte.

Der frühe Verlust seines realen Vater, der Wunsch von Michaels Mutter, etwas ganz für sich alleine zu haben, verbunden mit dem inzestuösen Wunsch, sich über Michael dem eigenen Vater zu nähern, hatte den Patienten, diesen kleinen Jungen, zu etwas gemacht, was ihn zutiefst verwirrte. Die zweijährige Behandlung bei mir, so sehe ich das, befähigte ihn, seinen realen Vater herbeizurufen, denn er war der einzige, der ihn wirklich von den Projektionen der mütterlichen Familie befreien konnte. Michael war nicht der Sohn seines Großvaters, der seinen Vater verloren hatte. Er hatte einen eigenen Vater, den er verloren hatte und nach dem er suchte.

Deshalb war es sehr wichtig gewesen, dass der Vater einmal gekommen war, Michael auf dem Arm gehalten hatte. Es hatte eine Zeit gegeben, da hatte er einen Platz beansprucht. Er hatte seinen Sohn nicht verleugnet, sondern für ihn bezahlt. Er war kein idealer Vater, er hatte nicht gekämpft, aber er war gekommen, als er gerufen wurde. Auf diese, gar nicht ideale Weise, da war ich sicher, gerade auf diese, erlöste er Michael. Michael konnte traurig werden, sehr traurig, nachdem er seinen Vater kennengelernt hatte. Der Vater, in seiner Relativität, erlöste Michael von dem Anspruch, alles wiedergutmachen zu müssen. »SOS« hatte er mir gesendet, nachdem die Behandlung sozusagen schon vorbei war, eine Behandlung, die nicht genügt hatte, die aber ausreichend gewesen war, um Michaels Vertrauen in das Leben und die Hoffnung wiederherzustellen.

Die Realität, die reale Existenz des Vaters, der ihn einmal auf dem Arm gehalten und dann verschwunden und verleugnet worden war, dieser reale Vater, den er verloren hatte, hatte in Michaels innerer Welt ein merkwürdiges Gespensterdasein geführt. Er war der ideale, rettende und er war der gehasste, zu tötende Vater gewesen, er war alles und nichts gewesen. Doch erst während der Behandlung, in der ich mich als Dritte zur Verfügung stellte, konnte die Idee eines Vaters sich entwickeln. Die Geschichte Michaels und seines Vaters, von dem er aus bestimmten Gründen getrennt aufgewachsen war, fand einen Raum, durfte und konnte einen Raum finden, nachdem Michael sich von der Mutter und den Projektionen der mütterlichen Familie langsam entfernte und freischaufelte.

Jonas, 5½ Jahre

Grund der Anmeldung: Wutanfälle.

Jonas war ein für sein Alter auffällig großes Kind. Sein Gesicht allerdings wirkte äußerst weich und kleinkindhaft, gleichzeitig merkwürdig ernst, finster und so, als könne es durch kein Lächeln aufgehellt werden. Er konnte sich nur sehr schwer von seiner Mutter trennen, als ich ihn zum ersten Mal sah. Er küsste sie immer wieder in einer abrupten, wenig zärtlichen Weise, kaum gebremst von seinem Zorn. Ich dachte auch, dass er sie in einer Art küsste, als müsse er auf eine lange Reise gehen, die er gar nicht antreten wollte. Jonas trug ein Tigerkostüm, es war Fasching.

Meine Existenz ignorierte er längere Zeit und spielte mit dem Rücken zu mir mit einigen Tierfiguren, die er sich hastig aus einem Korb genommen hatte. Er hatte eine getriebene Art zu spielen und holte sich mehrfach neue Figuren. Was er mit denen machte, konnte ich nicht sehen. Ich versuchte, ihn einige Male anzusprechen, was er ignorierte. Ich gab mir große Mühe und versuchte es immer wieder, dabei erlebte ich mich als zunehmend übergriffig.

»Du musst noch mehr Tiere besorgen«, sagte Jonas unvermittelt, »das reicht nicht. Viele Tiere fehlen, so kann ich nicht spielen… ich will alle Sorten haben.« Ich: »Ein Tiger fehlt.« Jonas: »Warum hast du keinen?« »Ich habe also nicht, was du brauchst«, bemerkte ich, »vielleicht ist es sehr schwer für dich, hier zu sein.« »Für mich ist alles schwer«, erwiderte er, »ich will auch nicht in die Schule… Ich will zurück in meinen alten Kindergarten.« Ich: »D. h., dein neuer Kindergarten gefällt dir nicht so gut, wie dir der alte gefallen hat?« Jonas wurde unheimlich traurig, als ich das sagte, von einem tiefen Ernst erfüllt. »Ich musste gehen, weil es so viel Streit gab«, sagte er, verfiel in Schweigen und starrte vor sich hin. »Das ist wirklich traurig«, bemerkte ich. Jonas sah mich plötzlich an und nickte: »Ich bin so traurig.«

Als die Mutter ihn abholen kam, wurde ich zum Zeugen eines heftigen Kampfes zwischen den beiden. Es war sehr kalt draußen und die Mutter wollte, dass Jonas seine Jacke anzieht. Er weigerte sich vehement. Es kam zu einem regelrechten Handgemenge im Vorraum der Praxis. Die Mutter zog ihm die Jacke mit Gewalt an. Jonas schrie panisch: »Aber ich bin doch ein Tiger.« Ich hörte sein verzweifeltes Schreien noch, als er schon auf der Straße war und ins Auto einsteigen sollte. Die Szene lud mich heftig auf. Ich war stark identifiziert mit Jonas und empfand seinen Schmerz und seine Panik. Es war, als kämpfe er um *sein* Leben.

Jonas' Eltern hatten sich getrennt, als er drei Jahre alt war. Ein Jahr zuvor war seine Schwester geboren worden, auf die er von Beginn an extrem eifersüchtig war. Die Mutter konnte Jonas keine Minute mit ihr allein lassen, weil er sie sonst zwickte und auf alle möglichen Arten drangsalierte. Jonas Vater sah seine Kinder vierzehntägig an den Wochenenden. Er hatte sich von Jonas Mutter getrennt, weil er eine neue Frau kennengelernt hatte, mit der er nun zusammenlebte. Gleichzeitig hatte er einen sehr einträglichen Job verloren, der auf seiner akademischen Ausbildung beruht hatte. Er war ins Rotlichtviertel gezogen und brachte sich mit Gelegenheitsjobs durch. Jonas' Mutter war ziemlich erbost, als sie mir erzählte, dass sie die Kinder zwischen Sexshops und Pornokinos durchschleußen musste, um sie ihrem Vater zu übergeben. »Sie hätten mich noch vor einem Jahr sehen sollen«, sagte sie, »ich wog 120 Kilo. Sie hätten mich gar nicht erkannt.« Sie sah mich provozierend an und merkte an: »Jetzt wiege ich nicht mehr als Sie… und ich habe es geschafft, ich gehe auch aus, ich gehe tanzen, wenn die Kinder schlafen.« »Es muss eine richtig schwere Zeit gewesen sein«, sagte ich. Sie nickte und starrte mich an. Ich dachte, sie starrt mich an wie Jonas, so leer und mit einer andrängenden Wut. Wie Jonas Vater hatte auch seine Mutter ursprünglich eine akademische Laufbahn eingeschlagen. Sie litt stark darunter, sich unter ihrem Wert zu verkaufen, um ihre Kinder und sich selbst ernähren zu können.

Als die Mutter mit Jonas schwanger war, starb ihre Großmutter, bei der sie aufgewachsen war. »Ich habe immer nur meine Großmutter gehabt«, sagte sie, »meine Mutter hat sich nicht für mich interessiert, sie hat immer getrunken, sie interessiert sich nicht für mich und meine Kinder. Ich habe Jonas sechs Monate gestillt, und er ist immer dünner geworden, es war schrecklich. Ich musste ständig zum Arzt und ihn wiegen lassen. Erst als ich ihn abstillte, nahm er zu… Ich war auch so froh, als er mit 16 Monaten laufen lernte, das war gerade noch normal… er hat lange Zeit nur undeutlich gesprochen, ich habe immer Angst um ihn gehabt… mit drei war er sauber, aber er hat dann vor einem Jahr wieder begonnen einzunässen… aber das Schlimmste sind seine Wutanfälle. Seit er zwei Jahre ist, weiß ich nicht, was ich machen soll, ich war bei vielen Erziehungsberatungsstellen, er schlägt seinen Kopf auf den Boden und gegen die Wand… Ich habe immer das Gefühl, er wacht, obwohl er lange schläft, geladen auf. Ich kann mit ihm eigentlich nicht nach draußen gehen. Er blamiert mich, er beschämt mich. Er fängt wegen der kleinsten Kleinigkeit an zu schreien. Ich kann ihn nicht beruhigen.« – Im Alter zwischen zwei und vier Jahren, so erfuhr ich weiter, hatte Jonas vier Lungenentzündungen, einmal mit zehntägigem stationärem Aufenthalt.

Ich erlebte Jonas' Mutter als schwer überfordert. Sie hatte unbewusst das Gefühl, ihm in keiner Weise eine gute Mutter sein zu können. Bewusst verleugnete sie diesen Tatbestand, der sie wirklich bedrohte. Sie schilderte ihn mir als monströses Kind, dem niemand niemals gerecht werden konnte. Auf der Grundlage einer schwierigen frühen Entwicklung (Lungenentzündungen/Gewichtsprobleme), die gelesen werden kann als Jonas' Versuch, die durch den Tod der Großmutter präokkupierte Mutter zu erreichen, entsteht ein heftiger Separationskonflikt. Die Geburt der Schwester verschärft diesen Konflikt noch und geht mit passagerem Einnässen einher sowie Jonas' Wunsch, ein kleines Baby zu sein. Er will die Mutter ganz haben, mit Haut und Haaren, darum kämpft er noch immer, verstärkt noch einmal durch die Trennung von seinem Vater. Mit der kleinsten von ihr ausgesprochenen Versagung wird die geliebte zur gehassten Mutter. Nur wenn sie all seine Wünsche erfüllt und sein verlängerter Arm bleibt, gehört sie ihm. Versagung treibt ihn in die heftigste Aggression und Verzweiflung – als solle er vernichtet werden. Unbewusst fürchtet Jonas, seine Mutter könne ihn wegschicken, wie die Betreuer seines ersten Kindergartens es getan hatten oder – vielleicht wie er imaginieren mag – wie die Mutter den Vater weggeschickt hatte.

Jonas scheitert in seiner inneren Entwicklung an der Akzeptanz eines von ihm getrennten mütterlichen Objektes, das er nicht als ambivalent ertragen kann. Er verweigert, so könnte man das auch sagen, den inneren Aufbau einer depressiven Position. Immer wieder gerät er in einen inneren Strudel von Vernichtung und Hass. Als ich ihn kennenlernte, war ich verblüfft von seiner finsteren, tiefernsten Aura, seinem Mangel an jeder Freude, der Abwesenheit eines Lächelns. Ich hatte sehr früh das Gefühl, dass er sich an seiner Finsternis festhalten musste, um weitere, nicht erträgliche Enttäuschungen abzuhalten. Der finstere Gestus war sein Schutz, sein ihm von sich selbst gegebener Halt. Mit ihm schien er zu sagen: Du kannst machen, was du willst, ich werde dir nicht vertrauen und mit dir lachen. Lass mich in Ruhe. Jeden Tag muss ich erleben, dass du mir nicht gehörst. Ich hasse dich, du willst mich vernichten. Das Dritte, der Vater, war sehr wenig repräsentiert in Jonas' innerer Welt. Manchmal dachte ich, er empfand das Weggehen seines Vaters als das vorweggenommene Verlassenwerden von seiner Mutter, auf das er gleichsam wartete.

Über einen sehr, sehr langen Zeitraum hinweg war Jonas für mich das Kind, das niemals lächelte. Er kam zu seinen Stunden mit versteinertem Gesicht. Er hüllte sich in Schweigen und beschäftigte sich allein mit kleinen Spielsachen. Wenn mein Blick dem seinen begegnete, wurde sein Ausdruck zornig und grimmig. Ich wagte es kaum, ihn anzusprechen. Tat ich es doch, stöhnte er mit vor Wut verhaltener Stimme: »Lass mich in Ruh.« Ich spürte, dass er immerzu nahe am Ausrasten war und mühsam seinen Raum verteidigte. In der Gegenübertragung fühlte ich mich wie die Zerstörerin seines Raumes. Manchmal sagte ich etwas über die große Wut in ihm, die ich fühlen konnte. Über weite Strecken unserer Stunden schwieg ich, denn es war deutlich, dass er meine Worte kaum ertragen konnte. Während des Schweigens, in dem ich mir vorkam wie auf einem Minenfeld, wuchs mein Ärger, aber auch mein Gefühl von Hoffnungslosigkeit. Ich dachte darüber nach, was für eine große Angst der Patient – in der Gegenübertragung ich – vor seiner Wut hatte, wie er sein Gesicht versteinern musste, um sie zu bannen und zu überleben, und wie hoffnungslos und allein er dabei war.

Nach mehreren Monaten äußerte er sich zu meiner Überraschung vollkommen unvermittelt und kam damit auf einige meiner Interventionen zurück: »Das stimmt mit der Wut. Das ist schlimm, wenn man Wut hat.« Er ging zum Puppenhaus und spielte, dass einer alles in Brand stecken wollte. Als die Feuerwehr kam, war es zu spät, alles brannte lichterloh. Ich sagte: »Du zeigst mir, wie die Wut ist: wie ein Feuer, das alles zerstört.« Jonas nickte und wirkte vollkommen deprimiert.

In den folgenden Stunden inszenierte der Patient regelrechte Verwüstungen meines Raumes, die ich stoppen musste, indem ich ihn festhielt. Es war immer, als warte er darauf. Mir war immer, als habe er eine Sicherheit mit mir gewonnen, die das ermöglichte. Wenn ich dann etwas über das Feuer sagte, das ich mit seiner Wut verglichen hatte und das er nicht alleine stoppen konnte, strahlte er mich an. Ich dachte, ich sehe ein anderes Kind. Ich sah Jonas, der strahlte. Im Grunde war es mir unheimlich, ich dachte, das war ein anderes Kind, das war nicht Jonas. Ich habe mich getäuscht, dachte ich, denn wie könnte Jonas strahlen, sein Gesicht war doch bisher so gewesen, dass es das gar nicht konnte.

Er entdeckte ein Buch mit den Streichen von Max und Moritz, das ich ihm mehrmals vorlesen musste. Am Schluss, wenn die beiden dann in Form von Körnern von den Hühnern aufgefressen werden, sagte er immer: »Oje, oje.« »So eine schreckliche Strafe«, sagte ich. »Findest du nicht auch«, sagte Jonas, »dass diese Strafe zu schlimm ist?« »Doch«, sagte ich, »aber vielleicht hast du manchmal Angst, was ich mache, wenn du so schlimm bist wie Max und Moritz.« »Manchmal schon«, erwiderte Jonas. In jeder unserer Stunden kam er auf das Buch zurück und verlangte, dass ich es ihm vorlese. Ich konnte immer spüren, dass wir etwas sehr Wichtiges taten. Jonas sah mich dann ernst an, sehr ernst, wir wussten beide, was kommen würde. Manchmal hatte ich ein starkes Bedüfnis, alles wegzulachen. Ich dachte dann, selbst sehr ernst, man darf doch mal lachen. Ich lachte aber nie, das war unmöglich. Doch über das Feuer, das ich mit seiner Wut verglichen hatte, und die tödliche Strafe für Max und Moritz kamen wir uns nahe. Jonas begann, mich zu beobachten, wenn er mich provozierte und Verwüstungen anrichtete. Ich nahm wahr, wie er mich wie aus einem Hinterhalt heraus anzuschauen begann. Ich sah, wie dramatisch ernst ihm alles war.

Im Herbst entwickelte er einen starken Husten. Ich dachte sofort an die vielen Lungenentzündungen, die er als Säugling und Kleinkind gehabt hatte. »Das ist schon lange so mit dem Husten und den Erkältungen«, sagte ich. Es sprudelte aus ihm heraus. »Zweimal war ich im Krankenhaus, einmal mit Mama, einmal mit Papa. Alles hat mir wehgetan, und ich bin einmal aufgewacht, da war keiner da. An meinen Händen waren Schläuche, und ich habe geschrien, bis die Mama kam, dann kam aber erst eine Krankenschwester, sie hat mir wehgetan. Ich habe weiter geschrien, bis meine Mama endlich gekommen ist.« Ich: »Du warst allein, du hattest Schmerzen, du musst dich gefragt haben, warum sie nicht da ist … ich stelle mir vor, da war auch deine Wut.« Jonas: »Ich war sehr, sehr böse und wütend, du kennst das ja mit dem Feuer… aber ich hatte auch Angst… dass sie nicht mehr kommt… dass ich sterben muss.« Ich: »Dass sie dich bestraft, so schrecklich wie Max und Moritz bestraft wurden.« Jonas nickte stumm, sein Gesicht war weiß wie die Wand. Wir schwiegen. Ich konnte sehen, wie schlecht es ihm ging, als stünde sein Todesurteil wirklich bevor. »Die Strafe ist zu schlimm«, bemerkte ich, »egal…« Jonas unterbrach mich: »Du weißt das nicht, ich bin viel schlimmer… ich denke immer, sie geht weg… und manchmal«, er begann zu flüstern, »wenn ich ganz schlimm bin und nicht aufhöre, dann habe ich Angst, sie könnte es tun.« Mir war in dieser Szene sehr klar, dass Jonas Angst hatte, von seiner Mutter mit dem Tod bestraft zu werden. Es war nicht nur die Angst zu sterben (ohne sie), es war auch die Angst, in einem der schrecklichen Kämpfe von ihr getötet zu werden.

Die Mutter berichtete mir in jedem Elterngespräch von diesen Kämpfen, wie Jonas ausrastete vor Wut, weil sie ihm etwas versagte. Es kam dann zu regelrechten Ringkämpfen, in denen die Mutter ihn festhielt, an ihm zerrte, ihn schubste und niederrang. Die Mutter sprach sehr kalt über diese Szenen. Es fiel ihr schwer, Jonas zu mir kommen zu lassen. Vor meiner Tür war es jetzt sie, die darauf bestand, Jonas zu küssen. Sie erzwang das. Diese Küsse waren schrecklich, sie rief ihn zurück, wenn er schon gehen wollte und er ging dann zu ihr und ließ sich küssen wie ein Möbelstück. Diese Küsse waren gar nicht für Jonas, sie waren für mich als Zeugin gedacht. »Du kannst ihn mir nicht wegnehmen«, schien sie mir zu sagen. Sie erregte heftige Hassgefühle in mir. Ich hätte sie schlagen können dafür, dass sie diese Kussszene immer neu inszenierte. Nur langsam verstand ich, wie allein sie sich fühlte, in einer wie kalten Weise sie vermeinte, alles hinbekommen zu müssen. Sie war voller Vorwürfe und Verachtung gegen Jonas' Vater und ihre eigene Mutter. »Sie scheren sich nicht um mich. Sie überlassenen mir alles«, sagte sie. »Meine Mutter hat noch kein einziges Mal auf die Kinder aufgepasst, auch nicht wenn sie krank sind und ich gar nicht weiß, wie ich das mit meiner Arbeit organisieren soll. Einmal hatte sie zugesagt und war dann so betrunken, dass sie nicht kommen konnte.« Es gab nur ein einziges gutes Objekt für die Mutter, und das war tot, gestorben, als sie mit Jonas schwanger war: ihre Großmutter. Manchmal habe ich überlegt, was für einen großen Unterschied es wohl für Jonas und seine Mutter gemacht haben würde, wenn diese Uroma länger gelebt hätte, wenn sie einfach da gewesen wäre. Das frühe Im-Stich-Gelassenwerden von der eigenen Mutter lebte mit Jonas Geburt erneut auf, und zwar um so heftiger, als die Oma – mit der sie sich getröstet hatte und die die Mutterstatt angetreten hatte – während ihrer Schwangerschaft mit dem Patienten gestorben war. Sie war innerlich ganz allein mit Jonas. Manchmal dachte ich: Sie ähnelt ihm in ihrer großen, ungehaltenen Wut.

»Sie haben sich oft so allein gefühlt mit Jonas, da war so viel Hass und Wut über Ihr Alleingelassensein«, sagte ich einmal zögernd und vorsichtig, da begann sie zu weinen. »Meine Großmutter hat mir so gefehlt, ich habe mich immer auf sie verlassen können... es ging plötzlich gar nichts mehr mit meinem Mann, als Jonas da war. Wir waren wie Fremde, er hat meine Angst und meine Panik nicht verstanden, wenn ich allein mit Jonas war... damals war er ja noch oft beruflich in Frankreich, manchmal wochenlang.« Ich: »Sie hätten so dringend Hilfe gebraucht.« Für mich dachte ich: Sie hat ihn gehasst, sie hasst Jonas schrecklich. Er lässt sie ihre Hilflosigkeit spüren, eine sehr alte Hilflosigkeit.

Ein anderes Mal bemerkte ich: »Ich kann das wahrnehmen, wie schwer es Ihnen fällt, Jonas zu mir zu bringen. Es ist gar nicht so einfach, sich hilfsbedürftig zu zeigen.« Sie atmete mehrfach tief durch und sagte dann: »Es ist schwer. Ich bin keine gute Mutter, ich schaffe es nicht mit Jonas. Mit Sina ging es dann. Mit Jonas ist alles schwer.« »Ich habe auch darüber nachgedacht, dass da so eine Art von Angst in Ihnen ist, ich könnte Ihnen Jonas wegnehmen und alles besser machen«, erwiderte ich. Sie sah mich wie erstarrt an und nickte ernst. Ich konnte plötzlich fühlen, wie stark der Panzer ihrer Kälte, der sich nur langsam lockerte, sie vor dem Gefühl schützte, so unzulänglich zu sein, wie sie ihre eigene Mutter erlebt hatte, ihre Mutter, von der sie sich ab- und der Großmutter zugewandt hatte.

Das quälende Abschiedsritual vor Jonas Stunden, das ausgiebige Küssen, versiegte, nachdem ich etwas von ihrer Angst verstanden hatte, Jonas könne es so machen wie sie, als sie ein kleines Mädchen war: sich abwenden von der Mutter, sich hinwenden zu einem neuen Objekt. Diese Vorgänge in der Übertragung zu mir eröffneten den Raum für Jonas' Vater, den ich bald darauf sehen konnte. Gleichwohl waren die Stunden mit Jonas' Mutter für mich nach wie vor eine Gratwanderung: Ich glaube, es ist mir kaum möglich, das unendlich Quälende zu beschreiben, das ich im Zusammensein mit der Mutter empfand. Wir benötigten sehr, sehr lange, um an einen Punkt zu gelangen, an dem wir wirklich miteinander sprechen und in Kontakt treten konnten. Die Beziehung zwischen uns riss immer wieder ab. Sie verschanzte sich und wurde zu einer sehr kalten, unsympathischen Frau, auch nachdem es gerade gelungen war, eine kleine Berührung herzustellen. Während ich versuchte, mich an diese Gespräche zu erinnern, geschah es sehr oft, dass in mir selbst alles abbrach. Es war gar nichts mehr da, worüber ich schreiben konnte. Ich quälte mich und versuchte, mich an die Phasen zu erinnern, die wirklich gut und berührend gewesen und die plötzlich wie verschwunden und nicht da gewesen waren. Auf diese Weise war ich konfrontiert mit dem Verlust eines guten Objektes in der inneren Welt der Mutter.

Jonas' Vater sah ich erst spät. Ein Jahr war Jonas schon bei mir, als die Mutter mir seine Adresse gab und mir gestattete, ihn zu kontaktieren. Er wirkte unglaublich jung, sehr warm und echt in seiner nachdenklichen Weise. Ich konnte ihn gar nicht mit Jonas' Mutter in meinen Gedanken zusammenbringen. Es war ausgesprochen wohltuend, ihm gegenüberzusitzen. Er strahlte etwas Ruhiges aus und hatte eine große Fähigkeit, Jonas wahrzunehmen. Er sprach behutsam und anerkennend über Jonas' Mutter. Es beschäftigte ihn, wie stark Jonas und seine Tochter um ihn konkurrierten, wenn sie am Wochenende bei ihm waren. Vor allem seine Tochter – im Grunde gewann sie erst durch die Gespräche mit ihm für mich Gestalt – ließ es kaum zu, dass er sich Jonas zuwandte, der beim Vater eine ziemlich geduldige Art hatte und nie ausrastete. Ich dachte, wenn ich mit der Mutter sprach, gab es eigentlich nur Jonas und sie, die Tochter existierte gar nicht.

Jonas erzählte mir über einen langen Zeitraum in jeder seiner Stunden vom Krankenhaus. Das war für ihn ein wirklich dringendes Anliegen, mit dem er jetzt kam. Es fiel ihm immer noch etwas ein, was er mir berichten wollte. Es war, als öffne sich auf diese Weise eine lange geschlossene Tür. »Ich war so, so allein, ich wusste nicht mehr, was geschah«, sagte er, »sie haben mir so wehgetan, sie haben in meine Hände gestochen, jeden Tag… Ich habe geweint… meine Mama hat mich getröstet… sie hat meine Hände getreichelt, die so weh getan haben.« Ich: »Sie war sehr traurig darüber, dass es dir so schlecht ging.« Jonas sagte: »Ja, ja, das stimmt.« Ich glaube, dass die Krankenhausszenerie, in der vor allem die Mutter eine Rolle spielte, für ihn deshalb so wichtig war, weil sich hier ein Raum für die gute Mutter eröffnete, die ihn trösten konnte. In dieser Szene waren es die Ärzte, die ihm nach dem Leben trachteten und ihm wehtaten, sodass die Mutter zu einer schützenden und tröstenden Figur werden konnte. Das war für Jonas ganz wichtig, das zu erinnern. Seine Mutter liebte ihn, bedeutete das, sie trachtete nicht danach, ihm das Leben zu nehmen. Er näherte sich einer gewissen Realität. Zwar belebte die Krankenhausszenerie die Angst vor der verfolgenden Mutter wieder, sie schuf im Nachhinein aber auch einen Raum, sie als schützendes Objekt zu erkennen.

Die Angst vor seine Wut und Destruktivität nahm symbolische Gestalt an: Jonas malte ein Schiff auf dem Meer, Matrosen und der Kapitän waren zu sehen. Dann zeichnete er eine Flutwelle, die immer höher wurde und schließlich alles verschlang, sogar den Matrosen hoch oben im Mast. Voller Lust ließ Jonas alles von der Flutwelle verschlingen. Plötzlich erstarrte er und begann bitterlich zu weinen: »Jetzt ist alles kaputt.« »Das ist schlimm, wenn man das Gefühl hat, jetzt ist es zu spät und ich kann es nicht mehr bremsen und alles ist kaputt«, sagte ich. »Sehr schlimm«, sagte Jonas, »immer passiert mir so was, du weißt schon.« Wir sagten lange gar nichts. »Mein Papa«, äußerte Jonas schließlich, »mein Papa: ich kann ihn nur so selten sehen.« »Manchmal ist es, als sei er hinweggespült von der Flutwelle«, bemerkte ich. »Wenn ich bei meinem Papa bin, dann will ich, dass alles gut ist, ich will wirklich lieb sein.« »Es ist schwer, sehr schwer für dich, dass er gegangen ist«, bemerkte ich. »Wenn ich groß bin, werde ich auch nach Frankreich gehen, ich liebe dieses Land.« Er begann, die französische Fahne zu zeichnen. Ich: »Du musst dich fragen, warum er gegangen ist, damals…« Jonas sah mich verzweifelt an: »Du denkst, er ist wegen mir gegangen.« »Nein, das denke ich gar nicht… ich dachte aber: du denkst das manchmal.« »Immer denke ich das«, sagte Jonas und weinte bitterlich.

Es war von großer Bedeutung, mit dem Vater über Jonas innere Verfassung sprechen zu können, über seine Schuld, seine Tendenz sich anzupassen, um nicht schuldig zu sein und den Vater nicht zu verlieren. Er war ja so brav bei seinem Vater, den er halten wollte, und er attackierte die Mutter auch deshalb, weil er sich und sie für das Fortgehen des Vaters schuldig sprach. Er hatte sich früh und in einer ausschließlichen Weise an die – aufgrund des Verlustes ihrer Großmutter – depressive Mutter geklammert und in seiner unbewussten Welt so den Vater vertrieben. Lange Zeit war er in einer so starken Weise mit dem Kampf, den er mit seiner Mutter geführt hatte, beschäftigt gewesen, dass die Bedeutung des Vaters und seines Gehens nicht wirklich virulent werden konnten. Dies geschah im Verlauf der Behandlung. Er entwickelte eine wirklich innige Beziehung zu seinem Vater, der ihm vieles aus dem Gebiet der Geschichte, das er studiert hatte, erzählte. Jonas war ein aufgrund seiner Verlusterfahrung ungemein gelehriges und kluges Kind, das die Erzählungen seines Vater in einer Weise aufsog und sich intellektuell damit auseinandersetzte, die mich erstaunte. Ich glaube, es war für ihn sehr wichtig, ganz viel von seinem Vater zu erfahren und über ihn zu wissen. Es war aber auch der Vater, der ihn suchte und sich mit ihm beschäftigen wollte, was, wie ich oben beschrieben habe, gar nicht so einfach war, weil Jonas' kleine Schwester dafür wenig Raum ließ. Sie suchte sich an ihm festzukleben, wie es Jonas mit seiner Mutter tat. Jonas blieb sehr ruhig und ernst. »Manchmal denke ich, er beobachtet mich und Sina«, sagte der Vater, »in letzter Zeit sagt er manchmal, das finde ich richtig gut: ›Jetzt bin ich dran.‹«

Während der Behandlung wurde Jonas eingeschult. Die Mutter hatte große Angst, er könne sich nicht bewähren. Jonas selbst war unsicher. Er beschäftigte sich allerdings stark mit der Auswahl eines Ranzens und entschied sich für einen mit wilden Tieren. Ich musste lachen, als er mir das erzählte. »Ich denke an den Tiger«, sagte ich. Jonas lächelte: »Da ist auch einer dabei«, sagte er schmunzelnd. »Die wilden Tiere«, bemerkte ich, »du liebst sie…« Jonas nickte. Diese Szene war, ohne dass wir viele Worte darüber machten, sehr dicht. Tatsächlich war ich sehr vorsichtig, ich wollte auch nicht viele Worte machen. Ich konnte es genießen, dass wir ohne viele Worte vermochten, gemeinsam etwas zu verstehen. Das war ruhig und erholsam, es genügte.

Der Vater und seine Familie kamen zu Jonas' Einschulungsfeierlichkeit, woran er lange gezweifelt hatte. »Mein Papa wird nicht kommen«, hatte er ernst bemerkt, »und dann kommen auch meine Großeltern und meine Tanten nicht… sie verstehen sich nicht mit meiner Mutter, das geht nicht.« »Wie schade, jammerschade«, hatte ich erwidert. Jonas hatte in seiner ernsten Art genickt. – Jonas raste in unserer nächsten Stunde in den Raum herein und es platzte aus ihm heraus: »Sie waren alle da, alle!« »Toll«, sagte ich, »kaum zu glauben.« »Hast du auch nicht gedacht, oder?«, fragte Jonas. »Gewünscht habe ich mir das schon«, sagte ich, »wie du vielleicht.« Jonas schwieg eine Weile. »Nein, ich konnte mir das nicht wünschen«, sagte er, »ich weiß ja, wie schwer das für meinen Papa ist… aber sie sind auch alle mitgekommen und haben bei uns zu Hause Kaffee getrunken.« »Das war auch wichtig, an deinem Ehrentag«, warf ich ein. Jonas sah mich lange an, dann sagte er plötzlich: »Ich habe Angst, ich weiß nicht, wie das sein wird in der Schule…« Ich nickte: »Es ist auch wirklich schwer, so gar nicht zu wissen, was kommen wird.«

Es kam dann so, dass Jonas es genoss, in die Schule zu gehen. Vor allem liebte er es, den Schulweg allein zu gehen. Es war wirklich alles ganz neu für ihn. Er ging ohne seine Mutter durch die Straßen, an einem Baum pflückte er Pflaumen, unter einem anderen Baum sah er Nüsse liegen, die er aufsammelte. Ich konnte empfinden, wie er die Welt ohne seine Mutter zu entdecken begann, wie er den Zwischenraum liebte, bevor er seinen Klassenraum betrat. Dann wurde es schwer für ihn: Oft saß er träumend da, hörte gar nicht, wenn die Lehrerin etwas verlangte. Es dauerte, bis er ankam, sich orientierte und beschloss dazusein. Er lernte sehr schnell lesen und schreiben, es flog ihm gleichsam zu. Er hatte Spaß daran.

Die heftigen Auseinandersetzungen mit der Mutter ebbten ab. »Jonas ist schon lange nicht mehr ausgerastet«, sagte die Mutter zu mir, »ich kann aber jetzt auch besser mit ihm umgehen… ich glaube, ich lasse ihm mehr eigenen Raum. Wenn wir anfangen zu streiten, wissen wir beide, dass wir das nicht mehr wollen, was früher war… es kommt einfach nicht mehr so weit.« Ich: »Ich denke, es ist auch wichtig gewesen für Jonas, dass sie ihm seinen Vater in einer neuen Weise lassen konnten… er war oft so unsicher, was er annehmen darf von seinem Vater, er hatte wirklich Angst, Sie zu verlieren, wenn er sich seinem Vater innerlich näherte.« »Ich bin selbst erstaunt, wie gut das jetzt oft geht, dass ich ihn anrufen kann, wenn die Kinder krank sind und ich zur Arbeit muss, wie er mir dann hilft. Sie wissen ja, dass er und seine gesamte Familie auch zu Jonas' Einschulung gekommen sind.« Sie schwieg eine Weile, dann sagte sie: »Außer seiner neuen Freundin… das wollte ich nicht… daran wäre fast alles gescheitert. Jonas' Vater wollte nicht kommen ohne sie, und ich habe gesagt, ich will das nicht.« Ich: »Er ist dann trotzdem – ohne sie – gekommen. Ich glaube, er wollte Jonas nicht allein lassen.« Sie: »Ich habe ihn da noch mal neu wahrnehmen können. Er ist auf meinen Wunsch eingegangen. Ich hätte das nicht geschafft, es war mir zuviel.«

Jonas' Entwicklung – da war ich sicher – hätte nicht stattfinden können ohne die Möglichkeit, seine Mutter im Verlauf der Behandlung zu berühren. Einerseits war es Jonas gewesen, der sich in der Behandlung veränderte und es der Mutter ermöglichte, sich ihm in einer neuen Weise zu nähern und als gute Mutter zu empfinden. Andererseits war da die Mutter, der es nach einer anfänglich hohen Ambivalenz gelang, mir Jonas anzuvertrauen. Damit einher ging die wachsende Bedeutung des Vaters, die die Mutter zulassen konnte. Denn die Mutter und Jonas hatten sich umschlungen gehalten in einer bedrohlichen Umarmung, die einem Kampf auf Leben und Tod geglichen hatte. Sie waren voller Hass gewesen und gestatteten einander nicht das kleinste Stückchen Raum. Ich glaube, dass Jonas für die Mutter unbewusst zur Inkarnation der sie überfordernden, im Stich lassenden und feindlichen Objekte wurde. Sie hasste dieses Kind, das abnahm, während sie es nährte, das sie mit seinen ständigen Krankheiten forderte, nie zufrieden war, um sich schlug und nicht beruhigen ließ. Jonas war aufgeladen von seiner hasserfüllten, überforderten Mutter, die er nicht erreichen konnte und die er zur Verzweiflung trieb. Die Geburt der Schwester und die Trennung vom Vater zementierten diesen Zustand. Wie ich beschrieben habe, konnte in einer Szene der Behandlung deutlich werden, wie stark Jonas' den Clinch mit seiner Mutter als Kampf auf Leben und Tod erlebte. Der tiefe Ernst und die Finsternis, die ihn, einen kleinen Jungen, umgaben, sprachen von Todesangst, von alltäglicher Qual und Quälereien, in der er mit seiner Mutter gefangen war. Im Nachhinein ist es im Grunde erstaunlich, dass die Mutter und Jonas mich, den Dritten, zu brauchen vermochten. Lange Zeit dachte ich, sie werden sich eher zu Tode quälen, als mir zu gestatten, eine Rolle zu spielen. Ich hatte aber nicht den Eindruck, dass Jonas in irgend einer Form Lust und Triumph empfinden konnte, wenn er seine Mutter zum Wahnsinn trieb. Er befand sich immer vor einem schrecklichen Abgrund, im Angesicht einer Flutwelle. Es ging niemals um die Lust an der Provokation.

Als sich die Behandlung ihrem Ende zuneigte, sagte Jonas in seiner ernsten Art: »Ich weiß nicht, ob ich schon gehen kann… vielleicht muss ich noch bleiben…ich weiß es nicht, ich weiß es nicht.« »Wie meinst du das?«, fragte ich nach. »Ich bin immer noch manchmal schlimm, ich streite mich mit meiner Mutter…« »Darf man das nicht?«, bemerkte ich. »Du meinst, man darf das?«, fragte Jonas. »Ich glaube, ja, man darf das… manchmal… und immer wieder.« Jonas sah mich nachdenklich an: »Aber wenn es wieder so wird, du weißt schon, was dann?« »Vielleicht«, erwiderte ich, »ist es dann wirklich wichtig, dass du nicht allein mit deiner Mutter bist, dass du auch einen Vater hast.« Jonas lächelte. Es war auch am Ende der Behandlung so, dass Jonas' Lächeln mich verzauberte. Es hatte eine unglaubliche Leichtigkeit, die aus dem Kontrast zu seinem tiefen Ernst entstand. Ich hatte dann das Gefühl, still sein zu wollen, nichts zu tun und zu sagen, ihn nur anzuschauen und mich an ihm zu freuen. Ich erlebte mich in der Situation einer Mutter mit einem Säugling, der diese plötzlich erkennt und anlächelt, weil sie das Richtige macht.

Ich verstand auch, wie schwer es für Jonas war, sich von mir zu trennen. Während der Behandlung hatte er in mir seine versteinerte Mutter zum Leben erweckt und war selbst lebendig geworden. Er hatte seinen Vater wiederentdecken dürfen. Er hatte einen Raum für die Flutwelle und das Feuer in sich gefunden. Er fühlte sich sicher mit seinen Stunden bei mir. Er hatte es genießen und schätzen können, wie ich mich an seiner Entwicklung freute. Es war wirklich schwer, sich zu trennen, auch für mich. Gleichwohl, es war so, als ich mich von Jonas trennte, dass in einer rudimentären Weise das Gefühl entstanden war, dass wir aneinander Freude empfinden konnten. Es blieb für mich sehr stark der Eindruck, dass ich mich von einem Säugling zu trennen hatte, der mich gerade erkannt hatte, mich anlächeln konnte, das Gefühl von etwas äußerst Fragilem. Damit musste ich mich bescheiden, das konnte ich sicher fühlen und war nicht wirklich glücklich damit.

Jonas kam sehr ernst zu seiner letzten Stunde. Er begann, Zähne zu malen, und erkläre mir, dass ihm in einigen Tagen zwei Zähne gezogen würden. »Oje«, sagte ich. »Ich schaffe das«, erwiderte Jonas. »So sicher bist du?«, fragte ich. »Das ist jetzt typisch, dass du das sagst«, meinte Jonas und lächelte. Unter Lachen sagte ich: »Aber das ist doch wirklich schwer.« »Ich muss es aber schaffen«, sagte Jonas und strahlte mich an. »Ich werde dich vermissen«, sagte er, »ich werde dich sehr vermissen.« »Ich dich auch, Jonas«, sagte ich. Er lächelte, dann begann er zu weinen, erholte sich aber schnell. »Da ist etwas sehr Trauriges daran, dass wir heute Abschied nehmen«, sagte ich. »Ich weiß«, sagte Jonas.

Ich erinnere mich noch heute, nach einigen Jahren, wie fest er meine Hand drückte, wie er mich ansah, als er ging, er lächelte, die Tränen standen in seinen Augen, in meinen auch. »Wenn es sein muss, komm ich wieder«, sagte er.

Florian, 14 Jahre

Grund der Anmeldung: Schulische Probleme, Depressionen.
Eine Kollegin rief mich an. Sie suchte einen Therapieplatz für einen Patienten, dessen Mutter sich bei ihr gemeldet und die sie bereits einmal gesehen hatte. »Ich habe leider keinen festen Platz frei und möchte die Patienten gerne weitervermitteln. Die Mutter lebt in einer lesbischen Partnerschaft. Das ist alles nicht so einfach… Haben Sie einen Platz frei und würden Sie diesen Fall übernehmen?« Ich sagte der Kollegin, sie könne mir den Patienten schicken. Im Nachhinein dachte ich, es war ein merkwürdiges Gespräch, so als wolle die Kollegin wissen, ob ich einen Patienten, dessen Mutter in einer lesbischen Partnerschaft lebte, überhaupt annehmen würde.

Florians Mutter meldete sich bald. Sie war eine sehr hübsche, zarte Frau. Ich merkte, wie es mich störte, dass ich etwas wusste, was sie mir noch gar nicht gesagt hatte. »Florian hat immer größere Schwierigkeiten in der Schule«, begann sie. »Er hat nach der Grundschule ein Gymnasium besucht. Es war von Anfang an schrecklich im Gymnasium. Er hasste seine Lehrerin, fühlte sich ungerecht behandelt und nicht verstanden von ihr. Vor einem Dreivierteljahr ist er dann auf die Gesamtschule gewechselt. Ich habe gemerkt, dass er es einfach nicht mehr aushält. Weil seine Leistungen so schlecht waren, wiederholt er die achte Klasse… Er arbeitet jetzt wirklich viel für die Schule, bereitet sich vor, aber versagt bei allen Klassenarbeiten, obwohl er den Stoff beherrscht… Er wirkt sehr depressiv auf mich, manchmal schwänzt er die Schule und irrt ziellos umher… Einmal hat er gesagt, er wolle nicht mehr leben… Frau S. hat mich zu Ihnen geschickt, sie hatte keinen Platz frei.« Ich nickte und sagte: »Das ist nicht einfach, so weitergeschickt zu werden.« Sie begann zu weinen. »Ich weiß nicht mehr ein noch aus… ich bin an allem schuld… Florian hat viel mitmachen müssen. Ich habe mich von seinem Vater getrennt, da war er sieben… ich habe auch eine kleine Tochter, sie ist acht Jahre alt.« Ich konnte ihre Not spüren, sie weinte hemmungslos. »Jennifer lebt bei ihrem Vater… sie war damals 1½ Jahre alt… ich konnte sie ihm nicht auch noch wegnehmen… da war Florian, er wäre keinesfalls bei seinem Vater geblieben… Ich habe mich damals verliebt, in einen anderen Mann… wir haben einige Jahre zusammengelebt… Florian mochte ihn und hat stark gelitten, als ich mich von ihm getrennt habe… sie schreiben sich noch heute Briefe. Da ist noch was, seit 2½ Jahren lebe ich in einer lesbischen Partnerschaft… es ist alles zuviel für Florian. Mein Mann hat den Kontakt mit mir abgebrochen. Ich weiß, dass Florian seinen Vater liebt… er geht auch oft hin.« »Es ist wirklich viel«, sagte ich, »für alle Beteiligten.« »Ich habe jetzt Angst, dass Sie Florian auch nicht sehen wollen, ich habe solche Angst, alles nur falsch zu machen…« »Ich würde ihn schon gerne sehen«, erwiderte ich. »Sie wissen gar nicht, wie dankbar ich Ihnen bin«, sagte sie, »ich schaffe es nicht mehr alleine… ich habe ja auch wieder angefangen zu studieren, nebenbei arbeite ich… alles, was ich mache, ist von Schuld geprägt… ich liebe meinen Sohn.« Ich erfuhr noch, dass die Mutter vor einem Jahr eine langjährige psychoanalytische Behandlung beendet hatte. Es gab eine zwanzigjährige Tochter des Vaters aus einer früheren Verbindung und einen kleinen zweijährigen Sohn aus der Verbindung mit der Frau, mit der er nun zusammenlebte.

Florian war ein altersgerecht wirkender Junge mit blonden Haaren, hoch aufgeschossen und von zarter Statur. Er begann sofort, von seinem Vater zu erzählen: »Wir lieben beide Formel 1 und überhaupt schnelle Autos. Mein Vater holt mich oft mit dem Motorrad ab. Ich gehe oft zu ihm, wir telefonieren häufig.« Florian verstummte, nachdem er mir das gesagt hatte und starrte mich an. »Meine ältere Schwester liegt im Streit um Unterhaltszahlungen mit meinem Vater… meine Mutter und mein Vater sprechen nicht mehr miteinander,« fuhr er nach einer Weile fort. »Du willst mit ihm sprechen, ihn sehen«, sagte ich. »Ich brauche jemanden, mit dem ich über meinen Vater sprechen kann«, sagte Florian leise. »Er ist sehr kritisch mit mir, ich habe immer Angst, dass er etwas an mir auszusetzen hat.« »Es muss schwer sein, den Kontakt zu deinem Vater so allein aufrecht erhalten zu müssen«, bemerkte ich. »Ich habe Angst, ich schaffe es irgendwann nicht mehr, er kritisiert eigentlich alles an mir. Mein Vater ist ziemlich konservativ in all seinen Ansichten… ganz anders als meine Mutter… und ihre Freundin.« Ich konnte spüren, dass ich dabei war, die Luft anzuhalten, als er das sagte, aber er war schon davongeeilt und wieder bei seinem Vater. »Er kritisiert auch, was ich anhabe. Es ist ihm nicht fein genug.« »Du stehst irgendwie zwischen zwei Welten«, erwiderte ich, »du willst sie zusammenhalten, ich kann merken, wie anstrengend das ist.«

In mir entstand der Eindruck, dass Florian unbewusst nur heimlich und verborgen, für die weiblichen Mitglieder der Familie unsichtbar, an seinem Vater festhalten konnte, den er liebte und von dem er Enttäuschungen fürchtete. Ich dachte, dass er nach einem Raum suchte, in dem sein Vater Bestand haben konnte, ein Raum, in dem sein Bild nicht zerstört wurde. Ich konnte intensiv mitfühlen, wie überlebenswichtig das für ihn war. Ich dachte an seine Worte, die die Mutter mir mitgeteilt hatte: Manchmal will ich nicht mehr leben. Die Mutter zu lieben, für die er sich im Verlauf des Trennungsprozesses entschieden hatte, schloss den Vater aus. Die Enttäuschungen mit dem Vater, die er inszenierte, erlaubten ihm, jegliche Auseinandersetzung mit der Mutter und allem Verwirrendem, mit dem sie ihn konfrontierte, zu umgehen. Gleichzeitig war das Bild des Vaters, das war wirklich nicht zu übersehen, in seiner inneren Welt in einer Weise besetzt, das ihn in Bedrängnis und Not brachte. Vor der Unmöglichkeit, Vater und Mutter zusammenbringen zu können, floh Florian, schuldbeladen, in schwere Depressionen. Er irrte ziellos umher und konnte in der Schule nicht mehr zeigen, was er konnte. Überall kam es zu Zerwürfnissen und Unvereinbarkeiten: da war die Lehrerin, die er nicht mehr hatte ertragen können, sein folgender Schulwechsel und nun erneut die Idee, es in seiner Schule nicht mehr aushalten zu können. Florian, so dachte ich, war auf der Flucht. Er konnte nirgends bleiben und sich auseinandersetzen. Er hatte Angst, alles zu verlieren, seine Mutter vor allem. In seinem depressiven Modus schützte er sich vor der Auseinandersetzung mit seiner Mutter und verhinderte eine separierende, männliche Entwicklung, von der er nicht sicher war, dass sie sie würde ertragen und akzeptieren können.

Mit Behandlungsbeginn wechselte der Patient die Schule erneut und besuchte nun eine ziemlich konservative Realschule. Er fühlte sich da zunächst völlig fehl am Platz. Unsere Stunden waren absolut niederdrückend. »Mein Leben hat keinen Sinn, nichts hat Bedeutung für mich, gar nichts, mir ist alles egal… alles ist nur dumm und unwichtig, alles.« »Damit meinst du auch unsere Stunden«, bemerkte ich. »Ich weiß es nicht, ich weiß es wirklich nicht, ehrlich gesagt, ich kann nicht daran glauben, dass es etwas bringt.« Ich kam mir ziemlich nutzlos und hilflos vor, tatsächlich auch dumm, wenn ich etwas retten und Bedeutung geben wollte. Manchmal verfiel ich selbst in düstere Gedanken und dachte: Was willst du? Er hat Recht. Was du machst, hat keinen Sinn, gar keinen. Du hast einen merkwürdigen Beruf. Du willst einen Sinn schaffen, wo es keinen gibt. Ich verfiel in Fatalismus. Ich hörte, auf etwas bewirken, einen Sinn geben zu wollen. Es war unmöglich. Wir schwiegen den größten Teil der Stunden. Ich bemerkte, wie ich mich weit von ihm entfernte. Wenn ich mit Florian in dieser Zeit schweigend zusammen war, fielen mir viele Szenen meiner eigenen Jugend ein. Ich war erstaunt, wieviel mir einfiel, was ich gemeint hatte, vergessen zu haben. Alles Schwere, Einsame und Verlorene kam zurück und bedrängte mich, aber auch die heftigen Kämpfe, die ich mit meinen Eltern gefochten hatte, wie ich sie gehasst und zum Äußersten getrieben und um mein Eigenes gekämpft hatte.

Es war Florian, der mich aus meinen Träumen weckte. Es war aber auch so, dass ich mich ihm in meinen Träumen angenähert hatte. »Mein Vater wird mich niemals so akzeptieren wie ich bin«, sagte Florian, »Ich denke immerzu darüber nach, ob ich es wagen kann, meine löchrige Jeans anzuziehen, wenn ich ihn am

Wochenende besuche… ich würde mir auch gerne die Haare blau färben.« »Du befindest dich in einer schwierigen Situation«, sagte ich, »du fürchtest, ihm nicht zumuten zu können, wie du bist und was dir wichtig ist.« Florian besuchte seinen Vater mit der löchrigen Jeans und es kam zu einem heftigen Streit über die Kleidung des Patienten. Der Kontakt zum Vater brach eine Weile ab. Der Patient war der Meinung, der Vater werde von sich aus nie wieder den Kontakt mit ihm suchen, er werde das ganz sicher nicht tun. Er machte wahr, worüber er lange gegrübelt hatte.: färbte sich die Haare blau, rasierte sie aus und verstand sich als Punker. Er trug nur noch löchrige Kleidung und Lederjacken, die er mit anarchistischen Parolen beschriftete. Er, der nach seinem Schulwechsel vollkommen einsam gewesen war und sich auf dem Schulhof von jedem hatte anpöbeln lassen, eroberte sich langsam seinen Platz und verschaffte sich Respekt. Auch mit seinen Lehrern suchte er die Auseinandersetzung und verwickelte sie in allerhand politische Diskussionen. Er engagierte sich stark und übernahm Referate über die Rote-Armee-Fraktion und Che Guevara. Er war in dieser Zeit für mich schwer wiederzuerkennen. Plötzlich hatte so vieles in seinem Leben Bedeutung. Er genoss es, durch die Straßen zu gehen und angeschaut zu werden, Blicke einzufangen. »Die glotzen mich an, als sei ich ein Alien«, sagte Florian, »ich lache mich tot darüber… aber ich mache auch gute Erfahrungen… in der Schule interessieren sich einige Mädchen für mich.« Das konnte ich gut nachvollziehen. Florian hatte eine unglaublich präsente Art gewonnen, seine Verlorenheit war geschwunden, er war nicht mehr der Junge, der hilflos durch die Straßen irrte. Er beschritt die Straßen nun in einem inneren Triumphzug. Die beschriftete Lederjacke, die löchrigen Jeans, die blauen Haare und die Irokesenfrisur, die er neuerdings trug, machten ihn unverwundbar, weil sie, so dachte ich, etwas auszudrücken vermochten, was er so lange schon gefühlt hatte: Ich will mich nicht mehr verstecken. Ihr könnt mich alle anschauen, ich will, dass ihr mich anschaut. Ich dachte darüber nach, dass er mit seinem offensiven Triumphzug identifiziert war mit seiner Mutter, die, wie er, gegen den Strom lebte.

Sein Vater durfte lange Zeit kein Thema werden. Er blockte mich regelrecht ab, wenn ich in diese Richtung ging. »Über meinen Vater kann ich nicht sprechen«, sagte er. Ich musste immerzu an seinen Vater denken. Ich dachte darüber nach, wie es wäre, wenn er ihm plötzlich auf der Straße begegnete, ich konnte fühlen, wie Florian das ersehnte und fürchtete. Er sehnte sich sehr stark nach seinem Vater, aber er hatte kaum noch Hoffnung, von ihm erkannt zu werden, so wie er jetzt war. Ganz plötzlich begann er in einer unserer Stunden, es war kurz vor Weihnachten, über die Zeit zu sprechen, als Vater und Mutter noch zusammen waren. »Ich habe Ihnen das noch gar nicht gesagt, wir haben damals hier um die Ecke gewohnt, ich gehe da immer vorbei.« »Das ist schon seltsam«, bemerkte ich, »hier um die Ecke…« »Ja«, erwiderte Florian, »ich denke so oft an diese Zeit… es ist so lange her... ich habe mit meinem Vater immer Sportschau geguckt... und da haben wir alle Weihnachtsplätzchen, die meine Mutter gebacken hatte, aufgegessen.« »Du vermisst ihn«, bemerkte ich. Florian sah mich an, erwiderte nichts. Ich dachte, es ist so schwer für ihn, allein mit Mutter und Freundin, er sehnt sich nach ihm. Es geht so nicht. Es war der Vater, der einige Tage später einen ersten Schritt zur Wiederannäherung machte. Er lud ihn zu einer Weihnachtsfeierlichkeit ein. Florian war fassungslos vor Freude. »Der hat angerufen, ich glaube es nicht«, strahlte er, »im ganzen Leben habe ich damit nicht mehr gerechnet.« Plötzlich verfiel er in düsteres Schweigen. »Was du wohl denkst?«, merkte ich an. »Ich denke«, sagte Florian, »dass er ausrasten wird. Er wird mich gar nicht wiedererkennen. Es wird nicht gut gehen. Er hat ja noch gar nicht gesehen, wie ich jetzt aussehe.« »Du willst das schon wissen«, sagte ich, »ob er dich nehmen kann, so wie du jetzt bist... manchmal habe ich gedacht, alles spitzt sich darauf zu: Werdet ihr wieder zusammenkommen können, nachdem du ein Leben mit deiner Mutter gewählt hast?« »Ich habe damals gar nicht verstanden, was das bedeutet«, sagte er, »ich wollte ihn nicht verlieren, nie... vielleicht, vielleicht, ist jetzt alles vorbei.«

»Mein Vater war wirklich cool«, bemerkte Florian, als wir uns nach den Weihnachtsferien wiedersahen. »Er hat mich angestarrt wie alle, wie einen Alien, dann hat er zu lachen angefangen und mich ganz fest umarmt.« Tränen standen in den Augen des Patienten. »Ich habe immer, immer gehofft, dass meine Eltern wieder zusammenkommen, die ganze Zeit... auch als meine Mutter plötzlich eine Freundin hatte und keine Männer mehr wollte... ich habe gedacht, ich will zurück dahin, wo wir zusammen waren. Es war wirklich gut damals.« Ich: »Das war schon ein Schock für dich, als die Freundin deiner Mutter bei euch einzog.« Florian schwieg lange. »Sie ist in Ordnung... trotzdem... ich sage es keinem... es ist... ich weiß nicht.« Ich: »Etwas, was man nicht aussprechen darf?« »Es ist komisch... niemand in meiner Schule weiß das.« Ich: »Es geht auch niemanden etwas an.« Florian: »Ich bin froh, dass Sie das sagen... meine Mutter, ich liebe meine Mutter... aber es wäre mir lieber gewesen, sie wäre bei meinem Vater geblieben oder von mir aus bei Luc, mit dem wir dann zusammen gewohnt haben... es war einfacher... manchmal kann ich nicht mehr.« Er sah mich verzweifelt an: »Ich schaffe das nicht... ich weiß, was mein Vater denkt, er verachtet sie und immer wieder auch mich... es geht nicht gut.«

Nachdem er seinen Vater wiedergesehen hatte, wuchs die Verzweiflung des Patienten. Es war wie am Anfang, alles war sinnlos. Er kann Vater und Mutter nicht zusammenbringen, dachte ich. Er entdeckte in dieser Zeit den Musiker Curt Cobain, der kurz vor seinem Selbstmord eine Liedzeile geschrieben hatte, die »I hate my life and I want to die« lautete. Er erzählte mir von den Drogen, die Cobain genommen hatte, um sein Leben zu ertragen. »Er hat sich umgebracht, weil seine

Eltern sich getrennt haben, das war der eigentliche Grund«, sagte Florian mit einer selbstverständlichen Überzeugung. »Als ob dann alles auseinanderbricht und zerstört wird und nicht zu ertagen ist, auch man selbst, so muss er das empfunden haben«, bemerkte ich. Florian: »Er hat sich mit einer Pistole in den Mund geschossen… er hat es nicht mehr ausgehalten, das ganze Leben.« »Dein Leben...?«, begann ich langsam und zögerte. »Ich habe auch schon daran gedacht«, sagte er ganz schnell, »damals, als ich zu Ihnen kam, jetzt nicht mehr.« Er schwieg einige Zeit. »Ich bin früher oft nicht in die Schule gegangen, ich bin durch die Stadt gelaufen, den ganzen Morgen, manchmal wusste ich gar nicht mehr, wo ich war. Dann habe ich mich in die U-Bahnstationen gesetzt und die Züge ankommen und abfahren sehen. Ich habe gedacht, dass es leicht wäre, einfach Schluß zu machen… ich war irgendwie so ruhig, als ich dagesessen habe. Als ob alles in Ordnung wäre, ich hätte für immer dableiben können… eigentlich wollte ich nicht mehr nach Hause, ich bin dann aber doch gegangen.« In mir entstand, als er das erzählte, das Bild des Vaters, zu dem er hatte fahren wollen, aber auch eine Szenerie von Ausweglosigkeit, Verwirrung und Einsamkeit.

Nach unserer Stunde kam mir plötzlich ein Bild Cobains mit seiner sehr kleinen Tochter in den Sinn, das ich einmal gesehen hatte. Die Tochter war sicher erst ein oder zwei Jahre alt, als er sich umbrachte, darüber hatte ich gelesen. Ich dachte an die kleine Schwester von Florian, die die Mutter dem Vater als Säugling überlassen hatte in einem Alter, in dem es eigentlich ganz undenkbar ist, dass eine Mutter sich von ihrem Kind trennt. Es kam mir alles so unwirklich vor, je länger ich darüber nachdachte. Die kleine Schwester hatte die Mutter jahrelang nicht sehen wollen. Oder der Vater hatte es nicht gewollt; oder die Mutter; wer kann das sagen? Erst während der Behandlung von Florian fand eine Wiederannäherung statt. Die Schwester kam zu Besuch und wollte plötzlich bleiben, wollte nicht mehr zurück zum Vater, blieb bei der Mutter, deren Freundin und Florian. Ein Sorgerechtsverfahren wurde angestrengt, der Vater wollte seine Tochter zurück. In dieser Zeit war Florian oft bei seinem Vater. Er begann, wieder viel mit ihm zu unternehmen. Ich dachte, es ist alles verrückt, er muss ihn trösten über den Verlust der Schwester. Es ist alles zuviel für ihn. Ich dachte auch an das kleine Mädchen und wollte mir gar nicht vorstellen, wie es ihm ging. Und ich dachte an Curt Cobain, der sich den Kopf zerschossen hatte, an Florian, der verloren in der U-Bahn gesessen hatte...

Während des laufenden Sorgerechtsverfahrens kam es – nicht lange nach der geschilderten Stunde – zu einem Treffen aller Beteiligten. Der Vater und seine Familie hatten Florian zu einer Feierlichkeit in dem Dorf, in dem sie wohnten, eingeladen. Florian brachte seine Mutter, deren Freundin und die kleine Schwester mit. »Ich habe zu meiner Mutter gesagt, dass mein Vater das will, obwohl das gar nicht gestimmt hat. Ich weiß nicht, warum ich das gemacht habe, aber ich habe es gemacht.« Er bemerkte meine Verwirrung und Aufregung, als er mir das mitteilte; ich glaube, er genoss es auch, mich in Anspannung zu halten. »Du hast alle zusammengebracht«, sagte ich leise und atemlos. »Es war… es war unglaublich… mein Vater hat geweint: ›Du tust mir so weh‹, hat er zu meiner Mutter gesagt… er hat auch mit Sabine gesprochen, der Freundin meiner Mutter… er hat meine Schwester umarmt… vielleicht geht alles noch gut.« »Dann warst du das, der das in die Wege geleitet hat«, sagte ich. Er schwieg. Nach einer Weile bemerkte er: »Ich kann nicht leben, wenn es so weitergeht, dieser Krieg, ich kann das nicht.«

»Ich habe auch gemerkt«, fuhr er nach einer Weile fort, »wie sie sich angeschaut haben, nicht wie Feinde, traurig irgendwie.«

Die Gespräche mit der Mutter von Florian

Bevor ich Florians weitere Behandlung schildere, möchte ich über die zunächst gar nicht geplanten Elterngespräche mit seiner Mutter berichten: Zu Beginn der Behandlung hatte ich vorgeschlagen, dass die Mutter bei einer anderen Therapeutin Elterngespräche wahrnimmt. Ich hatte damals sehr stark das Gefühl, dass Florian einen Raum für sich alleine benötigte. Die Mutter hatte mir zugestimmt und einige Gespräche mit einer Kollegin geführt. Sie rief mich dann an und bat mich dringend, wieder mit mir sprechen zu können. Es war die Zeit des Kontaktabbruchs zwischen Florian und seinem Vater. »Ich kann nicht mehr«, sagte sie, »bitte verstehen Sie das, ich habe das Gefühl, Florian und mich selbst zu verlieren… ich kann so nicht weiterleben.« Als sie dann vor mir saß, sagte sie, gegen ein heftig andrängendes Weinen ankämpfend, »es ist so gut, wieder hier zu sein, ich hatte solche Angst, dass Sie mich nicht mehr sehen wollen.« »Wir sind damals übereingekommen, dass es gut ist, wenn Florian einen Ort für sich allein hat«, warf ich ein. »Ich weiß das ja, ich weiß es, aber es ist so wichtig für mich, mit jemandem sprechen zu können, der Florian kennt… ich bin so allein damit und gar nicht warm geworden bei Ihrer Kollegin… ich wollte das nicht.« »Vielleicht«, sagte ich nach einigem Nachdenken, »war das wie wieder weggeschickt zu werden wie damals bei Frau S.« Die Mutter begann heftig zu weinen und konnte sich lange nicht trösten. »Es sieht so aus, als hätte ich mir alles immer leicht gemacht, ich habe meinen Mann verlassen, ich habe meinen Freund verlassen und lebe nun in der Beziehung mit einer Frau, die einige Jahre jünger ist als ich… ich habe meine Tochter verloren und ich habe schreckliche Angst um meinen Sohn.« »Ich habe viel daüber nachdenken müssen, dass Sie sich so früh von Ihrer Tochter getrennt haben«, sagte ich. »Jennifer hat nur noch geschrien damals, ich konnte sie nicht mehr trösten. Wenn mein Mann sie in die Arme nahm, war sie ruhig, ich konnte das wahrnehmen… er wollte sie unbedingt haben und sie ihn… ich habe ihr das nicht nehmen wollen…« »Sie haben ihr den Vater nicht nehmen wollen«, bemerkte ich. »Mein Vater, er war nie für mich da, nie, er hat von einem Sohn geträumt. Ich habe mich gequält mit meinem Vater, er hat nicht gemerkt, dass ich existiere… ich habe mir so gewünscht, dass Jennifer einen Vater hat… für meine Eltern existiere ich schon lange nicht mehr. Das klingt so altmodisch, aber sie haben sich von mir losgesagt, seit ich meinen Mann verlassen habe.« Ich: »Und Sie können keine Männer mehr lieben…« »Ich weiß nicht«, sagte Florian Mutter, »ich habe es versucht, aber ich bin gescheitert.« »Da ist jetzt Florian«, bemerkte ich, »Ihr Sohn, er sucht seinen Vater.« »Ich kann das so gut nachvollziehen und möchte laut schreien, weil ich das kenne. Ich habe Angst, er scheitert wie ich gescheitert bin, immer wieder, er war so erbarmungslos, mein Vater, er hat mich nicht sehen können.«

Wir schwiegen. Ich versuchte nachzudenken. Der Kontaktabbruch zwischen Florian und seinem Vater hatte die Mutter zu mir getrieben. Sie erlebte darin etwas von ihrer eigenen Schwierigkeit, vom Vater so gesehen zu werden wie sie war. Sie hatte sich von ihrer kleinen Tochter getrennt, um ihr den Vater zu retten. Es war, als gebe sie sich selbst in diesem Akt dem eigenen Vater in die Arme. Sie selbst und ihre Tochter zahlten dafür einen hohen Preis. Dann war da die Kontaktsperre, die ich verhängt hatte, nachdem sie schon einmal weitergeschickt worden war. Ich dachte, sie kämpft darum, gesehen und nicht weggeschickt, anerkannt zu werden. Die Verwobenheit von Florian mit dem Schicksal seiner Mutter wurde mir plötzlich deutlich.

Die Mutter unterbrach den Fluß meiner Gedanken mit ihrer Frage: »Werde ich wiederkommen dürfen?« »Vielleicht ist es wirklich wichtig«, erwiderte ich, »Sie sind so verwoben mit Florian, das war ja auch ein Grund, sie sozusagen zu trennen und wegzuschicken, aber da ist auch etwas, was wir möglicherweise gar nicht hätten klären können, wenn Sie sich nicht erneut gemeldet hätten… Ich werde mit Florian sprechen, ich möchte wissen, wie er dazu steht.«

Ich nehme hier vorweg, dass ich die Gespräche mit der Mutter bis zum Schluss der Behandlung weiterführte. Es war eine dramatische Zeit. Sie hatte große Angst, Florian, der sich immer mehr verwandelte, könne den Weg zu seinem Vater nicht mehr zurückfinden. Die kleine Tochter, die mich so beschäftigt hatte, verlangte plötzlich, ihre Mutter zu sehen, und weigerte sich, zum Vater zurückzukehren, was die Mutter zutiefst verwirrte. Sie schwankte zwischen Beglückung und Schuld. Das anstehende Sorgerechtsverfahren und die Zusammenführung der Eltern durch Florian fielen in diese Zeit. Tatächlich war ich froh, mit der Mutter sprechen zu können. Es war alles zuviel. Manchmal kam ich mir vor wie ein Pfeiler in der Brandung. Im Nachhinein denke ich auch, dass die wiederaufgenommenen Elterngespräche mit der Mutter Florians Überforderung entgegenwirken konnten. Sie waren wirklich wichtig.

Fortsetzung von Florians Fallgeschichte

Vor Florians nächster Stunde dachte ich: Was mutest du ihm jetzt noch zu? Es ist gar nicht richtig; alles ist so verwirrend für ihn und jetzt das noch. Doch war in mir die Überzeugung gewachsen, dass es sehr wichtig sein könnte, die Mutter und ihre Themen nicht auszuschließen, was ich mit dem Wegschicken zu einer Kollegin ja unternommen hatte. Ich unterrichtete also Florian von dem Wunsch seiner Mutter, die begleitenden Elterngespräche bei mir und nicht wie bisher bei einer »außenstehenden« Kollegin zu führen. »Mir ist das echt egal«, äußerte er sehr schnell und verfiel in Schweigen. »Es ist vielleicht nicht nur egal«, bemerkte ich. »Nein, es ist eigentlich nicht egal, ich glaube, es ist gut, Sie können da vieles verstehen, was schwer für mich ist… die ganze Sache mit ihrer Freundin und meiner Schwester und meinem Vater… *sie soll da auch was sagen…* das ist wichtig für mich. Ich habe gar nichts dagegen. Sie sollen ihr aber nichts von mir erzählen, nichts von unseren Stunden. Und ich will auch nicht, dass sie mit meinem Vater sprechen.« »Da soll ich mich nicht einmischen«, bemerkte ich. Florian nickte heftig. Ich meinte zu verstehen, dass Florian sich von meinen Gesprächen mit seiner Mutter erhoffte, dass ich da etwas besser verstehen konnte und dass es sehr wichtig für Florian war, seinen Raum mit dem Vater abzuschotten.

Das Bild der Mutter, die ihre sehr kleine Tochter dem Vater überlassen hatte, vermischte sich in meinen Phantasien stark mit dem Bild der sehr kleinen Tochter Cobains, deren Vater sich erschossen hatte. Das war eine Spur, auf die Florian mich mit seiner Identifizierung mit Cobain geführt hatte. Manchmal verlor ich Florian auf dieser Spur, er existierte gar nicht mehr. Ich erlebte mich als stark präokkupiert mit dem Schicksal der kleinen Schwester und ihrer Mutter.

Der Vater und die Mutter konnten sich darauf verständigen, dass Jennifer nun bei der Mutter leben, aber Kontakt zum Vater halten würde. Die Eltern sprachen wieder miteinander. Der Vater hatte mit der Freundin der Mutter gesprochen. Nichts würde jemals wieder so sein, wie es gewesen und wie Florian es geträumt hatte. Es gab aber eine Möglichkeit, zu leben und zu überleben, die Florian für seine Familie geschaffen hatte. Niemand musste sich erschießen oder sterben. Florian hatte mit der Therapie, die er von Beginn an als einen Raum »um über meinen Vater zu sprechen« gekennzeichnet hatte, nach einer Chance für das Überleben seiner Familie und sich selbst gesucht. Wenn ich an ihn dachte, sah ich ihn verwirrt und einsam in den U-Bahn-Stationen sitzen: Er konnte weder zur Mutter noch zum Vater fahren. Er hatte sich mit dem Gedanken getragen zu sterben. Im Nachhinein dachte ich, wir sind uns begegnet auf dieser Bank im Untergrund, auf der er lange und immer wieder gesessen hatte. Florian hatte wirklich Ernst gemacht mit seiner Idee, jemanden zu finden, um seinem Vater einen Raum zu geben.

Ich glaube, dass er eine tiefe Schuld empfand über das Auseinanderbrechen seiner Familie.

Ich musste lange darüber nachdenken, wie er mir selbst verlorenging im Nachdenken über die dramatische Trennung der Mutter von der kleinen Schwester, die diese in gewisser Weise geopfert hatte. In einer unbewussten Weise konnte Florian fühlen, dass seine Existenz mit der Mutter keinen Bestand haben konnte ohne Vater und Schwester. Er wollte etwas zusammenbringen: Er war zum Vater gegangen mit seinen blauen Haaren, seiner zerlöcherten Jeans, der mit anarchistischen Parolen beschrifteten Lederjacke und der Irokesenfrisur. Er hatte auf diese Weise, da war ich mir sicher, für die Existenz der Mutter sprechen wollen, die die Gesetze des Vaters verletzte, aber auch für etwas, was ihm selbst sehr wichtig war, das konnte ich intensiv fühlen. Florian atmete gleichsam auf, nachdem er etwas bewirkt hatte, an das niemand mehr hatte glauben können. Die Eltern hielten Kontakt.

Er lernte ein Mädchen kennen, in das er sich verliebte. Er hatte sie schon seit einiger Zeit auf dem Schulhof gesehen. Ihre Haare waren lila gefärbt und sie war so exotisch wie er, auf dem Schulhof seiner konservativen Schule. Sie besuchten gemeinsam Konzerte.

»Unsere Zeit – die 2½ Jahre – läuft langsam aus«, bemerkte ich. »Ich weiß gar nicht, ob das reicht für mich«, sagte Florian, »es geht so gut im Moment, aber trotzdem, vielleicht geht es.« Ich: »Ich finde es auch schwer… es ist so viel passiert, alles ging so schnell, so scheint es mir, manchmal denke ich, viel zu schnell.« Florian schwieg lange. Ich dachte, er würde nie mehr mit mir sprechen. »Manchmal denke ich das«, sagte Florian langsam, »manchmal denke ich auch, ich möchte das für immer so weitermachen… ich habe richtig Angst, wenn das aufhört, vielleicht kann ich das nicht.« Wir schwiegen erneut. »Wie lange haben wir genau noch?«, fragte Florian. »Vier Monate«, erwiderte ich. »Ich will mal sehen, was dann ist«, sagte der Patient.

Florian war ein wirklich guter Schüler geworden. Es zeichnete sich ab, dass er im Anschluss an seinen Realschulabschluss das Gymnasium besuchen könnte. Er war immer noch mit seiner Freundin, dem exotischen Mädchen, zusammen, als wir uns verabschiedeten. Seine Haare waren blau, seine Jeans löchrig. Die Eltern hielten einen gewissen Kontakt, die Schwester lebte bei der Mutter, deren Freundin und Florian. Der Patient traf sich regelmäßig mit seinem Vater, sie schauten Formel 1. Ich stellte mir vor, dass sie dabei Plätzchen aßen. Es war, so dachte ich, ziemlich ruhig geworden. Ich konnte stark spüren, dass zwischen Florian und mir ein Band gewachsen war. Es war sehr schwer, daran zu denken, dass unsere Beziehung, die in gewisser Weise auf der verlassenen Bank der U-Bahn begonnen hatte, begrenzt war. Da war, ohne Frage, eine Traurigkeit, das Gefühl eines Verlustes, als wir uns schließlich verabschiedeten.

»Das ist jetzt also unsere letzte Stunde«, sagte Florian sofort, nachdem er Platz genommen hatte, »ich mache so was eigentlich sonst nicht, aber ich wollte mich bei Ihnen bedanken. Ich habe das alleine nicht schaffen können. Ich weiß nicht, wie Sie das gemacht haben, aber es war gut.« Er sah mich an und ich bemerkte die Tränen, die in seinen Augen standen. »Das ist richtig schwer so ein Abschied«, erwiderte ich. Florian nickte. »Ich denke zurück an deinen Vater«, sagte ich, »wie alles sich verwirrte und du nicht aufhören konntest, ihn zu suchen, wie du ihn schließlich finden konntest, weil er nie wirklich verlorengegangen war, das war wichtig.« »Ich habe darüber nachgedacht, dass Sie mein Leben gerettet haben«, sagte Florian sehr langsam und ernst, »das ist jetzt nicht so hingeredet, es ist wirklich wahr. Ich wollte gar nichts mehr, gar nichts, es war gut, wie Sie das verstehen konnten. Sie haben nichts schöngeredet. Das war das Wichtigste«, er musste plötzlich lächeln, »es kommt mir alles so lange her vor, als ob es gar nicht wahr wäre, so unwirklich… und manchmal wünsche ich mir, alles zu vergessen.« Wir gaben uns fest die Hand, als wir uns am Ende der letzten Stunde verabschiedeten.

Ich war zum Mittler – zu einem Zwischenraum – zwischen den kaum zusammenzubringenden Welten von Vater und Mutter geworden in dieser Behandlung. Florian hatte den Raum, den die Stunden ihm boten, genutzt, um herauszufinden, wo er selbst stand. Er war gewachsen und wirklich groß geworden in dieser Zeit. Er hatte seine ganz besondere Möglichkeit einer männlichen Entwicklung gefunden. Es war für ihn unumgänglich gewesen, eine Art zu finden, die das Gegen-den-Strom-Leben seiner Mutter intonierte, ohne den Vater dabei zu verlieren. Um diese eigene Weise hatte er während der Behandlung gekämpft. Er hatte sich weit entfernt von dem einsamen Jungen, der sich schämte und verstecken wollte, der auf der Bank der U-Bahn gesessen und an den Tod gedacht hatte. Es war ein Alptraum, dem er entronnen war. Es beschäftigte mich, wie viel Bedeutung er mir zusprechen konnte, als wir uns verabschiedeten. Zugleich wurde sein wirklich großer Wunsch spürbar, neu anzufangen und die Vergangenheit vergangen sein zu lassen. Ich verstand ihn in diesem Wunsch.

Passagere Trennung vom versorgenden Objekt

> Es war, als ob alle diesen Ort vergessen hätten und der Schnee schweigend am Ende der Welt fiele. (Orhan Pamuk)

Einführende Bemerkungen

Einige Patienten waren über einen Zeitraum von ein bis zwei Jahren von ihrer Mutter oder aber beiden Elternteilen getrennt. Drei Patienten waren erst ein bis zwei Jahre alt, eine Patientin war vier Jahre alt. Bei einem Patienten wird mich die frühe wechselnde Fremdbetreuung während der Arbeitszeiten der Eltern beschäftigen. Bei einer weiteren Patientin geht es um die Auswirkung sehr kurzer Trennungszeiten von der Mutter im Alter von zwei Jahren. Wir haben es also hier insgesamt mit einer relativ frühen passageren Trennung vom versorgenden Objekt zu tun, die – bis auf den Fall Eugenias – vor dem Erreichen der Objektkonstanz anzusiedeln ist und die in allen Fällen zum inneren Verlust der Mutter führte.

Entweder war die Trennungszeit für die sehr kleinen Kinder zu lange, um das Bild der Mutter aufrechtzuerhalten, dies war bei Aischa, Tim und Maria der Fall. Sie erlebten die Mutter, die sie zurückholte, als Fremde, und ihre Großmutter, bei der sie während der Trennung von der Mutter untergebracht gewesen waren, als ihre Mutter. Alle drei hatten in der Großmutter eine »neue« Mutter gefunden, bei der sie sich gut aufgehoben fühlten. Die Rückkehr zu ihrer Mutter erlebten diese Patienten als extrem desorientierend und das frühe, entrückte Trennungserlebnis in einer unbewussten Weise wiederbelebend und peinigend.

Anders war es bei der zum Zeitpunkt der Trennung vierjährigen Eugenia. Sie konnte nicht aufhören, an ihre Eltern zu denken, die sie verlassen hatten und die während des Zeitraums der 1½-jährigen Trennung unbewusst zu gehassten Eltern wurden, an die sie sich in einer dramatischen Weise anzupassen suchte, nachdem sie sie wiedergefunden hatte. Sebastian und Yvonne sind die Kinder mit den kürzesten Trennungserfahrungen. Sebastian wurde ab seinem dritten Lebensmonat tagsüber fremdbetreut. Er »biß« sich – sowie er beißen konnte – durch seine Krippen- und Kindergartenzeit hindurch. Als ich ihn kennenlernte, war er deutlich depressiv und angepasst. Er benötigte die Behandlung, um sich seiner Beißeranteile zu erinnern. Im Falle Yvonnes kam es zu einigen sehr kurzfristigen, abrupten, nur Minuten dauernden Trennungserlebnissen von ihren Eltern im Alter von zwei Jahren, die sie der Sicherheit über das versorgende Objekt beraubten. Im Verlauf der Behandlung konnte deutlich werden, dass die kurzen Trennungen in der inneren Welt der Patientin eine frühe Schwierigkeit der Mutter, Yvonne anzunehmen, intonierten.

Es gibt einen – wie mir immer wieder scheint – durch nichts in Frage zu stellenden gesellschaftlichen Konsens darüber, dass frühe, passagere Trennung aufgrund des sogenannten Zustandes der Bewusstlosigkeit und Nicht-Erinnerbarkeit vernachlässigenswert sind. Ich möchte an dieser Stelle die gesellschaftlich angestrebte frühe Betreuung von Kindern erwähnen, die es ermöglichen soll, dass die Mütter ihrem Broterwerb nachgehen. Dies mag in vielen Fällen eine ökonomische Notwendigkeit und unumgehbar sein. Auch das Recht der Frau an der Teilnahme an der Berufswelt und damit verbundenen Karriereaussichten werden mit gutem Grund erwähnt. Es fällt jedoch auf, dass die Bedürfnisse des kleinen Kindes, das sich gar nicht zu Wort melden kann, weil es kein Bewusstsein über die es umgebenden Vorgänge besitzt, ignoriert werden. Es fällt auf, dass die aus ökonomischen und anderen Gründen angestrebte Fremdunterbringung des kleinen Kindes als dessen Förderungsmöglichkeit verkauft wird und insgesamt als gesellschaftlichen Fortschritt. Trotz vielfältiger Forschungsergebnisse von Experten, die immer in die gleiche Richtung weisen und die Schädlichkeit früher, auch kurzfristiger Trennung betonen, setzt sich die kollektive unbewusste Verleugnung dieser Realität und ihrer weitreichenden psychischen Folgen fort.

Warum ist das Ausmaß der anhaltenden Verleugnung so groß? In der psychotherapeutischen Praxis erlebe ich es oft, dass gerade Eltern, die selbst schwerwiegende Trennungserfahrungen gemacht haben, keinen inneren Raum haben, diese zu realisieren. Die Gefahr ist dann groß, dass Trennung im Umgang mit den eigenen Kindern agiert wird. Ich bin zu der Überzeugung gelangt, dass die Verleugnung von Trennungserfahrungen schwerer wiegt als die Trennung selbst. Eine Mutter, die ihr Kind früh fremd unterbringen muss, aber fühlen kann, wie schwer das für ihr Kind ist, wird ihrem Kind einen inneren Raum bereitstellen, in dem das Schmerzliche des Getrenntseins nicht untergehen muss. Die Rede ist hier nicht von Müttern, die nicht aufhören können, sich schuldig zu fühlen über das, was sie ihrem Kind »antun« und die es auf diese Weise dem Kind verunmöglichen, die Trennung zu akzeptieren. Vielmehr denke ich an eine Mutter, die weiß, dass sie ihrem Kind etwas äußerst Schweres zumuten muss, die aber gleichzeitig sicher ist, dass es keine andere Möglichkeit in ihrer Situation gibt, mit anderen Worten: eine Mutter, die sich nicht schuldig fühlt für etwas, was gar nicht in ihrer Macht steht, eine Mutter, die es ihrem Kind ermöglicht, eine Realität zu akzeptieren, die sie nicht gewählt hat, die aber unausweichlich ist. Ich stelle mir vor, dass diese Mutter mit ihrem Kind, wenn es alt genug ist, darüber sprechen kann, wie schwer es für das Kind und sie ist, wie unglücklich sie sich manchmal darüber fühlen. Auch wenn das Kind noch sehr klein ist und nicht sprechen kann, wird sie ihm vermitteln, wie sehr sie es vermisst und wie sehr sie sich freut, wenn sie es abholen kann. Sie wird mit ihm darüber in Kontakt sein, dass sie beide etwas Schweres erleben, an dem sie nichts ändern können. Vielleicht wird sie ihm, auch wenn es das mit dem Medium der Sprache noch gar nicht verstehen kann, erzählen, wie oft sie an es denkt und dass es ihr manchmal weh tut, dass es noch so klein ist und doch schon von ihr getrennt sein muss.

Es ist ganz sicher, dass sich dieses Kind trotz der frühen Trennung, *die über seine Kraft geht,* in einer besonderen Weise gehalten fühlen wird. Der Grund dafür ist, so denke ich, einfach die Tatsache, dass die Mutter spüren kann, dass da etwas über seine Kraft geht.

Ganz anders sieht es aus bei einem Kind, dessen Mutter aufgrund ihres persönlichen Schicksals nicht wirklich ein Gefühl dafür entwickeln kann, was das frühe Getrenntsein für ihr Kind bedeutet, eine Mutter, die sich vielleicht selbst früh abhärten musste und diesen Modus – einen anderen hat sie nämlich nicht – an ihr Kind weitergeben muss. Dies ist eine ganz andere Art des Umgangs mit der Realität, als der zuvor geschilderte. Die Mutter meines zweiten Beispiels wird an ihr Kind unbewusst die Anforderung stellen, sich, wie sie selbst es einmal getan hat, damit abzufinden. Wenn sie selbst mit ihrer frühen Überforderung nicht gehalten war, wird sie dies mit ihrem Kind wiederholen. Sie wird von ihm verlangen, was von ihr selbst einmal verlangt ward. Sie wird keinen Raum haben, das Unerträgliche und Schmerzliche der Situation zu empfinden. Manchmal entwickelt ein solches Kind Symptome: es nässt vielleicht ein oder beginnt, sich mit den Kindern seiner Gruppe wild zu prügeln. Die Symptome führen dazu, dass die Mutter mit ihrem Kind eine Therapie sucht. Über den Dritten, den Therapeuten, kann es manchmal gelingen, mit den Eltern die Spur des Symptomes zu verfolgen und es als etwas zu begreifen, was die Überforderung des Kindes mit frühen Trennungen ausdrückt, aber eine ganz neue Gestalt annimmt. Selten, sehr selten, erfahren Eltern auf diese Weise eine neue Interpretation ihrer eigenen Geschichte, die sie über die Symptomatik ihres Kindes neu verstehen können.

Ich glaube, dass das bei Sebastians Mutter der Fall war. Bei der Mutter Yvonnes waren die Wunden ihrer eigenen Geschichte so groß, dass sie ihrer Tochter einen nur begrenzten Raum der Behandlung zur Verfügung stellen konnte. In einer sehr dichten Weise vermochte ich es zu verstehen, warum diese Mutter Angst hatte, ihre Geschichte mit Yvonnes Symptomatik zu vermengen und erneut mit einer übermächtigen alten Schuld konfrontiert zu werden. Gleichwohl ermöglichte sie ihrer Tochter diesen begrenzten Raum, der von Yvonne wirklich genutzt werden konnte.

Der Modus des Umgangs mit Trennungen wird über Generationen vermittelt. Der Amerikaner Lloyd de Mause hat in seiner wegweisenden Arbeit *Hört ihr die*

Kinder weinen? beschrieben, in welchem Ausmaß die Historie der kindlichen Bedürfnisse eine Geschichte der Verleugnung und Ignoranz dieser Bedürfnisse ist. Im Überlebenskampf der Erwachsenen gab es in der Vergangenheit im Grunde keinen Raum für die Bedürfnisse des kleinen Kindes. Er hat plastisch beschrieben, dass die stets störende Bedürftigkeit des Säuglings z. B. mit alkoholgetränkten Stoffbeuteln, die zum Saugen gegeben wurden, beantwortet worden ist, um der Mutter die Möglichkeit zu geben, ihre Arbeit auf dem Feld zu verrichten. Er beschrieb das die Kinder zur Passivität verdammende enge Wickeln, das zu einer verminderten Herzfrequenz und permanentem Schlafen führte, ihr Ablegen als Paket in jedem geeigneten Winkel. Er bezeichnete die Geschichte der Kindheit als einen Alptraum, aus dem wir gerade erst erwachen. Einige Fallgeschichten, die ich beschreiben werde, weisen darauf hin, dass der Alptraum neue Formen annimmt, aber andauert.

Der Anspruch, den Bedürfnissen eines Säuglings oder eines Kleinkindes gerecht zu werden, hat sich mit der Entwicklung der bürgerlichen Gesellschaft und den damit einhergehenden Idealen von Freiheit, Gleichheit, individuellem und allgemeinem Recht verändert. Aber hat sich auch die Fähigkeit der Individuen, diesem Anspruch gerecht zu werden, mit verändern können? Ich glaube, dass der Einzelne heute mit einem starken externalisierten gesellschaftlichen Über-Ich (mitsamt Ich-Ideal) konfrontiert ist, das den individuellen Fähigkeiten, dieses zu integrieren, nicht entspricht. Neben dem Postulat, den kindlichen Bedürfnissen gerecht werden zu sollen, steht die individuelle Geschichte von sehr vielen Menschen, deren frühen Bedürfnissen Gerechtigkeit nicht widerfuhr, deren frühe Bedürfnisse nicht beantwortet wurden. Vielleicht muss man sich diese Erblast vor Augen führen, wenn die Empörung darüber anschwillt, wenn Verwahrlosung, Totschlag und Misshandlung von kleinen Kindern öffentlich werden. Das Postulat des externalisierten Über-Ich/Ich-Ideal wird hier, im Extremfall, besonders deutlich.

Ein schreiender Säugling oder ein widerspenstiges Kleinkind kann selbst gut strukturierte Eltern an ihre äußerste Grenze bringen. Durch frühe Trennung und Nicht-Beantwortung ihrer Bedürfnisse traumatisierte Eltern sind gar nicht in der Lage, ihren Kindern gerecht zu werden. Die Frage von de Mause: »Hört Ihr die Kinder weinen?«, könnte beantwortet werden mit einer Gegenfrage: *Wie sollen Eltern das »Weinen« ihrer Kinder vernehmen, wenn es in ihrer Geschichte gar keine Grundlage und keine Erfahrung von Empathie gibt, die allein die Ohren für dieses »Weinen« zu öffnen vermöchten?* Im Grunde könnte nur ein Erwachsener, der das »Weinen« des Kindes in sich noch wirklich hören kann, das »Weinen« seines Kindes annehmen. Denn all die weinenden Kinder in der Geschichte, denen de Mause ein Recht verschaffen möchte, sind Erwachsene geworden, die sich mit dem Aggressor identifizierten.

Die Eltern, die ihre Kinder zu mir in Behandlung brachten, waren wirklich mutig. Über einen langen Zeitraum hinweg, in der Regel zwei bis drei Jahre, erlaubten sie mir, nicht nur mit ihren Kindern zu arbeiten, sie stellten sich alle in gewisser Weise noch einmal ihrer eigenen Geschichte. Sie erkannten Zusammenhänge, sie mussten weinen, sie waren bestürzt und beschämt, oft auch dankbar über den Raum, der für sie entstand. Sie anerkannten die Bedeutung, die die vorübergehende Trennung von ihnen für ihre Kinder gehabt hatte. Auch in dem Falle von Yvonnes Mutter – die die Behandlung nicht fortführen wollte, weil sie Angst hatte, von mir noch einmal verletzt zu werden – war es so, dass sie viel, vielleicht zu viel auf einmal und zu schnell verstanden hatte.

Bei den Eltern Tims und Eugenias, bei der Mutter Marias und Sebastians, nicht bei seinem Vater, war es möglich, einen Raum anzubieten, in dem sie sich nicht schuldig fühlen mussten. Sie fanden eine neue Möglichkeit, über sich und ihre Kinder nachzudenken. Sebastians Vater und Yvonnes Mutter kämpften mit eigenen schweren, traumatisch anmutenden Verletzungen, deren Bearbeitung im Rahmen der Behandlung ihrer Kinder nicht möglich war.

Die vorübergehende Trennung von ihrer Mutter in den ersten vier Lebensjahren führte bei meinen Patienten zum Verlust der inneren Mutter. Sie fühlten sich ungeschützt und beherrscht vom inneren Bild einer bösen Mutter, die sie verlassen hatte. Sie erlebten ihre Mutter, die sie in einigen Fällen abrupt aus der Beziehung zu einem Ersatzobjekt herausriss, an das sie sich gewöhnt hatten, als fremd und feindlich. Sie entwickelten zum Teil heftige, laute Symptome. Sie suchten nach einer Möglichkeit, gehört zu werden und ihrer immer vorhandenen Tendenz, sich anzupassen und ihre Geschichte als ungeschehen zu interpretieren, zu entgehen. Sie schrien nach dem Objekt, das sie verlassen hatte und sich weigerte, sie im Zustand des Verlassenseins anzuerkennen. Bei Maria und Eugenia war das so. Sebastian und Aischa konnten erst im Verlauf der Behandlung beginnen, nach einem Weg zu suchen, der unbewusst stark vorhandenen, in Depressionen untergegangenen Aggression gegen das verlassende Objekt einen Raum zu geben.

Auch Tim hatte sich völlig verschanzt vor seinem inneren Schmerz, er wirkte stark behindert. Im Verlauf der Behandlung, in der es ihm gelang, sich zu erinnern, konturierte er sich in einer erstaunlichen Weise. Yvonne, die nur eine kurze Zeit, ca. 40 Stunden, bei mir war, gelang es, in der Übertragung einen Raum zu finden, sich mit ihren Zuständen von Verlassensein vom mütterlichen Objekt auseinanderzusetzen.

In allen Fällen der Behandlung von Patienten mit passagerer Trennung vom versorgenden Objekt gelang in gewisser Weise eine Korrektur des unbewusst als feindlich und verlassend erlebten Objektes. Diese Patienten konnten ihre Mutter in einer neuen Weise wiederfinden. Dies täuscht nicht über die Tatsache hinweg, in wie schmerzlicher und dramatischer, in wie absoluter Weise diese Patienten mit ihren vorübergehenden realen und innerlich perennierenden Verlusten zu kämpfen hatten.

Die äußere Trennung stellte sich innerlich in allen Fällen als Verlust dar. Ich habe oft darüber nachgedacht, dass die inneren Erfahrung meiner Patienten mit Erfahrungen passagerer Trennungen vom versorgenden Objekt der meiner Patienten gleichkam, die ein Objekt für immer, durch Tod, verloren hatten. Der relevante Unterscheid war die Möglichkeit meiner Patienten mit passageren Trennungserfahrungen, die als Verlust erfahrene Trennung im Verlauf der Behandlung zu korrigieren. Mit dieser Möglichkeit unterschieden sie sich wesentlich von den Patienten mit realen Verlusterfahrungen.

Aischa, 15 Jahre

Grund der Anmeldung: Depressionen.
Aischa meldete sich selbst telefonisch bei mir an. »Hallo, hier ist die Aischa. Ich möchte so gerne einen Termin bei Ihnen ausmachen. Frau S., von der Klinik, die hat gesagt, ich darf mich bei Ihnen melden. Ich bin so froh, dass ich Sie gleich erreicht habe.« Aischa klang derart munter und quirrlig, dass ich mich, nachdem wir einen Termin vereinbart hatten, fragte, was sie wohl bei mir wolle. Diese Szene wiederholte sich in gewisser Weise, als ich die Patientin zum ersten Mal sah. Sie begrüßte mich so voller Energie und Lebenslust, dass ich mich fragte, ob sie sich in der Adresse geirrt haben mochte.

Aischa war ein sehr hübsches afrikanisches Mädchen, attraktiv gekleidet und geschminkt. Sie kam mir vor wie ein Sturm, der durch meine Praxis fegt. »Ich bin gekommen, weil ich in der Psychiatrie war«, sagte Aischa wie beiläufig, »ich hatte so schlimme Depressionen, dass ich mein Bett nicht mehr verlassen konnte.« Gleich darauf fuhr sie fort zu erzählen, wie sie sich erst verirrt hatte und den Weg nicht zu mir fand, alles sehr lustig, forsch und aufgedreht, was mich in der Gegenübertragung abstieß und unangenehm berührte. Alles ist so falsch, dachte ich für mich und fühlte mich hilflos. Nach einer Weile bemerkte ich: »Da ist schon ein ziemlicher Kontrast zwischen deiner Art hier bei mir und dem Grund deiner Anmeldung.« Aischa wurde sofort ruhig und nachdenklich. Sie schwieg eine Weile, dann sagte sie: »So muss ich immer sein und alle denken, dass ich auch so bin. In Wirklichkeit bin ich ganz anders.« »Das heißt, es muss ziemlich schwer sein, dich kennenzulernen.« »Sehr schwer.« Der Fokus unserer ersten Gespräche war der immer wieder auftretende Wechsel zwischen ihrer lustigen Art, mit der sie es mir leicht machte, und dem Abstürzen in lähmende Verzweiflung. Einen ähnlichen

Wechsel erlebte ich in der Gegenübertragung: einerseits war Aischa ein Mädchen, das meine Interventionen aufnahm und wirklich mit ihnen arbeiten konnte, andererseits empfand ich etwas unendlich Fragiles und Brüchiges. Ich schlug der Patientin vor, zunächst eine »Probebehandlung« von 25 Stunden bei mir zu machen, wir würden dann weitersehen.

Ich erfuhr dann einiges von den Umständen ihres Lebens. Als ich Aischa kennenlernte, hatte sie einen achtwöchigen Psychiatrieaufenthalt hinter sich, wo sie aufgrund schwerer Depressionen medikamentös behandelt worden war. Sie hatte sich von ihrer Mutter und ihrer Lehrerin, die sich sehr um Aischa sorgte, einliefern lassen, weil sie selbst nicht mehr ein noch aus wusste. Wochenlang hatte sie im Bett gelegen und geweint. Später sagte sie mir, da seien die Türme in New York eingestürzt und sie habe immerzu diese Bilder angesehen und nicht mehr aufhören können zu weinen. Sie hatte selbst immer wieder davon geträumt, nach New York zu gehen. »Plötzlich dachte ich, es geht gar nichts mehr, alles ist eingestürzt.«

Die Patientin lebte allein mit ihrer Mutter, die sich von Aischas Vater getrennt hatte, als diese zwei Jahre alt war. Aischas Vater lebte in Afrika. Die Mutter kam nach X., als Aischa zwei Jahre alt war, sie musste sich hier einer Operation unterziehen. Aischa blieb bei der Großmutter mütterlicherseits in Afrika und wurde im Alter von vier Jahren nach X. nachgeholt.

Nach ihrem Aufenthalt in der Psychiatrie zog Aischa in eine betreute Wohngruppe. Sie wollte nicht mehr mit ihrer Mutter zusammenleben, hatte jedoch regelmäßigen Kontakt mit ihr.

»Ich bin sofort gut klargekommen in X.«, sagte Aischa, »ich war immer gut in der Schule und sehr selbstständig. Ich habe viele Freundinnen gefunden und die haben mich mit in die Ferien genommen und mir bei den Hausaufgaben geholfen… Meine Mutter konnte mir gar nicht helfen, sie kennt sich eigentlich nicht aus mit der Art, wie die Deutschen leben… Meine Mutter lebt nur mit den Afrikanern… viele Freunde und Verwandte von uns sind hier in X.« – »Dann ist alles wie eine Lawine über mich hereingebrochen. Nichts war mehr, wie es vorher war, alles war wie weggefegt. Es war wie aus heiterem Himmel. Ich musste immer weinen und wollte nicht mehr heraus aus meinem Zimmer.«

Scheinbar mühelos hatte die Patienten die Trennung von ihrer Mutter im Alter von zwei Jahren, dann die Trennung von ihrer Großmutter im Alter von vier Jahren, bewältigt. Sie hatte es immer verstanden, sich anzupassen und es den anderen leichtzumachen. Die Eltern ihrer Freundinnen kümmerten sich um sie, wo die Mutter es nicht konnte. Mit einer forcierten Ich-Entwicklung und einem kontraphobischen Umgang mit der Realität gelang Aischa ein Überleben, dessen Preis, wie ich meine, in der Abspaltung ihrer bedürftigen und depressiven Anteile bestand. Dass sie nicht so war, wie sie sein wollte und wie andere Menschen sie wahrnahmen, wurde der Patientin erstmals mit dem Ausbruch ihrer Krankheit bewusst. Die Depression zwang sie, sich mit etwas zu konfrontieren, das zu verleugnen ihr lange gelungen war: ihren Verlusten, ihrer Bedürftigkeit, ihrer Hilflosigkeit, ihrem latente Hass auf die Mutter, von der sie einmal sagte, sie habe sie immer geliebt und alleingelassen.

Als die Behandlung begann, war ich mit beiden von der Patientin nicht zusammenzubringenden Teilen konfrontiert. Es gab allerdings eine deutliche Tendenz der Patientin, mich mit ihren depressiven Anteilen zu konfrontieren. Sie saß mir dann gegenüber und schaute mich nicht an, sie schwieg plötzlich, nachdem sie allerhand erzählt hatte. Wir fielen in einen Abgrund von Schweigen, der so überwältigend für mich war, dass ich immer wieder froh war, wenn sie erneut begann, es mir leicht zu machen und in ihrer lebendigen Art zu erzählen. Aufgrund meiner Gegenübertragungserfahrung konnte ich es sehr gut verstehen, dass die Patientin immer wieder in ihre manische Art ausweichen musste. Aischa war voller Verzweiflung über ihre Hassliebe zur Mutter. »Ich mache ihr immer Vorwürfe, sie ist nie pünktlich, sie bringt es fertig, eine Stunde zu spät zu einer Verabredung zu kommen. Sie ist absolut unzuverlässig. Ich bin wie sie. Ich komme immer zu spät, manchmal komme ich gar nicht. Ich hasse mich. Ich bin wie meine Mutter. Sie sind der einzige Mensch auf der Welt, zu dem ich immer pünktlich komme… ich denke auch oft darüber nach, warum ich allen erzähle, ich wäre älter als ich es bin. Das ist wie ein Zwang. Immer bin ich mir zu klein und zu jung vorgekommen.« Ich konnte das gut nachvollziehen, wie sie immer wieder versucht hatte, eben nicht klein und bedürftig zu sein und unangepasst wie ihre Mutter, wie sie ganz allein versucht hatte, die fremden Regeln zu lernen und gut zu sein in der Schule, wie sie keinem Mühe machen wollte und wie eigentlich alles über ihre Kraft gegangen war.

Zu Beginn der Behandlung hatte ich keinerlei Kontakt mit den aggressiven Anteilen der Patientin. Sie schonte mich. Sie hatte ja gesagt, ich sei der einzige Mensch, zu dem sie immer pünktlich komme. Ich dachte: Sie kann nicht auf mich verzichten, sie muss sich anpassen, wie sie es immer getan hat. Nach der sogenannten »Probetherapie«, die in eine Langzeitbehandlung mündete, schwand die manische Seite der Patientin gänzlich. Aischa machte in dieser Zeit ihren Realschulabschluss und wechselte später auf die Fachoberschule über. Sie war sehr nachdenklich in der Zeit, oft traurig. »Ich erkenne mich selbst nicht mehr«, sagte sie, »meine Lust am Leben ist weg, die gibt es gar nicht mehr. Seit ich zu Ihnen komme, habe ich angefangen, so viel nachzudenken. Mir wird so bewusst, wie schwierig alles war, manchmal kann ich kaum noch atmen.« Ich: »Du vermisst die Aischa von früher… als hätte ich die weggemacht.« »Es ist gut so wie es ist«, sagte Aischa, »es muss so sein, es ging alles nicht weiter so, wie es war… Ich muss oft an meine Oma denken, die jetzt schon tot ist… sie hat mich mit dem Flugzeug nach X. gebracht… zu meiner Mutter… die musste immer arbeiten… sie hat mich eingesperrt in unserer Wohnung… sie hat mich immer eingesperrt. Ich wollte mitkommen, ich wollte nicht allein bleiben nachts.« Ich: »Du musst große Angst gehabt haben.« »Ich habe geschrien und gegen die Tür gehauen«, sagte Aischa, »manchmal bin ich eingeschlafen an der Tür.« Ich konnte sehen, dass Tränen in ihren Augen standen. »Wenn ich mir das vorzustellen versuche, dann frage ich mich, wie du das überlebt hast, du warst fremd, deine Mutter war dir fremd geworden, du hattest alles verloren, was dir vertraut gewesen war, deine Mutter musste nachts arbeiten und dich allein lassen«, sagte ich und fühlte mich sehr, sehr unzulänglich. »Wie Sie das sehen«, fuhr Aischa unter Tränen fort, »ich bin froh, dass Sie das so sehen können… ich war immer so allein, ich habe ja auch am Anfang niemanden verstanden, ich war so unsicher… das ist heute noch so. Ich bin unsicher bei den Deutschen und ich bin unsicher bei meinen Landsleuten. Ich bin irgendwie halb, ich gehöre nirgends hin.«

Aischa ließ sich in einer regressiven Bewegung in ihren Stunden tief fallen. Ich hatte Angst vor der Bedeutung, von der ich fühlte, dass sie sie mir zusprach. Es war, als solle alles von vorne beginnen und ich ihre neue Mutter werden, die sie festhielt und ihr das Leben erklärte. Ihr Leben draußen war lange Zeit von Einbrüchen bedroht. Sie wünschte nichts sehnlicher, als ihren Realschulabschluss zu machen, aber sie konnte nicht lernen, sich nichts merken. Sie kam auch oft zu spät zur Schule. Sie war verzweifelt, und es dauerte lange, bis ihr bewusst ward, dass sie noch immer dabei war, den Kampf auszutragen zwischen dem gefügigen Kind, das sich leicht anpasste, und dem destruktiven Kind, das wollte, dass alles kaputt geht.

Hinzu kam, dass sie mit ihrer unzuverlässigen Seite, die langsam auch in unsere Stunden kam – von denen dann einige ausfielen –, identifiziert war mit der Mutter, die von Sozialhilfe lebte und nie lange einem Job nachgehen konnte. So begann eine Phase in der Behandlung, in der ich nie wusste, ob Aischa zu ihren Stunden kommen würde. Wenn sie kam, kam sie viel zu spät. Sie ging mir regelrecht verloren. Wenn sie dann kam, wirkte sie vollkommen depressiv. »Ich bin wie meine Mutter«, sagte sie, »ich mache alles falsch, man kann sich nicht verlassen auf mich… Ich habe Angst, dass Sie mich wegschicken, wenn Sie mich wegschicken, Sie hätten wirklich recht, wenn Sie mich wegschicken würden, ich weiß nicht, was dann wäre…« In der Gegenübertragung empfand ich es so, als würde Aischa mir sagen: »Wenn sie mich wegschicken, werde ich sterben.« Es war sehr schwer für diese Patientin, das vereinbarte Stundenausfallhonorar zu zahlen, sie hatte wirklich wenig Geld. Sie brachte mir diese zerknüllten Geldscheine, die mir das Gefühl vermittelten, ich nähme ihr alles, was sie benötigte, um am Leben zu bleiben. »Du strafst dich empfindlich mit diesem Geld, das du mir gibst, wenn unsere Stunden ausfallen«, sagte ich, »wahrscheinlich hasst du mich manchmal dafür.« »Ich hasse mich selbst«, sagte Aischa.

Ich dachte oft über unsere Situation nach: Aischa wollte ganz viel von mir, sie kam aber oft gar nicht zu diesen Stunden. Dann zahlte sie dafür. »Manchmal denke ich, du willst nicht die Stunden, du willst dafür zahlen, dass sie ausfallen«, bemerkte ich, »da ist etwas, was nicht zusammenpasst. Ich habe darüber nachgedacht. Du bringst dich in eine Situation, die über deine Kraft geht, denn das Geld fehlt dir. Es muss da etwas sehr wichtig für dich sein, dass du das so machst... Du sagst mir, du willst diese Stunden, aber da ist etwas in dir, das will diese Stunden nicht.« Aischa begann zu weinen. »Bitte, ich will das nicht, dass es so ist, bitte verstehen Sie das.« »Ich verstehe, dass ich zu jemandem werde, den du gleichzeitig suchst und meidest.« »Es ist wie bei meiner Mutter«, schluchzte Aischa, »ich kann nicht ohne sie leben, aber...« »Du hast dich entschieden, ohne sie zu leben«, sagte ich, »da sind ganz viele Enttäuschungen und Vorwürfe...« »Aber ich liebe meine Mutter«, sagte Aischa, »dann wieder hasse ich sie, es geht immer so hin und her.« »Wie bei uns«, fügte ich an. Aischa nickte. »Wahrscheinlich bin ich verrückt«, merkte sie an. Aischa, so verstand ich das, schwankte immerzu zwischen ihrer alten Fähigkeit, sich anzupassen, und ihrem unbewussten Wunsch, »Nein« zu sagen und alles kaputt gehen zu lassen. In ihrem inneren Zwiespalt kam sie sich vor wie verrückt.

Ich konnte sehr stark empfinden, dass Aischa das Kind ihrer Familie war, die große Hoffnung in sie setzte, es in einem fremden, reichen Land zu etwas zu bringen. Ich wurde zur Zeugin ihres mühseligen Kampfes um Struktur, ihren Wirren zwischen Liebe und Hass. Aischa schaffte ihren Schulabschluss. Sie war sehr stolz. Im Rahmen einer Fachoberschulausbildung absolvierte sie im Anschluß an ihren Schulabschluss ein Praktikum in einem Hotel. Voller Hoffnung war sie zu diesem Praktikum angetreten. Sie hatte Lust, mit Menschen zu sprechen und sich zu bewähren: »Ich liebe es, in einem internationalen Hotel zu arbeiten und Leute aus allen möglichen Ländern zu treffen.« Die Anforderungen an die Leistungsfähigkeit und Pünktlichkeit der Patientin waren in diesem Hotel sehr hoch. Zweimal kam sie unpünktlich und wurde von ihrem Vorgesetzten abgemahnt. Es sah einige Zeit lang so aus, als seien alle ihre Bemühungen umsonst gewesen. Ihr Versuch sich anzupassen kollidierte mit dem unbewussten Wunsch, nicht zu bestehen und zu scheitern. Das war das Thema ihres Lebens: Wie kann ich bestehen, ohne mich anzupassen und aufzugeben? Es war für Aischa wichtig, mich zum Zeugen ihres Kampfes zu machen, genauer: um zu bestehen, benötigte sie mich als Zeugen.

»Ich kann nicht mehr. Wahrscheinlich schaffe ich es nicht. Heute bin ich eine Minute zu spät gekommen... die S-Bahn ist mir davongefahren... ich kann gar nicht mehr auf meinen Beinen stehen, so viel bin ich heute hin- und hergelaufen... in einem Zimmer musste ich das Erbrochene eines Gastes beseitigen, ich habe mich so geekelt. Der ist einfach abgereist… Meine Vorgesetzte schaut mich immer so an… ich habe das Gefühl, sie lauert darauf, dass ich wieder zu spät komme… dabei arbeite ich zwei Stunden länger als alle anderen in meiner Klasse.« »Das ist wirklich schwer, was du da machst, es ist schwer, das durchzuhalten, das kann ich spüren«, bemerkte ich. »Ich werde es aber durchhalten«, sagte Aischa leidenschaftlich, »auch wenn alles so ungerecht ist und ich mich wie eine Sklavin fühle, die sich nicht einmal beschweren darf.« Ich: »Wenn du länger arbeitest als die anderen, und dies gar nicht so vorgesehen ist, das wäre schon ein Grund, sich zu beschweren, z. B. deine Lehrerin einzuschalten.« »Ich habe Angst, ich habe irgendwie Angst, wenn ich auch nur eine Kleinigkeit sage, ist alles vorbei und sie werfen mich raus.« Wir schwiegen eine Weile. Aischa kam mir so ungeschützt vor. In der Gegenübertragung fühlte ich mich wie eine Mutter, die sich kümmern und Ordnung schaffen möchte, ihr Kind schützen. »Als ob du rechtlos wärst«, bemerkte ich, »als ob es nur schwarz und weiß gäbe, sich anpassen und zum Sklaven machen oder sich beschweren und rausgeworfen werden.« Aischa schaltete ihre Lehrerin ein, die im Hotel darauf drang, Aischa nicht länger als die vereinbarte Zeit zu beschäftigen. Zu Aischas großer Überraschung hatte die Intervention der Lehrerin Erfolg. Die gewonnene Zeit konnte die Patientin gut gebrauchen, um sich auf die Unterrichtsthemen vorzubereiten.

Ich überlegte, dass es begann zu gelingen, Kontakt mit den destruktiven Bestrebungen der Patientin aufzunehmen, die sich hinter ihrer Depression verbargen. Das brüchige Fundament, auf dem die Patientin sich bewegte, war gleichwohl deutlich. Sie benötigte mich oft, wie ein sehr kleines Mädchen seine Mutter braucht. Sie musste sich beschweren und schimpfen, ihrer Überforderung Ausdruck verleihen. In der Gegenübertragung konnte ich fühlen, wie sie mich zu derjenigen machte, die um ihr Fortkommen »zitterte«. In der Zeit der Stundenausfälle hatte sie mich unbewusst provoziert und wissen wollen, ob es überhaupt weitergehen konnte, wenn sie mich – ein zu Beginn idealisiertes Objekt – in ihren inneren Strudel mit hineinzog. Ich dachte, dass sie zu diesem Zeitpunkt bereits eine gewisse Sicherheit mit mir erarbeitet haben musste, die es ihr ermöglichte, mich unbewusst mit ihren aggressiven Bestrebungen zu konfrontieren.

Ich nahm schließlich wahr, wie stark Aischa sich verändert hatte. Der manische Gestus war vollkommen verschwunden. Die Mühe, die sie sich mit ihrem Äußeren gegeben hatte, ließ dramatisch nach. Sie kam mit irgendwie übergeworfenen Kleidern und ohne jegliche Schminke. Ich wusste ja, dass sie früher so oft zu spät zur Schule gekommen war, weil sie das Haus erst verlassen konnte, wenn »alles perfekt« war. Ich konnte jetzt dagegen spüren, wie sie mit dem manischen Gestus alles, was Freude am Leben bedeutete, verlor. Sie kam mir vor wie ein Mädchen, das seine Augen schließen muss, um zu überleben. Sie war oft niedergedrückt. Es war, als ob die Erfüllung der Anforderungen der Realität kaum noch einen Spielraum zuließ. Unsere Stunden fielen nie mehr aus, ich musste nicht mehr bis zur letzten Minute auf die Versichertenkarte warten. »Dein Leben ist ziemlich anstrengend geworden«, bemerkte ich, »alles hat sich umgekehrt. Früher bist so gerne ›feiern‹ gegangen und hast die Realität vergessen, jetzt gibt es nur noch die Anforderungen… manchmal denke ich, es ist zuviel.« »Es muss jetzt so sein«, sagte Aischa, »ich will das jetzt schaffen.« Die »Therapie« erlebte ich wie einen roten Faden, der sich durch Aischas Leben zog und an dem sie sich entlangtastete. Aischa hatte sich weit von ihrer Familie und ihrem Freundeskreis entfernt mit diesem außerordentlich strukturierten Leben, das sie nun führte.

Es kam zu einem wichtigen Zwischenfall, der viel über die schwierige Beziehung Aischas zu ihrer Herkunftsfamilie aussagte. Die Patientin hatte es fertiggebracht, sich das Geld für ihren Führerschein zusammenzusparen. Die Mutter und auch ein Onkel wussten von diesem Geld. Beide baten die Patientin, ihnen das Geld zu leihen, weil sie sich in einer Notlage befänden. Aischa teilte mir wie gelähmt mit, dass sie ihren Führerschein nun verschieben müsse. Da war eine Schuld darüber, dass es ihr gut ging, dass sie vom Jugendamt unterstützt wurde, während ihre Familie nicht ein noch aus wusste. Auch der Vater in Afrika schrieb der Patientin immer wieder, dass er dies und jenes benötige, was sie ihm schicken solle. Es durfte Aischa nur langsam bewusst werden, dass sie sich von ihrer Familie auch ausgenutzt und missbraucht fühlte. So hütete sie etwa das Kleinkind ihrer Tante mehrmals wöchentlich, das wurde, so Aischa, als ganz selbstverständlich empfunden. »Es scheint unmöglich zu sein, ›Nein‹ zu sagen«, bemerkte ich, »aber da bleiben auch böse Gefühle, wenn man Ja sagt und es gar nicht möchte.«

Ich war oft ziemlich verwirrt in dieser Behandlung. Ich hatte das Gefühl, Aischa »deutsch« zu machen und sie von ihrer Herkunftsfamilie zu entfernen. All das »Nein«-Sagen, die angestrebte Autonomie, das kam mir alles so »deutsch« vor. Ich empfand in einer dramatischen Weise, wie aufgespalten Aischa war, wie unmöglich es war, das Afrikanische und das Deutsche zusammenzubringen. Es war ganz unmöglich. Es war, als müsse sich Aischa entscheiden, wohin sie gehörte. Aber auch das war unmöglich, es war eine vollkommene Überforderung. Sie lebte in einem immer noch fremden Land, sie wurde von deutschen Ämtern unterstützt. Aber da war ihre Mutter, da war ihre Familie, vollkommen entwurzelte Menschen, die in den Tag hinein lebten. Aischa war die »Deutsche«, einmal sagte sie: »Im Gegensatz zu meiner gesamten Familie bin ich mehr deutsch als afrikanisch, ich bin eigentlich gar nichts, ich bin so dazwischen… ich sehne mich danach, nach Amerika zu gehen nach meinem Schulabschluss, ich muss irgendwie weg.« »Du hast nie daran gedacht, nach Afrika zu gehen?«, bemerkte ich. »Nein, das geht gar nicht«, sagte Aischa, »nach Afrika werde ich erst gehen, wenn ich wirklich Geld habe, um meinen Vater und meine Halbgeschwister zu unterstützen… vorher werde ich nicht nach Afrika gehen.«

Ich dachte oft über das Thema Deutschland – Afrika – Amerika nach. Aischa hatte sich, angekommen in Deutschland, sehr stark den Deutschen angenähert. Anders als ihre Mutter, die sich auf ihre afrikanischen Kontakte beschränkte, hatte sie so sein wollen wie alle anderen in dem Land, in dem sie lebte. Sie wurde von den Familien ihrer Freundinnen gleichsam »adoptiert«. Eine der Familien hatte ganz real Aischas Mutter, für die das niemals in Frage gekommen wäre, den Vorschlag gemacht, sie zu adoptieren. Ich glaube, dass Aischa unbewusst auf diese Weise an ihrer Mutter Rache nahm. Sie nahm Rache, indem sie sich von ihr entfernte und »eine Deutsche« wurde. Gleichzeitig sehnte sie sich danach, von der afrikanischen Community in X. angenommen zu werden. Sie sehnte sich danach, sich ihrer Mutter anzuvertrauen. Sie nahm wahr, wie wenig es der Mutter gelang, in Deutschland einen Fuß auf den Boden zu bekommen, wie sie sich durchschlug. Als Aischa zusammenbrach, als die Türme einstürzten, kam es ihr vor, als ob es keinen Ort auf der Welt für sie geben werde. Amerika war Aischas Traum, Amerika bedeutete die Möglichkeit, weder deutsch noch afrikanisch zu sein und einem quälenden inneren Konflikt zu entfliehen. Was ich eigentlich sagen will, ist: Aischa wurde »deutsch«, weil sie sich ihrer Mutter, die sie enttäuscht und alleingelassen hatte, nicht anvertrauen wollte. Sie wollte aber gar nicht »deutsch« sein. Sie hätte es sich niemals vorstellen können, einen deutschen Freund zu haben. Ich glaube, »Deutsch«-Sein bedeutete für sie – über die Rache an ihrer Mutter hinaus –, überleben zu wollen. Sie war ein sehr einsames Mädchen gewesen, als sie aus Afrika kam. Sie hatte alles genommen, was sich ihr bot, und in den »Deutschen« eine neue Mutter gesucht, eine Mutter, die sich auskannte und sich nicht durchschlagen musste, eine Mutter, die sie nicht verlassen würde und pünktlich dann kam, wann es verabredet worden war. Eine Neuauflage dieser deutschen Mutter waren ich und das Jugendamt, das sie unterstützte. Ich war aber nicht nur die Neuauflage der ersehnten »deutschen Mutter«, ich war auch die enttäuschende afrikanische Mutter. Unsere Zeit war begrenzt, auch ich würde Aischa verlassen.

Aischa begann eine Beziehung zu einem afrikanischen Landsmann, der als kleines Kind von seinen Eltern im Flugzeug nach Deutschland geschickt worden war. Er war in einem deutschen Waisenhaus aufgewachsen. Er wollte Aischa heiraten und wünschte sich Kinder. Aischa sagte: »Bevor ich meine Ausbildung nicht fertig habe, werde ich nicht heiraten. Ich werde sehr lange nicht heiraten. Mein Freund versteht das nicht. Manchmal denke ich, ich bin anders als alle anderen Menschen.« »Du bist so dazwischen«, sagte ich, »dein Leben ist wirklich anders als das deines Freundes und deiner Familie, es ist auch anders als das Leben Maikes.« Aischa hatte nämlich eine sehr gute, langjährige Freundin. Maike war in einer politischen Gruppe aktiv, sie wollte Journalistin werden. Maike verkörperte das »Deutsche« für Aischa. Maike wusste genau, was sie wollte, sie wurde dabei von ihren Eltern unterstützt. »Ich kann nicht wie Maike sein«, sagte Aischa, »ich habe mir das gewünscht, seit ich fünf Jahre alt bin, es geht aber nicht. Manchmal denke ich, ich bin verloren, was ich auch mache… dann denke ich, ich werde nach Amerika gehen, in Amerika wird alles gut, ich weiß ja, dass das so nicht stimmt, aber ich werde das versuchen. Ich werde nach Amerika gehen.« Ich: »Ich denke an die einstürzenden Türme in New York, die der Auslöser für deinen eigenen Zusammenbruch waren.« »Ich habe damals alle Hoffnung verloren… aber ich knüpfe langsam wieder an… ich habe diesen Traum, er ist nicht ganz kaputtgegangen… ich fühle mich so allein, ich brauche soviel Kraft, um einfach zu leben, es ist gar nicht zu fassen.«

Die Abschlussprüfungen rückten heran. Die alten Arbeitsschwierigkeiten lebten auf, Aischa war völlig blockiert. Sie konnte nicht mehr lernen. Es war, als dürfe sie die Früchte ihrer langen Anstrengung nicht ernten. Sie strafte sich für ihre Autonomiewünsche. Statt eines roten Fadens wurden die Therapiestunden nun zu einem Rettungsanker. Aischa war wie ein sehr kleines Kind, das zu mir kam, um aufzutanken. Sie erlebte sich am Rande eines Abgrundes. Wie ein Kleinkind konnte sie die gewonnene Struktur und die Sicherheit des Objektes innerlich nicht halten. Die Stunden dienten mehr und mehr einer realen Vergewisserung über das Dasein des Objektes. Aischa hatte Angst, die Prüfungen nicht zu bestehen, aber sie hatte genauso viel Angst sie zu bestehen. Sie hatte Angst, die an den Schulbesuch geknüpfte Unterstützung des Jugendamtes zu verlieren. Sie hatte Angst, mich zu verlieren. Einige Male hatten wir über die Begrenzung der Behandlung gesprochen, deren Ende näherrückte. Sie sprach das nie in dieser Form aus, aber ich konnte fühlen, dass sie mir sagte: ›Ohne die Therapie, ohne Sie, kann ich nicht leben.‹ Sie brachte das sehr stark in mir unter, so stark, dass ich mir selbst eine Trennung von der Patientin kaum vorstellen konnte.

Dass sie mir jetzt oft wie ein Kleinkind erschien, das sich vergewissern musste, erinnerte mich an die Trennung von ihrer Mutter im Alter von zwei Jahren. Hatte sie sie gesucht, nachdem sie ins Flugzeug gestiegen und nach X. geflogen war? Hatte sie nach ihr gefragt? Unser virulentes Trennungsthema führte bei Aischa zu einer intensiven inneren Beschäftigung mit Afrika, ihrer Großmutter und der schließlichen Trennung von ihr. »In Afrika haben alle gesagt, ich bin die kleine Meret. Meret, das war meine Oma und ich sah ihr ziemlich ähnlich. Sie haben gesagt: ›Schau, die kleine Meret!‹, sie läuft genau wie die große, sie hat denselben Gang.« – »Als ich dann nach X. musste, zu meiner Mutter, da habe ich immer gedacht: ich besuche sie nur. Ich war mir ganz sicher, dass ich zurück zu meiner Oma gehe. Meine Oma wollte nicht, dass ich gehe, das hat mir meine Mutter erzählt. Sie hat gesagt: ›Aischa gehört zu mir.‹ Als meine Mutter nach ihren Operationen beschloß, nicht mehr zurückzukehren, hat sie verlangt, dass ich nachkomme. Sie hat gesagt, ich komme nie wieder nach Afrika, wenn ihr mir meine Tochter nicht gebt.« Ich: »Sie hat um dich gekämpft.« Aischa: »Schon, aber zuerst ist sie weggegangen und nie hat sie verstanden, wie das für mich war. Sie ist so lange weggegangen und dann hat sie einfach verlangt, dass ich komme, dass ich weggehe von meiner Oma, die eigentlich meine Mutter für mich war.« Aischa sah sehr böse aus, als sie das sagte. Ich konnte in diesem Moment zum ersten Mal nachvollziehen, warum sie bei ihrer Mutter, die alles getan hatte, um sie zu halten, nach dem Aufenthalt in der Psychiatrie ausgezogen war. Sie hatte eine verwirrte Mutter zurückgelassen und war gegangen – in der Übertragung: zu mir, zu ihrer Oma. Sie hatte durch ihren Auszug die Mutter in Verzweiflung gestürzt, vermutlich hatte sie unbewusst der Mutter etwas von ihrem eigenen Trennungsschmerz, ihrer Verzweiflung, ihrem Hass, zumuten wollen. Tatsächlich kam mir erst am Ende der Behandlung die Idee, dass Aischa mich in der Übertragung zu ihrer Oma gemacht hatte, einem guten inneren Objekt, das sie gehalten hatte und nie hatte gehen lassen wollen.

In welchem Ausmaß ich in der Übertragung Aischas Mutter war, wurde klar, als wir uns schließlich wirklich verabschieden mussten. Es war ein schrecklicher Abschied für mich. Zunächst hatte Aischa sich gewünscht, einige Stunden »aufzuheben«, sie wollte, wenn es nötig wäre, zurückkommen können. Es war für die Patientin sehr wichtig, mit mir diesen Modus vereinbaren zu können. Nach dieser Vereinbarung wurde die Patientin ungemein kalt und sachlich mir gegenüber. Die innere Verbindung zwischen uns, die von Anfang an da gewesen war, riss ab. Plötzlich bewegten wir uns auf einer merkwürdigen Oberfläche ohne Beziehung zueinander. »Die letzten Stunden sind schwer«, bemerkte ich, »es ist irgendwie so fremd, als ob nichts gewesen wäre.« »Ich will darüber nicht sprechen«, sagte Aischa sofort, »ich kann das nicht. Ich sage allen Leuten, die ich kenne, etwas Schreckliches geschieht, meine Therapie hört auf, mehr will ich nicht sagen… bitte sagen Sie nichts, sagen Sie gar nichts.« Sie sah mich flehend an. Sie wird allein sein, dachte ich, sie bereitet sich darauf vor. Zwar sind da die Stunden, die sie aufbewahrt hat, doch sie versucht sich einzurichten.

Ich fühlte mich sehr verletzt in diesen allerletzten Stunden. Ich konnte spüren, wie unwichtig ich wurde, wie vergeblich alles war. Noch einmal dachte ich nach: Zum einen war ich die Mutter, die sie verließ, zum anderen war ich die Großmutter, die sie ja nicht nur hielt, sondern schließlich auch hatte gehen lassen. Als sie nach unserer letzten Stunde die Treppe hinunterging – sie hatte sich sehr förmlich verabschiedet –, ging es mir wirklich schlecht. Ich hätte gerne gerufen: »Aischa, was ist los? Das bin doch ich!« Gleichzeitig dachte ich an die Mutter und die Großmutter, die das vielleicht ähnlich empfunden haben mochten. Aischa aber ging – auf eine andere Weise konnte sie nicht gehen. Ich war sehr verwirrt über ihr Gehen, über den Mangel an Herzlichkeit und Nähe. Ich hatte wirklich böse Gedanken. Da war so viel gewesen, so viel Nähe, so viel Aushalten. Ich blieb allein mit bösen Gedanken zurück. Ich dachte noch lange an Aischa: sie hatte sich so losgerissen von mir, sie hatte sich nicht wirklich verabschieden können. In der Übertragung war sie gependelt zwischen ihrer Mutter und ihrer Großmutter. Beide waren auf ihre Weise gute Objekte gewesen, die zu bösen wurden, weil sie sich von Aischa trennten und sie nicht hielten. Als in der Realität klar wurde, dass auch wir uns würden trennen müssen, eine Tatsache, der auch ich selbst schwer ins Auge hatte sehen können, wiederholte sich diese Szene. Aischa ging, als wären wir Fremde, die nichts verband. Sie musste sich sehr stark machen. Sie wollte nicht weinen. Sie konnte nicht sprechen. Sie erlebte sich als ganz allein. Sie hatte Angst vor dem Schmerz der Trennung. Sie vereiste sich. Das Ende der Behandlung aktualisierte bei dieser Patientin das frühe Verlassensein in einer Weise, die sie ganz auf sich zurückwarf.

Als ich noch einmal an den »Rückversicherungsvertrag« dachte, die übrigen Stunden, die es Aischa ermöglichten, irgendwann zurückzukommen, fiel mir wieder die Großmutter in Afrika ein. Aischa hatte ja immer geglaubt, sie käme wieder zu ihr zurück. Die Großmutter aber starb. Mir war, als sollten diese übrig gebliebenen Stunden mich für Aischa unbewusst lebendig erhalten.

Aischa war im Verlauf von drei Jahren eine tiefe Beziehung zu mir eingegangen. Sie hatte sich entwickelt. Sie hatte viel gelitten. In dieser Zeit war ich die »deutsche Mutter« geworden, die sie genauso enttäuschte wie die afrikanische. Ich war die Mutter, die nicht bleiben konnte. Aischa machte daraus ihr eigenes Gehen. Etwas aber war anders. Aischa ging nicht erfüllt von dieser manischen Fröhlichkeit, mit der ich sie kennengelernt und mit der sie ihr Leben bis zu diesem Zeitpunkt verbracht hatte und deren Kehrseite der depressive Zusammenbruch gewesen war. Sie ging erfüllt von einem tiefen Schmerz und einer untergründigen Wut, die sie bedrängten und die sie einzufrieren suchte. Sie brachte, als sie ging, etwas zum Ausdruck, was ein Resultat der Stunden war, die wir zusammen verbracht hatten und was ich für mich in die folgenden Worte übersetzte: Ich muss gehen, Sie können nicht für immer bei mir bleiben, das tut so weh, dass ich es nicht ertragen kann. Ich vereise mich. Ich bin wieder ganz allein. Sagen Sie nichts, sagen Sie kein Wort. Ich will und muss damit allein sein. Ich weiß nicht, was werden wird. Es ist eine einzige Katastrophe, dass ich gehen muss. Dafür hasse ich Sie, ich konnte ja lange Zeit nicht leben ohne Sie und muss es jetzt. Ich weiß nicht, ob ich es schaffe.

Die Behandlung und das Ende der Behandlung Aischas führten mir sehr deutlich vor Augen, wie fragil und untergründig bedroht die Therapie eines früh verlassenen Kindes ist. In der Übertragung zum Therapeuten erwacht früh enttäuschte Hoffnung, erwacht unweigerlich die Idee, noch einmal von vorne beginnen zu können. Die Anforderung an den Patienten, die Beziehung zum Therapeuten, der in den Phantasien der Patienten nicht nur ein Übertragungsobjekt ist, sondern auch eine real haltende Figur, die eine neue Möglichkeit des Umgangs mit der Realität zu versprechen scheint, als begrenzt zu erleben, ist unglaublich hoch. Man muss sich vor Augen halten, dass die Patientin zwei gravierende Trennungen im Alter von zwei und vier Jahren erlebte. Die Fähigkeiten, ein gutes inneres Objekt zu etablieren und das Stadium der Objektkonstanz zu erreichen, waren nur rudimentär vorhanden, d. h. dass strukturelle innere Prozesse in der Behandlung durch die Identifizierung mit dem therapeutischen Objekt teilweise nachgeholt wurden. Die zu Beginn der Behandlung vorhandene Fragilität und Brüchigkeit der inneren Objekte der Patientin konnte bis zu einem gewissen Grad in der Behandlung durch Identifizierung gefestigt werden. Der Augenblick des Abschiedes aber ist der Augenblick, der darüber entscheidet, inwieweit die neue Erfahrung vor der alten Bestand haben kann. Im Augenblick des Abschiedes beginnt alles noch einmal. Der Patient ist ganz allein mit seinen alten und seinen neuen Erfahrungen.

Meine »bösen Gedanken« in der Gegenübertragung, als Aischa sich so kalt von mir verabschieden musste, waren voller Wut und Hass, Verwirrung und Enttäuschung. Mir war, als lösche sie mit ihrem Abschied alles aus, was gewesen war. Ich musste lange nachdenken und mit mir kämpfen, um nicht zu vergessen, wie nahe wir uns gekommen waren. Es war, als versuchte ich mit meiner langen inneren Beschäftigung nach Aischas kaltem Abschied, etwas zu halten, ja festzuhalten. Ich vermutete, ich war sogar sicher, dass es ihr genauso ging.

Drei Jahre nach unserem Abschied rief mich Aischa an. Sie nannte ihren Namen und fragte sehr zögernd: »Kennen Sie mich noch?« »Aber ja«, erwiderte ich sofort. Im Hintergrund hörte ich ein kleines Kind sprechen. »Ich mache Babysitting und die Kleine braucht mich, glaube ich«, sagte Aischa, »ich wollte Sie fragen, ob sie mir eine Bescheinigung schreiben würden, darüber, dass ich eine Therapie gemacht habe… ich habe nämlich, das wissen Sie noch gar nicht, das Fachabitur bestanden, ich habe dann ein soziales Jahr gemacht… ich war auch in Amerika… und jetzt ist es ganz wichtig für mich, mein Abschluss war nämlich nicht so gut, dass ich belegen kann, dass ich einen Migrationshintergrund habe. Das wäre wirklich wichtig für mich, wenn Sie das aufschreiben könnten… ich habe das jetzt herausgefunden, dass mir das helfen könnte, Sozialpädagogik zu studieren…. und, ja, ich habe immer daran gedacht, ob ich noch einmal zu Ihnen kommen werde und ich denke immer weiter darüber nach.« »Ich schicke dir diese Bescheinigung, Aischa«, sagte ich. »Es ist immer noch meine alte Adresse«, sagte Aischa, »ich habe erfahren, dass sie umgezogen sind. Sie sind gar nicht mehr da, wo unsere Stunden waren.« »Stimmt«, erwiderte ich, »da bin ich nicht mehr, aber du weißt ja jetzt, wo ich bin.« »Danke«, sagte Aischa, »ich bin froh, dass ich Ihre Stimme gehört habe, dass Sie mit mir gesprochen haben.« »Es war auch für mich gut, von dir zu hören«, sagte ich. »Ich muss jetzt Schluss machen«, sagte sie hektisch, im Hintergrund hörte ich das kleine Kind etwas verlangen, »Danke, Frau Langer, vielen Dank.«

Ich dachte lange über diese Szene nach: Ich sollte Aischa etwas bescheinigen. Die Tatsache, dass sie bei mir gewesen war, sollte ihr helfen, in der Realität zu bestehen. Da war etwas ganz Schwieriges, schwer zu Beschreibendes. Ich konnte sehr stark eine Kränkung fühlen. Aischa rief mich an, weil ich ihr etwas bescheinigen sollte. Ich fühlte mich noch einmal wirklich schlecht, als ich diese Bescheinigung ausstellte. Das im Hintergrund sie verlangende Kleinkind machte sehr deutlich, dass sie präokkupiert war, dass sie nichts von mir wollte außer dieser Bescheinigung, die auszustellen ich hasste. Es gelang mir nur sehr schwer zu hören, dass sie auch froh gewesen war, meine Stimme zu hören. Ich konnte spüren, wie ich gehofft hatte, als ich ihre Stimme hörte, dass sie einfach nur meine hören wollte. Gleichzeitig verstand ich, wie die Stimme des Kleinkindes in Hintergrund Aischas Stimme war, die Stimme eines sehr kleinen Kindes, das nach seiner Mutter verlangte, die nicht wirklich da und präokkupiert war.

Die Behandlung Aischas gehörte zum Traurigsten, was ich jemals erlebt habe. Sie implizierte etwas von Scheitern nach allergrößter Nähe, ein Nicht-genügen-Können, die Existenz eines perennierenden, unauslöschlichen Hasses.

Eugenia, 14 Jahre

Grund der Anmeldung: Diebstähle.
Die Eltern berichteten mir, dass Eugenia vor einem halben Jahr ihrer besten Freundin eine Handtasche gestohlen hatte. Es stellte sich dann nach und nach heraus, dass Eugenia bereits mehrfach Kosmetika in einer Drogerie entwendet hatte. »Eugenia macht alles mit sich selbst aus, sie hat kein Vertrauen zu uns«, sagte die Mutter.

Eugenia starrte voller Hass feindselig ins Leere, als ich sie zum ersten Mal sah. Sie roch nach Schweiß, ich konnte ihre Angst spüren. Sie bewegte sich ungelenk, wie schleppend zu ihrem Stuhl. Dabei war Eugenia ein zartes, attraktives Mädchen, das mindestens ein Jahr älter wirkte. Einmal ins Reden gekommen, erzählte sie sprudelnd: »Ich will von niemandem abhängig sein, es ist mir ganz wichtig, allein zurechtzukommen. Ich kann das einfach nicht, mich jemandem anvertrauen und von meinen Problemen sprechen.« »Du willst gar nicht hier, bei mir, sein«, sagte ich. »Ich weiß nicht, eigentlich weiß ich es nicht«, sagte Eugenia, »ich habe immer solche Angst… all meine Freundschaften zerbrechen.« Wir schwiegen. Ich konnte meine Angst fühlen, die Patientin zu bedrängen. Ich war wie blockiert. Es war Eugenia, die nach einer Ewigkeit wieder zu sprechen begann: »Vor zwei Wochen, da bin ich mit der S-Bahn nach X. gefahren. Ich war mit meiner Mutter am Hauptbahnhof verabredet. Sie war aber nicht da. Ich wusste gar nicht, was ich machen sollte. Ich bin den Bahnsteig entlanggelaufen, sie war aber nicht da. Dann habe ich gedacht, sie wartet an der B-Station auf mich, und ich bin da hingefahren. Sie war nicht da, da bin ich zurückgefahren. Da war sie aber auch nicht. Ich habe angefangen zu weinen und mich sehr geschämt. Dann bin ich wieder zur B-Station gefahren. Ich bin hin- und hergelaufen am Bahnsteig, ich habe gar nichts mehr sehen können. Dann habe ich meine Mutter gehört, die mich gerufen hat. Ich habe gedacht, Gott sei Dank, aber ich habe mich so merkwürdig gefühlt. Ich hatte so schreckliche Gefühle.« »Für mich klingt das, als ob du ziemlich wütend warst«, sagte ich. »Nein, nein, gar nicht«, schoss es aus der Patientin heraus, »ich liebe meine Mutter. Ich und meine Eltern, wir sind ein starkes Team, wir machen alles zusammen, es gibt niemals Streit.« Ich spürte, wie meine Blockade zurückkehrte. Ich hätte gerne gesagt: ›Aber du warst so allein, es war eine solche Odyssee, du hast es fast nicht mehr ausgehalten, du warst voller Hass, wie auf mich, als du den Raum betreten hast.‹ Das sagte ich aber nicht. Wir schwiegen wieder. Es kam mir vor wie ein endloses Schweigen. »Sie hatten recht… ich habe Angst, dass sie mich bestrafen wollen, weil ich das getan habe«, sagte Eugenia, die es wieder war, die das Schweigen durchbrach, »ich habe die Tasche genommen und in der Drogerie Sachen mitgenommen.« Nachdem sie das gesagt hatte, fiel sie gleichsam in sich zusammen. »Es ist alles zuviel«, sagte ich, »wir brauchen viel Zeit, um über alles zu sprechen.«

Eugenia hatte riesengroße Angst vor der Behandlung und der Abhängigkeit. Es war sofort völlig klar, dass sie nur einmal wöchentlich kommen würde. Zu mehr konnte sie sich nicht bereit erklären, dabei blieb es bis zum Schluss. Ich ließ mich darauf ein.

Eugenia war in Russland geboren, wo sie bis zu ihrem fünften Lebensjahr in einem kleinen Dorf wohnte. Aus ihrer frühen Entwicklung ist nichts Auffälliges bekannt. Die Eltern berichteten, sie habe den Tag mit der Mutter verbracht und gerne mit den Hunden gespielt, die der Vater züchtete. Als die Patientin vier Jahre alt war, ging der Vater nach Deutschland, um da zu arbeiten. Die Mutter wollte einen kurzen Besuch abstatten, entschied sich dann aber ebenfalls zu bleiben. Das Nachholen der Tochter scheiterte an unvorhergesehenen Behördenschwierigkeiten. Eugenia verbrachte über ein Jahr bei der Großmutter väterlicherseits in Russland ohne ihre Eltern. In dieser Zeit weinte sie viel und wurde, wie sie später berichtete, vor Kummer dick. Sie dachte, sie würde ihre Eltern nie wieder sehen.

In Deutschland kam sie in einen Hort, in dem ein paar russischsprachige Kinder waren. Eugenia lernte die Sprache innerhalb eines Jahres so gut, dass sie mit sechs eingeschult wurde. Sie sagte: »Ich habe nicht abhängig sein wollen von den Übersetzungen der anderen Mädchen. Ich wollte alles selbst verstehen.« Die Familie zog zweimal um. »Es war, als müsse ich immer wieder von vorne anfangen… im dritten Schuljahr hat mich ein Mädchen schrecklich geärgert, ich wusste nicht mehr ein noch aus. Ich bin dann einfach nicht mehr in die Schule gegangen… viele Wochen… bis die Lehrerin meine Mutter anrief.« »Das muss sehr schwer gewesen sein«, sagte ich, »immer wieder von vorne anfangen, als wärest du gerade aus Russland gekommen und fremd, wieder fremd.« »Ich war immer fremd«, sagte Eugenia. »Auch bei deinen Eltern«, sagte ich, »du hast ihnen gar nichts erzählt von den Problemen in der Schule… was hast du eigentlich gemacht die ganze Zeit?« »Ich habe immer ferngesehen, die ganze Zeit habe ich ferngesehen«, sagte Eugenia, »und immer hatte ich Angst, solche Angst.« »Als ob deine Eltern nichts über dich wissen dürften«, sagte ich. Eugenia schwieg, sie wirkte verzweifelt auf mich. »Mit den Diebstählen war es dann auch so«, sagte ich. Eugenia begann zu weinen und zu schluchzen, ihr ganzer Körper zitterte. Ich dachte, dass ich sie gerne in den Arm nehmen würde. »Es ist alles zuviel für dich«, sagte ich, »schon lange ist alles zuviel. Es ist, als seiest du noch immer in Russland ohne deine Eltern und müsstest alles mit dir alleine abmachen. Es ist, als könntest du gar nicht mehr glauben, dass jemand dir helfen kann, so lange warst du innerlich allein.« Eugenia weinte hemmungslos. Ich dachte an ihre Odyssee am Bahnsteig, wo sie panisch nach ihrer Mutter gesucht hatte. Ich versuchte mir vorzustellen, wie sie ein Jahr bei ihrer Oma verbrachte, ihre Eltern vermisste und keine Hoffnung mehr hatte, sie wiederzusehen, wie sie aß und aß, wie sie nun stahl und stahl.

Der Diebstahl der Handtasche einer Freundin, aus heiterem Himmel und scheinbar durch nichts zu erklären, scheint die innere Not der Patientin, die seit ihrem traumatischen Verlassenwerden kein Vertrauen mehr haben kann und alles allein machen muss, zu signalisieren. Es scheint mir auch ihre für ihr Alter untypische Konfliktfreiheit in der Beziehung zu den Eltern von ihrer Angst, verlassen zu werden, zu sprechen. In diesem Zusammenhang steht die Szene des Sich-Verfehlens mit der Mutter bei der S-Bahn-Fahrt. Das Verlassenwerden von den Eltern, das Zurückgelassenwerden bei der Großmutter in Russland scheint die Patientin als Einbruch in ihr vorheriges, scheinbar gehaltenes und behütetes Leben mit den Eltern erlebt zu haben. Eugenia aß und aß und war sehr dick geworden, als sie ihre Eltern schließlich wiedersah. Ein Jahr war vergangen, in dem sie die Lücke, die die Eltern in ihrem Leben und ihrer inneren Welt hinterlassen hatten, zu stopfen gesucht hatte. Dabei war sie ein braves und angepasstes Mädchen, das seine Eltern auf dem Bahnhof in X. voller Freude begrüßte. Als ich über diese Szene nachdachte, die die Eltern mir geschildert hatten, fiel mir die Szene des Verfehlens mit der Mutter ein:

auch diese hatte sich am Hauptbahnhof abgespielt. Ich verstand das so: Eugenia hatte nach ihrer Ankunft aus Russland ihre Eltern zwar freudig begrüßt, innerlich aber hatte sie sie schon damals verfehlt. Es hatte keinen Raum gegeben, Eugenias Kummer, ihre Wut und ihren Hass auf die Eltern auszudrücken. Die Eltern waren wirklich glücklich, ihr Kind wieder in die Arme schließen zu können. Es gelang ihnen aber trotz der veränderten Körperlichkeit der Patientin nicht mitzufühlen, was Eugenia gelitten haben mochte, wie wütend sie sein musste. Eugenia selbst konnte das nicht zeigen. Sie war froh, dass ihre Odyssee zu Ende ging und sie ankommen durfte. Die Verfehlung der Mutter bei der S-Bahn-Fahrt zeichnet diese Odyssee noch einmal nach. Ich bin nämlich der Überzeugung, dass Eugenia, analog dem späteren Verfehlen, ihre Eltern unbewusst nicht mehr wirklich als ihre Eltern, mit denen sie in Russland gelebt hatte, erkennen konnte. Sie konnte sie nicht mehr als die Eltern erkennen, denen sie vertrauen konnte.

Der Anpassungsdruck hielt nach der Ankunft in X. an. »Ein starkes Team« hatte Eugenia sich und ihre Eltern genannt. Das meinte ganz sicher, dass sie selbst sich genau wie die Eltern stark zusammenschließen und anpassen musste, um in der fremden Welt zu überleben und voranzukommen. Es war den Eltern sehr, sehr wichtig voranzukommen, sich zu etablieren. Sie waren ungemein fleißig. Als ich die Familie kennenlernte, besaßen sie eine großzügige, nach Feng Shui-Prinzipien luxuriös ausgestattete Eigentumswohnung. Eugenia wurde mit einem neuen BMW zu ihren Therapiestunden gefahren. Der innere Preis für all das war hoch gewesen, das konnte ich fühlen, nicht nur für Eugenia, auch für die Eltern, die manchmal etwas Steifes hatten, so als müssten sie gegen den Makel ankämpfen, einmal am Hauptbahnhof von X. ohne alle Besitztümer angekommen zu sein – selbst ohne ihr einziges Kind.

Eugenia sagte einmal zu mir: »Russland, ich liebe Russland, aber ich weiß gar nicht warum, es gibt nichts Gutes da. Alle Menschen sind arm. Wenn wir meine Großmutter besuchen… die hat nicht einmal ein Klo in der Wohnung, auch kein Wasser.« Eugenia sprach sehr entwertend über das Land, aus dem sie kam und das sie gleichwohl wirklich liebte. Ich dachte, als sie so sprach, an einige russische Vasen und Krüge, die ich besaß und sehr schätzte, ich dachte an meinen Lieblingsschriftsteller, der aus Russland kam. Ich wünschte mir Russland verteidigen zu können und sagte tatsächlich: »Russland… das ist nicht nur ein Land ohne Klos in der Wohnung… das ist auch das Land, aus dem du kommst…« »In der Schule machen sie so Russenwitze«, sagte Eugenia, »z. B. wenn man mit einem teuren Auto rumfährt, dann ist es geklaut.« »Geklaut?«, fragte ich. »Ja, geklaut«, sagte Eugenia, »die Russen klauen Autos in Deutschland und verkaufen sie dort.« Wir schwiegen lange. »Du hast auch geklaut«, sagte ich. »Es war ganz schrecklich bei mir«, sagte sie, »ich hatte solche Angst, ich wollte das nicht, aber ich habe es getan, immer wieder. Meine Freundin, das war eigentlich nicht meine Freundin, aber ich hätte sie so gerne als Freundin gehabt, die sagte zu mir: ›Du musst das machen. Ich will diesen Nagellack und diesen Lippenstift haben.‹ Dann habe ich es gemacht.« »Und dann hast du ihr die Tasche weggenommen«, sagte ich, »denn das war die einzige Möglichkeit, ihr Nein zu sagen: sie selbst zu bestehlen.« Eugenia weinte: »Ich wusste gar nicht mehr, was ich machen sollte, ich wollte, dass es aufhört. Ich habe mich so geschämt vor meinen Eltern.« Ich sagte langsam: »Es war aber auch schwer für dich, deinen Eltern zu vertrauen…« »Warum, wie meinen Sie das?«, fragte Eugenia und sah mich böse an, »auf meine Eltern kann ich mich immer verlassen, immer.« »Ich weiß«, sagte ich, »aber damals, als du allein in Russland warst… du warst ja noch klein und konntest das alles nicht verstehen, du wusstest nicht, warum das so war, dass sie nicht wiederkamen…« Ich sah Eugenia an, ihr Gesicht war fast weiß und wie aus Wachs. Sie war völlig verzweifelt. »Aber ich habe doch nur meine Eltern«, brach es aus ihr heraus, »ich habe niemanden sonst. Ich finde keine Freundin. Ich bin immer allein… dabei ist mein Sternzeichen doch ein Zwilling und ein Zwilling will nicht allein sein… das einzige Mädchen, mit dem ich manchmal telefoniere und über die Hausaufgaben spreche, ist Shanzu. Sie kommt aus China und hat viele Geschwister. Sie hat eigentlich nie Zeit. Zweimal sind wir durch die Felder spazierengegangen und haben uns über die Backstreet-Boys unterhalten und darüber gesprochen, wen von denen wir heiraten würden… wir haben uns ausgemalt, wie wir unser Haus einrichten würden… Ich habe gedacht, wir können öfter spazierengehen, aber bei Shanzu kommt immer etwas dazwischen.« »Das ist schlimm mit der Einsamkeit«, bemerkte ich, »es ist, als ob es nie aufhört… als ob du noch immer in Russland, bei deiner Großmutter wärst und auf deine Eltern warten müsstest.« Eugenia sah mich lange an und sagte dann: »Sie denken also, das ist alles so wegen damals… es wird sich also nie ändern.« Sie blickte mich hasserfüllt an. »Ich muss mir also alles zusammenklauen wie die Russen, die die Autos hier stehlen, Sie denken, so bin ich.« »Du hasst mich«, sagte ich, »du denkst, du kannst mir nicht vertrauen, ich denke böse über dich.« »Sie sind wie meine Mutter«, sagte Eugenia erbost, »sie will alles besser wissen. Sie denkt, dass ich alles kaputtmache, dass ich alles zerstöre. Da ist dieses weiße Ledersofa: Ich habe da Cola getrunken, als ich allein war, und ich habe alles verschüttet… Das Sofa war sehr teuer… ich habe ein Kissen auf den Fleck gelegt; es hat sehr lange gedauert, bis sie es gemerkt hat. Sie hat laut aufgeschrien, und ich habe gedacht, ich möchte im Erdboden versinken, ich wollte gar nicht mehr leben.« »Naja,«, sagte ich, »du hast das weiße Sofa besudelt, du hast die Tasche geklaut und die Kosmetika, du bist nicht in die Schule gegangen, vielleicht war das alles auch wichtig, vielleicht wolltest du damit etwas sehr Schwieriges, gar nicht in Worte zu Fassendes sagen.« Eugenia sah mich an wie gebannt. »Vielleicht wolltest du sagen: ›Es geht mir nicht gut, ich habe monatelang auf euch gewartet, ich habe gewartet und gewartet, ich bin fast gestorben vor Angst‹, und dann habt ihr gedacht, es geht einfach alles so weiter.« Eugenia sah mich weiter an, als sei ich von einem fremden Stern heruntergefallen. »Es ist schwer, wenn man seine Eltern liebt, lieben will, aber da sind auch noch andere Gefühle dabei, es gibt auch die Enttäuschung und die Wut und den Hass… ich habe mir das so vorgestellt.« »Ich will das aber nicht, dieses andere«, sagte Eugenia leise, »ich will das nicht, ich kann es gar nicht brauchen.«

Ich erlebte mich Eugenia gegenüber als sehr abrupt konfrontierend. Ich hatte immer ein schlechtes Gewissen und das Gefühl, sie nicht halten zu können und hart anzufassen, auch wenn ich das gar nicht wollte. Nachdem Eugenia über die Russen, die Autos klauen, gesprochen hatte, kam ich auf ihr eigenes Klauen: das war so eine Szene, in der ich mich schämte und nicht wiedererkennen wollte. Immer wieder war es so, dass ich den Eindruck hatte, zu schnell zu sein und sie zu übergehen in ihrer Not. In diesen Gegenübertragungsgefühlen war ich identifiziert mit den Eltern, die in der unablässigen Beschäftigung mit dem Aufbau und Ausbau ihrer Existenz Eugenia oft vergaßen, sehr viel von ihr verlangten. Unbewusst ging es den Eltern darum, sich sehr weit von Russland und den russischen Autoknackern zu entfernen. Sie hatten hart dafür gearbeitet, um in Deutschland überleben zu können. Eugenia stellte die Eltern mit ihrer Symptomatik bloß und machte sie sehr hilflos, so hilflos vielleicht, wie sie selbst es in Russland – bei der Großmutter – gewesen war.

Mir war, als habe sich die Patientin damals – verlassen von den Eltern – unbewusst vorgenommen, nie wieder abhängig zu sein, um nie wieder verlassen werden zu können. Sie hatte große Angst vor ihrem Hass, den herandrängenden »bösen Gefühlen«. Sie hatte Angst, wieder alleingelassen zu werden mit ihrem Hass, der aus ihr herausdrängte und sich in ihrer Symptomatik Ausdruck verschaffte. Wie die Eltern wollte sie »ein starkes Team«, das allen Widrigkeiten trotzte. Sie besuchte trotz erheblicher Leistungsschwierigkeiten ein Gymnasium, nahm Malstunden und träumte davon, Designerin zu werden. Während der Behandlung wurde ich zur Zeugin ihrer andauernden Versuche, die Eltern über ihre schulische Situation zu täuschen. Sie gab vor, gut zurechtzukommen, obwohl sie in Englisch und Französisch große Defizite hatte und dem Unterricht im Grunde nicht folgen konnte. Es entstand eine Situation, in der alles über ihr zusammenzubrechen drohte. Das Ende des Halbjahres und die Zeugnisse rückten heran, die Lehrer bedrängten sie, ihre Arbeiten von den Eltern unterschreiben zu lassen. Eugenia sprach mit mir in jeder Stunde über diese sie bedrohende Situation, es ging ihr wirklich schlecht, sie wusste nicht mehr ein noch aus.

»Es geht so nicht weiter«, bemerkte ich, »du kannst das nicht mehr aushalten… es ist zuviel, es erinnert mich auch an damals, als du gar nicht mehr in die Schule gegangen bist.« »Daran habe ich auch schon gedacht«, erwiderte Eugenia, »ich wünschte, ich wäre plötzlich sehr krank.« »Wenn du krank wärest«, sagte ich, »dann könnte niemand dir einen Vorwurf machen.« »Ich habe Angst«, sagte Eugenia, »ich schaffe das nicht, ich kapiere gar nichts mehr. Wenn ich aus der Schule nach Hause komme, mache ich den Fernseher an, ich will an gar nichts denken.« »Du bräuchtest Hilfe«, sagte ich, »du kannst das nicht allein schaffen mit Französisch und Englisch.« »Mir kann keiner helfen«, sagte Eugenia und sah mich provozierend an. »Ich auch nicht«, bemerkte ich. »Aber ich sehne mich so danach«, sagte sie plötzlich, »ich kann und kann das aber nicht: meinen Eltern sagen, wie schlecht alles steht. Ich kann das nicht.« Ich dachte einige Zeit nach, dann fragte ich Eugenia, ob sie sich wünsche, ich übernähme das für sie. »Ja«, antwortete Eugenia, »das wünsche ich mir sehr.«

Ich konnte gut verstehen, dass sie das nicht allein schaffen konnte, vielleicht beanspruchte sie zum ersten Mal bei etwas Schwierigem eine Hilfe, die ihr zustand. Vor allem verstand ich, dass es jetzt so war, dass Eugenia nicht mehr allein bleiben wollte mit dem Abgrund, der sich vor ihr auftat, ihren Lügen, ihrem Betrug, ihrem Versuch, etwas zu sein, was sie nicht sein konnte.

Ich sprach mit den Eltern über die Situation, über Eugenias große Angst, nicht so sein zu können, wie die Eltern sie sich wünschten. Die Mutter weinte verzweifelt. Der Vater sah mich an, als könne er das alles nicht begreifen. »Ich will Eugenia helfen«, sagte die Mutter, »ich will sie nicht allein lassen, das habe ich nie gewollt, nie.« »Vielleicht hilft es Eugenia, wenn sie Nachhilfeunterricht nimmt«, sagte der Vater, »wir haben zuviel von ihr verlangt, es macht mich sehr traurig, diese Situation, dass sie nicht mit uns sprechen kann…« »Ich glaube«, sagte ich, »sie will schon, aber im Moment macht sie es über mich… vielleicht ist das wie eine Brücke.« »Ich schäme mich so«, sagte die Mutter, »es ist, als hätten wir alles falsch gemacht, wir haben nicht gut genug nachgedacht, wir haben immer nur gearbeitet…, wir wollten das nicht, aber es alles so schwer, das ganze Leben… und wenn es Eugenia nicht gut geht, kann ich das alles nicht mehr ertragen…« »Sie haben recht, es ist schwer für Eugenia, aber auch für Sie… vielleicht ist das für den Moment eine gute Idee, dass Eugenia Nachhilfe bekommt, denn sie kann es auf keinen Fall alleine schaffen… vielleicht möchte sie Ihnen das auf diese Weise sagen, das Gymnasium ist wirklich schwer.« Die Eltern beschlossen, Eugenia zu helfen und einen Nachhilfeunterricht einzurichten. Sie waren wirklich verzweifelt.

Die Patientin wirkte ungemein erleichtert, als ich sie wieder sah, es war ganz wichtig für sie, dass ihre Eltern ihr helfen wollten. Eugenia besuchte eine Nachhilfegruppe in Englisch und Französisch. Ich hatte das Gefühl, dass sie da saß, aber nichts lernte. Es war, als suche sie auch dort den Schein zu wahren. Sie ging dort hin, aber es half ihr nicht. Es war, als müsse sie innerlich darauf beharren, das einsam scheiternde Mädchen zu sein. »Es ist auch schwer, das neue Angebot deiner Eltern wirklich anzunehmen«, bemerkte ich einmal. »Ich weiß auch nicht«, sagte sie träumerisch. »Die Vergangenheit«, so habe ich überlegt, »ist stärker, deine alte Einsamkeit, deine Wut über das Verlassensein.«

In dieser Zeit geschah etwas, was Eugenia ungemein verblüffte. Ein Junge aus ihrer Klasse interessierte sich offensichtlich für sie. Er brachte ihr aus den Osterferien eine Halskette und ein Armband mit. »Damit habe ich wirklich nicht gerechnet«, sagte sie, »dass der Peter mir was mitbringt.« Sie trug den wirklich sehr schönen Schmuck und genoss es, als ich ihn bewunderte. »Er hat mich auch ins Schwimmbad eingeladen«, meinte Eugenia wie nebenbei, »ich weiß noch nicht, ob ich mitgehe.« Ich musste lächeln. Eugenia bemerkte das. »Warum lächeln Sie?«, fragte sie. »Naja, ich dachte gerade, es ist wieder sehr schwer für dich, etwas Neues anzunehmen und zu realisieren, dass du weniger einsam sein könntest. Vielleicht ist es auch das allerschwerste, zu realisieren, dass die Gegenwart dir etwas zu bieten hat.« Jetzt lächelte Eugenia: »Ich war schon richtig froh, als er mich gefragt hat.«

Sie begann, mir von dem Mädchen zu erzählen, für das sie in der Drogerie gestohlen hatte und dem sie schließlich seine Tasche geklaut hatte. Dieses Mädchen befand sich noch immer in ihrer Klasse und versuchte, wieder Kontakt zu ihr aufzunehmen. Sie hatte sie gefragt, ob sie mit ihr ins Kino ginge. Eugenia hatte Nein gesagt. »Sie versteht gar nichts«, führte sie aus, »ich habe damals alles für sie getan und sie nichts für mich. Ich hatte solche Angst, sie zu verlieren.« »Du hast das erlebt, wie das ist, jemanden zu verlieren, du wolltest das nicht noch einmal… später, als alles aufflog, hast du dich zurückgezogen, als wolltest du gar nichts mehr.« »Ich wollte gar nichts mehr, das stimmt«, sagte Eugenia. »Zu mir hast du auch gesagt, du wolltest dich nicht einlassen, das sei unmöglich für dich, nie mehr wolltest du abhängig sein, hast du gesagt… und ich habe lange überlegt, ob wir eine Chance haben könnten…« Eugenia sah mich ernst an: »Das finde ich schon, ich hätte das auch nicht gedacht, aber dann war ich froh, Sie kennengelernt zu haben, ich weiß gar nicht warum, aber ich habe mich nicht mehr so allein gefühlt… ich konnte auch über alles nachdenken. Ich habe vorher gar nicht gewusst, wie allein ich bin, ich habe es irgendwie gefühlt, aber ich habe es nicht gewusst. Ich war so verirrt mit allem.« Sie schwieg. »Ich fand es aber auch schwierig«, bemerkte sie und verfiel wieder in Schweigen. »Mit mir?«, fragte ich. »Ich wollte das gar nicht, dass Sie all die Sachen sagen über früher, es hat mir wehgetan, ich wäre am liebsten weggelaufen.« »Es war zuviel, es war viel zuviel«, erwiderte ich, »du warst in großer Not, manchmal habe ich zuviel verlangt, vielleicht wie deine Eltern, die auch immer viel von dir verlangt haben… dass du trotz allem deinen Weg machst, du aber hast irgendwie immer empfunden, dass da etwas ist, was du nicht kannst und willst… auf deine Art hast du dich immer dagegen gewehrt, dass man zuviel von dir verlangt.« »Ich habe dann einfach meine Augen und Ohren geschlossen«, sagte Eugenia. »Machst du immer noch«, fügte ich an und lächelte wieder. Eugenia grinste.

Ich schaute aus dem Fenster, bevor Eugenia zu unserer nächsten Stunde kam. Zwei junge Männer parkten vor dem Haus und ließen fünf Kampfhunde aus dem Auto, die sich auf dem Bürgersteig tummelten. Ich hatte schreckliche Angst um Eugenia. Ich stand da und überlegte, was ich machen könnte, ich war dabei, hinunterzugehen und die jungen Männer zum Weggehen zu bewegen, fürchtete mich aber. Da sah ich Eugenia aus dem Auto steigen. Wie eine Fee, im kurzen Sommerkleid, schritt sie mitten durch das Hunderudel hindurch. Ich sah sie einen Hund streicheln, mir stockte der Atem. Sie kam die Treppe hoch und lächelte. »Da waren Hunde auf dem Bürgersteig«, sagte sie. »Ich liebe diese Hunde, mein Vater hat ja Hunde in Russland gezüchtet.« »Du hattest gar keine Angst?«, fragte ich. »Vor Hunden, egal vor welchen, habe ich keine Angst«, merkte Eugenia an, »gar keine. Ich liebe sie.« »Die sind nicht ungefährlich, diese Hunde da unten«, erwiderte ich. »Ich habe in Russland mit den Hunden gespielt, auch als meine Eltern beide schon weg waren… ich habe sie auch gefüttert… immer war ich bei den Hunden… ich war irgendwie glücklich, wenn ich bei ihnen war… meine Oma hat mir das verboten, aber ich hätte immer gerne mit ihnen nachts zusammengelegen… sie waren so warm und weich.« »Du hast dich mit den Hunden zu trösten gesucht«, sagte ich, »ich war so verblüfft, als ich das vom Fenster aus gesehen habe, wie du da durchgegangen bist, ich hatte richtig Angst, es sind schließlich Kampfhunde… du aber, es war wirklich, als seiest du zu Hause mit ihnen, es war so vertraut.« Eugenia lächelte und sagte dann ganz ernst: »Mit Hunden kenne ich mich aus, mit Menschen nicht.«

Über diese Szene musste ich noch nach unserer Stunde nachdenken. Ich hatte solche Angst vor den Hunden und um Eugenia gehabt. Sie aber war wie eine Fee durch das Rudel gelaufen und hatte einen Hund gestreichelt. Sie war in ihrem Element gewesen, das verstand ich. Ich fühlte mich Meilen von ihr entfernt. Meine Angst war nicht ihre, ihre nicht meine. Trotzdem verstand ich über die Szene mit den Hunden etwas von ihrer Angst. Wie es bei mir mit den Hunden war, war es bei ihr mit den Menschen: Sie konnte ihnen nicht trauen. Sie fürchtete, verletzt, angegriffen und vernichtet zu werden. Deshalb hielt sie sich immer wieder fern von den Menschen und vertraute keinem. Für mich wurde das Bild mit den Hunden ein Bild, mit dem ich etwas von ihr verstehen konnte. Niemals wäre ich durch dieses Rudel gelaufen, lieber wäre ich gestorben. Das war ganz sicher etwas von mir, diese Angst vor den Hunden, ich meinte aber, darüber etwas von Eugenias Angst vor den Menschen nicht nur zu begreifen, sondern wirklich fühlen zu können.

In ihrer inneren Welt hatte die Patientin sich in einem unwägbaren Dschungel befunden. Erstarrt, genauso wie ich es mir im Angesicht des Hunderudels vorstellte, hatte Eugenia die Abwesenheit der schützenden Eltern überlebt. Sie hatte sich an die Hunde geschmiegt, die genauso übriggeblieben waren in Russland wie sie selbst. Sie war am Hauptbahnhof angekommen und hatte ihre Eltern umarmt, die sie gefürchtet und gehasst hatte, weil sie sie verlassen und nicht beschützt hatten. In einer gleichsam erstarrten Haltung hatte sie überlebt. Sie hatte nur überleben, nicht aber lebendig sein können. Jeder Mensch war ihr so gefährlich wie mir die Kampfhunde vor meiner Praxis. Sie hatte die Gefährlichkeit der Beziehungen zu ihren Eltern auf die Freundin, der sie schließlich die Tasche stahl, übertragen. Wie ein Hund hatte sie deren Befehle befolgt und geklaut. Sie mochte das so empfunden haben: ›Wenn ich nicht mache, was sie will, verlässt sie mich, sie wird mich beißen und vernichten.‹ Das Verlassensein von ihren Eltern hatte Eugenia als Vernichtung ihrer gesamten bisherigen Existenz erlebt. Ich erinnerte mich daran, wie sie vor Angst extrem schwitzte, als ich sie zum ersten Mal sah. Sie fürchtete meine Berührung. Sie wollte nicht alles noch einmal. Sie hatte alles Vertrauen verloren, das unverzichtbar ist, wenn man Menschen begegnet. Sie war verloren gewesen in einer maßlosen Einsamkeit. Es erstaunte sie, dass es da einen Jungen gab, der ihr einfach etwas schenkte, was ihr gefiel. Sie war keineswegs sicher, von ihm nicht einfach angefallen zu werden, wenn sie weiteren Kontakt mit ihm pflegte. Es war für mich sehr wichtig zu begreifen, dass für Eugenia das Verlassensein von ihren Eltern eine Situation des vollkommenen Ausgeliefertseins bedeutet hatte, in dem die Regeln des normalen menschlichen Kontaktes ihre Wirksamkeit verloren hatten. Es war nie wieder so, dass jemand sich ihr nähern konnte, ohne mit Misstrauen bedacht zu werden. Während ich über die Szene mit den Hunden nachdachte, war für mich plötzlich am ganzen Körper spürbar, wie es Eugenia ging. Sie war immer wieder furchtbar allein, bedroht und konnte nicht vertrauen.

Es fiel Eugenia nach wie vor schwer, im Nachhilfeunterricht etwas aufzunehmen. »Ich verstehe das auch nicht, aber alles rauscht an mir vorbei. Ich komme einfach nicht hinein in die französische Grammatik. Ich kann diese Sprache nicht verstehen.« »Wie damals, als du aus Russland kamst: da muss die deutsche Sprache so für dich gewesen sein.« »Ja, ich habe kein Wort verstanden im Kindergarten, ich habe schreckliche Angst vor den Kindern und Betreuern gehabt… zum Glück waren da zwei russische Mädchen, die haben mir geholfen, die haben mir übersetzt… ich wollte aber auch selbst verstehen, ich wollte nicht immer weiter abhängig sein von den russischen Mädchen und ich habe es geschafft.« »Ich habe überlegt, ob das mit Französischnachhilfe jetzt auch deshalb so schwer für dich ist, weil du nicht sicher bist, ob du die Hilfe deiner Eltern annehmen sollst.« »Warum sollte ich das nicht? Sie meinen wegen meiner Wut… vielleicht… ich will schon.«

»Deine Eltern sollen merken, wie schwer das alles für dich war, wie allein du warst, wie du ohne ihre Hilfe bestehen musstest.« »Ich finde, das können sie schon merken.« »Französischlernen ist auch deshalb so schwer, weil du deinen Eltern das zeigen willst.« »Meine Eltern denken überhaupt, dass das alles so einfach ist. Sie haben ja kein Gymnasium besucht.« Eugenia schaute böse vor sich hin. Sie verfiel, wie so oft, in ein langes Schweigen.

Sie berichtete mir erstaunt, dass die Eltern ihr nun erstmals Taschengeld gaben. »Ich kann mir jetzt mal was kaufen, eine Zeitschrift z. B.«, sagte sie. »Du bist verblüfft über diese Neuigkeit«, sagte ich. »Ich finde es gut, ich hätte nie danach gefragt…« »Mhm, das klingt, als ob du gar keine Rechte hättest,« bemerkte ich. »Ich wäre einfach nicht darauf gekommen«, sagte Eugenia. »Es ist, als ob du keine Forderungen stellen dürftest oder eben manchmal streiten, als geschehe dann etwas Schlimmes, als ließen sie dich wieder allein.« Ich sah, wie Eugenia mit den Tränen zu kämpfen begann. »Als ich damals mit meiner Oma im Zug nach X. gesessen bin, da habe ich Gott versprochen, dass ich nichts sonst mehr will, wenn er mir wirklich meine Eltern wieder gibt«, sagte sie weinend. »Dann waren sie wirklich da«, sagte ich, »du hast immer alles versucht, dass es so bleibt… aber da war etwas anderes, ein Stachel in deinem Herzen.« Eugenia lächelte unter Tränen: »Stachel ist gut.« Ich fuhr fort: »Da war ein Stachel in deinem Herzen, das tat weh, du konntest nicht nur brav sein, wie du es Gott versprochen hattest.« »Ich wollte, dass das denen auch weh tut«, sagte Eugenia und weinte, »es tut mir so leid, sie bemühen sich ja, sie verstehen ja immer mehr, das merke ich und liebe sie.« »Es ist richtig schwer, das zu begreifen«, sagte ich, »aber der Stachel ist auch in das Herz deiner Eltern eingedrungen, so nehme ich das wahr.« »Ich weiß«, sagte Eugenia, »ich schäme mich manchmal so.« Ich: »Manchmal?« Sie, lächelnd: »Manchmal denke ich, das ist okay, manchmal denke ich, dass Gott das verstehen wird, dass ich das nicht geschafft habe.« »Du hast die Hilfe deiner Eltern gebraucht«, sagte ich, »sie sollten verstehen, wie alles gewesen war für dich, nicht nur Gott.«

Ich hatte den Eindruck, dass Eugenia, aber auch ihre Eltern, darum kämpften, sich nahe zu kommen und etwas zu verstehen. Für die Patientin war es wichtig zu erleben, wie die Eltern sich um sie mühten und nachdachten. Tatsächlich hatten die Eltern während der Behandlung eine Entwicklung durchgemacht. Sie hatten mit der Behandlung gehadert und sich als schuldig erlebt. Sie hatten darüber nachgedacht, Eugenia hypnotisieren zu lassen oder in eine andere Therapie zu schicken. Sie hatten gedacht, dass alles so lange dauert bei mir. Sie hatten eine Form von Therapie gesucht, an der sie nicht beteiligt gewesen wären. Es war für die Eltern sehr schwer gewesen zu realisieren, was die Zeit allein in Russland für ihre Tochter unbewusst bedeutet hatte, was sie mit ihr gemacht hatte. Im Laufe der Zeit begannen sie, etwas von Eugenias Einsamkeit, ihrer Verzweiflung und ihrer Wut zu verstehen. Der »Stachel in ihrem Herzen« durfte lebendig werden.

Als ich Eugenia verabschiedete – sie war über einen Zeitraum von drei Jahren, einmal wöchentlich, bei mir gewesen –, hatte sich einiges in ihrem Leben verändert. Ihre Schulleistungen hatten sich stabilisiert, es gab ein paar Mädchen, mit denen sie hin und wieder etwas unternahm. Sie wirkte insgesamt weniger einsam auf mich. Manchmal gab es Streit mit den Eltern um abendliche Ausgehzeiten, sie verschonte sie nicht mehr in der alten, absoluten Weise.

An eine Erhöhung der Behandlungsfrequenz war bei Eugenia gar nicht zu denken gewesen. Ich dachte, dass sie auf ihre Weise aus der einen Stunde, die sie sich zugestand, viel gemacht hatte. Es war ihr sehr wichtig gewesen, wie ich schon am Anfang gefühlt hatte, nicht überrollt zu werden und nur soviel zu bekommen, wie sie ertragen konnte. Sie hatte eine zweite Stunde abgelehnt und gefürchtet. Für mich war es schon erstaunlich, dass sie es vermochte, so lange zu mir zu kommen. Ich habe die Stunden mit Eugenia als sehr dicht erlebt. Tatsächlich denke ich, dass sie an die Grenze dessen gingen, was sie ertragen konnte.

Als es auf unseren Abschied zuging, sprach Eugenia immer wieder davon, mir ein Bild zu schenken, eine russische Landschaft, die sie in einem Kunstkurs gemalt hatte. Als sie zu unserer letzten Stunde kam, hatte sie das Bild vergessen. »Ich werde noch einmal kommen und es Ihnen bringen«, sagte sie. Als wir uns die Hand zum Abschied reichten, begann Eugenia zu weinen. »Ich bin so durcheinander«, sagte sie schluchzend, »dabei wollte ich Ihnen doch danke für alles sagen. »Es ist ganz schwer«, erwiderte ich. »Ich will ja gehen«, sagte Eugenia, »ich muss aber trotzdem weinen, ich weiß nicht warum.« »Weil es auch traurig ist, irgendwie… auch wenn man gehen will… weil ein Abschied immer auch traurig ist«, sagte ich. Eugenia hielt meine Hand ganz fest und sagte: »Ich werde Ihnen das Bild noch bringen.«

Das tat sie nicht. Inzwischen sind viele Jahre vergangen. Anfänglich dachte ich oft an dieses Bild und ob sie es mir noch bringen würde, dann vergaß ich es. Da war vielleicht etwas offen geblieben oder hatte etwas offen bleiben müssen. Da hatte ein Stachel auch in mein Herz kommen müssen, dieses Warten auf das Bild, die russische Landschaft ihrer Herkunft, die ich mir als verlassene Landschaft vorstellte. Ich dachte, da bleibt ein Stachel in ihrem Herzen. Und vielleicht, vielleicht war es wichtig für sie, diese Idee zu behalten, einmal zurückkommen zu können und mir das Bild der russichen Landschaft zu überreichen.

Maria, 14 Jahre

Grund der Anmeldung: Raubüberfälle.
Maria war ein sehr hübsches, sorgfältig geschminktes und gekleidetes Mädchen. Sie wirkte schüchtern und zurückhaltend, nahezu gehemmt. Ihr Gesicht hatte etwas Maskenhaftes und Eingefrorenes. Sie sah älter aus als sie war, man hätte sie für siebzehn halten können. Vor dem Gespräch bei mir hatte sie einige Gespräche in der Institutsambulanz und wurde dann weitergeschickt. Sie wirkte so stumm und unberührbar auf mich, dass ich sofort Angst hatte, ihr zu nahe zu treten. Ich spürte aber auch ihre Hilflosigkeit. Ich begann unser Gespräch schließlich, indem ich sagte: »Es ist vielleicht nicht einfach für dich gewesen, weitergeschickt worden zu sein.« Maria wand sich; einen Moment dachte ich, sie muss weinen, dann sagte sie: »Es war schrecklich, damit hatte ich überhaupt nicht gerechnet.« »Was hast du gedacht?«, fragte ich. Maria schaute mich mit einem kalten Blick an und sagte: »Wahrscheinlich bin ich zu schlimm… Sie wissen ja sicher, warum ich da bin.« »Ich würde gerne von dir etwas darüber wissen.« »Vor zwei Jahren«, so begann Maria, »lernte ich zwei Klassenkameradinnen näher kennen und hatte erstmals in meinem Leben Freundinnen. Nie habe ich irgendwo dazugehört, immer war ich die komplette Außenseiterin gewesen, habe abseits gestanden. Mit den beiden Freundinnen habe ich zu sprayen angefangen, u. a. auch in der Schule. Wir gerieten unter Verdacht, aber es konnte nichts bewiesen werden. Wir nannten uns (dies war eine Erfindung Marias) *Caught in Crime.* Obwohl die Gefahr, entdeckt zu werden, immer größer wurde, sprayten wir weiter, immer unser Zeichen und die Abkürzung »CIC«. Wir waren auch oft nachts unterwegs. Ich stieg heimlich aus dem Fenster und wurde nie erwischt.« Dann hatte eines der Mädchen von einem Freund eine Gaspistole besorgt, und die Gruppe entschied sich zu einem ersten Raubüberfall. Maria betonte mehrfach und eindringlich, dass alle es wollten. Als Opfer suchten sich die Mädchen in allen drei Fällen, denn drei Raubüberfälle fanden statt, Frauen mittleren Alters aus. Es erschreckte mich, wie gefühllos und lapidar sie berichtete, dass sie das erbeutete Geld aus dem ersten Überfall in den Kauf einer eigenen Pistole investierten. Das Geld aus dem zweiten Überfall nutzten die Mädchen, um sich Kleider zu kaufen. Bei dem dritten Überfall war es Maria, die dem Opfer die Pistole in den Rücken hielt, sie sprach jedoch, wie auch bei den vorangegangenen Überfällen, kein Wort. Maria sagte: »Das war unmöglich.« Das Sprechen übernahmen ihre Freundinnen. Beim dritten Überfall wurde die Gruppe erwischt. Kontrastierend zur gefühllosen Schilderung der Geschehnisse betonte Maria immer wieder leidenschaftlich die Hauptschuld aller Beteiligten. Zu ihren Freundinnen, die mit ihr ja die gleiche Klasse besuchten, hatte sie immer noch Kontakt.

Es wurde deutlich, dass Maria Angst hatte, noch einmal in etwas hineingezogen zu werden und nicht »Nein« sagen zu können. Mehr aber als vor allem anderen hatte sie Angst, wieder allein zu sein, die Freundinnen zu verlieren. Plötzlich fing sie an, voller Wut von ihrer Mutter zu sprechen, die vor zwei Jahren einen Mann geheiratete hatte, der viel jünger war als sie. »Einen Inder«, bemerkte die Patientin, »der ist absolut chaotisch, den kann ich nicht ernstnehmen.« Vor zwei Jahren wurde auch ihr Bruder geboren. Maria empörte sich darüber, dass »der Inder« altersmäßig genau zwischen der Mutter und ihr liege. Immer wieder sagte sie: »Ich kann nicht verstehen, wie man so einen Mann heiraten kann.« Ich: »Vielleicht hättest du am liebsten deine Mutter bedroht und beraubt – es ist mir aufgefallen, dass die Opfer der Überfälle alle Frauen im Alter deiner Mutter gewesen sind.« Maria sagte lange gar nichts. »Vielleicht, vielleicht haben Sie recht«, erwidert sie nach einem langen Schweigen. Trotz unserer schwierigen Ausgangsposition – Maria suchte eine Therapie, um bei dem anstehenden Gerichtsverfahren zu punkten – hatte ich nach den Erstgesprächen das Gefühl, mit Maria in Kontakt gekommen zu sein.

Viel später erst erfuhr ich einiges aus dem Leben der Patientin. Als die Mutter mit Maria schwanger war, studierte sie und lebte in einem Wohnheim. Der Vater Marias, ein algerischer Student, wollte kein Kind. Die Mutter entschloss sich, das Kind aus religiösen Gründen auszutragen. Die Beziehung zum Vater löste sich auf, er ging zurück nach Frankreich – wie die Mutter vermutet hatte –, um sich Unterhaltsansprüchen zu entziehen. Direkt nach der Geburt erkrankte Maria an einer Lungenentzündung und musste sechs Wochen im Krankenhaus bleiben. Der Mutter ging es nach der Kaiserschnittentbindung so schlecht, dass sie Maria nicht besuchen konnte. Sie übergab den Säugling ihren eigenen Eltern, um weiter studieren zu können. Maria verbrachte ihre ersten 1½ Lebensjahre bei den Eltern der Mutter. Die Mutter lebte weiter im Wohnheim. Nach dem Abschluss ihres Studiums nahm die Mutter Maria zu sich und mietete eine eigene Wohnung. Bis zum Eintritt Marias in den Kindergarten nahm die Mutter sie mit zu ihrem Arbeitsplatz.

Maria war immer ein schüchternes Mädchen gewesen, das das Gefühl hatte, sich nichts zu trauen. Sie lebte mit ihrer Mutter allein, bis sie elf Jahre alt war. Damals lernte die Mutter ihren jetzigen Lebensgefährten kennen. Ich verstand, dass Maria eigentlich immer nur ihre Mutter gehabt hatte. Sie konzentrierte sich auf sie, hatte keine Freundinnen. Nach der frühen Trennung und der Schwierigkeit der Mutter, Maria anzunehmen, war es, als sage Maria, jetzt habe ich dich und jetzt will ich auch niemanden anderen mehr. Die Heirat der Mutter und die Geburt des Bruders überrollten sie. Sie fühlte sich von der Mutter fallengelassen wie von der ersten Interviewerin in der Institutsambulanz. Sie hasste ihre Mutter für das, was sie ihr antat. Sie suchte sich »einfach« einen Lebensgefährten und bekam ein weiteres Kind.

Genau in dieser Zeit schloss die Patientin sich, unbewusst sicherlich aus Rache, erstmals zwei Mädchen aus ihrer Klasse an. Sie wollte nicht dumm dastehen neben der Mutter und ihrer neuen Familie, in der sie sich fremd fühlte, wie sie sich immer fremd gefühlt hatte, außer im Zusammensein mit ihrer Mutter. Ihre Wut auf die Mutter und deren neues Leben, in dem sie um ihren Platz fürchtete, trieb sie in eine Art Gegenfamilie mit zwei Mädchen. Mit diesen führte sie ein Leben, von dem die Mutter gar nichts wusste, von dem diese vollkommen ausgeschlossen war. Erstmals hatte sie Freundinnen, stand nicht mehr allein da, war nicht mehr das Mädchen, das ganz darauf konzentriert war, die Mutter, von der sie früh getrennt worden war, zu halten und mit ihr zusammenzusein.

Ihre hochaggressiven kriminellen Handlungen, die sie stumm und wie erstarrt vollzog, interpretierte ich als ihre furchtbare Rache an der sie enttäuschenden und kränkenden, sie mit der Heirat (so erlebte die Patientin das unbewusst) noch einmal allein lassenden Mutter. Sie war bereit, Frauen im Alter ihrer Mutter mit der Pistole zu bedrohen und sich zu rauben, was diese ihr vorzuenthalten schienen, so als habe sich dieses, sich im Abseits fühlende Mädchen, ihre Verzweiflung und Hilflosigkeit ignorierend, zur Herrin über Leben und Tod machen wollen. Maria war ein sehr einsames, an seiner Wut erstickendes Mädchen. Sie wollte ihre Mutter für sich haben und mit niemandem teilen. Oft erzählte sie, wie schön es in der alten, kleinen Wohnung mit der Mutter allein gewesen war. Für den neuen Lebensplan der Mutter war sie nicht bereit, sie klammerte sich innerlich an die Mutter wie ein sehr kleines Kind, sie wollte nicht noch einmal die zweite Geige spielen. Für ihre Wut und Verzweiflung gab es keine Worte und keinen Raum. Ich erinnerte mich, wie die Patientin mehrfach geäußert hatte, dass die Mutter überhaupt nichts bemerkt habe: weder dass sie sprayte, noch dass sie des Nachts aus dem Fenster stieg. Es war, als sage sie zu mir: Meine Mutter sah und hörte mich gar nicht mehr, egal was ich machte. Insofern kann man die kriminellen Taten auch lesen als den unbewussten Wunsch der Patientin, endlich gesehen und gehört zu werden. Ihr Versuch, sich von der Mutter ihrerseits zu lösen und Freundinnen zu haben, scheiterte und verkehrte sich ins Gegenteil, denn mit den Raubüberfällen rief sie die Mutter auf den Plan. Sie machte sie zur schlechtesten Mutter auf der Welt, genauso nämlich fühlte sich diese. Hinzu kam, dass Marias Mutter beruflich mit straffällig gewordenen Jugendlichen arbeitete, und da war nun die Tochter, die zu sagen schien: ›Ich bin auch noch da, jetzt musst du dich wieder mit mir, mir allein beschäftigen.‹ Von Marias Handlungen fühlte sich die Mutter getroffen wie von einem Blitz aus heiterem Himmel.

Ich vermute, dass es in der inneren Welt der Patientin eine tiefe Angst, verlassen und allein gelassen zu werden, gab, die sie in ihrer Entwicklung hinderte, sich mit ihren aggressiven Anteilen auseinandersetzen zu können. Sie hatte das Gefühl, sich anpassen zu müssen, es der überforderten Mutter leicht zu machen, um sie behalten zu können. Es waren diese nicht integrierten Anteile der Patientin, die die Taten ermöglichten und damit auch ihre durchaus entwickelte Fähigkeit zu Einfühlung, Schuld und Scham zu überrollen.

Im ersten Behandlungsabschnitt fand der Prozess der Patientin statt. Sie wurde zu zwei Jahren Bewährung und hundert Arbeitsstunden verurteilt. Ihre schulischen Leistungen verbesserten sich stark, sie wurde zu einer richtig guten Schülerin. Mit der Mutter und ihrem Stiefvater gab es immer wieder heftige Auseinandersetzungen. Für mich war es sehr, sehr schwer, mit der Patientin wirklich in Kontakt zu kommen. Immer wieder war ich unsicher und fragte mich, inwieweit sie sich wirklich innerlich eingelassen hatte. Obwohl sie sich im Laufe der Zeit mir oft anvertraute mit vielen Schwierigkeiten ihres alltäglichen Lebens, auch mit vielen Gedanken und Phantasien bezüglich ihrer Tat, hatte ich nicht das Gefühl, eine tiefe innere Beziehung zu ihr aufnehmen zu können. Eigentlich kam sie zu jeder Stunde – sie versäumte keine –, als käme sie zum ersten Mal. Jedesmal war eine ungeheure Fremdheit zu überwinden, bevor sie anfangen konnte zu sprechen. Die Stunden waren dann oft wirklich lebendig und voller Berührung, die Fremdheit aber tauchte immer wieder auf. Ich hatte dann das Gefühl, mit einem vollkommen unbekannten Mädchen dazusitzen. Ich vermute, dass dies ein Gegenübertragungsgefühl war, das die Beziehung zum mütterlichen Objekt spiegelte.

Von ihrer Mutter sprach sie oft. Es war, als hätte sie sie nie wirklich erreichen können, als hätten sie nie zueinander gepasst. Der Wunsch der Patientin, für die Mutter von Bedeutung zu sein, war groß. Jeden Tag beobachtete sie Szenen, in denen die Mutter sich gleichgültig von ihr abwandte. Manchmal konnte sie auch über den Schmerz sprechen, den diese Wahrnehmung in ihr auslöste. Langsam verstanden wir, dass die Patientin die kleinste Abwehr der Mutter in verheerendem Ausmaß vergrößerte und sich sofort ganz zurückzog und unerreichbar machte. Sie hatte den Eindruck, die Mutter sei für alle bereitwillig da, nur für sie nicht. Sie zitierte den Lieblingsspruch ihrer Mutter: »Was man nicht verschenkt, ist verloren.« Maria hasste diesen Spruch. Sie fühlte sich empfindlich beraubt, als die Mutter das Fell, auf dem Patientin als Säugling geschlafen hatte, verschenkte, ohne sie zu fragen. Ich konnte spontan fühlen, wie viele unbewusste Phantasien sich an dieses Fell, auf dem Maria fern von der Mutter geschlafen hatte, knüpften. »Du brauchst dieses Fell ja schon lange nicht mehr«, hatte die Mutter gesagt, »ein Nachbarskind aber kann es jetzt gut brauchen.« Maria konnte sich in unseren Stunden von dieser Szene kaum lösen, immer wieder kam sie darauf zurück: »... aber es gehörte doch mir.« Das Fell schien wie ein Symbol der frühen Trennung von Mutter und Kind, die von der Mutter rationalisiert und von Maria unbewusst als schmerzliche Wunde erlebt wurde. Wenn sie sagte, »sie darf mein Fell nicht weggeben«, war es, als sage sie: ›Sie durfte und darf mich nicht allein lassen. Ich brauche das Fell, meine Mutter noch immer, ich kann mich davon nicht lösen, auch wenn ich schon groß bin und es gar nicht mehr benutze. Wenn meine Mutter das Fell weggibt, ist es, als gebe sie mich selbst noch einmal weg.‹ Es war auch, als wolle sie mir sagen: ›Siehst du das nicht, wie sie mich immer und immer wieder beraubt hat?‹

Wenn Maria selbst der Mutter etwas schenkte, was sie stets sorgfältig auswählte, kam es ihr vor, als bedeute es der Mutter nichts. Erst in der letzten Zeit beobachtete sie manchmal, dass die Mutter ein von Maria ausgewähltes Parfum auch benutzte. Eigentlich benutzte die Mutter gar kein Parfum, sie verachtete jeden modischen Schnickschnack. Maria investierte viel Geld, um die Mutter mit etwas zu konfrontieren, was ihr selbst wichtig war. Ich glaube, es wird deutlich, dass Maria immerzu mit ihrer Mutter beschäftigt war, sie beobachtete, sie gleichsam beschattete wie ein sehr kleines Kind, das Angst hat, sie zu verlieren. Ich dachte darüber nach, dass Maria im Alter von 1½ Jahren von der Großmutter, die in einer entfernten Stadt lebte, getrennt worden und zur Mutter übergewechselt war. Sie konnte schon laufen, wollte vielleicht weglaufen, sich umschauen in der Welt. Das war aber nicht möglich. Sie verlor genau in dieser Zeit die Großmutter – ihre vertraute Umgebung – und musste sich vollkommen umstellen. Sie musste sehen, dass die Mutter ihr blieb, nachdem sie die Großmutter verloren hatte. Ich verstand plötzlich, warum sie das nie gemacht hatte: sich Freunde suchen, in die Welt hinausgehen. Sie hatte die Mutter beschatten müssen. Sie lebte in der Angst, alleingelassen zu werden, wenn sie sich abwandte.

Das Gefühl, von der Mutter nicht wahrgenommen zu werden, führte nun während der Therapie zu einem schweren aggressiven Durchbruch. Folgendes war geschehen: Die Patientin versuchte, mit ihrer Mutter zu sprechen, diese war aber müde, abwesend und antwortete der Patientin nicht. Kurz darauf gab die Mutter einen teuren Kugelschreiber, den sie selbst noch nie benutzt hatte und den Maria ihr zum Geburtstag geschenkt hatte, ihrem Mann, der etwas zum Schreiben suchte. Die Patientin fing an zu schreien und versuchte, ihrem Stiefvater den Stift zu entwinden. Es kam zu einem wilden Handgemenge. Maria griff nach einer Schere und verletzte den Stiefvater am Unterarm. Als die Patientin mir von dieser Szene berichtete, war sie förmlich gelähmt vor Schreck und Angst, sie konnte kaum sprechen. Es war eine große Angst vor sich selbst, die sie empfand, durchaus vergleichbar ihrem Gefühl von Schreck und Angst, gepaart mit Unwirklichkeit, das sie nach ihrer Verhaftung erlebt hatte. Ihre aggressiven Durchbrüche empfand sie als nicht zu sich gehörig. Sie wurde von panischem Entsetzen und Lähmung ergriffen, als ihr bewusst ward, dass sie die Pistole gehalten bzw. die Schere ergriffen hatte. Für die Behandlung war dieser erneute Durchbruch fruchtbar. Zum einen konnte nun deutlich werden, gegen wen die enorme Aggression der Patientin sich richtete.

Zum anderen begann sie sich an Gefühle im Vorfeld des Überfalls zu erinnern. Sie sprach davon, wie sie und die Freundinnen nach einem Opfer gesucht hatten, als sei es das Selbstverständlichste von der Welt. Sie erinnerte sich auch, wie sie plötzlich versucht hatte, die Freundinnen aufzuhalten, weil sie das Opfer zu erkennen meinte. »Ich habe mich furchtbar geschämt, aber dann ist mein Wunsch dazuzugehören doch stärker gewesen.« So war ihr Wunsch, sich zu nehmen, was ihr ihrer Meinung nach zustand, also ihr Wunsch, Täter und nicht Opfer zu sein, genauso stark. Ich sagte: »Du vermeintest die Frau, das Opfer, das ihr ausgewählt hattet, zu kennen.« Maria sagte: »Sie sah so aus, als kenne ich sie gut, es war aber gar nicht so…« »Sie hätte sozusagen deine Mutter sein können«, sagte ich, »deine Mutter, die du manchmal so sehr hassen musst…« Maria begann zu weinen, als ich das sagte. »Ich weiß, was Sie meinen«, sagte sie, »aber ich hab meine Mutter doch auch lieb.«

Maria war nach wie vor mit den beiden anderen Mädchen befreundet. Es gelang ihr aber, immer mehr einen eigenen Standpunkt einzunehmen und sich nicht vereinnahmen zu lassen. Sie sagte Nein, als es darum ging, ein Fahrrad zu stehlen. Zwar hatten anfänglich alle drei Mädchen eine Therapie begonnen, aber Maria war die einzige, die die Behandlung nicht abgebrochen hatte.

Etwas Neues trat in ihr Leben. Sie begann, ganz allein abends auszugehen. Sie lernte einen algerischen Mann kennen, der zehn Jahre älter war als sie. Sie traf sich mit ihm in seiner Wohnung und schlief mit ihm. So oft sie nur konnte, besuchte sie ihn. Als ich das nicht zu Übersehende aussprach – »er ist Algerier wie dein Vater« –, sah sie mich befremdet an. »Das spielt überhaupt keine Rolle«, sagte sie, »ich liebe ihn. Mein Vater hat damit gar nichts zu tun, ich kenne ihn nicht, er hat mich niemals kennenlernen wollen und ich ihn auch nicht.« »Trotzdem, es ist, als suchtest du ihn, ohne ihn zu suchen.« Sie sah mich merkwürdig an und erwiderte: »Es ist schon komisch, dass Mustafa Algerier ist, es ist schon komisch, ich denke oft darüber nach… Von meinem Vater weiß ich gar nichts, er hat nie Unterhalt bezahlt, doch, etwas weiß ich, er lebt in Marseille… und in der Schule, da haben wir das Thema der algerischen Einwanderer gehabt… da habe ich an ihn gedacht.« Ich dachte darüber nach, dass Maria, dieses sehr schöne Mädchen, nicht gerade »deutsch« aussah und dass dieser Name gar nicht zu ihr passte. Als ich das zu ihr sagte, meinte Maria: »Niemand glaubt mir, dass ich deutsch bin, alle sagen: ›Das ist doch nicht möglich.‹ Aber, nun ja, meinen Namen, den habe ich von der Schwester meiner Oma, die hat meine Mutter sehr geliebt, die hieß Maria, und irgendwie sitze ich wohl zwischen allen Stühlen.«

Maria erzählte mir von ihren hundert Arbeitsstunden, die sie neben ihrem Schulbesuch abzuleisten hatte. Sie war in einer Holzwerkstatt und arbeitete an einer Skulptur, einem Tier, einem wilden Tier. Maria ging gerne zu diesen Stunden, sie liebte es, mit Holz zu arbeiten, und erzählte mir von ihren Fortschritten bei der Kreation des wilden Tieres. Ihre Betreuer in der Werkstatt gaben ihr zu verstehen, dass das ziemlich gut war, was sie da machte. Das wilde Tier wurde in einer Ausstellung der Stadt gezeigt, was Maria sehr stolz machte. Ich sagte: »Du weißt vielleicht viel über die Wildheit, weil du selbst manchmal damit zu kämpfen hast.« Maria erwiderte: »Ja, irgendwie schon, und es ist gut, das in Holz schnitzen zu können.« Ich überlegte, dass sich die wilden und aggressiven Anteile der Patientin immer wieder hinter einer starren und undurchdringlichen Fassade verbargen; so als veranlasse das Gefühl der Patientin, das mütterliche Objekt nicht erreichen zu können, sie immer wieder, sich selbst unerreichbar zu machen. Ihre aus der Starre herausbrechenden aggressiven Ausbrüche waren an das mütterliche Objekt gerichtete Notsignale. Sie wurden als nicht zum Selbst gehörig erlebt. Tiefer noch als die aggressiven Gefühle lag der Schmerz über die imaginierte Unerreichbarkeit des mütterlichen Objektes.

Maria suchte weiter. Ihr algerischer Freund verschwand, wie ihr Vater verschwunden war. Plötzlich war er einfach nicht mehr da. Ihr zweiter Freund war aus Marokko. Sie führte dieses Leben mit ihren Freunden, ihren Geliebten, ganz im Geheimen, weder die Mutter noch die Freundinnen wussten davon. Ich – die Zeugin ihrer Suche nach etwas Eigenem, nach dem Vater – machte mir insgeheim oft große Sorgen. Die Wahl ihrer Liebhaber war wirklich grenzwertig. Es waren Drogendealer, Verlorene, die plötzlich verschwanden und sie allein zurückließen. Es war, als suche sie diese Wiederholung, das Fallengelassenwerden von Vater und Mutter. Ich dachte oft: So ein schönes Mädchen, aber sie sucht sich, wie verhext, nur solche, die sie fallenlassen werden. Gleichzeitig war sie eine glänzende Schülerin, die in allen Fächern gut war. Das geheime Leben Marias, das sie schon als Sprayerin und in der Beteiligung an den Raubüberfällen geführt hatte, verlagerte sich auf ihre Liebhaber. Keiner von ihnen hätte vor den Augen ihrer Mutter Bestand gehabt. Gleichzeitig gab es eine gar nicht zu verkennende Ähnlichkeit mit der Partnerwahl der Mutter. Der Unterschied zu dem früheren geheimen Leben Marias war, dass sie mich nunmehr zur Zeugin machte und immer wieder fühlen konnte, dass sie mich in Sorge und Unruhe versetzte. Ihr geheimes Leben kam in die Beziehung zum Objekt. Was war das eigentlich, das geheime Leben Marias? Warum benötigte sie es so sehr, sich auf einem unsichtbaren Grat zu bewegen? Vor allem, das verstand ich langsam, ersehnte sie trotz aller Wegbewegung vom Objekt dessen Reaktion. Sie sehnte sich danach, erkannt und aufgehalten zu werden. Sie benötigte meine Unruhe und Sorge, um sich selbst Sorgen machen zu können. Die Beziehung zwischen uns wurde dichter. Ich konnte Maria jetzt als sehr bedürftiges Mädchen erleben. Sie erzählte mir, dass sie auf andere immer wirke, als sei sie arrogant und kalt. Sie sei irgendwie nicht wie andere Menschen. Ich sagte: »Vielleicht machst du das ja, das Arrogante und Kalte, damit niemand merkt, wie hilflos und einsam du dich oft fühlst.« Maria begann zu weinen und sagte: »Das ist immer so bei mir, ich kann nicht zeigen, wie ich wirklich bin. Ich will nicht so sein, ich muss es.« »Als könntest du nur mit einem Panzer um dich herum leben«, sagte ich. »Ich habe solche Angst«, sagte sie, »dass die anderen merken, wie komisch ich bin. Ich bin so komisch, ich gehöre nicht dazu, immer wieder gehöre ich nicht dazu.« Ich bemerkte, dass sie das ja wirklich in ihrem Leben erfahren hat, dieses Gefühl: Wo gehöre ich hin?, damals als sie bei der Großmutter war, dann bei der Mutter, dann als die Mutter eine neue Familie gründete. Und jemand eigentlich sehr Wichtiges, ihren Vater, den hat sie niemals gesehen, dabei ähnele sie ihm. Maria sagte: »Das ist das Schlimme, wenn man nirgendwo dazugehört. Bei mir war das immer, immer so.«

Ich dachte darüber nach, dass Maria sich in der Gestalt der Mutter äußerlich nicht hatte spiegeln können. Die Mutter wirkte auf Anhieb sehr bodenständig. In Wirklichkeit war es aber so, dass die Mutter auch einen Teil hatte, in dem sie mit der Wahl ihrer Männer, der Väter ihrer Kinder, etwas ganz anderes suchte. Ich hatte oft den Eindruck, dass Marias Mutter, die sich aus ihrer sehr bodenständigen katholischen Familie gelöst und diese mit ihrer anderen Art zu leben provoziert hatte, sich deshalb sehr schuldig fühlte für die Entwicklung ihrer Tochter, weil sie in dieser in einer zugespitzten Form etwas erlebte, was zu ihr gehörte. Mit ihrer Einsamkeit und Rebellion war Maria identifiziert mit der Mutter. Es war aber so, dass die Mutter sich dagegen wehrte, ja das fürchtete. Es war ja wirklich so, dass ihr neuer Mann, »der Inder«, zwar eine, wie sie betonte, akademische Ausbildung hatte, trotzdem aber war er ein Verlorener in dem fremden Land und konnte sich ohne Marias Mutter kaum über Wasser halten.

In dieser Zeit sprach Maria oft davon, dass sie nun, nach ihrer Verurteilung, manche Berufe nicht mehr würde ins Auge fassen können. Sie würde niemals im juristischen Bereich tätig werden können. Sie haderte mit ihrem Schicksal, dem Urteil, das sie auf sich gezogen hatte.

Nach zwei Jahren Behandlung sagt Maria mir, für mich vollkommen überraschend, dass sie die Therapie in absehbarer Zeit beenden wolle. Ich dachte für mich, dass das eine ziemlich einsame Entscheidung war. Es passte zu Maria. Es war sehr dicht zwischen uns geworden, es war ihr zuviel. Ich hatte zu kämpfen mit Gefühlen von Enttäuschung und Wut. Ich wollte sie nicht gehen lassen und wusste doch sofort, dass sie gehen würde. Sie wollte es alleine schaffen, sich nicht abhängig machen. Sie wollte diejenige sein, die ging und die Kontrolle behielt. Es war durchaus so, dass ich ihre Entwicklung sehen konnte, aber ich hatte nicht das Gefühl, »fertig« zu sein. Die Fragilität des Vertrauens, das Maria den Menschen ihrer Umgebung nunmehr entgegenbringen konnte, war mir bewusst. Jetzt war ich diejenige, die zurückblieb, verlassen wurde, die sich quälte und nicht einverstanden war. Ich sagte, ich hätte das Gefühl, sie nicht aufhalten zu können, was auch immer ich sagen würde, ihre Entscheidung sei gefallen. Maria äußerte: »Ich will es versuchen und zurückkommen können, wenn ich es nicht allein schaffe.« Es war ganz klar, dass es keine Kommunikation über ihre Entscheidung gab, die war endgültig. Ich bemerkte, wie schwer es mir fiel, mich abzufinden. Es war, als habe gerade etwas begonnen, da war es schon vorbei. Ich spürte auch, wie viel ich noch erwartet und erhofft hatte, wie tief ich fiel, ohne Aussicht etwas retten zu können. Natürlich war mir in einer professionellen Weise klar, dass Maria jetzt etwas mit mir machte, was sie gut kannte. Sie sagte einfach, es ist so, und ging. Es tat richtig weh. Ich dachte nicht, dass ich sie jemals wiedersehen würde. Ihre Äußerung, sie wolle zurückkommen können, wenn sie es nicht schaffte, nahm ich im Grunde nicht ernst. Egal wie, dachte ich, sie wird es alleine machen.

Insofern war ich wirklich erstaunt, als sie mich ein Jahr später anrief. Sie hatte in einem Kaufhaus Nagellackentferner entwandt und war erwischt worden. Sie sagte, es mache ihr große Angst, wie wenig sie sich kontrollieren könne, und bat um einen Termin.

Im Mittelpunkt des neuen Behandlungsabschnittes stand sofort Marias Schuld, die sie ihrer Mutter gegenüber empfand. Von ihrem Großvater mütterlicherseits hatte sie heimlich eine größere Geldsumme angenommen, 30.000,- Euro. Ihre Mutter lag mit ihren Eltern im Streit wegen einer vorweggenommenen Erbschaft, einer Schenkung. Die Mutter war der Meinung, dass sie abgespeist werden sollte, während der Bruder ein großes Haus erhielt. Aus diesem Grunde hatte sich Marias Mutter entschieden, gar nichts anzunehmen. Maria, die ihre Großeltern oft besuchte und zu ihnen ein herzliches Verhältnis hatte – sie war ja am Anfang ihres Lebens von ihnen betreut worden –, hatte gar nicht gewusst, wie ihr geschah, als der Großvater ihr das Sparbuch überreichte. Die Patientin erzählte mir von diesen Vorgängen sehr beiläufig und ohne Gefühle. Es wurde aber deutlich, wie sehr sie von der Situation belastet wurde, wie sie sich wünschte, der Mutter davon zu erzählen und ihr das Geld zu geben. Aber die Mutter, so Maria, würde toben und das ganze Geld zurückgeben. Ihre Mutter hasse ihre Eltern und fühle sich ungerecht behandelt. Als ich sagte: »Da hast du etwas mit deiner Mutter gemeinsam«, begann Maria verzweifelt zu weinen. Ich dachte an die Maria, die nach den Raubüberfällen zu mir gekommen war, und wie schrecklich sie ihre Mutter gehasst hatte, von der sie das Gefühl hatte, sie enthielte ihr alles vor, was ihr zusteht. Ich dachte auch darüber nach, wie stark sich die Patientin im Verlauf dieser ersten Behandlung auf ihre Autonomie konzentriert hatte, wie sie selbst Geld verdient und ausgezeichnete Schulleistungen erbracht hatte und wie sie mich verabschiedet hatte. Ein wichtiges

Thema war immer gewesen, dass sie das Gefühl hatte, ihre Mutter nicht wirklich erreichen zu können. Es war, als stünde eine Mauer zwischen ihnen. Die Mutter z. B. verdammte Marias »Hang zu Luxus«, wie sie das nannte. Maria interessierte sich für eine Menge Dinge – Fitneßstudio, Nagelverlängerung, Markenartikel –, die ihrer Mutter suspekt waren. In den Raubüberfällen, so hatte ich das verstanden, hatten sich der Hass auf die Mutter, aber auch gekränkte Liebe Ausdruck verschafft.

Mit dem Diebstahl des Nagellackentferners – in den Augen der Mutter etwas verrückt Unsinnigem – intonierte sie das Thema noch einmal. Es kam mir aber auch so vor, als sei der Diebstahl des Nagellackentferners womöglich ein »unbewusster Vorwand« gewesen, um mich wieder kontaktieren zu können. Viel schlimmer als der Nagellackentferner war das Geld des Großvaters, das ja eigentlich nicht ihr, sondern der Mutter zustand. Maria litt darunter, dieses Geld zu haben. Sie suchte nach einem Weg, sich ihrer Mutter anzuvertrauen. Deshalb war sie wiedergekommen. Der Diebstahl des Nagellackentferners war der unbewusste Versuch, sich von der Schuld der Übernahme des großväterlichen Geldes zu entlasten, gleichzeitig war in dem Diebstahl die Kontroverse mit der Mutter über deren andere Lebensgestaltung enthalten. Hinzu kam, dass es sich erneut um eine kriminelle Tat handelte, die zu Marias Rückkehr führte. So musste sie unbewusst an etwas anknüpfen, mit dem sie noch nicht fertig war. Genauso hatte ich es ja vor einem Jahr empfunden: Wir waren noch nicht »fertig«.

Ich konnte jetzt auf einer neuen Ebene verstehen, warum Maria die Behandlung abgebrochen hatte. Ihr nach wie vor schwelender, wenn auch gemilderter Hass auf das mütterliche Objekt hatte sich in der Übertragung als Abbruch unserer Beziehung dargestellt. In diesem neuen Behandlungsabschnitt sagte Maria schon nach kurzer Zeit zu mir, sie wisse eigentlich gar nicht, ob ich die Richtige für sie sei und ob sie die Behandlung tatsächlich fortführen wolle. Zum ersten Mal wagte sie es, ihren ambivalenten Gefühlen mir gegenüber Ausdruck zu verleihen. Wie die Mutter war ich vermutlich nicht die Richtige. Gleichzeitig war sie erneut versucht zu flüchten, zu flüchten vor ihrem Hass auf das mütterliche Objekt, vor dessen Bearbeitung in der Behandlung sie schon einmal geflohen war. Ich fand es beeindruckend, dass die Patientin, die mich nunmehr als die Nicht-Richtige bezeichnete, an Freiheit gewann, sich ihrer Mutter zuzuwenden, sich der Mutter gegenüber schuldig zu fühlen, die Geldübernahme wiedergutmachen zu wollen.

Ich sagte: »Du bist wiedergekommen, aber du bist voller Zweifel. Du weißt nicht, ob ich die richtige Therapeutin für dich bin, ob ich zu dir passe. Das erinnert mich an dein Gefühl deiner Mutter gegenüber… und ich denke auch, dass du deshalb vor einem Jahr gegangen bist. Du hast etwas vermisst, da sind auch böse Gefühle gewesen, die du vielleicht weggemacht hast, vor denen du Angst hattest… jetzt aber kannst du dich vor mich hinstellen und sagen: da ist vermutlich etwas nicht richtig zwischen uns…« Maria wurde sehr nachdenklich: »Ich weiß nicht, es war immer sehr schwer, hierher zu kommen. Ich wusste nicht wirklich, was Sie denken, ich war nicht sicher… aber es war auch sehr wichtig für mich, es war wirklich wichtig.« »Du warst dir nicht sicher«, sagte ich, »was ich über dich denke… ob ich dich verurteile… ob ich etwas nicht sage, was wichtig ist.« Maria sagte: »Das hat mich schon gewundert, dass Sie mich nicht verurteilt haben, ich habe mich gefragt, ob Sie das aus beruflichen Gründen machen…« »Du hast dich gefragt, ob ich mich überhaupt für dich interessiere und Anteil nehme…« »Das habe ich schon so erlebt, aber trotzdem, immer ist da noch etwas übrig geblieben und manchmal habe ich gegrübelt.« »Du hast gegrübelt, ob man ein Mädchen wie dich, ein Mädchen, das drei Raubüberfälle begangen hat, überhaupt noch annehmen kann, ob man es nicht verachten und hassen muss.« Maria erwiderte, das wisse sie wirklich nicht. Ich erinnerte mich an unsere erste Stunde, in der die Patientin mir gesagt hatte, sie denke, die erste Interviewerin habe sie weggeschickt, weil sie so schlimm sei. Ich erinnerte mich auch an mein Entsetzen, als ich die Anmeldung entgegengenommen hatte. Drei Raubüberfälle, das war nicht vergleichbar mit den Patienten, die ich in der Regel in meiner Praxis sah. Ich dachte, dass Maria in gewisser Weise Recht hatte. Mein spontanes Entsetzen über die Taten hatte ich ihr nicht gezeigt, am ehesten vielleicht in den Stunden, als sie mir sehr genau über diese Vorgänge berichtet hatte. Vielleicht hatte sie wirklich Recht, ich hatte etwas wegmachen müssen, um mich ihr zuzuwenden, mein spontanes Grauen über die Taten. Ja, da war etwas Professionelles gewesen in meinem Umgang mit der Situation. »Es hat mich schon erschreckt: die Raubüberfälle – nicht nur einer, sondern drei. Vielleicht ist es wichtig gewesen, dass ich schon früh verstehen konnte, dass es mit deinem unglaublichen Hass auf deine Mutter zu tun hatte, die dich früh verlassen und dann eine neue Familie gegründet hat. Aber es hat mir genauso viel Angst gemacht wie dir selbst, dass das zu den Überfällen geführt hat… es ist schwer, damit zu leben, sehr schwer. Es ist eine Art von Hass, die man niemals vergessen kann.« Maria: »Ich muss damit leben, dass ich so bin, immer weiter.« Ich: »Warum immer weiter… ich habe nicht das Gefühl, dass du noch die Maria von damals bist… Da ist immer noch die Wut, aber es ist anders.« »Ich würde es niemals wieder tun«, sagt sie, »niemals, ich war verrückt.« Sie begann untröstlich zu weinen.

Als sich Maria dann tatsächlich für eine Fortführung der Behandlung entschloss, hatte ich den Eindruck, dass es ihr sehr ernst war mit ihrem Wunsch, nicht mehr wegzurennen und sich einzulassen. Wiedergekommen war sie, weil sie große Angst hatte, »die Kontrolle zu verlieren« und wieder von ihren destruktiven Gefühlen überschwemmt zu werden. Dass sie in dieser Situation bei mir wieder Hilfe suchen konnte, sprach dafür, dass etwas Gutes und Haltendes in ihrem Hass und ihrer Verunsicherung nicht verlorengegangen war.

Immer wieder sprach sie über das Geld des Großvaters, viele Stunden lang. Es war, als benötige sie diese Zeit und diesen Raum, um sich zu vergewissern und vorzubereiten auf das Gespräch mit ihrer Mutter. Maria schaffte es, sich ihrer Mutter anzuvertrauen, und zwar in einer Weise, die es auch der Mutter ermöglichte, ihr zu verzeihen. Das Geld wurde für Marias Ausbildung angelegt.

In diesem letzten Abschnitt der Behandlung machte Maria ihr Abitur glänzend. Sie hatte in der Zeit, als ich sie kennenlernte, ja resigniert festgestellt, dass nach der Bewährungsstrafe nun manches nicht mehr für sie infragekommen würde. Sie hatte damals mit dem Gedanken gespielt, Design zu studieren, und bereits einige Erkundigungen eingeholt und eine Mappe angelegt. Ihre Erfahrungen in der Holzwerkstatt, wo sie ihre Strafstunden verbracht hatte, bestärkten sie in diesem Wunsch. Wie beiläufig erfuhr ich nun von der Patientin, dass sie ihre Absichten geändert hatte. Sie plante ein Studium der Psychologie. Als ich sie ansah, ich glaube, ziemlich fassungslos, musste sie lachen. Sie sagte: »Jetzt sind Sie überrascht. Ja, ich interessiere sich sehr für das Gebiet, da kann man, wenn man will, auch in großen Firmen arbeiten, auch in der Werbung.« Ich spürte, dass sie mit der Idee, Psychologie zu studieren, auch etwas mitnehmen wollte von dem, was wir zusammen erlebt hatten. Ich spürte, dass es ihr fast peinlich war, mir auf diese Weise so nahe zu kommen. Tatsächlich empfand ich etwas sehr Abruptes in ihrer Mitteilung, als hätte auch ich nicht geahnt, wie nahe sie mir hatte kommen wollen. In dieser Gegenübertragungsreaktion konnte ich noch einmal fühlen, wie Maria darum kämpfen musste, ihrer Mutter nahe zu sein.

Wenn ich an die Maria vom Anfang zurückdachte, fiel mir vor allem auf, dass sie nun manchmal spontan und fröhlich sein konnte, so wie in der Situation, als sie lachen musste, weil ich so erstaunt war über ihren Plan, Psychologie zu studieren. Eine solche Szene war in der alten Zeit vollkommen undenkbar gewesen. Maria war, so hatte ich das für mich öfters gedacht, eine böse, verzauberte Eiskönigin gewesen, wie erstarrt in Mimik und Gestus. Ihre Angst, etwas von dem zu zeigen, was sie bewegte, war riesengroß. Es waren Hass und Wut, die sie wie versteinert wirken ließen. Eine Zeit lang erstarrte in ihrem Hass alles, der Hass fraß alle anderen menschlichen Regungen auf. Der Hass war so groß, dass sie ohne mit der Wimper zu zucken, Menschen mit der Pistole bedrohen konnte, fast ohne sich zu schämen. Ihre Scham war in ihrer Stummheit enthalten gewesen, darin eingefroren. Sie hatte nur die Pistole halten, aber kein Wort sprechen können. Hätte sie gesprochen, der Bann wäre gelöst gewesen, sie hätte weinen müssen. Genau das aber war unmöglich gewesen, ihre Worte, ihre Tränen, ihr Mitgefühl waren eingefroren und geronnen in ihrem Hass.

Im Nachhinein erinnerte ich mich an die vielen Szenen, in denen Maria in unseren Stunden spontan hatte weinen müssen, verzweifelt weinen. Ich dachte an alte Märchen, in denen Menschen, die Böses getan haben, erlöst werden, wenn sie weinen können. Maria hatte in der Behandlung über sich selbst weinen können. Vielleicht, so dachte ich, war das das Wichtigste gewesen: Sie hatte geweint über ihre Verzweiflung und ihren Hass, als die Mutter neu heiratete und sie Angst gehabt hatte, nirgendwo mehr hinzugehören und den für sie wichtigsten Menschen zu verlieren. Daran band sich das frühe Thema ihres Verlassenseins von der Mutter und ihre Trennung von der Großmutter. Über die Raubüberfälle hatte sie erst weinen können, nachdem in der Gegenübertragung ein Stück meiner professionellen Vereisung geschwunden war. Das fand ich wirklich beeindruckend. Irgendwie war ich sicher, dass sie auch deshalb noch einmal hatte kommen müssen. Sie hatte sich nicht abspeisen lassen wollen. Sie suchte eine wirkliche Berührung mit dem Objekt. Vielleicht war es aber auch wichtig gewesen, dass alles so lange gedauert hatte, dass Maria in meiner »professionellen Vereisung« etwas erkennen konnte von der Vereisung ihrer eigenen Gefühle von Scham, Hilflosigkeit und Ohnmacht, die sie so überrannt hatte mit den kriminellen Taten, die sie zu mir gebracht hatten.

Sebastian, zehn Jahre

Grund der Anmeldung: Konzentrationsschwierigkeiten, Depressionen.
Die Eltern meldeten den Patienten an, weil er in der Schule, wo er insgesamt gute Leistungen brachte, gleichwohl sehr unkonzentriert wirkte und mitunter durch Herumkaspern und Stören auffiel. Erst im Verlauf des Gespräches stellte sich heraus, dass Sebastian zu Hause oft unglücklich und traurig wirkte, sich zurückzog, viel schlief, auch am Tag. Vor allem war er vollkommen unfähig, sich seines kleinen, fünf Jahre jüngeren Bruders zu erwehren und sich ihm gegenüber Respekt zu verschaffen. Er ließ sich von dem Bruder schlagen und Dinge wegnehmen, die ihm wichtig waren.

Sebastians Mutter, so erzählte sie mir, hatte wieder angefangen zu arbeiten, als dieser vier Monate alt war. Ihr berufliches Fortkommen sei für sie etwas Wichtiges und Erfüllendes. Sebastian wurde zunächst von einer Tagesmutter betreut. Die Eltern hatten das Gefühl, dass diese sich sehr wenig um Sebastian kümmerte, und suchten einen Krippenplatz, was sehr schwierig war und lange dauerte. »Wenn wir Sebastian bei der Tagesmutter abgeholt haben, wirkte er wie abwesend und in sich gekehrt, immer saß er allein«, sagte die Mutter. Im Alter von knapp zwei Jahren kam Sebastian in eine Krippe. Dort nannte man ihn den »Beißer«, weil er völlig unvermutet andere Kinder heftig biss. Wenn die Mutter ihn abholte, ignorierte Sebastian sie und tat so, als sei sie gar nicht da. Im Alter von drei wechselte er in den Kindergarten über, wo er zwar nicht mehr durch Beißen, aber durch insgesamt aggressives Verhalten auffiel. Auf die Geburt seines Bruders reagierte Sebastian den Eltern zufolge mit keinerlei Eifersucht.

Sebastian war ein hübscher Junge mit ausdrucksvollen Augen, der sofort mit mir Kontakt aufnahm, als ich ihn zum ersten Mal sah. Er hatte eine sehr nachdenkliche Weise zu sprechen und sich auszudrücken. Er wirkt dabei viel älter, als er war. Er sprach über »Schlägerjungs« an der Schule, vor denen er Angst hatte. »Ich selbst habe erst einmal, ein einziges Mal, zurückgeschlagen, da weinte der Junge, er hat mir irgendwie sofort leid getan… ich kann das gar nicht verstehen, wie man jemanden schlagen kann, ohne sich schuldig zu fühlen«, bemerkte er bedrückt. Über dieses Thema grübelte er einige Zeit regelrecht nach. Mit seinem Bruder war es sehr schwer: »Der macht, was er will, und kommt einfach in mein Zimmer. Manchmal halte ich die Tür zu, aber nicht lange, weil mein Bruder mir dann leid tut.« Ich sah ihn erstaunt an. Sebastian sagte nach einer Weile leise: »Ich bin fast nie wütend, ich mag das nicht.« Auf seine Probleme in der Schule angesprochen wirkte er merklich bedrückt. Ich hatte den Eindruck, dass es ihn sehr erleichterte, über einiges sprechen zu können. Er fragte mich ernst, ob er wiederkommen könne.

Ich nahm erst im Nachhinein wirklich wahr, wie zurückhaltend und abwartend ich in diesem ersten Gespräch mit Sebastian gewesen war. Ich hatte wenig gesprochen. Fast, so kam es mir vor, hatte ich ihn alleingelassen. Ich bemerkte ein andrängendes Gefühl von Schuld nach dieser Stunde. Die ernste Art, in der er gefragt hatte, ob er wiederkommen könne, nachdem ich so wenig präsent gewesen war, bedrückte mich. Sebastian haderte wohl unbewusst mit der früh einsetzenden Trennung von seiner Mutter. Wenn sie zurückkam, war sie die »böse Mutter«, die er ignorierte; den Eintritt in den Kindergarten beantwortete er mit aggressivem Verhalten. Die frühe Unsicherheit über den »Besitz« des mütterlichen Objekts wird durch die Geburt des Bruders erneut intoniert, jedoch vollkommen verleugnet. Die frappierende Unfähigkeit sich seines kleinen Bruders zu erwehren wurzelt in der abgewehrten Schuld und vor allem der abgewehrten Wut über dessen Existenz. Sebastian tritt vollkommen hinter seinen Bruder zurück, scheint sich, damit meine ich seine Gefühle, auszulöschen. Ganz im Gegensatz zu seinem zurückgezogenen, klaglosen, sich in Schlaf flüchtenden Wesen inszeniert er in der Schule unbewusst seine aggressive Seite. Er stört, kaspert, will alle Aufmerksamkeit für sich. Es ist deutlich, dass es sich hierbei um eine Verschiebung seiner aggressiven Gefühle gegen Bruder und Mutter handelt. Die Angst vor seinen aggressiven Anteilen treibt ihn in depressive Gefühle. Dies verursacht für ein Kind dieses Alters ungewöhnlichen Leidensdruck. Bewusst versucht er der große, brave Bruder zu sein, der in der Schule gute Leistungen bringt, unbewusst inszeniert er seine abgewehrten aggressiven Anteile, aber auch eine große Bedürftigkeit. Diese Bedürftigkeit empfand ich stark in unserem ersten Gespräch. Ich hatte das Gefühl, so wenig gegeben zu haben, er aber machte viel daraus und bat darum, weiter kommen zu können.

Mit Beginn der Behandlung veränderte sich die Szenerie: Ich empfand in der Gegenübertragung gähnende Leere und Bedeutungslosigkeit. Sebastian versuchte, mir mit Hip-Hop-Gesängen zu imponieren. Ich hatte das Gefühl, dass alles zerfaserte und nichts gehalten werden konnte. Probleme durfte es nicht geben. Alles wurde von Sebastian klein geredet und verpuffte. In der fünften Klasse, in die er gekommen war, fühlte er sich zunächst nicht wohl, gehört zu den Kleinen – aber auch das durfte keine Bedeutung haben. Er erzählte mir stundenlang von einer Szene, in der der Opa von der Leiter stürzte und er, Sebastian, den Notarzt benachrichtigen musste. Wir durften aber nicht darüber nachdenken, wie das für ihn war. Auffällig war, dass Sebastians depressive Züge schon kurz nach Aufnahme der Behandlung in seinem Umfeld schwanden.

In einer einzigen Szene erlebte ich eine tiefe Berührung: Aufgrund meiner akuten Blinddarmentzündung konnte ich zu Sebastians Stunde nicht da sein. Er fand lediglich einen Aushang vor und rief dann mit seinem Handy die Mutter an, die schon weggefahren war. Er: »Das war wirklich kein Problem.« Nun bemerkte ich, dass Sebastian in den folgenden Stunden, nachdem ich wieder da war, stets wild schellte und die Treppe hochgerannt kam. Als ich sagte, er fürchte, ich könne wieder nicht da sein, nickte er bedrückt. Ausgehend von dieser Szene sprachen wir viel von Sebastians Krabbelstubenzeit, in der er »der Beißer« genannt worden war. »Alle Kinder hatten vor mir Angst, weil ich plötzlich wild um mich gebissen habe.« Das verhaltene Strahlen auf Sebastians Gesicht war nicht zu verkennen.

Wie schwer ihm die Trennung von der Mutter immer noch fiel, konnte deutlich werden, als diese beruflich verreisen musste und der Patient in dieser Zeit in Deutsch, einem Fach, das er wirklich beherrschte, eine Sechs schrieb. In unseren Stunden erlebte ich »die Wiederkehr des Beißers«. Sebastian fing an, Pfeile zu werfen, aber das war kein Spiel. Sein Ziel schien es zu sein, die aggressiv geschleuderten Pfeile zu zertrümmern. Noch nie habe ich jemanden in dieser Weise Pfeile werfen sehen. Dazu erzählte er Geschichten, wie er Häuser zum Einsturz bringen könnte. Er begann, Waffen zu malen, die er aber nicht in seiner Mappe haben wollte. Mit diesem Beißeranteil wollte er nichts zu tun haben. »Ich werfe das alles weg«, sagte er, »das kommt jetzt in den Müll.« Als ich ihn damit konfrontierte und sagte, er wolle da jetzt etwas wegwerfen, was ihm sehr wichtig gewesen war, entschied er plötzlich: »Ich werde eine Waffensammlung in meiner Mappe anlegen.«

Sein charmanter Gestus mir gegenüber schwand. Nachdem er zunächst sehr gerne zu den Stunden gekommen war, begann er, diese unendlich zu entwerten.

Ich verstand, wie große Angst er vor seinen aggressiven Anteilen hatte. Allerdings begann die Angst vor seiner Schuld, die ihn alles stets wieder rückgängig machen ließ, zu schwinden. Damit schwanden auch die Leere und Bedeutungslosigkeit, die ich so oft empfunden hatte. Sebastian, der »Beißer«, war alles andere als leer und bedeutungslos, er war ungemein lebendig.

In den Elterngesprächen begann ich zu verstehen, wie groß die Angst der Eltern vor aggressiven Äußerungen ihrer Kinder war. Es war Sebastian, von dem ich erfuhr, dass der Vater des Vaters sich erschossen hatte. Sebastians Vater und dessen Vater hatten ein gemeinsames Geschäft und viele langfristige Projekte. Noch heute zahlt der Vater die Schulden aus dieser Zeit ab. Der Vater von Sebastians Vater hatte keinen Ausweg mehr gesehen, nachdem er eine intensive Beziehung zu einer anderen Frau eingegangen war. Ich verstand nun die Sucht des Patienten nach Waffen und Katastrophen, von denen er mir immerzu berichtete. Ich verstand nun auch die Szene, in der er, Sebastian, den Großvater mütterlicherseits rettete. Ich hatte den deutlichen Eindruck, dass der Patient bedrängt war von den verleugneten Konflikten seines Vaters, mit dem ich nur einen geringfügigen Kontakt herstellen konnte. Als ich darüber sprach, wie wichtig es für Sebastian sei, auch seinen aggressiven Anteilen einen Raum zu geben, empfand ich ihn als verständnislos, wie traumatisiert von den eigenen aggressiven Gefühlen gegenüber seinem Vater, die keinen Raum haben durften. Der Vater wünschte sich von ganzem Herzen ein gutes Vorbild für seinen Sohn sein zu können, er beschäftigte sich viel mit seinen Kindern. Dass diese Kinder irgendwelche konkurrenten oder bösen Gefühle ihm gegenüber haben könnten, verleugnete er. Ich vermute, dass er unbewusst mit heftigen Schuldgefühlen bezüglich seines Vaters beschäftigt war. Tatsächlich wollte der Vater die Behandlung beenden, da die Symptome seines Sohnes ja vollständig verschwunden waren. Aber dann war es doch möglich, darüber zu sprechen, wie wichtig es für Sebastian war, einen Raum für seine Aggression gefunden zu haben.

Es würde, so dachte ich, im Fortgang darum gehen, die heftigen aggressiven und schuldhaft erlebten Gefühle des Patienten, die in der Übertragung Raum gewonnen hatten, zu bearbeiten. Es ging sowohl um die unbewussten väterlichen Projektionen als auch um die frühe Trennung von der Mutter (»Beißer«), die von dieser ebenfalls schuldhaft erlebt wurde. Die Unmöglichkeit des Patienten, für seine aggressiven Gefühle einen Raum zu finden, hatte ihn in eine Depression gestürzt. In der Übertragung hatte eine fruchtbare Auseinandersetzung mit diesen Gefühlen begonnen, die den Patienten in der Außenwelt entlastete.

Ich möchte hier anfügen, dass es in dieser Behandlung sehr schwer war, den frühen depressiven Gefühlen des Patienten wirklich eine Bedeutung zu geben, sie tatsächlich zu fühlen. Auf diese Weise ging es mir wie Sebastian, der sich lange durchgebissen hatte, nachdem er auf die erste Trennung von seinen Eltern – die Zeit bei der Tagesmutter – in einer deutlich depressiven Weise reagiert hatte. Wir benötigten, wie man sehen wird, einen langen Zeitraum, um uns dieser Zeit ansatzweise zu nähern. Sie verbarg sich hinter dem Beißer Sebastian, der so immer – auch für seine Eltern – erträglicher gewesen war. Tatsächlich waren die Stunden mit Sebastian unerträglich. Merkwürdigerweise war es immer so, dass wir uns zugewandt begrüßten, dann kam der Absturz. Er sagte, dass alles bei mir Scheiße sei und dass er nur noch auf das Ende warte. Oft sagte er: »Ich will, dass Sie einmal richtig wütend werden, aber ich schaffe es nicht.« – »Träumst du schon wieder«, sagte er zu mir, »warum schaust du immer aus dem Fenster?« Er beschäftigte sich damit, eine Pumpgun zu malen, und sagte: »Sie bilden mich hier zum Terrorismus aus.« Mir fiel auf, dass er immerzu vom Du zum Sie wechselte. Immer, wenn die Mutter beruflich verreist war, war Sebastian extrem bedürftig, wirkte weich, ganz anders als sonst.

Oft ging es darum, dass es ja durchaus möglich wäre, eine Fahrt zu mir allein mit der S-Bahn zu bestreiten. Seine Mutter, die in X. arbeitete, hätte ihn dann am Bahnhof abholen können. Sebastian aber verweigerte das, er zwang seine Mutter jedes Mal, nach der Kleinstadt zu fahren, in der er lebte, um mit ihm zurück nach X. zu fahren, woher sie gekommen war. Ich hatte mit den Eltern über diese Situation gesprochen. Der Vater sagte: »Aber wenn er das nicht will, dann können wir das nicht machen.« Die Mutter pflichtete ihm bei. Beide Eltern fühlten sich extrem schuldig für die viele Zeit, die sie an ihrem Arbeitsplatz engagiert waren. Die Mutter sagte: »Ich will Sebastian das nicht zumuten, er muss doch sowieso auf soviel verzichten.«

In unseren Stunden hatte ich das Gefühl, dass Sebastian es noch nie in seinem Leben gewagt hatte, jemanden so zu hassen wie mich. Ich war die absolute Zielscheibe für ihn, die zu zerstören er sich vorgenommen hatte. Er sagte mir, er werde zur freiwilligen Feuerwehr gehen, der Termin sei genau dann, wenn eine unserer Stunden ist, es sei ihm scheißegal. Ich könne gar nichts daran ändern, das werde ich schon sehen. Er malte ein Bild von mir: Da steckte ich fest in einem Kellerloch und niemals, sagte er, käme ich wieder heraus: »Frau Langer steckt fest in einem Kellerloch«, wiederholte er immer wieder. Tatsächlich war es so, dass ich eine von Sebastians Stunden umlegte, um ihm den Besuch der Jugendgruppe der freiwilligen Feuerwehr zu ermöglichen. Er ging aber nur einmal dahin, dann sagte er: »Ich gehe nie wieder dahin.« Er wollte plötzlich all seine Bilder mit nach Hause nehmen: »Ich kann Ihnen diese Bilder nicht anvertrauen. Sie werden sie aushängen und dazuschreiben, das bescheuertste Kind der Erde hat sie gemalt.« Er akzeptierte sehr widerwillig, als ich ihm sagte: »Wenn wir uns verabschieden, kannst du alles mitnehmen.« Und weiter: »Du hasst mich, es ist, als ob du alles kaputt machen wolltest, was hier war.« Sebastian: »Ich hasse diese Stunden, ich hasse sie und meistens, aber nicht immer, hasse ich Sie.« Sein Toben gegen mich, das Wiederaufleben des Beißers, wie ich das für mich nannte, verschwieg er den Eltern. Er verschonte sie in einer extremen Weise. Für alles und jedes, für seine gesamte Existenz entschuldigte er sich bei seinen Eltern. »Ich darf Vater, Mutter und Bruder nicht hassen, sonst geschieht ein Unglück«, schien er mir zu sagen, immer wieder. Es könnte sich einer erschießen oder einer der vielen Unfälle, von denen er mir berichtete, könnte geschehen. In jeder Stunde berichtete mir Sebastian von Unglücken und Katastrophen, die in seiner Gegend geschehen waren. Tatsächlich begann ich darüber nachzudenken, ob ich selbst unfähig bin wahrzunehmen, wie viele Katastrophen tagtäglich geschahen. Ich dachte aber auch an den Vater, der nichts halten konnte, und die völlig überarbeitete Mutter. Ich hatte immer wieder das Gefühl, dass die Eltern mir in unseren Gesprächen zwar stets beipflichteten und Nachdenklichkeit entwickelten, dass aber alles verpuffte, sobald sie meinen Raum verließen. Es blieb irgendwie nichts übrig. Ich benötigte einige Zeit, um das zu begreifen.

Alles prallte ab wie von einer Gummiwand. Ich fragte mich, ob Sebastian wohl Ähnliches empfindet, und dachte an seinen Wunsch, mich zu erschrecken und zu extremen Reaktionen zu bringen. Dabei wurde mir erstmals klar und deutlich, was mich einige Male beiläufig, tatsächlich verpuffend, beschäftigt hatte. Warum begegnete ich diesem Patienten so freundlich und abgeklärt, was auch immer er tat? Warum verkleinerte ich für mich stets die Unerträglichkeit unserer Stunden? Warum wurde ich niemals wütend? Tatsächlich hatte ich – irgendwie irritiert – einige Male beobachtet, wie ironisch ich mit Sebastian sprach. Das hatte mich zwar nachdenklich gemacht, aber nicht nachhaltig beschäftigt. Ich verstand plötzlich die Übertragungssituation: Ich hielt ihn mir vom Leib. Ich hatte eine prinzipiell wohlwollende Einstellung dem Patienten gegenüber, aber lief er nicht auch bei mir gegen die Gummiwand meines Wohlwollens, meiner Ironie, meiner Abwesenheit?

Abwesenheit – dabei dachte ich an seinen Vorwurf: Warum schaust du immer aus dem Fenster, träumst du wieder? Wie die Eltern war ich präokkupiert im Zusammensein mit dem Patienten, ich war eigentlich gar nicht da. Das hatte er bemerkt. Es war ihm aber keineswegs gelungen, mich damit zu erreichen. Ich hatte plötzlich das Gefühl, nichts von dem Patienten wirklich zu verstehen und wissen zu wollen. Es fiel mir wie Schuppen von den Augen. Immerzu hörte er diese provokativen, aggressiven Lieder, die er mir mitunter auf seinem MP3-Player vorspielte. Er liebte Bushido, Sido. Ich hatte darauf reagiert wie die Eltern. Manches gefiel mir an dieser Musik, ich fragte nicht: Warum hörst du das? Ich verleugnete alle Signale und machte mich ihm, so sah ich das im Nachhinein, gleich. Hierin ähnelte ich den Eltern, die die aggressiven Signale ihres Sohnes verleugneten und rationalisierten.

Auf diese Weise verschwammen Grenzen. Sebastian hatte das »Hochzeitslied« seiner Eltern als Klingelton für sein Handy installiert, ein frühes Hip-Hop-Stück. Sebastian hörte die Musik der Eltern und diese hörten seine. Dieses Einander-Verstehen wurde sehr hochgehalten von den Eltern.

Es gab einen einzigen Punkt, an dem es während der Behandlung immer wieder zu Konflikten zwischen den Eltern und Sebastian kam: Er liebte Waffen und beschäftigte sich damit unermüdlich. Er träumte davon, eine Pistole zu haben, mit der man kleine Plastikkugeln verschießen kann. Oft erzählte er mir von seinem Onkel, dem jüngeren Bruder der Mutter, der als Privatdetektiv tätig war und einen Waffenschein besaß. Mit diesem Onkel besuchte er bei allen Jahrmärkten den Schießstand. Er liebte diesen Onkel, der ihm viel von seiner Arbeit erzählte. Von der Mutter erfuhr ich, dass sie ihren jüngeren Bruder in ihrer Kindheit und Jugend betreut hatte, weil ihre Eltern arbeiten mussten. Sie hatte ihn, den sechs Jahre Jüngeren – das ist übrigens genau der Altersunterschied zwischen Sebastian und seinem Bruder – vom Kindergarten abgeholt, wenn sie mit der Schule fertig war, und ihm Essen gemacht. Sie hatte ihn betreut, bis die Eltern von der Arbeit kamen. »Ich habe«, so die Mutter, »immer gedacht, dass ich das bei meinen Kindern nicht so machen will. Manchmal denke ich, ich mache es genauso, dann wieder denke ich, ich gebe mir sehr viel Mühe, dass es nicht so wird. Natürlich bin ich oft weg, immerzu bin ich damit beschäftigt, die Unterbringung der Kinder zu organisieren, aber es ist mir auch wichtig, dass ich zwei freie Nachmittage in der Woche habe. – Irgendwie«, fügte sie hinzu, »kann ich richtig gut verstehen, dass Sebastian sich weigert, allein mit der S-Bahn nach X. zu fahren… am Ende ist es dann so, dass er auch den Bruder vom Kindergarten holen muss und das will ich keinesfalls. Ich will das ernst nehmen, wenn Sebastian etwas nicht will und sich überfordert fühlt.« Ich sagte: »So wie Sie früher; aber irgendwie bleibt es auch dabei, dass Sie die Überforderte sind… ich glaube auch, dass es anders ist bei Sebastian: Sie sind oft für ihn da, haben sich Nachmittage frei genommen, weil Sie gefühlt haben, dass es nötig ist.« »Sie meinen, er kann alleine kommen?«, fragte sie. Ich antwortete: »Ich sehe, dass er sich festbeißt an Ihnen. Er hat auch wirklich Angst, etwas könnte passieren, wenn er allein unterwegs ist. Er imaginiert immerzu Katastrophen. Manchmal denke ich, Sebastian hat sich so gut entwickelt, aber da ist immer wieder diese Angst, etwas Schreckliches könnte geschehen und er wäre ganz allein und vollkommen überfordert, so wie er es bei dem Unfall seines Großvaters gewesen ist.« »Ich verstehe das«, sagte die Mutter, »ich habe auch immer gedacht, immer, manchmal heute noch, ob ich das alles schaffen kann und wahrscheinlich habe ich mich hart gemacht.« Sie fing plötzlich an zu weinen und sagte: »Alles wiederholt sich. Es war nicht gut für Sebastian, dass ich ihn so früh weggegeben habe, ich wollte es auch gar nicht und habe es trotzdem getan…. immer gab es Ärger, ich war eine schlechte Mutter, ich war immer die Mutter des Beißers… ich wollte es besser machen, aber es ging nicht.« »Der Unterschied war«, sagte ich, »dass sie viel über alles nachgedacht und gespürt haben, dass da etwas über Sebastians Kraft ging, als er um sich biss, als er so unruhig in der Schule war. Sie sind zu mir gekommen, weil Sie sich viele Gedanken gemacht haben über seine Traurigkeit, seine Rückzüge.« Die Mutter weinte und sagte: »Ich habe solche Angst, dass bei Sebastian alles so wird, wie es bei mir gewesen ist.« »Sebastian«, sagte ich, »hat gezeigt, dass es ihm nicht gut ging und Sie konnten es wahrnehmen, wahrscheinlich ist das allein ein großer Unterschied.« »Vielleicht«, sagte sie, »vielleicht, ich hoffe das, aber ich bin nicht sicher, ich bin gar nicht sicher. Immer muss alles so schnell gehen und funktionieren, immer muss ich alles managen. Mal kann meine Mutter nicht einspringen, mal die Mutter meines Mannes nicht, dann bist du«, sie schaut ihren Mann an, »weg, weit weg, in Amerika oder in Russland, manchmal bricht alles zusammen und dann merke ich, dass es nicht geht, dass etwas falsch läuft.«

Als sie das sagte, erinnerte ich mich an den Winter, in dem die Mutter einen schweren Bandscheibenvorfall gehabt hatte, als der Vater beruflich verreist gewesen war. Einige Male hatte sie Sebastian nicht zu seinen Stunden bringen können. Als ich das erwähnte, sagte die Mutter, das sei eine wirkliche Krise gewesen und damals habe sie den Entschluss gefasst, weniger zu arbeiten. In Kürze werde sie nur noch halbtags arbeiten. »Es geht nicht anders, es ist ja nicht nur Sebastian da, dem es viel besser geht, der im Grunde eine grandiose Entwicklung genommen hat. Er ist so lebendig geworden, gar nicht wiederzuerkennen, er hat Freunde, er ist gut in der Schule. Da ist auch mein jüngerer Sohn, der begonnen hat, in Sebastians Fußstapfen zu treten. Immerzu gibt es Beschwerden wegen seiner Aggressivität. Ich kann die Signale nicht mehr missachten.«

Für mich war es interessant zu hören, wie gut es Sebastian ging, seit er in den Behandlungsstunden einen Raum für seine Wut und seinen Hass gefunden hat. Die Probleme schienen sich auf den jüngeren Bruder verlagert zu haben. Tatsächlich hatte dieser, ganz im Gegensatz zum Beginn unserer Stunden, keine Bedeutung mehr. Sebastian sprach von ihm allerhöchstens beiläufig, mit einem Unterton von Verachtung. Es war jetzt auch so, dass er dem Bruder nichts mehr durchgehen ließ und seinen Raum und seine Sachen verteidigen konnte. Ich sprach mit den Eltern darüber, wie rätselhaft Sebastian für seinen Bruder geworden sein musste. Er konnte seine Veränderung ja nicht verstehen und mitvollziehen. »Es muss sehr schwer für den jüngeren Bruder sein«, sagte ich. Es beeindruckte mich, dass die Mutter verstanden hatte, dass auch dieser sie suchte und brauchte. Es war aber auch so, dass das erst möglich geworden war, nachdem Sebastian eine insgesamt gute Entwicklung eingeschlagen hatte. Erst dann konnte die Mutter plötzlich weinen und darüber sprechen, mit welchem Ausmaß von Überforderung sie zu kämpfen hatte.

Sie konnte sich öffnen und ihre Ängste äußern, alles falsch zu machen. Ich dachte, dass Sebastian mit seiner Entwicklung der Mutter gezeigt hatte, dass sie eine gute Mutter sein konnte, eine, die genügte.

Schon kurz nachdem die Mutter ihre Arbeit reduziert hatte, kam Sebastian mehrmals mit der S-Bahn zu unseren Stunden. Er verkündete es beiläufig mit einem kurzen Strahlen und überging mein Erstaunen grinsend. Die Fahrt nach X. schien plötzlich die einfachste Sache der Welt zu sein. »Seit es gar nicht mehr unbedingt sein muss«, merkte ich an, »ist es leichter geworden.« »Ich habe einfach jetzt entschieden, dass ich es machen will«, sagte Sebastian und grinste wieder. Ich musste lachen, dachte aber auch: das ist unverkennbar, dass Sebastian sich sicherer und leichter fühlte. Er musste sich nicht mehr an der Mutter festbeißen, seit diese mehr zur Verfügung stand, und konnte eigene Schritte wagen. Es ging mir durch den Kopf, als ich ihn so zufrieden vor mir sah, dass er sich lange an die Überforderung seiner Mutter angepasst hatte. Es war niemals sie gewesen, die er mit seiner Aggression bedacht hatte. Zuhause, mit den Eltern und dem Bruder, war er depressiv gewesen, in der Außenwelt der »Beißer«. Seine verschobene Wut auf die Mutter hatte erstmals in der Übertragungssituation mit mir ihren Ausdruck gefunden. Er hatte aber auch, das wurde mir erst im Nachhinein beim Schreiben klar, im Laufe der Behandlung die unbedingte Loyalität mit den Eltern, seine Schonhaltung ihnen gegenüber, aufgegeben. Er hatte sich manchmal beschwert über die Eltern, die wirklich keine Ahnung hätten über Jungen wie ihn. Das Gebot »Ich muss meine Eltern und meinen Bruder lieben, sonst geschieht ein Unglück« hatte sich gewandelt. Sebastian fand seinen Bruder mittlerweile unmöglich und seine Eltern manchmal auch. Er haderte damit, was sie ihm alles nicht erlaubten, und verglich sie mit den Eltern seiner Freunde, die viel mehr zu erlauben schienen. Er erlaubte es sich, ein normaler Junge zu sein, der seine Eltern liebte und manchmal hasste. Dass dies möglich war, verdankte sich einerseits dem Raum, der in der Therapie für seine »Beißergefühle« entstanden war, es verdankte sich aber auch der Veränderung seiner Mutter, die erstmals mit ihrer Überforderungssituation in einer bewussten Weise umgehen konnte. Mit der Reduzierung ihrer Arbeitsstunden ermöglichte sie Sebastian einen wichtigen Separationsschritt. Statt sich immer weiter festzubeißen, konnte er nun seinerseits gehen, ohne sich schuldig zu fühlen.

Ich glaube, dass die Entwicklung Sebastians in der Behandlung, die seinen Bruder zum Opfer zu machen gedroht hatte, durch die Nachdenklichkeit und das Verstehen der Mutter zu etwas werden konnte, das ihn nicht erneut in seinen Phantasien zum Schuldigen werden ließ. Die Katastophenberichte Sebastians ebbten ab, verschwanden jedoch nicht gänzlich. Er sagte zu mir: »Ist Ihnen das schon aufgefallen, letztes Jahr war es ganz schlimm, jeden Tag habe ich von Toten im Radio gehört? Dieses Jahr ist es besser.« »Die Frage ist«, antwortete ich, »ob die

Katastrophen weniger geworden sind oder ob du dich weniger damit beschäftigst.« »Ich weiß schon, was Sie wieder denken«, erwiderte Sebastian, »es ist aber so: Die Katastrophen sind nicht weniger geworden.« Wir schwiegen eine Weile. »Da ist ein Scharfschütze, da draußen am Haus«, schrie er plötzlich auf. Ich schaute ihn an und dachte: Warum macht er das? Sebastian wurde plötzlich sehr böse und sagte: »Und wenn es so wäre, wirklich so wäre? Sie erschrecken sich wohl über gar nichts.« Ich fühlte mich bedrückt und schuldig, als er das sagte. Er hatte recht. Wieder war ich nicht in der Lage, ihn zu verstehen, und machte alles klein. Statt seine Ängste ernst zu nehmen, ärgerte ich mich. Ich verhielt mich, als mache er ein Spiel, und konnte nicht sehen, dass es ihm ernst war. War es nicht genau das, was ihn zum Beißer damals hatte werden lassen? Er hatte wild um sich gebissen, wie jemand, der von schlimmen Ängsten und panischen Gefühlen gepeinigt war. Niemand hatte verstanden, warum er das machte, und darüber nachgedacht, wie verlassen und bedroht er sich gefühlt haben mochte. Mit der Schilderung der Katastrophenszenarien sprach er, endlich verstand ich das, von alten Ängsten. Wie die Mutter gewann ich erst ein wirkliches Verständnis, als bereits eine Beruhigung bei Sebastian eingetreten war. Diese Beruhigung war aber trügerisch. Noch immer kämpfte er um die Anerkennung seines Gefühls von innerer Bedrohung, die er ins Außen verlagerte.

Sebastian riss mich aus meinen Gedanken. Er sagte: »In der Nähe meiner Schule haben sie eine Leiche ausgegraben.« Ich: »Das ist furchtbar.« Wir schwiegen wieder. »Das mit dem Scharfschützen«, sagte ich, »es beschäftigt mich. Was sollte der hier wollen?« Sehr ernst sagte Sebastian: »Manche ballern einfach so, ohne Grund.« Ich sagte: »Da kann man sich ja nirgends sicher fühlen, nirgends. Überall könnte einer sein.« Sebastian: »Es ist gut, dass Sie das endlich einsehen.« Ich: »Das ist sehr schlimm, niemals sicher sein zu können.« »Nirgends kann man wirklich sicher sein«, erwiderte Sebastian. »Wie soll man das nur aushalten!?«, fragte ich. »Es ist nicht immer«, so Sebastian, »vielleicht kann man es deshalb aushalten; es kommt aber wieder.« Er war sehr ernst, als er das sagte. Auch als wir uns nach dieser Stunde verabschiedeten, hatte ich das Gefühl, dass alles ernst war.

Ich möchte diese Dynamik noch einmal erklären: Zwischen Sebastian und mir war lange Zeit nichts ernst gewesen, wir hatten uns die Bälle zugespielt, keiner hatte sich aus der Deckung herausbewegt. Eine unglaubliche Ironie hatte alles beherrscht, was wir taten. Ich hatte das zwar wahrgenommen, es hatte aber nicht dazu geführt, dass sich etwas geändert hätte. Auf alles, was ich sagte, hatte er einen Spruch parat, auf den ich oft nur gekontert hatte. Ich weiß, dass ich manchmal sagte: »Sebastian, du weißt zu allem einen Spruch, und es ist, als ob nichts Bedeutung haben dürfte.« Tatsächlich war ich aber auch gut gewesen im Halten der ironischen, distanzierten Ebene. *Es war nicht Ernst geworden zwischen uns. Wir hatten uns bemüht, zu spielen und nicht traurig oder entsetzt zu sein.* Erst jetzt, im Nachhinein, erschrak ich so, wie Sebastian es sich immer gewünscht hatte. Ich realisierte meine Distanz, die immer wieder entstanden war: meine Ignoranz seiner Angst, seiner Panik, seines Leidens. Das war Sebastian gewesen, der mich im Bälle-Spielen blind gemacht hatte, der mich hatte glauben machen, es sei alles nur ein Spiel. Warum? Ich dachte, dass er sich immer sehr bemüht hatte, stark zu sein, vielleicht wie Bushido, dessen Verletzlichkeit man erst ahnen konnte, wenn man seinen großartigen Gestus vergaß. Hinter der Aggression lauerten diese große Angst und Traurigkeit, lauerte im Falle Sebastians das kleine Kind, das sich durchzubeißen hatte, weil keiner da war, der seine Schwäche und Einsamkeit erkannt hätte. Genau diese Szene nämlich hatte sich in der Behandlung konstituiert.

Nachdem ich meine distanzierte, mich selbst schützende, manchmal ironische Haltung aufgegeben hatte, nahm ich die schreckliche Unruhe des Patienten wahr – oder war sie erst jetzt verstärkt entstanden? Ich hatte plötzlich das Gefühl, Sebastian sei in einer Weise getrieben, die kaum auszuhalten war. Er hatte, das realisierte ich schließlich, alle Beruhigungs- und Ablenkungsmanöver aufgegeben: Er brachte seinen MP3-Player nicht mehr mit, um mir Bushido vorzuspielen, er hörte auch auf zu malen, er berichtete nicht einmal mehr von Katastrophen. Er setzte sich auf seinen Stuhl, besser gesagt, er versuchte das und war so unruhig, dass er immerzu aufsprang, sich wieder setzte und so weiter. Er hörte mich nicht, wenn ich etwas sagte. Manchmal wirkte er wie jemand, der gar nicht wusste, wo er war. Dann schaute er auf die Uhr und stöhnte: »So lange noch, die Zeit vergeht nicht.« »Du willst ganz schnell weg«, sagte ich, »ins Auto, nach Hause.« »Ich will nach Hause«, murmelte er. Ich sah, dass er es kaum ertragen konnte mit mir in diesem Raum zusammenzusein. Es gab nichts, außer darauf zu warten, dass es vorbei war, dass er gehen konnte. Ich vermutete, dass er einen sehr frühen Zustand wiederbelebte. Er wurde von seiner Mutter zu mir – in der Übertragung der »Betreuung« – gebracht und war vollkommen desorientiert. Er wollte eigentlich nur wieder abgeholt werden und konnte die Zeit nicht ertragen, die vergehen musste.

»Es ist schlimm, so lange warten zu müssen«, sagte ich. »Ich gehe jetzt«, sagte er. »Aber unsere Stunde ist noch nicht um…«, erwiderte ich. »Ich weiß«, sagte er, »mein Bruder, der läuft immer aus der Schule weg…« »Der will auch nach Hause wie du«, sagte ich. »Der hat jetzt viel Ärger«, sagte Sebastian versonnen. »Es ist manchmal schwer auszuhalten, wenn man bleiben soll und nach Hause will«, bemerkte ich. »Sehr schwer ist das«, antwortete Sebastian ernst, »sehr schwer.« Dann sagte er plötzlich: »Wir könnten *Schiffe versenken* spielen.« Ich: »Damit du vergisst, dass du weg willst.« »Ja, aber irgendwas muss man ja machen«, sagte er und wirkte plötzlich sehr müde, holte aber trotzdem das Spiel. Wir bauten langsam und ohne Freude unsere Schiffe auf und begannen zu spielen. Ich dachte, er hat ja

Recht, irgendwas muss man ja machen. Wir spielten schleppend. »Eigentlich willst du nicht«, sagte ich. »Ich weiß gar nicht, was ich will,« erwiderte Sebastian. »Nach Hause gehen«, sagte ich, »und es ist so schwer zu warten.« Nachdem ich das gesagt hatte, kam plötzlich Leben in ihn, seine Augen blitzten. »Du wirst schon sehen«, sagte er, »du hast keine Chance gegen mich.« Ein wirkliches Spiel entstand, wir bekämpften einander und hatten Spaß daran. Sebastian gewann und meinte gönnerhaft, das sei klar gewesen, er liebe dieses Spiel irgendwie. »Oh«, sagte ich, »das sah anfänglich gar nicht so aus.« »Naja«, meinte Sebastian, »manchmal wird alles anders und die Dinge entwickeln sich.« Ich dachte, stimmt, manchmal.

In unserer nächsten Stunde sortierte Sebastian seine Mappe. Er war selbst erstaunt, wie viele Waffen er schon gezeichnet hatte. Er begann, über einige Kriegsfilme zu erzählen, die er gesehen hatte. Einen davon kannte ich, *Wir waren Helden,* ein Film, der im Vietnamkrieg spielte. Da gab es eine Szene, wo ein Vietnamese einen Amerikaner, der schon tot am Boden lag, immer weiter durchlöcherte. Er konnte gar nicht aufhören zu schießen. Ich sagte: »Vielleicht kam er sich großartig vor.« Sebastian sagte: »Nein, das glaube ich nicht, ich glaube vielmehr, er hatte große Angst und Panik. Deshalb konnte er nicht mehr aufhören mit dem Schießen.« Er erzählte dann weiter von dem Film, und ich dachte immerzu, er hat das richtig gesehen, das ist genauso, wie er es sagt, er kennt das. Es dauerte einige Zeit, bis ich es schaffte, mich wieder zu Wort zu melden: »Sebastian, ich habe das Gefühl, du hast da etwas verstanden, was mir entgangen ist. Der Vietnamese hat immer weiter geschossen, weil er nichts als Angst und Panik hatte. Ich glaube, du kennst das, ich erinnere mich gerade an die Zeit, als du alle gebissen hast, da war auch nur Panik und Angst und dann haben alle Angst vor dir gehabt.« Sebastian sagte, dass das gut für ihn war, weil er dann selbst nicht soviel Angst hätte haben müssen. Ich sagte: »Stimmt, dann hatten die anderen Angst… und das ist auch so, dass du mir Angst machen willst… mit dem Sniper in den Bäumen…« »Jetzt übertreiben Sie nicht«, sagte Sebastian und musste lachen und konnte gar nicht mehr aufhören damit.

Unsere Stunden neigten sich dem Ende zu. Sebastian war wie verrückt damit beschäftigt, mir zu sagen, wie sehr er das Ende herbeisehnte. Er konnte kaum noch stillsitzen in dieser Zeit und hampelte auf seinem Stuhl herum. »Es sind nur noch zehn Minuten«, sagte ich einmal. »So lange«, stöhnte er, »so lange.« Ich spürte, wie er die vor ihm liegende Zeit kaum ertragen konnte. »Du kannst das gar nicht merken«, sagte ich, »dass es nur wenige Minuten sind, es ist, als wäre es eine Ewigkeit.« »Das haben Sie jetzt mal richtig gesagt«, bemerkte Sebastian ernst, »bei mir ist das immer so, auch in der Schule… ich kann nicht warten, ich möchte am liebsten rausrennen… ich bin so unruhig, als wäre alles eine Ewigkeit, auch eine Minute.« »Manchmal«, erwiderte ich, »ist es so, als könntest du bei mir und in der Schule nicht ruhig sein, weil du so sehr darauf wartest, nach Hause zu kommen, als wolltest du nirgendwo anders sein.« »Einerseits…« sagte Sebastian langsam.

Ich dachte, das war der kleine Sebastian bei seinen Tagesmüttern und in der Krabbelstube: Er konnte es einfach nicht ertragen, er wollte immer nur weg, er hatte immer nur weg gewollt. Statt zu beißen hampelte er nun umher, um das Unerträgliche zu vertreiben. Trotz seines Getriebenseins gab es eine sehr dichte Atmosphäre zwischen uns. Vor den Herbstferien hatte er mir wieder einmal von einem Film erzählt, und wir waren ganz schnell in einen Streit darüber gekommen, wer der Hauptdarsteller dieses Filmes sei. Nach den Ferien kam Sebastian mit einem Computerausdruck in der Hand, der eindeutig bewies, dass ich Unrecht gehabt hatte. Tatsächlich hatte ich selbst in den Ferien ein Plakat dieses Filmes gesehen und sofort gedacht: Sebastian hatte Recht, ich habe alles durcheinandergebracht. Es war gar nicht zu übersehen, dass wir beide in den Ferien, unseren letzten Ferien, miteinander beschäftigt gewesen waren.

Sebastian rührte mich, ich fühlte mich ihm sehr nahe. Trotz allem, dachte ich, es würde sehr, sehr schwer werden, mich von diesem Patienten zu verabschieden. Wie groß er geworden war, wie beeindruckend groß. Manchmal überlegte ich, wie gut er aussah, wie viele Mädchen er beeindrucken würde, und ich überlegte, wie er sie enttäuschen und verlassen würde, nachdem sie ihm verfallen wären. Dann dachte ich: Das bist wahrscheinlich du, die ihm verfallen ist und gar nicht weiß, wie sie ihm »Adieu« sagen soll. Ich vermisste Sebastian, schon bevor er überhaupt gegangen war. Ich merkte, dass ich mich fühlte, wie jemand, der unweigerlich verlassen und allein gelassen wird. Ich spürte die latente Traurigkeit seiner Mutter, mit der ich identifiziert war, seine Mutter, die sich viel zu früh von ihm getrennt hatte, seine Mutter, die ihn zum Beißer, zu diesem unruhigen Kind gemacht hatte, das immer auf der Suche nach ihr war.

Sebastian selbst ging mit dem Abschied kontraphobisch um. Er ersehnte ihn wie verrückt herbei und sagte, er werde kein bisschen traurig sein, kein bisschen, er werde so froh sein. Er erzählte mir, wie es in der Schule den Bach runterging. »Ich bin richtig schlecht geworden, sogar in Mathe habe ich eine vier geschrieben.« »In deinem Lieblingsfach«, sagte ich, »es hat dir immer so viel Spaß gemacht.« »Ich weiß auch nicht«, erwiderte Sebastian, »ich habe zu gar nichts mehr Lust.« »Jetzt, wo wir uns trennen werden, geht alles bergab… vielleicht ist es doch nicht so einfach.« Sebastian sah mich böse an: »Was soll das wieder heißen?« Ich: »Naja, es war ja nicht nur schlecht hier, eine Weile bist du gerne gekommen und vieles hat sich geändert in dieser Zeit… es ist gar nicht nur einfach zu gehen. Es ist gut so, aber nicht einfach.« Sebastian sah mich skeptisch an und sagte nichts. Nach einer Weile bemerkte er: »Sie sind ja nicht meine Mutter.« »Stimmt«, sagte ich, »es war sehr, sehr schwer für dich, als deine Mutter wieder arbeiten ging – und du hast um dich gebissen.« Sebastian strahlte: »Ja, hab ich.« »Wie in *Wir waren Helden,* Angst und Panik war da, als der Soldat immer weiter schoss, daran erinnert mich das, das Beißen.« »Vielleicht, ja vielleicht«, erwiderte Sebastian. Nach einer Weile: »Haben Sie eigentlich eine Email-Adresse?« Er bemerkte mein Zögern und sagte ganz schnell: »Die geben Sie mir sowieso nicht.« Ich, wieder zögernd: »Nein… das mache ich nie, das ist so eine feste Therapieregel. Vielleicht hättest du mir berichten wollen, wie es dir geht?« Sebastian, wieder ganz schnell: »Das würde ich sowieso nicht machen… Ich würde Ihnen ein Virus schicken, das kann man nämlich und dann hätte ich Zugang zu all ihren Daten…« Ich war ziemlich sprachlos, als er das sagte. Es ging alles so schnell. Sein Versuch, so könnte man das lesen, nicht noch einmal nach der Trennung um sich zu beißen und stattdessen Kontakt zu halten, schlug um in Destruktivität. Er wollte ja gar nichts von mir, außer mich angreifen, schien er mir zu sagen, mich beißen. Ich fühlte mich sehr schlecht mit meiner Therapieregel. Ich sagte: »Zugriff zu all meine Daten, das ist, als ob ein Briefträger meine Briefe lesen würde, das ist ganz schrecklich.« »Das gibt es alles.« Ich: »Meine Postadresse kennst du ja, und wenn mal was Wichtiges ist…« »Ist nicht«, sagte Sebastian. »Du bist schon sauer«, sagte ich. »Nein«, erwiderte er, »kein bisschen… kennen Sie *When I'm gone* von Eminem?« »Ja, das kenne ich«, sagte ich. »Wie finden Sie's«, fragte Sebastian. Wieder zögerte ich. Das Lied ging mir durch den Kopf, ich mochte es wirklich: »When I'm gone, just carry on.« (Eminem) Ich sagte: »Ich mag das Lied, es handelt davon, wie es ist, wenn man verlassen wird und alleine klarkommen muss. Das ist schwer, das ist sehr schwer, ich glaube, dass Eminem das verstanden hat.« »Vielleicht«, sagte Sebastian, »ich finde das schon richtig gut. Ich habe mir ein paar Lieder von Eminem runtergeladen, aber mein MP3-Player hat ja seinen Geist aufgegeben und irgendwie glaube ich, ich werde keinen neuen bekommen, ich bin zu schlecht in der Schule.« »Du kannst nicht mehr zeigen, was du kannst«, sagte ich, »du denkst, du hast nichts mehr verdient.« »Ich weiß nicht«, sagte Sebastian, »vielleicht habe ich gar nichts verdient.«

Ganz kurz vor Schluß, als es richtig darauf ankam in der Schule, begann Sebastian zu lernen wie verrückt. Es gelang ihm, letztlich ganz gut dazustehen. Er erwähnte es nur nebenbei.

Unsere letzten Stunden waren schrecklich. Sebastians Verachtung mir gegenüber schwoll an. Er hatte nur vernichtende Blicke für mich. Er sprach gar nicht mehr mit mir. Immer wieder dachte ich: Das geht nicht, das geht so gar nicht. Wir können uns so nicht verabschieden. Ich fühlte mich ohnmächtig und hilflos, wie gelähmt sah ich unsere letzte Stunde heranrücken. Ich sah Sebastian gehen, als sei ich eine Fremde. Ich hatte furchtbare Angst davor und verstand noch einmal seine Mutter.

Sebastian kam strahlend zu unserer letzten Stunde, wie beschwingt. Er hatte einen neuen MP3-Player dabei und spielte mir sofort *When I'm gone* vor. Ich sah ihn an und es fiel mir nichts ein, was ich hätte sagen können. Meine Lähmung hielt an. »Sie sind so anders geworden«, bemerkte der Patient, »Sie sagen gar nichts mehr. Vielleicht habe ich es jetzt, ganz am Schluss, doch noch geschafft, Sie zu erschrecken.« Er grinste und sah mich herausfordernd an. »Stimmt«, sagte ich, »stimmt wirklich, ich habe irgendwie Angst gehabt, du gehst und wir können gar nicht mehr miteinander sprechen… da ist viel Hass gekommen in der letzten Zeit.« »Ja und nein«, erwiderte Sebastian, »jetzt, wo ich gehen werde, kann ich es Ihnen ja sagen: Es war gar nicht so schlecht.« »Ich sollte das schon richtig merken«, sagte ich, »wie es ist, wenn man verlassen wird und sich vorkommt, als sei nie etwas gewesen, als sei man ein reines Nichts.« »Ich weiß schon, was Sie denken«, sagte Sebastian, »es ist aber vorbei, bei mir ist das vorbei.«

Zum Abschied gab er mir sehr fest die Hand, sah mich an und sagte: »Das war irgendwie cool von Ihnen, wie Sie das gemacht haben… ich habe gleich am Anfang so ein Gefühl gehabt, dass es gut ist, zu Ihnen zu kommen, danke wollte ich noch sagen.« Ich sah, dass Tränen in seinen Augen standen. Er sah sich noch einmal auf der Treppe beim Hinuntergehen um und lächelte mir zu. Ich benötigte eine Weile, um mich nach diesem Abschied zu fassen. Ich begriff, dass Sebastian es verstanden hatte, unsere Rollen in diesem Abschied fast umzukehren. Ich war die Bedürftige, die sprachlos ihn ansah. Er war es, der Worte fand, dann aber waren da die Tränen in seinen Augen.

Seine Ignoranz hatte mich nahezu traumatisiert in unseren letzten Stunden. Sebastian hatte in der Tat die frühe Szene seiner Trennung von der Mutter mit mir noch einmal inszeniert, das Gehen seiner Mutter, das er als unendliche Gleichgültigkeit und Verachtung ihrerseits interpretiert hatte. In unseren letzten Stunden hatte er in der Übertragung zu mir erleben können, wie dieser von ihm angenommene Gleichmut umschlug in Schmerz und Hilflosigkeit und Erschrecken des Objektes. Das hatte ihn zutiefst befriedigt. Er konnte sich wirklich von mir verabschieden, nachdem ich das alles hatte aushalten müssen und verstanden hatte. So war die Abschiedsszene zentral für diese Behandlung gewesen. Sie belebte in einem Akt projektiver Identifizierung den Schmerz des Patienten wieder, in dessen Augen Tränen standen. Ich habe oft darüber nachgedacht, wie sich der Patient wohl fühlen mochte, nachdem er gegangen war, wie sein Leben weiterging. Ich weiß es nicht. Ich dachte aber auch, dass er viel vermocht hatte. Es war ihm gelungen, mich tief zu erschrecken und zu verblüffen, hilflos zu machen, alles in unseren letzten Stunden, die von einer besonderen Bedeutung für ihn gewesen waren.

Yvonne, fünf Jahre

Grund der Anmeldung: Massive Trennungsängste.

Yvonne, so erfuhr ich von den Eltern, reagierte mit heftiger Wut und Verzweiflung auf jede Trennung von der Mutter. Sie konnte nicht allein schlafen und nässte jede Nacht ein. Sie wachte auch in jeder Nacht auf, schreiend und um sich schlagend. Die Mutter sagte: »Es ist immer so schwer mit Yvonne gewesen. Sie ist mir so fremd. Immer habe ich versucht, sie so zu nehmen, wie sie ist, aber da ist diese Fremdheit. Hätte ich nicht Thomas drei Jahre nach Yvonnes Geburt bekommen, ich würde denken, dass ich keine gute Mutter sein kann…« Ich empfand einen starken Leidensdruck bei der Mutter und sagte: »Ich kann spüren, wie schlecht es Ihnen geht.« Die Mutter begann verzweifelt zu weinen. »Yvonne behandelt mich, als ob ich ihr Feind wäre. Sie bringt mich zur Verzweiflung. Sie schreit laut, wenn ich sie in den Kindergarten bringe. Wenn ich sie abholen komme, ist es, als erkenne sie mich nicht. Sie will nicht mitkommen und schreit. Wenn wir zu Hause sind, verlangt sie meine unablässige, absolute Aufmerksamkeit. Ich kann nichts anderes machen, nicht einmal Essen kochen, wenn Yvonne da ist, auch keinen Müll hinunterbringen.« Yvonnes Vater hatte etwas sehr Warmes in der Art, wie er die Hand seiner Frau nahm und sie zu trösten suchte. »Es ist wirklich schwer für uns alle«, sagte er. Ich erfuhr noch, dass Yvonne im Alter von sechs Monaten vom Wickeltisch gefallen war und deshalb zwei Tage im Krankenhaus verbringen musste. Im Alter von 2½ Jahren brach sie sich das Bein und musste sechs Wochen lang einen Gips tragen.

Als ich Yvonne zum ersten Mal sah, war an eine Trennung von der Mutter gar nicht zu denken. Yvonne klammerte sich an ihre Mutter, schaute mich aber immer wieder herausfordernd, fast provozierend an. Sich an die Mutter klammernd, bereitete es ihr sichtlich Vergnügen, mich mit aggressiven Blicken in Schach zu halten und gegen eine Wand laufen zu lassen. Laut lachend rief sie: »Nein!«, als ich sagte: »Ich möchte dich noch einmal sehen.«

Gleichwohl kam sie dann allein in die Stunde. Auf die schwierige Trennung von der Mutter angesprochen sagte sie: »Am liebsten will ich immer mit meiner Mama zusammensein, aber es ist auch langweilig, immer mit ihr.« Sie spielte auffällig mit dem Schwanz ihres mitgebrachten Häschens und schaute mich dabei an: »Mein Bruder hat auch ein Schwänzchen.« Dabei presst sie das Schwänzchen des Häschens ganz fest. Ich dachte, sie ist böse auf die Mama. Warum hat sie, Yvonne, nicht auch eines? »Thomas ist sowieso blöd«, sagte Yvonne, »am liebsten würde ich ihn bei der Nachbarin lassen.« Sie begann, auf allen vieren im Raum herumzulaufen und mich anzufauchen. Als ich sagte: »Du bist eine Katze«, schrie sie: »Nein, ein Tiger!«, und versuchte mich zu beißen.

Unbewusste, noch nicht zu fassende innere Konflikte machten es der Mutter schwer, Yvonne als ihr Kind anzuerkennen. Die Beziehung zwischen Mutter und Tochter war höchst ambivalent. Yvonne mochte ihre Verletzungen – das Fallen vom Wickeltisch und den Bruch ihres Beines – unbewusst als Strafe für ihre Aggressionen erlebt haben. Ihre Unfähigkeit, sich von der Mutter in einer guten Weise zu trennen, beruhte vermutlich auf ihrer Angst, fallengelassen zu werden und unerwünscht zu sein. Tatsächlich war sie durchaus fähig sich zu trennen, aber da war die Angst, dass die Mutter sie gar nicht wiederhaben wollte. So klammerte sie sich an sie und verhinderte Eigenes. Sie wollte sich trennen und konnte es nicht, weil sie fürchtete, der Mutter verlustig zu gehen. Die Geburt des Bruders verschärfte die ohnehin bestehenden Konflikte. Der Bruder, so sah das Yvonne, bekam etwas – ein Schwänzchen –, das die Mutter ihr vorenthielt. Sie war gefangen in ihrer Wut und ihrem Hass auf die Mutter. Ihre prinzipiell guten Fähigkeiten drohten in ihrem Hass verlorenzugehen, in ihrer Weigerung sich zu separieren. Sie wollte nicht sauber werden und nicht alleine schlafen, weil ihr das als einzige Möglichkeit erschien, die Mutter zu halten.

Ich erfuhr im Weiteren von der merkwürdigen Schlafsituation der Familie. Der Vater schlief mit Yvonne im Ehebett, die Mutter mit Thomas in Yvonnes Zimmer. Vor Thomas' Geburt hatte die Mutter mit Yvonne in ihrem Zimmer geschlafen. Nach Thomas' Geburt wechselte Yvonne zum Vater über und die Mutter blieb mit ihrem Sohn in Yvonnes Zimmer. Es war den Eltern sehr peinlich, mit mir darüber zu sprechen, und ich sagte, das sei ziemlich schwer für Yvonne zu sehen, wo sie hingehört, alles ist durcheinander geraten.

Kaum hatte die Behandlung begonnen, begann Yvonne, sich vor jeder Stunde an die Mutter zu klammern und herzzrerreißend zu weinen. Ich wurde zur Zeugin eines quälenden Abschiedsrituals: Immer wieder wollte sie die Mama küssen, von ihr in den Arm genommen werden. Dann lief sie zur Tür und die Mama musste sie zurückholen und alles fing von neuem an. Der kleine Bruder begab sich währenddessen zum Puppenhaus und begann seelenruhig zu spielen. Ich empfand es als sehr wohltuend, wie er mich anlächelte und Kontakt mit mir aufnahm. Von Yvonne nämlich wurde ich vollkommen ignoriert. Immer wieder ertappte ich mich bei dem Gedanken, dass ich die Stunde viel lieber mit Thomas verbringen würde. Aber schließlich ging er mit der Mutter und ich blieb mit Yvonne zurück, die sich in einer Zimmerecke verkroch und zu schluchzen begann.

Ich war darüber erstaunt, dass es in jeder Stunde von neuem gelang, mit Yvonne in Berührung zu treten. »Du willst gar nicht hier sein«, sagte ich zu ihr, »du willst viel lieber bei der Mama sein und vielleicht denkst du ja, die Mama hat dich nicht lieb, wenn sie dich bei mir lässt.« Yvonne schaute mich in solchen Momenten ganz ernst an, hörte auf zu schluchzen und sagte: »Genau das denke ich. Sie hat Thomas lieb, mich nicht, und ich habe Angst, sie kommt nicht mehr.« Ich erwiderte: »Als hätte Thomas alles, was du nicht hast, als sei er liebenswert, du aber nicht.« Yvonne nickte heftig. »Er hat«, sagte ich, »ein Schwänzchen, und du nicht.« Yvonne weinte bitterlich und sagte: »Warum ist das so?« Ich: »Du denkst, die Mama hat dich weniger lieb, weil du keins hast; als hätte sie Thomas etwas gegeben, dir aber nicht.« Yvonne schluchzte. Ich: »Du kannst gar nicht sehen, was du hast, nur was er hat.« Sie begann, einige Bilder mit riesigen Penissen zu malen. Yvonne: »Das sind alles Frauen, die Penisse haben.« »Nur du nicht«, »sagte ich, »so denkst du. Die Mama, Papa und Thomas, alle haben etwas, was du nicht hast.« »Du auch«, sagt Yvonne. »Wie kannst du so sicher sein?«, fragte ich.

Ich spürte Yvonnes Schmerz. Das quälende Abschiedsritual, in dem ich sie am liebsten loswerden wollte, um mich mit Thomas zu beschäftigen, war vergessen. Ich war ihr plötzlich sehr nahe und konnte ihre Verzweiflung fühlen. Ich bemerkte: »Das ist schon merkwürdig, dass du immer denken musst, du hast etwas nicht und etwas ist schlechter bei dir, als bei deinem Bruder, als ob du lieber ein Junge sein wolltest, als ob du denkst, dann wäre alles gut.« Yvonne überlegte: »Ich will kein Junge sein, aber…« Ich: »Du denkst, die Mama hätte dich dann lieber.« Yvonne nickte und war so traurig, dass es kaum auszuhalten war.

Stundenlang und immer wieder fühlte ich mich extrem schuldig im Umgang mit Yvonne. Tatsächlich war es so, dass immer wenn ich Thomas sah, mein Wunsch, mit ihm zusammenzusein, auflebte. Zwar erlebte ich Yvonne immer wieder als ein in seiner Verzweiflung ungemein kluges und mich berührendes Mädchen. Gleichwohl war es so, dass die lange, quälende Zeit, bis etwas zwischen uns zustandekam, dazu führte, dass ich denken musste, jetzt mit Thomas zusammenzusein, das wäre schön. In dieser heftigen Gegenübertragung verstand ich die Schwierigkeit der Mutter im Umgang mit Yvonne. Ich dachte auch: Es ist wahr, was Yvonne sagt, nämlich dass für die Mutter Thomas etwas hat, was sie nicht hat; es ist gar nicht sein Penis, es ist die mühelose Vertrautheit, es ist der Spaß am Zusammensein, der mit Yvonne immer erst qualvoll hergestellt werden muss.

Von den Eltern erfuhr ich, dass Thomas seine Schwester zur Verzweiflung brachte, indem er sich die Windeln runterriss und sein Geschlechtsteil zeigte. »Yvonne«, so die Mutter, »reagiert panisch auf diese Aktion. Sie schreit laut: ›Ich will das nicht sehen!‹, und rennt in ihr Zimmer.« Der – wie seine Schwester – ebenfalls kluge Thomas spielte seine Trümpfe aus. Zuhause sagte er immer wieder: »Yvonne ist böse, ich bin lieb.« Und: »Yvonne hat Angst vor Lang-Langer.«

Die Trennungsszenen vor meiner Praxistür flauten nicht ab, im Gegenteil, sie nahmen an Dramatik zu. Oft ging die Mutter mit Thomas und Yvonne weigerte sich dann, durch die Tür zu kommen. Sie kauerte schreiend im Flur und rief nach ihrer Mama. Einige Male nahm ich sie tatsächlich hoch und brachte sie hinein. Sie schaute mich dann verblüfft an, kämpfte aber gar nicht dagegen an, sondern wurde deutlich ruhig. In jeder Stunde, wenn sie dann drinnen angekommen und sich mit der Situation abgefunden hatte, wollte sie sich auf meinen Stuhl setzen. Sie versuchte alle möglichen Tricks, um mich zum Aufstehen zu bewegen, was ihr auch mitunter gelang. »Komm, da ist eine Spinne, Frau Langer«, sagte sie etwa. Kaum war ich aufgestanden, raste sie zu meinem Stuhl und grinste mich mit höllischem Vergnügen an. Ich hatte dann das Gefühl, sie da nicht mehr runterkriegen zu können. Da ich mich nicht auf ihren Stuhl setzen wollte, nahm ich dann den »dritten« Stuhl mit an den Tisch. Von Mal zu Mal wuchs meine Wut über ihre Aktionen.

Ich dachte an die Schlafsituation zu Hause, die so unklar war wie unsere Sitzanordnung. Yvonne nämlich schlief ja mit dem Vater im Elternschlafzimmer und die Mutter schlief mit Thomas in Yvonnes Zimmer. Mit den Eltern sprach ich oft darüber, wie verwirrend das für Yvonne sein müsse. Ich erfuhr, dass die chaotische Schlafsituation entstanden war, weil Yvonne niemals allein einschlafen konnte. Die Eltern lasen ihr lange vor und schlichen sich dann hinaus, das merkte Yvonne immer und so entstand die Situation, dass die Mutter bei ihr schlief. Als Thomas geboren wurde, schlief sie dann beim Vater und die Mutter blieb mit Thomas in Yvonnes Zimmer. Ich war wirklich erstaunt, wie schnell diese verrückte Schlafkonstellation sich veränderte, nachdem die Eltern mit mir, einem Dritten, darüber sprechen konnten. Sie kauften Yvonne zu Weihnachten ein Hochbett, die Mutter zog mit Thomas in dessen Zimmer um.

Das Erstaunlichste vielleicht war, dass Yvonne diese Lösung auf Anhieb annahm. Sie liebte ihr neues Bett und das Zimmer, das ihr nun wirklich gehörte. Sie schlief vom ersten Tag an in ihrem neuen Bett und war stolz darauf. Sie malte mir ein Bild mit diesem Bett und schrieb mit großen Buchstaben YVONNE darüber. Daran musste ich denken, wenn sie immer wieder meinen Platz im Therapiezimmer beanspruchte. Ich konnte dann spüren, wie schädlich es war, wenn ich ihr diesen Platz überließ, wie ungeschützt und verwirrt sie das machen musste. Nachdem ich das für mich verstanden hatte, konnte ich ihr sehr gut sagen: »Das ist mein Platz und ich will auf keinem anderen sitzen! Ich frage mich, warum du nicht auf deinem Platz sitzen willst. Irgendwie ist es doch gut, wenn man seinen Platz hat und sein Bett und sein Zimmer, das einem allein gehört.« Yvonne sagte: »Okay, wenn du unbedingt willst.« Aber sie kam immer wieder darauf zurück. In der Gegenübertragung kämpfte ich oft mit dem Impuls, sie gewähren zu lassen. Es war so anstrengend, meinen Platz zu behaupten.

In den Gesprächen mit den Eltern erfuhr ich von den »erpressten Geschenken«, so nannte ich das, die Yvonne für sich beanspruchte. Um mit ihr auszukommen, verzichteten die Eltern sehr oft darauf, ihre eigenen Bedürfnisse, ihre Rolle als Eltern, zu verteidigen. Yvonne hatte in vielen Dingen einfach Narrenfreiheit. Sie war so anstrengend, dass ihr gegeben wurde, was ihr nicht zustand. Dies führte dazu, dass die Eltern mit den Zähnen knirschten bei den Zugeständnissen, die sie ihr machten. Genauso war ich immer wieder versucht, sie gewähren zu lassen, sie nicht zu schützen und einzugrenzen, eigentlich sie loszuwerden.

Die Eltern berichteten mir, dass Yvonne sich sehr verändere. Es gab keinerlei dramatische Trennungsszenen mehr im Kindergarten. Auch beim Abholen konnte sie sich nunmehr über das Wiedersehen mit der Mutter freuen. Zuvor war es ja stets so gewesen, dass Yvonne ihre Mutter beim Abholen vollkommen ignoriert hatte. Es hatte keinerlei Zärtlichkeit zwischen Mutter und Tochter gegeben. Yvonne hatte zwar die Nachbarin oft zärtlich umarmt, die Mutter aber niemals. Die Mutter hatte sehr darunter gelitten, dass Yvonne, wie um es ihr vorzuführen, die Nachbarin umarmte und sie selbst vollkommen ignorierte. Nunmehr lief Yvonne der Mutter entgegen, wenn sie sie abholte, und gab ihr einen Kuss.

Stattdessen war ich nun diejenige, der sie immerzu zeigen musste, dass sie sie nicht wollte. Von den Eltern wusste ich, dass Yvonne stets anfing zu schreien, wenn sie hörte, dass sie zu mir fahren würden. Die Mutter hatte ihr deshalb einmal gesagt, Yvonne müsse nur noch bis zum Geburtstag von Thomas zu mir kommen. Das war der Zeitraum, den wir zunächst vereinbart hatten. Yvonne äußerte nun in jeder Stunde, sie komme nur noch bis zu Thomas' Geburtstag zu mir. Selbst ich verwandte »Thomas' Geburtstag« schließlich wie eine stehende Redewendung. In Wirklichkeit machte es mich enorm wütend, dass alles schon so beschlossen schien und Yvonne es geschafft hatte, diese Aussage der Mutter abzupressen. Es erinnerte mich an das, was ich im Gespräch mit den Eltern »erpresste Geschenke« genannt hatte. Um Yvonne zu beruhigen und wohl zu stimmen, machten die Eltern ihr immer wieder Zugeständnisse, die sie eigentlich nicht machen wollten. Auch ich kannte das ja. Ich kannte die Versuchung, Yvonne, die sich wieder einmal auf meinem Stuhl breitmachte, dort einfach sitzen zu lassen. Es war so erschöpfend, mit ihr zu kämpfen. Mir wurde erst nach einiger Zeit bewusst, wie sie im Grunde unsere gesamte Stunde damit zubrachte, mich zu provozieren, mit den Füßen die Wand schmutzig machte, mit dreckigen Schuhen auf den Stuhl kletterte, mit dem Zeichenstift über das Blatt hinaus meinen Tisch bemalte. Tatsächlich hatte ich das eine Weile verleugnet und Yvonne versucht abzulenken, ihr Angebote gemacht wie eine Kindergärtnerin. Als mir bewusst wurde, in welcher Weise sie mich, die ich mit den Eltern über »erpresste Geschenke« sprach, erpresste – es war in einer Szene, als sie wieder einmal mit schmutzigen Schuhen meinen Stuhl besteigen wollte –, spürte ich eine gnadenlose Wut in mir aufsteigen. Ich sagte: »Du wirst das jetzt nicht tun!« Yvonne schaute mich triumphierend an und sagte: »Doch!« Ich: »Du ziehst die Schuhe jetzt aus.« »Nein«, sagte Yvonne. »Ich werde nicht zulassen, dass du meinen Stuhl schmutzig machst«, sagte ich, »wenn du sie nicht selbst ausziehst, ziehe ich sie dir aus.« Yvonne sah mich gemein grinsend an und versteckte ihre Füße unter sich. Getrieben von meiner Wut und mich gleichzeitig schrecklich fühlend, zog ich ihr die Schuhe aus. Yvonne weinte. »Warum machst du das, dass ich das mit dir machen muss!?«, rief ich aus, »warum ist das immer so, warum nur?« »Ich weiß auch nicht«, schluchzte Yvonne, »aber es ist alles so schrecklich, im Kindergarten will niemand mehr mit mir spielen und ich sitze ganz allein an meinem Tisch.« »Als ob nur die böse und widerspenstige Yvonne übrig bleiben müsste, die, die keiner mehr haben will«, sagte ich, »dabei habe ich auch schon die Yvonne kennengelernt, die ein sehr liebevolles und nachdenkliches Mädchen ist. Diese zwei Seiten, lieb und böse, haben alle Kinder.« »Wirklich?«, fragte Yvonne und berührte mich sehr mit ihrem spontanen Einwurf.

Ich dachte lange darüber nach, wie schwer es mir fiel, Yvonnes Aggressivität anzunehmen als etwas, was zu ihr gehörte. Das Ausmaß ihres Hasses und ihrer Destruktivität mir gegenüber war immer wieder so heftig, dass ich es einfach nicht ertragen konnte. Ich überlegte, warum alles immer so konkret und direkt wurde, es unmöglich war zu sagen: Du willst jetzt meinen Stuhl schmutzig machen, weil du mich hasst, und dabei zu bleiben, statt ihr konkret wie in einer Überwältigung die Schuhe auszuziehen oder sie in die Praxis zu tragen. Im Gegensatz zu meinem Verhalten beobachtete ich die unendliche, mir kaum verständliche Geduld der Mutter im Umgang mit Yvonne, die ihr auch den zehnten erpressten Kuss zum Abschied noch gab. Als ich mit der Mutter darüber sprach, sagte sie: »Das ist einfacher für mich und schützt mich vor dem Gefühl, eigentlich nur noch schreien zu wollen und Yvonne zu schlagen.« Ich verstand, dass die Mutter sich einen gleichsam roboterhaften Umgang mit Yvonne angewöhnt hatte, um zu überleben. Ich konnte das gut nachvollziehen, *aber es machte alles falsch.* Es machte, dass Yvonne wie gegen eine Wand rannte, immer und immer wieder, und nicht ankam mit ihrem Hass und ihrer Wut. All die erpressten Geschenke waren geronnen zu einer Wand aus Gummi, die Yvonne einzurennen suchte. Sie schlug sich den Kopf ja nicht wirklich an, sie prallte nur ab wie ein Gummiball und kam zurück – so ging es fort und fort. Sie suchte die Wand, den Widerstand. Ich verstand plötzlich meine extremen Gegenübertragungsreaktionen. Immer wieder war sie mir unerträglich und ich konnte sie nur weit fort wünschen. Selten und stets überraschend fühlte ich mich ihr sehr nahe und hätte weinen können. Gelegentlich brachte sie mich dazu, sie zu überwältigen, wie in der Szene mit dem Schuhe-Ausziehen und dem In-die-Praxis-Tragen. Immer wieder brachte sie mich dazu zu vergessen, ein wie berührendes und mich anrührendes Mädchen sie sein konnte. Immer wieder brachte sie mich dazu, sie wie einen Feind zu erleben, den ich am liebsten erschlagen wollte.

In einer unserer Stunden, es war gerade friedlich, sagte Yvonne zu mir, sehr nachdenklich: »Es ist komisch, da will man gar nicht wohin gehen und wenn man daran denkt, dass es aufhört, weiß man, dass man weinen wird.« Ich: »Ja, es wird auch traurig sein, wenn wir uns nicht mehr sehen.« Yvonne wiederholte: »Ich werde weinen müssen.« Dann sprach sie nie mehr von Thomas Geburtstag. Wenn ich es erwähnte, überging sie es. Einmal sagte sie: »Weißt du, was mit dir am schlimmsten war? Du hast mich einfach genommen und in die Wohnung getragen. Das hättest du nicht tun dürfen.« Ich sagte: »Das war wirklich schwierig, ich wusste gar nicht, was ich machen sollte. Du hast so geweint und geschrien im Treppenhaus, und ich habe einfach gedacht, es ist besser, wenn wir drinnen sind.« »Ich fand das schrecklich«, erwiderte Yvonne.

Wenn sie zu mir kam – die dramatischen Szenen hörten auf – begann sie, mich heftig und unvermutet zu umarmen, es war, als wolle sie mich erwürgen. Als ich das ansprach, sagte sie: »Ich mag dich nicht. Du magst mich doch auch nicht. Oder?« Ich: »Irgendwie müsstest du das schon gemerkt haben, dass ich dich mag, auch wenn es immer wieder sehr heftig zwischen uns wird.« Sie blickte mich erstaunt an. Ich sagte: »Du kannst es nicht glauben, dass ich, dass auch die Mama dich mag.« »Ich weiß nicht«, sagte Yvonne, »manchmal glaube ich das jetzt schon.« »Sie kommt ja auch immer wieder und holt dich ab«, bemerkte ich. »Zweimal war sie nicht da«, sagte Yvonne, »aber das war nicht bei dir.« Sie schwieg ernst. »Das muss schlimm gewesen sein«, merkte ich an und verschluckte mich dabei fast, weil ich dabei war zu sagen und es gerade noch verhindern konnte: Du musst schlimm gewesen sein. Yvonne: »Es war ganz schrecklich. Plötzlich war sie nicht mehr da, und ich war ganz allein und habe gedacht, ich werde sie nie wiedersehen. Das war am Main, da sind wir spazierengegangen und der Thomas war auch dabei. Und einmal war es vor unserem Haus, da habe ich dann bei der Nachbarin geklingelt.« Ich sagte: »Toll, dass du das geschafft hast.« Yvonne fügte an: »Fast hätte ich es nicht geschafft, ich musste so weinen.« Sie malte mir die Szene auf, ganz groß die Klingel, auf die sie dann drückte. »Wie ein Notknopf«, sagte ich. Yvonne lachte und drückte immer wieder auf den gemalten, großen Knopf. »Das war sehr gut, dass du das wusstest, dass du dir helfen konntest, dass es noch jemanden außer der Mama gegeben hat, der dir helfen konnte.« Yvonne nickte sehr ernst und sagte: »Aber am Main, da war es schlimmer, da war ich ganz allein.« Meine Fehlleistung »du musst schlimm gewesen sein« im Kopf, sagte ich: »Deine Angst, dass die Mama dich allein lässt, hat wahrscheinlich damit zu tun, dass du oft böse und zornig zu ihr bist. Dann denkst du, sie lässt dich irgendwann ganz allein und holt dich nicht mehr.« »Davor habe ich immer Angst«, sagte Yvonne.

Auch die Mutter berichtete mir von der Szene am Main. Thomas war damals noch nicht lange auf der Welt gewesen und sie war mit den Kindern und einer Freundin an den Main gegangen, hatte sich dort auf eine Bank gesetzt, um Thomas zu stillen. Plötzlich war Yvonne verschwunden. Sie hatte dann die Freundin losgeschickt, Yvonne zu suchen, die sie dann auch bald bitterlich weinend fand. Die Freundin hatte berichtet, dass es sehr schwer gewesen sei, Yvonne zu beruhigen, sie sei wie panisch gewesen und habe um sich getreten, als sie sie aufnehmen wollte. Ich dachte an die Szene, als ich Yvonne aufnahm, sie aber nach der Mama schrie, die Szene, von der sie mir gesagt hatte, dass sie so schrecklich gewesen sei. Wie damals war die Mama mit Thomas beschäftigt und Yvonne wurde, so empfand sie das, abgespeist. Die Mama war nicht da, als sie unbedingt da sein musste. Sie war bei Thomas. Sie liebte Thomas und ließ Yvonne gehen. Vielleicht war Yvonne ja damals am Main weggegangen, um von der Mutter zurückgeholt zu werden, vielleicht hatte sie unbewusst wissen wollen, ob sie kommen würde. Wen liebst du, mochte ihre innere Frage gewesen sein: mich oder Thomas?

Die Eltern berichteten mir von einer weiteren, zeitlich etwas später angesiedelten Szene, in der Yvonne völlig verzweifelt und panisch war, als sie bemerken musste, dass ihre Eltern nicht da waren. Die Eltern hatten das Babyphon eingestellt und waren abends, als die Kinder schon schliefen, zu den Nachbarn gegangen. Yvonne wachte auf und schrie. Das Babyphon funktionierte nicht. Als sie nach Hause kamen, fanden sie sie jämmerlich schluchzend vor. Thomas schlief. Yvonne ließ sich nicht trösten und schlug um sich. Tagelang weigerte sie sich, den Kindergarten zu besuchen. Die Eltern fühlten sich extrem schuldig.

Ich möchte an dieser Stelle einige Zeilen über die Eltern einfließen lassen. Bei meinen Schilderungen steht die Mutter sehr im Vordergrund, der Vater verschwindet eher. Ich erlebte die beiden als sehr sympathisches Paar. Die Mutter war deutlich nachdenklicher und involvierter in die Situation mit Yvonne. Der Vater war entschieden älter als die Mutter und sehr unterstützend. Es tat ihm weh, seine Frau so leiden zu sehen. Er liebte sie und seine Kinder. Er war bereit, alles für Yvonne zu tun. Seine latente Aggressivität mir gegenüber wurde aber leise deutlich.

Die bislang geschilderten Szenen beschreiben alle eine Zeit, in der Yvonne bereits einen Bruder hatte. Sie legen die Idee nahe, dass ihre panischen Reaktionen im Zusammenhang mit der für sie schmerzlichen Gegenwart des Konkurrenten zu lesen sind. Es gibt aber eine weitere, anfangs erwähnte Szene vor der Geburt des Bruders. Im Alter von einem halben Jahr fiel Yvonne vom Wickeltisch, als die Mutter kurz weggegangen war, um etwas zu holen, was sie benötigte, um Yvonne zu versorgen. Yvonne schrie erbärmlich und die Eltern fuhren mit ihr ins Krankenhaus. Die Ärzte beruhigten die Eltern, es war nichts Schlimmes passiert. Gleichwohl war etwas Schreckliches geschehen. Die Mutter hatte Yvonne fallengelassen. Sie war nicht da gewesen, als es nötig gewesen wäre. In gewisser Weise reiht sich diese Szene ein in die Szenen des Verlassenseins vom guten mütterlichen Objekt, das in der inneren Welt Yvonnes immer wieder zum bösen Objekt wurde. In der Folge reichte die kleinste Versagung aus, um die Mutter zum bösen Objekt zu machen. Um sich das gute Objekt zu sichern, »klebte sich« Yvonne an die Mutter, wie diese das nannte. Von ihr auch nur kurze Zeit verlassen zu werden kam dem alten Fallengelassenwerden vom Wickeltisch gleich. Unbewusst war die Mutter für Yvonne das Objekt, das sie fallenzulassen drohte, das Objekt, das sie nicht wahrnahm und nicht schützte. Die Geburt des Bruders intonierte dieses Thema neu, es war aber ein altes. Die Mutter selbst war voller Schuld Yvonne gegenüber. Niemals hatte sie Yvonne so annehmen können wie ihren Sohn. Diese war stets merkwürdig steif gewesen, sodass es die Mutter große Anstrengung gekostet hatte, sie innerlich anzunehmen. »Ich habe vor der Geburt von Thomas gar nicht gewusst, wie schön es sein kann, ein Kind zu haben, wie mühelos. Mühelos«, sagte sie, »ist das richtige Wort, ich kann mich mit Thomas ohne Worte verständigen. Mit Yvonne muss ich endlos reden, mit ihr ist nichts selbstverständlich. Immerzu geht alles darum, sie einzugrenzen, wo Thomas ganz leicht akzeptiert, was möglich und was nicht.«

Beide Eltern sagten, Yvonne sei so anders als sie, so ehrgeizig und schwierig. Beide Eltern waren nicht Erstgeborene und hatten so ein Verständnis von den Erstgeborenen, dass diese schwierig und fordernd seien, während sie als Nachgeborene sich stets eingefügt hätten. Ich fühlte mich regelrecht überfallen, als der Vater spontan äußerte: »Wahrscheinlich sind Sie eine Erstgeborene.« Das stimmte tatsächlich. Plötzlich verstand ich Yvonne: Sie war das von den Eltern angegriffene erste Geschwisterkind!

Ich realisierte erst spät, dass Yvonne überhaupt nicht in der Lage war zu spielen. Sie war im Grunde immer nur mit mir direkt beschäftigt, provozierte mich, stellte mir Fragen, unterhielt sich mit mir. Mitunter malte sie etwas, aber das Gemalte hatte stets den Grund, dass sie mir damit etwas veranschaulichen wollte. Yvonne konnte nicht mit sich allein sein, träumen, spielen, etwas malerisch gestalten. Sie war besessen von dem Wunsch, das Objekt zu besitzen. Als ich mit den Eltern darüber sprach, sagte die Mutter erneut: »Es ist, als klebe sie an mir. Was sie gerne macht, ist basteln, das macht sie auch im Kindergarten immer, sie ist unheimlich geschickt.« Yvonne, so stellte sich heraus, spielte niemals mit Puppen. Im Grunde spielte sie gar nicht. Manchmal beschäftigte sie sich mit Legos oder Playmobil. Dann war es so, dass sie alles aufbaute und dann war das »Spiel« zu Ende. Yvonnes Unfähigkeit zu spielen wurde mir bewusst, als ich wahrnahm, wie ich selbst immer wieder Anläufe nahm, etwas in einem spielerischen Dialog aufzugreifen, etwa als sie meinen Stuhl in Besitz nahm. Ich sagte dann: »Yvonne will Frau Langer sein, jetzt bin ich Yvonne.« Yvonne hasste das. Sie wollte nicht spielen. Es war alles bitterer Ernst. Ein Spielraum entstand nicht.

Es verblüffte mich immer wieder aufs Neue, wie genau Yvonne alles registrierte und erinnerte, was wir jemals gemacht hatten. Ich hatte das Gefühl, dass ihr, wie aus einer inneren Not heraus, nichts entgehen durfte. Sie erinnerte mich in einer modifizierten Form an durch das Objekt beschattete Kleinkinder. Mit dem Ausdruck »sie klebt an mir« hatte die Mutter genau das beschrieben. Das war, so verstand ich langsam, auch der Grund dafür, dass kein Spielraum entstand, warum alles immer richtig ernst war. Yvonne war vollkommen unsicher über die Bewegungen und Beweggründe des Objekts. Sie schien stets zu vermuten, dass das Objekt sie verlassen bzw. alleinlassen könne. Sie wollte nicht spielen, sie wollte das Objekt festhalten und kontrollieren.

Doch bemerkte ich wohl eine Veränderung. Manchmal war es jetzt ruhig im Therapiezimmer, manchmal konnte ich richtig durchatmen, zum Fenster hinausschauen. Das war neu. Die erste Spielsequenz, die Yvonne von sich aus einbrachte, besser müsste man sagen, wieder aufgriff, war die Geschichte mit dem Notknopf. Hierauf kam sie im Fortgang immer wieder zurück. Ich dachte lange darüber nach, dass Yvonne erst in dem Moment zu spielen begann, als ich realisiert hatte, dass da etwas bei ihr fehlte, dass sie bei aller Klugheit ein Mädchen war, das nicht spielen konnte, ein Mädchen, das keinen Spielraum hatte. Es war wirklich so, als könne Yvonne erst anfangen, einen Spielraum zu entwickeln, nachdem ich verstanden hatte, wie bitter ernst das Leben für sie war.

»Wir können«, sagte sie dann, »wieder das mit dem Notknopf spielen.« Sie holte einige kleine Holztiere, und ich sollte spielen, dass die Eltern der Schweinefamilie zur Nachbarin gingen und dass ein Babysitter kam und es den Notknopf gab. Den zeichnete Yvonne stets höchstpersönlich auf ein Blatt Papier. Wenn wir dieses Spiel machten, stellte sich Yvonne zunächst dicht an meinen Stuhl, um sich dann immer weiter zu mir bis auf meinen Schoß zu schieben, wo sie dann sitzenblieb. Mir war, als benötige sie diese ungewohnte Nähe, um mit mir ein Spiel zu machen, in dem sie verlassen wurde und von ihren Eltern getrennt war. Das Schweinekind, das sie spielte, drückte ständig den Notknopf, und die Eltern, von mir gespielt, mussten angerannt kommen. Die Eltern fragten dann: »Was ist los?«, und der Babysitter, auch von mir gespielt, antwortete: »Das Schweinekind drückt ständig den Knopf und ich kann es nicht davon abhalten.« Die Eltern schimpften und sagten: »Das ist doch ein Notknopf«, dann gingen sie wieder zu den Nachbarn. Yvonne drückte diesen Knopf mit unbändigem Vergnügen. Immer wieder mussten die Eltern antreten: »Wir wissen gar nicht mehr, was wir machen sollen.« »Vielleicht«, sagte Yvonne, »müssen sie zum Arzt gehen und ihn fragen.« Der Arzt war ein kleines Nashorn, von mir gespielt. Die Eltern kamen mit dem Schweinchen zu mir, und bevor überhaupt jemand etwas sagen konnte, rief Yvonne in der Rolle des Schweinchens: »Du blödes, blödes Nashorn.« Immer wenn ich anhub etwas zu sagen, rief sie erneut: »Du blödes, blödes Nashorn.« Ich bemerkte, das erinnere mich jetzt an etwas. Yvonne grinste dämonisch und sagte: »Mich auch: an die böse Frau Langer.« »Böse Frau Langer« war schon seit langem eine stehende Redewendung

Yvonnes. »Und das kleine Schweinchen erinnert mich auch irgendwie an jemand«, sagte ich. Yvonne strahlte und sagte: »Klar, das bin ich.« »Das Problem ist«, führte ich aus, »dass das Schweinchen nicht aufhört, den Notknopf zu drücken. Es hört einfach nicht auf.« »Es will«, antwortete Yvonne, »dass seine Mama immer bei ihm ist.« Ich: »Das heißt dann, dass es sich immer in großer Not befindet, wenn die Mama nicht bei ihm ist. Es kann gar nicht ertragen, wenn sie weg ist, es weiß nicht, was sie macht, und es weiß nicht, ob sie wiederkommt. Mit dem Notknopf muss es sie testen.« Yvonne schaute träumerisch vor sich hin, es war eine Weile still, dann sagte sie: »Weißt du, was ich mache, wenn ich nicht einschlafen kann? Dann gehe ich immer runter aufs Klo und sage, ich habe Durst. Einmal, ja einmal habe ich gesagt, ich habe so schlimmes Bauchweh, und dann sind meine Eltern zu mir gekommen, an mein Bett. Vorher haben sie geschimpft und gesagt, ich soll im Bett bleiben, aber dann sind sie gekommen.« Sie strahlte mich dämonisch an. »Naja«, sagte ich, »die Eltern werden böse, wenn man sozusagen immer den Notknopf drückt.« Da begann Yvonne in einer unglaublich gehässigen Weise zu lachen und konnte gar nicht mehr aufhören damit. »Ich quäle die«, sagte sie schließlich. »Du willst sie bestrafen«, sagte ich. »Die werden so sauer«, sagte Yvonne, »das kann ich machen«, und lachte ihr diabolisches Lachen. »Du willst sie dafür bestrafen, dass sie nicht immer bei dir sind«, sagte ich, »als wären sie lieber fort als bei dir, als freuten sie sich nicht, wenn sie dich sehen… als müsstest du immerzu den Notknopf drücken, weil sie freiwillig nicht kommen würden.« Yvonne sah mich ganz ernst an und schwieg. »Alles ist durcheinander«, sagte ich. »Du denkst, sie haben dich nicht lieb, und dann quälst du sie und machst, dass sie böse werden.« Yvonne erwiderte nichts, sie war ganz in Gedanken.

Unsere Stunde ging zu Ende, die Mutter schellte. Yvonne sprang auf und sagte: »Heute, heute werde ich allein der Mama ein Stück entgegengehen.« Darüber hatten wir einige Male gesprochen. Yvonne wünschte sich schon lange, der Mutter allein entgegenzugehen, hatte aber auch Angst davor. Als letztes hatte sie geäußert: »Ich werde es machen, wenn ich sieben Jahre alt bin.« Heute nun ging sie zur Tür und sagte zu mir: »Du sollst aber da stehenbleiben.« Ich sagte: »Ja, das mache ich.« Yvonne ging sehr langsam und behutsam die Treppe hinunter. Ich hörte, wie sie auf ihre Mutter traf, die sehr erstaunt war. Ich rief hinunter: »Tschüss, Yvonne.« Zum ersten Mal verabschiedete sie sich von mir und rief ihrerseits: »Tschüss, Frau Langer.«

In unserer nächsten Stunde spielten wir weiter mit den Schweinchen. Mir machte es jetzt richtig Spaß, mit Yvonne zusammenzusein. Yvonne spielte immer das kleine Schweinchen. Einmal sagte sie: »Die Eltern sollen weggehen, während das kleine Schweinchen schläft, sie sollen sich herausschleichen.« Ich zögerte. Yvonne sagte: »Du (die Elternschweine) sollst das machen.« Als die Elternschweine weg waren, wachte das Schweinchen auf und schrie sehr, sehr laut. Yvonne sagte: »Das ist mir selbst schon passiert, und da habe ich so laut geschrien, dass die Nachbarn gekommen sind.« Sie malte das Haus auf und zeigte mir, wie sie in allen Zimmern nach den Eltern gesucht hatte, aber sie nicht da waren. Dann hatte sie laut geweint und geschrien und die Nachbarn hatten die Eltern geholt, die, auch das zeichnete sie auf, bei anderen Nachbarn etwas weiter weg waren. »Arme Yvonne«, sagte ich, »das war schrecklich.« »Ich kann aber laut schreien«, sagte sie, »so laut, so laut.« »Fast wie ein Notknopf«, bemerkte ich. Yvonne strahlte und malte ganz viele Notknöpfe für das Schweinchen. Dann sagte sie plötzlich: »Ich will heute wieder der Mama allein entgegengehen.« Ich: »Du traust dich mehr, wirst immer größer… ich glaube, die Notknöpfe werden dann weniger.« Yvonne fragte ernst: »Glaubst du?« Ich sagte, dass ich das schon glaube, dass die größeren Kinder nicht so viele Notknöpfe brauchen, weil sie irgendwann in ihrem Herzen ganz sicher wissen, dass die Mama wiederkommen wird, dass sie nicht mehr so furchtbar erschrecken, wenn sie allein sind. »Das ist das schlimmste«, sagte Yvonne, »wenn man denkt, sie kommt nicht mehr, nie mehr.« Da schellte die Mutter. Yvonne konnte sich schwer aus dem Spiel lösen, sagte dann aber, sie müsse sich beeilen, sie wolle ja entgegengehen. Wieder rief sie mir aus dem Treppenhaus »Tschüss, Frau Langer« zu.

Die Eltern berichteten mir, Yvonne habe nach unserer letzten Stunde gesagt, sie sei traurig, dass die Stunden an Thomas' Geburtstag aufhören. Ich fragte mich, ob das mit dem beginnenden »Spielraum« in unseren Stunden zusammenhing, und dachte, dass sie vielleicht dabei war, eine neue Erfahrung zu machen, die ihr etwas bedeutete. Im Elterngespräch ging es wieder um die »erpressten Geschenke«, zu denen ja auch »Thomas' Geburtstag« als Beendigung der Therapie gehört hatte. Die Mutter sagte: »Ich kann mich jetzt viel besser mit Yvonne verständigen, aber das ›Fremde‹, das ich früher so stark empfunden habe, ist manchmal immer noch da. Es ist so anders als mit Thomas, bei dem ich mich nicht anstrengen muss, der mir ähnelt.« Ich: »Sie haben im ersten Gespräch, das wir gehabt haben, einmal erwähnt, da sei etwas ganz Schlimmes mit ihrer eigenen Mutter gewesen.« Tatsächlich hatte ich selbst die ganze Zeit daran gedacht und es gleichzeitig vergessen. Damals hatte die Mutter sehr geweint und nicht weitersprechen wollen. Ich erinnere mich, dass ich gesagt hatte, wir benötigten auch dafür Raum, das gehöre auch dazu. Ich war aber niemals darauf zurückgekommen, ich hatte es nicht gewagt. Die Mutter wirkte jetzt irritiert und sagte zu ihrem Mann gewandt: »Das war nicht ich, dass warst du, du hast das gesagt.« Er nickte und wirkte merklich bedrückt. »In Yvonnes Alter war alles okay bei mir«, sagte sie, »aber später, da bin ich mit 16 von meiner Mutter weggegangen.« Es brach aus ihr heraus, sie schrie: »Aber das müssen wir jetzt hier nicht auch noch verhandeln, das gehört wirklich nicht hierher.« Ich sagte: »Es ist meine Erfahrung, dass das, was die Eltern erlebt haben, von Bedeutung ist für die Entwicklung ihrer Kinder.« Sie fing schrecklich an zu weinen und schluchzte: »Ich bin zu meinem Vater gegangen, ich habe drei Jahre lang nicht mit meiner Mutter gesprochen.« »Ihre Eltern waren getrennt«, sagte ich erstaunt. Sie weinte hemmungslos. Ich fühlte mich absolut schuldig und sagte: »Wir müssen darüber nicht weitersprechen, es ist nur ein Angebot gewesen, auf das Sie vielleicht zurückkommen können.« Die Mutter weinte bitterlich. Ich: »Ich bin darauf zurückgekommen, weil ich manchmal überlegt habe, ob Sie das wirklich gesagt haben, ich habe irgendwie an meiner Wahrnehmung gezweifelt.« Ich nahm wahr, dass da etwas so schrecklich war für die Mutter, dass ich aufhören musste, darüber zu sprechen. Ihr Schmerz und ihre Angst davor, diesen mit mir zu teilen, waren unermesslich. Ich schaffte es mit Hilfe des Vaters, auf Yvonne umzuschwenken und der Mutter Gelegenheit zu geben, sich langsam zu erholen.

Wir sprachen darüber, was für ein wunderbares Mädchen Yvonne doch auch ist und wie sie das Angebot bei mir aufgreifen kann, was für eine gute Grundlage sie doch auch hat. Als ich später darüber nachdachte, war ich sehr traurig, auch mein Gefühl von Schuld blieb, mein Gefühl, die Mutter zu aggressiv konfrontiert zu haben, gegen ihren Willen. Vermutlich spiegelte sich hier etwas von den Gefühlen der Mutter, die ihre Mutter verließ, um zum Vater zu ziehen: heftige Aggressivität und heftige Schuld. Die Mutter sagte noch – das fiel mir erst viel später wieder ein –, dass der Kontakt zu ihrer Mutter nun seit Jahren sehr gut sei, in ein paar Tagen begleite sie die Familie in den Urlaub.

Als ich weiter überlegte, ging mir nicht aus dem Kopf, wie verzweifelt die Mutter in unserem ersten Gespräch gewesen war, als sie über die Fremdheit, die sie der neugeborenen Yvonne gegenüber empfunden hatte, sprach. Genau in diesem Zusammenhang nämlich hatte der Vater, so erinnerte ich mich nun, gesagt, sie habe es ja auch sehr schwer mit ihrer Mutter gehabt, woraufhin die Mutter zu weinen begann. Erlebte sie nicht in der gehässig provozierenden Yvonne, die sie zu einer schlechten Mutter machte, sich selbst als das die Mutter attackierende Mädchen, das sich, wie ja auch Yvonne, die so lange beim Vater geschlafen hatte, sich zu diesem geflüchtet hatte? An einer Stelle unseres Gespräches sagte die Mutter zum Vater: »Wie ist das bei dir, ist da auch dieses Fremde?« Wie ich nun vermute, sprach sie über das »Fremde« und »Tabuisierte« bei sich selbst. Der Vater antwortete sehr offen auf ihre Frage: »Yvonne ist mir gar nicht fremd, sie erinnert mich auch an mich selbst. Ich bin ja furchtbar schüchtern gewesen und habe immer am Rockzipfel meiner Mutter gehangen. Ich habe auch große Angst vor Hunden gehabt, sogar heute muss ich mich noch manchmal zurückpfeiffen mit meiner Angst, wenn ich an einem Hund vorbeigehe, aber das geht nun schon.« Er musste lachen, als er das sagte. Ich dachte spontan, dass der Vater gar keine Angst hatte, sich in seiner schwierigen Tochter wiederzuerkennen.

Im Kontrast zur Mutter wurde mir noch einmal deren Leiden deutlich. Ich erinnerte mich, wie sie ganz am Anfang erzählt hatte, sie sei viele Male an meinem Praxisschild vorbeigelaufen, ehe sie sich entschloss anzurufen. Sie erinnerte mich, dass wir bereits ein halbes Jahr zuvor einen Termin vereinbart hatten, den sie dann abgesagt hatte. Sie sei so unsicher gewesen, hatte sie geäußert. Ich glaube, dass ihr unbewusst immer klar war, dass es nicht nur um Yvonne ging, sondern um eine nicht verheilte Wunde, die sie selbst schmerzhaft spüren musste, wenn sie sich von Yvonne abgelehnt fühlte. Diese Thematik der Mutter blieb bis zum Schluss der Behandlung tabuisiert. Es war undenkbar, noch einmal darauf zurückzukommen. Ihre Angst war zu groß. Sie war es ja auch gewesen, die Thomas' Geburtstag als das Ende der Therapie der Tochter vorweggenommen hatte. Im Nachhinein denke ich, es war nicht nur das erpresste Geschenk, es war ein Anliegen in eigener Sache. Sie mochte gefühlt haben, dass eine Verlängerung der Therapie sie involvieren würde. Das letzte Gespräch mit den Eltern, die sehr dankbar waren für die deutliche Entlastung, die Yvonnes Stunden gebracht hatten, und die betonten, wie unglaublich ihre Entwicklung in diesem Zeitraum gewesen sei, war für mich gleichwohl überschattet von dem, was nicht mehr ausgesprochen werden durfte. Die Eltern hatten ja Recht: Yvonnes Entwicklung war frappant. Der Vater sagte: »Es war für mich sehr wichtig, dass wir damals über die moralischen Verurteilungen Yvonnes gesprochen haben und dass Sie gesagt haben, da wäre so vieles normal, wenn Yvonne z. B. darauf achtet, ob ihr Glas so voll wie das ihres Bruders ist. Jetzt sehe ich darin gar nichts Schlimmes, sondern dass sie einfach wie ein Kind ist. Meine Frau und ich, wir Zweitgeborenen, haben es ja immer schwer gehabt, und mit Yvonne, der Erstgeborenen, sind wir eben deshalb so moralisch umgegangen. Wir haben nicht gewollt, dass die alte Ungerechtigkeit sich wiederholt und damit Yvonne Unrecht getan. Das ist für mich das Wichtigste gewesen, was ich mitnehme.«

Wir alle spürten bei diesem letzten Gespräch, dass etwas offen geblieben war; der Vater suchte mich darüber zu trösten, so schien es mir. Er war ja immer im Hintergrund geblieben und trat nun so hervor. Ich selbst fühlte mich schuldig. Da war etwas nicht möglich gewesen zwischen der Mutter und mir. Ich hatte einen Vorstoß gemacht, den ich im Nachhinein als aggressiv erlebte. Es war für mich sehr schwer, mich von den Eltern zu verabschieden, die beide betonten, sie würden wiederkommen, wenn es wieder schwierig würde.

Ich hatte überlegt, wie es nach der zweiwöchigen Unterbrechung nach den Pfingstferien weitergehen würde. Yvonne stürmte in den Raum und holte sofort die Schweinchen, sie wollte weiterspielen. In unseren letzten Stunden spielte sie immer weiter das kleine Schweinchen. Der Notknopf war noch da. Aber das kleine Schweinchen war jetzt auf Abenteuer aus, es fuhr mit einem Zug davon, und die Eltern, die ich zu spielen hatte, suchten es. Nach langer Zeit fanden sie das

Schweinchen, das ziemlich vergnügt war. Ich sagte: »Es hat dieses Mal gar keinen Notknopf gebraucht. Dieses Mal war es so, dass die Eltern das Schweinchen gesucht haben, es musste gar nicht nach ihnen rufen.« Yvonne sagte: »Sie suchen das Schweinchen, es heißt Yvonne, aber Yvonne versteckt sich und sie müssen sich ganz schön anstrengen.«

Yvonne genoss es, nach unseren Stunden auf das Schellen der Mutter hin allein die Treppe hinunterzugehen. Sie liebte es. In unserer letzten Stunde brachte sie mir ein Bild mit, das sie für mich gemalt hatte, mit vielen Herzen und einem Blumenstrauss, den sie selbst ausgesucht hatte. Thomas und die Mutter standen an der Tür. Thomas sah mich so ernst an, ich verstand, dass auch er wusste und fühlen konnte, dass es das letzte Mal war. Ich verabschiedete mich von ihm und sagte: »Tschüss, Thomas, wir werden uns jetzt nicht wiedersehen.« Ich verabschiedete mich auch von der Mutter, was sehr schwer für mich war, viel schwerer als bei Thomas. Ich hatte das Gefühl eines schweren Schattens auf unserem Abschied. Wir bemühten uns, aber es war ganz schwer, etwas fehlte, etwas hatte nicht ausgesprochen werden können.

Yvonne lief in dieser letzten Stunde auf meinen Stuhl zu, bremste ab und ging zu ihrem. Schelmisch lächelnd sagte sie: »Jetzt hätte ich mich fast auf deinen Stuhl gesetzt.« Ich musste lachen und sagte: »Ja, das hast du früher oft gemacht.« »Da war ich noch klein«, sagte Yvonne. Abrupt schoss es aus ihr heraus: »Ich will bei dir bleiben, ich will das nicht: gar nicht mehr kommen.« Wir schwiegen eine Weile. Ich sagte: »Das ist auch gar nicht so leicht, groß zu werden und nicht mehr auf meinen Stuhl zu wollen und allein die Treppe hinunterzugehen und ›Tschüss, Frau Langer‹ zu sagen, aber manchmal, das merke ich schon, macht es auch Spaß.« Yvonne strahlte. »Aber wenn ich wiederkommen muss, weil ich noch einmal mit den Schweinchen spielen muss, geht das?« Ich sagte: »Wenn es sein muss, dann geht es.« Yvonne sagte: »Ich will nicht mehr zu dir kommen und ich will noch zu dir kommen, das ist komisch… Hast du das meiner Mama gesagt, dass ich wiederkommen darf, wenn es sein muss?« Ich zögerte einen Augenblick. »Deine Mutter weiß das«, sagte ich dann. »Hoffentlich«, bemerkte Yvonne.

Als die Mutter unten schellte, verabschiedeten wir uns ernst. Yvonne ging – ein besserer Ausdruck fällt mir nicht ein – wie ein sehr mutiges Mädchen sichtlich bedrückt, aber auch stolz die Treppe allein hinunter.

Yvonne und ich hatten nur ein halbes Jahr miteinander verbracht, sie war einmal pro Woche gekommen und hatte wirklich viel daraus gemacht. Ich hätte sie gerne länger gesehen, es war alles so schnell gegangen. Es war aber ganz unmöglich gewesen, die Eltern mit dieser Idee zu erreichen, die wir besprochen hatten, als Yvonne gesagt hatte: »Ich will nicht gehen, wenn Thomas Geburtstag hat.« Sie hatten Yvonne einen sehr begrenzten Raum bei mir zur Verfügung gestellt. Es war der dritte Geburtstag von Thomas, der unser Zusammensein beendete. Und die Geburt ihres Bruders war es gewesen, die Yvonnes Ängste, die Mutter zu verlieren, damals auf ihren Gipfel getrieben hatte. Aber auch in den Jahren zuvor hatte sie ihrer nicht sicher sein können. Ich hatte das Gefühl, dass Yvonne – trotz aller Ambivalenz hatte die Mutter das zulassen können – in ihrer Zeit mit mir eine neue innere Sicherheit über das mütterliche Objekt hatte gewinnen können. Sie hatte einen Spielraum für ihre inneren Konflikte gefunden, von dem ich nicht wusste, wie weit er sie tragen würde. Dieser Spielraum hatte es ihr ermöglicht, die Mutter, die sie liebte, zu erkennen und dieser eine Möglichkeit zu geben, sie ihrerseits zu lieben.

Ein Jahr nach Beendigung der Behandlung erreichte mich eine Karte Yvonnes, der eine Karte der Eltern beigefügt war. Yvonne hatte mir einen Osterhasen und ganz deutlich mein Haus – über dessen Tür ein dickes, rotes Herz hing – und unübersehbar einen wirklich großen Klingelknopf gemalt. Die Eltern bedankten sich in einer sehr herzlichen Weise bei mir und schrieben, wie glücklich sie jetzt mit Yvonne seien, wie wunderbar alles sich nun verändert habe. Ich dachte, dass sie das gespürt haben mussten und dass sie das beschäftigt hatte: der Schatten auf unserem Abschied. Ihre Art, mir zu schreiben und mir aus der Distanz heraus noch einmal »Danke« zu sagen, war sehr wichtig für mich. Es freute mich natürlich zu hören, dass der Spielraum, den Yvonne in unseren Stunden entwickelt hatte, von Bestand war. Ich vermutete auch, dass es der Mutter auf ihre Weise möglich gewesen war, zu halten, was wir, sehr schmerzlich, berührt hatten.

Tim, 14 Jahre

Grund der Anmeldung: Rückzug.
Tim, der eine Schule für lernbehinderte Schüler besuchte, wurde bei mir von seinen Eltern angemeldet, weil er sich immer mehr in sein Zimmer zurückzog. Er mied alle Kontakte und selbstständige Aktivitäten.

Tim wurde in Ungarn geboren. Bereits während der Schwangerschaft trennte sich Tims Mutter von dessen Vater. Sie zog mit Tim zurück in ihr Elternhaus. Als der Patient ein Jahr alt war, ging die Mutter allein nach Deutschland, um zu arbeiten. Tim blieb bei seiner Großmutter. Als er vier Jahre alt war, ging die Mutter mit ihm zusammen nach Deutschland. Sie nahm eine Stelle als Pflegerin einer älteren Dame an und heiratete kurze Zeit später deren Sohn. Mit Tims Stiefvater hat sie eine sieben Jahre alte Tochter. Der Stiefvater kümmerte sich von Anfang an sehr um den Patienten und hat eine stabile Beziehung zu ihm entwickelt. Seit seiner Babyzeit leidet Tim an Neurodermitis. Die Mutter berichtet, dass er, allein in seinem Bett, den Kopf oft heftig gegen die Wand stieß. Dieses Verhalten kommt inzwischen nur noch sehr selten vor. Im Kindergarten fiel Tim, der die deutsche Sprache nicht beherrschte, auf und wurde gehänselt. Bei den Einschulungsuntersuchungen wurde dann festgestellt, dass er überhaupt nur sehr eingeschränkt hören konnte. Eine sich anschließende Operation konnte die Hörfähigkeit des Patienten wieder vollständig herstellen. Gleichwohl fiel der Patient mit seiner langsamen und schwerfälligen Art in der Regelschule auf und wurde in eine Schule für Lernhilfe überwiesen. Sowohl die Schule als auch die Eltern stellen immer wieder fest, dass Tim aufgrund ausgeprägter Ängste viele Dinge meidet, z. B. Kontakte in der Freizeit, S-Bahn-Fahrten oder Einkaufen.

Tim wirkte misstrauisch und ein wenig unbeholfen, als ich ihn zum ersten Mal sah. Die Hand, die er mir gab, war feucht. Seine Angst füllte förmlich den Raum. Er vermied es, mich und überhaupt etwas anzusehen, und schaute unter sich. Er schaute mich jedoch an, als ich darüber sprach, dass es schwer für ihn sei, bei mir zu sein. Tim: »Ich habe oft Angst, aber am meisten vor anderen Jugendlichen, am liebsten bin ich zu Hause.« Er wirkte sehr traurig und unglücklich auf mich, als er über sich sprach. Er erzählte mir von Ungarn, wo er geboren war, und von den Ferien, die die Familie bei der Oma, der Mutter mütterlicherseits, verbringt. »Übrigens«, so Tim, »mein leiblicher Vater ist auch in Ungarn, aber der will nichts von mir wissen. Zum Glück habe ich den Michael, meinen Stiefvater.« Das Gespräch mit dem Patienten hatte etwas Schillerndes. Einerseits beeindruckte er mich mit Klarheit und Nachdenklichkeit, andererseits wirkte er mitunter, wenn der Kontakt abbrach, wie retardiert.

Meine Hypothese war, dass die schwierige und frühe Beziehung der Mutter zum Vater des Patienten, von dem sie sich noch in der Schwangerschaft getrennt hatte – sie war damals noch nicht neunzehn Jahre alt –, es ihr schwermachte, ihr Kind anzunehmen. Sie gab an, an einer Schwangerschaftsvergiftung gelitten zu haben. Sie ließ Tim im Alter von einem Jahr bei ihrer Mutter zurück und ging nach Deutschland. Der Umzug nach Deutschland, die Trennung von der geliebten Oma, der Besuch des Kindergartens, in dem er gehänselt wurde und die anschließende misslingende Einschulung und die Operation vervollständigten die Odyssee dieses Patienten und seiner Mutter. Die Heirat mit dem Stiefvater schuf erstmals einen haltenden Rahmen für Tim und seine Mutter. Über Tims Einschulung in die Lernhilfeschule sagte die Mutter: »Er kommt nicht mit, es geht immer alles zu schnell für ihn.« Möglicherweise wehrte der Patient mit seiner Langsamkeit die traumatischen Trennungserlebnisse ab. Er kam einfach nicht mehr mit und schloss seine Türen. Die mit Beginn der Adoleszenz auftauchenden und stärker werdenden Ängste sprachen davon, dass dies nicht wirklich gelang. Wie in einer Gegenbewegung zu den stärker werdenden Ängsten versuchte sich der Patient in sich zurückzuziehen, er mied Kontakte und einfache Tätigkeiten, weil er sich nicht sicher fühlte und in der Angst lebte, etwas Unvorhersehbares, nicht zu Steuerndes könne erneut in sein Leben einbrechen. Die traumatischen Ängste verhinderten die Entwicklung des Patienten und seine Auseinandersetzung mit der Außenwelt, mithin seine Separation. Das Potential des Patienten, seine Klarheit und Nachdenklichkeit, aber auch seinen vollkommenen Rückzug, wenn er sich unsicher fühlte, erlebte ich in den Erstgesprächen.

Die Mutter des Patienten fühlt sich schuldig. Sie musste sehr weinen, als wir darüber sprachen, wie es für Tim gewesen sein mochte, als er kaum hören konnte und sie in Deutschland war. Sie wirkte innerlich beweglich und berührbar. Der Stiefvater behandelte Tim wie sein eigenes Kind. Er unternahm einiges mit ihm, fuhr zu sportlichen Veranstaltungen etc. Auch den weiten Weg zur Therapie machte er mit Tim. Ich erlebte beide als Eltern, die in großer Sorge sind und ihrem Sohn beistehen möchten.

Als die Behandlung begann, hatte ich das Gefühl, einem vollkommen behinderten Jungen gegenüberzusitzen. Er sprach nicht und saß einfach nur da. Wenn ich ihn auf etwas ansprach, sagte er in der Regel: »Ich weiß nicht.« Die Situation bedrängte mich stark. Ich fühlte mich sehr unwohl mit dem Patienten, die Stunden mit ihm wurden zu einer regelrechten Qual. Oft blickte er die ganze Stunde unter sich. Immer nahm ich einige Anläufe, um mit ihm in Kontakt zu kommen, es entstand aber nichts. Alles, was Tim sagte, war »ja«, »nein« und »ich weiß nicht«. Wenn er so mit hängendem Kopf und eingezogenen Schultern stumm vor mir saß, dachte ich: er ist wirklich debil, es geht nicht, es geht gar nichts, ich habe einen riesigen Fehler gemacht; ich verstehe gar nichts und fühle mich so schlecht dabei, ihn immer von Neuem sehen zu müssen und dabei dieses Gefühl von Scheitern zu haben. Erst viel später konnte ich verstehen, dass das haargenau Tims Situation gewesen war, als er nach Deutschland kam. Er verstand die Sprache nicht, darüber hinaus war seine Hörfähigkeit stark eingeschränkt. Was aber vielleicht das Schlimmste war: er hatte sich von seiner Oma und der gewohnten Umgebung und Sprache in Ungarn trennen müssen.

Ich nehme jetzt vorweg, was Tim, als er dann mit mir sprechen konnte, sagte: »Meine Oma war meine Mutter und mein Opa mein Vater. Sie nennen mich noch heute in ungarisch ›mein Sohn‹. Dann kam meine Mutter. Sie hatte tausend Spielsachen und kam damit auf mich zu.« Ich merke, wie er versteinerte, als sei es gerade erst geschehen, und sagte: »Du dachtest: geh weg.« Er: »Ich kannte sie gar nicht mehr, ich wusste nicht, dass das meine Mutter war, die vor mir stand.« Ich: »Du warst vielleicht auch wütend, weil sie dich alleingelassen hat.« Tim antwortete: »Jetzt nicht, aber damals schon, ich war sehr wütend auf sie. Damals war das so. Ich wollte ihre Geschenke nicht. Für mich war das schlimm, dass ich weg musste aus Ungarn und weg von meiner Oma, ich wollte das nicht. Ich habe lange gebraucht, um zu merken, dass sie meine Mutter ist. Ich habe so lange gedacht, ich will zurück. Aber dann war es doch so, dass ich verstanden habe, dass sie meine Mutter ist.«

Es dauerte sehr, sehr lange, bis Tim mit mir so sprechen konnte. Vielleicht saß er genauso vor seiner Mutter: stumm, unerreichbar, im Grunde voller Wut und Hass. Ich dachte, die Mutter wusste genauso wenig wie ich, was zu tun war. Tim war ihr ein Fremder geworden, der schwieg und sie hasste und nicht verstehen konnte, welche Beweggründe seine Mutter gehabt haben mochte, von ihm wegzugehen und ihn später aus allem herauszureißen.

In den Zeiten, als wir uns so schweigend gegenübersaßen und ich dachte, er sei vollkommen debil, hatte ich einmal die Idee das Kartenspiel *Uno,* von dem ich von den Eltern erfahren hatte, dass Tim es gerne spielt, von zu Hause mitzubringen. Ich dachte, dann spielen wir halt *Uno.* Es ist alles besser, als so dazusitzen. Tatsächlich vergaß ich regelmäßig, dieses Spiel mitzubringen. Ich erinnere mich, wie ich dachte: wieder hast du es vergessen, Stunde um Stunde. Im Nachhinein vermute ich, dass ich gefühlt haben muss, dass da etwas anderes möglich werden könnte mit Tim, ich weigerte mich, meinen bewusst gefassten Beschluss umzusetzen und die Karten mitzubringen. Immer wieder saß ich mit ihm da, hilflos, schweigend, ohne ihn erreichen zu können. Unsere erste Berührung fand statt, als ich sagte: »Oh, das sind schöne Schuhe, die du da anhast.« Tim lächelte, er war sichtlich stolz auf diese Schuhe. Er – ich glaubte kaum, meinen Ohren zu trauen – erzählte, wo sie die Schuhe gekauft und was sie gekostet hatten. Ich stutzte sofort, denn Tims Unfähigkeit, mit Zahlen, Geld und Preisen umzugehen, war mir ja bekannt. Nun nannte er aber genau den Preis dieser Schuhe und führte aus, um wie viel billiger sie gewesen waren, als dies normal üblich sei. Ich sah ihn völlig überrascht an – wie ein Wesen aus einer anderen Welt – und sagte: »Tim, das kann doch nicht wahr sein, du kennst dich so gut aus und zu mir sagst du monatelang ›ich weiß nicht‹; das fasse ich nicht.« Tim wirkte selbst erstaunt. »Ja, ich weiß ja auch nicht«, sagte er. »Sag bloß jetzt nicht ›ich weiß nicht‹«, sagte ich. »Ich weiß ja nicht, ob ich es wirklich weiß«, sagte Tim. »Kann sein«, sagte ich, »aber ich weiß schon, dass du es weißt.« Tim begann zu lächeln und wirkte so frei, wie ich ihn noch nie gesehen hatte.

Das war eine ganz wichtige Begegnung zwischen uns, auf die wir zurückkommen konnten. Tim begann nun zu sprechen: er führte aus, dass er am liebsten in seinem Zimmer ist. Am liebsten wolle er sein Zimmer gar nicht verlassen. Er sah da fern und spielte Computer, und es war ihm gar nicht recht, wenn die Eltern ihn herausholen wollten, was sie oft versuchten. Er sagte: »So bin ich.« Das war ja seine stehende Redewendung. »Ich bin am liebsten allein, ich bin ganz ruhig und still, ich bin anders als die anderen.« Unsere Stunden änderten sich. Es war immer noch sehr schwer für mich. Tim schwieg lange, und ich fühlte mich wie die Mutter, die nicht gewusst hatte, was sie machen sollte. Aber gleichzeitig war es jetzt so, dass ich die Stunden mit ihm nicht mehr fürchtete. Ich dachte oft, mal sehen, was heute kommt. Ich hatte das Gefühlt, dass da Überraschungen auf mich warteten, und entwickelte ein echtes Interesse an Tim. Außerdem war ich mir sicher, dass wir in Kontakt treten können, seitdem es einmal geschehen war. Eigentlich freute ich mich jetzt auf die Stunden. Es war etwas Besonderes. Die Stunden waren so ruhig, doch plötzlich konnte etwas Lebendiges geschehen, so fühlte ich das. Ich konnte Tim plötzlich so annehmen, wie er war, und sicher sein, dass etwas werden würde zwischen uns. Ich bemerkte auch, dass er gerne zu unseren Stunden kam. Er kam richtig ins Erzählen, manchmal kam ich gar nicht zu Wort. Es floss nur so aus ihm heraus. Er erzählte mir von den Filmen, die er sich anschaute. Er liebte Dinosaurierfilme und erzählte mir von seinen Computerspielen. Unsere Zeit reichte nicht mehr, soviel hatte er zu berichten. Ich hatte eine große Freude an ihm, wenn er sprach und erzählte. Es war, als sei eine lang verschlossene Kammer geöffnet worden. Er hatte soviel zu erzählen, er, der immer allein hatte sein wollen. Er liebte es, alles zu berichten. Ich verstand, dass er es hasste, allein in seinem Zimmer zu sein. Er wollte hinaus, er wollte sprechen. Aber er hatte Angst, Angst etwas nicht zu wissen und Fehler zu machen. Für ihn war es besser »Ich weiß nicht« zu sagen, bevor er einen Fehler machte.

Er sprach oft von Ungarn. In allen Ferien fuhr er dorthin, zum Teil mit den Eltern, zum Teil allein. Die Oma kam dann und holte ihn und seine Schwester ab. In Ungarn, so verstand ich bald, war er immer »draußen«: er fuhr mit dem Fahrrad herum, traf Nachbarn, kümmerte sich um die Tiere. Ich dachte, dort lebt er, hier zieht er sich in seine Kammer zurück. In Ungarn hatte er keine Angst und kannte sich aus wie in seiner Westentasche. Die Jugendlichen aus der Nachbarschaft waren an ihm interessiert. Seit Tim in unseren Stunden zu sprechen begonnen hatte, so frei und unbekümmert, konnte ich mir vorstellen, wie er in Ungarn war, und vermutete, dass ich in der Übertragung die Oma geworden war. Er vermisste seine Oma sehr. Wenn sie zu Besuch kam, schaute sie mit ihm zusammen Filme in seinem Zimmer an.

Tim litt stark darunter, eine Schule für Behinderte zu besuchen. Er war in seiner alten Schule nicht mehr mitgekommen, hatte aber gute Sozialkontakte gehabt. In seiner neuen Schule war Tim einer der besten Schüler. Früher war er zu langsam gewesen, jetzt war er sehr schnell. Er erledigte alle anfallenden Aufgaben schneller als alle anderen. Einmal sagte ich: »Es ist schwer, die richtige Schule für dich zu finden.« Er: »In der alten Schule habe ich mich irgendwie wohler gefühlt, aber ich weiß ja, dass ich mit allem zu lange gebraucht habe. Aber mit den anderen Jungs habe ich mich prima verstanden. In meiner neuen Schule sind viele Kinder sehr stark behindert, auch körperlich, sie können nur schwer laufen. Man sieht gleich, wie merkwürdig sie sich bewegen. Nach der Schule arbeiteten die Jugendlichen meiner Schule in Behindertenwerkstätten. Ich will das nicht. Ich will eine normale Arbeit. Ich bin sicher, man kann mir das sagen, wie ich es machen soll und dann werde ich das hinkriegen.«

Er träumte davon, in der Firma zu arbeiten, in der sein Stiefvater und sein Onkel tätig waren. Der Vater hatte ihn manchmal mitgenommen und die Arbeiten erklärt. Tim liebte seinen Vater. Er liebte es, mit ihm allein Dinge zu unternehmen, zu einem Eishockeyspiel oder einem Fußballspiel zu fahren. In der Tat kümmerte sich der Vater sehr um Tim. Manchmal gingen »die Männer« zusammen essen.

Im Laufe der Zeit verstand ich, wie intensiv Tim, der von sich behauptete, nur in seinem Zimmer sein zu wollen, alles beobachtete. Er hatte eine ausgesprochene Fähigkeit, über seine Gefühle zu sprechen, die niemand auf Anhieb bei ihm vermutet hätte. Während der Behandlung wurde diese Fähigkeit freigesetzt. Da war zum Beispiel die Mutter des Vaters, bei der Tim und seine Schwester manchmal einen Tag am Wochenende verbrachten. Er erzählte mir in einer Stunde sehr wütend, dass es ihm bald reiche. »Ich war mit meiner Schwester bei der Oma, und immer wenn ich etwas habe sagen oder erzählen wollen, hat sie mir nicht zugehört. Es war, als ob sie durch mich hindurchschaut, als sei ich gar nicht da,« sagte er. »Wenn Xenia etwas sagt, ist das anders, das interessiert sie. Aber ich, was ich sage, interessiert sie nicht. Ich hasse es, bei ihr zu sein. Warum macht sie das? Weil ich nicht wirklich ihr Enkel bin, Xenia aber schon? Weil ich ja behindert bin? Ich weiß es nicht. Ich will aber nicht mehr dahin gehen, ich will es nicht.«

Es stellte sich heraus, dass es auch in der Schule immer wieder Probleme mit Mitschülern gab. Da war etwa ein Junge, der ärgerte Tim dauernd und nannte ihn McDonalds. Tim suchte den Jungen zu ignorieren und tat so, als könne der ihn gar nicht beleidigen. In unseren Stunden überlegte er hin und her, er habe ihn jetzt schon zu oft verwarnt, er müsse endlich mal Ernst machen, so gehe es nicht weiter. Er könnte ihn schlagen, irgendwann werde er das tun, er sei ja wirklich stark. Es sei nur so, dass er eigentlich nicht schlagen wolle und lieber friedlich sei. Ich fragte ihn, ob er schon mal jemanden geschlagen habe. Tim sagte: »Ja, in Ungarn. Da hat einer mich furchtbar provoziert. Der ist dann ziemlich baff gewesen und wir sind dann Freunde geworden.« »In Ungarn ist irgendwie alles anders«, sagte ich, »da kennst du dich aus, da weißt du, wie man sich wehrt. Manchmal denke ich, du fühlst dich hier noch immer wie in der Fremde und alles ist unsicher und am liebsten gehst du in dein Zimmer.« »Das ist schon richtig«, sagte Tim, »aber nicht ganz. Ich habe vor kurzem meine Mutter gefragt, ob ich ein Außenseiter gewesen bin, als ich nach Deutschland kam. Sie hat gesagt, ›ja, so kann man das schon nennen‹, ich bin immer allein gewesen und habe mit niemandem gespielt. Da hat sich aber etwas geändert. Ich habe ja Freunde in der alten Schule, aber jetzt in der neuen ist es wieder so schwer.« Ich sagte: »Es ist immer schwer, wenn du dich trennen musst und etwas Neues anfangen soll. Dann ist es wie früher. Du willst nicht. Aber da ist auch die Angst, wenn alles neu und fremd ist, die Frage, ob du dich zurechtfinden wirst, vielleicht, so habe ich mir das vorgestellt, ein Gefühl von Einsamkeit und Verlassensein.« »Bei mir ist das so«, sagte Tim, »deshalb bin ich am liebsten allein in meinem Zimmer.« »Da kannst du vergessen, dass alles so schwer ist und so fremd und so unsicher.« »Da kann ich das vergessen«, wiederholte er.

Tim begann, mir vom Fußballtraining zu berichten. Er spielte sehr gut im Training, aber im Turnier versagte er. Sein Trainer habe gesagt, er muss aggressiver spielen. Er arbeite hart daran, aber im entscheidenden Moment steht er manchmal so da und kommt einfach nicht ins Spiel. »Als ob du nicht mehr weißt, wo du bist«, sage ich. »Schon«, sagt er, »ich bin dann gar nicht richtig da. Im Training kann ich alles, sogar Fallrückzieher, aber im Turnier, da nimmt mich mein Trainer dann raus, weil ich einfach nur so dastehe.« »Wie verloren«, sagte ich. »Ich weiß nicht«, antwortete Tim, »mein Trainer sagt mir immer, ich sei gut, einer der Besten, aber ich könne eben im entscheidenden Moment überhaupt nicht zeigen, was ich kann. Dann muss er mich auswechseln und ein eigentlich schlechterer Spieler kommt aufs Feld, aber der ist immer noch besser als ich.«

Eines der größten Probleme Tims war der Umgang mit Geld. Er hatte riesige Angst vor Geld. Er weigerte sich, einkaufen zu gehen, weil er Angst hatte, etwas nicht richtig zu verstehen. Mit den Eltern besprach ich, dass es gut wäre, Tim ein regelmäßiges Taschengeld zu geben. Wie sollte er sonst mit Geld vertraut werden? Tim erzählte mir davon begeistert. Er hatte einen Plan gefasst, worauf er sparen wollte: ein ganz bestimmtes neues Handy. Die Eltern hatten ziemlich gut verstanden, wobei es bei Tim ankam und dass sie ihn unterstützen mussten, Mut zu zeigen. So bat ihn der Vater einmal, der gerade kochte und dem eine Zutat zu einem Gericht fehlte, das für ihn zu besorgen. Er gab ihm Geld, und Tim brachte die richtige Zutat. Zuvor hatte er geäußert, er denke, er werde das nicht finden und wisse auch gar nicht, wo das im Supermarkt ist und wie es aussieht.

Ich hatte das Gefühl, immer mehr mit dem Patienten in Kontakt zu kommen. Ich nahm wahr, dass er oft gerne zu seinen Stunden kam und ausführlich erzählte, oft auch von Filmen, die er gesehen hatte, von Computerspielen, die er gespielt hatte. Ich hatte den Eindruck, dass er »aus seinem Zimmer«, in dem er sich gerne vergrub, herauskam und ihm das auch Freude bereitete. Manchmal dachte ich auch, das ist ganz neu für ihn, so viel zu erzählen. Aber dieser Raum, der ihn anfänglich geängstigt hatte, war jetzt ein Raum, den er füllte.

Die große Sommerpause, ich hatte mir das schon gedacht, führte zu erneuter Fremdheit zwischen uns, es war wie am Anfang. Tim war wieder in sein Zimmer zurückgegangen und unerreichbar. Als ich das ansprach, starrte er vor sich hin und saß wieder mit gebeugtem Kopf vor mir. Ich dachte für mich, dass er Zeit brauchte, um wieder anzukommen, war aber innerlich sicher, dass er irgendwann anknüpfen würde. Insofern war es nicht wie am Anfang. Das erste, was er mir nach einigen Wochen plötzlich erzählte, war, dass er nun öfter einkaufen geht. Das sei eigentlich kein Problem für ihn. Er nehme jetzt auch Geld mit in seinem Portemonnaie und zahle den Busfahrer, weil er noch keine Monatskarte habe. Tim war sehr stolz, als er das erzählte und genoss mein Erstaunen. Er kam dann, so nannte ich das für mich, wieder in Fahrt. Ich nahm wahr, dass er sich zunächst mit Schilderungen von Filmen etc. beschäftigte, um nach einiger Zeit, wie in einer Bewegung von außen nach innen, erneut, wie vor der Ferienunterbrechung, von Dingen zu berichten, die ihn bedrückten, von seiner Beziehung zu den verschiedenen Familienmitgliedern. Er erzählte, dass er das Gefühl gehabt habe, alle lehnten ihn wie früher ab, die ganze Familie des Vaters. Als Xenia dann da war, hatte er überhaupt nichts mehr zu melden. Alles drehte sich um sie. Einige Male tat er ihr weh, er war so wütend, weil er gar nicht mehr zu existieren schien. Die Oma, die Mutter des Vaters, bestrafte ihn dann empfindlich und warf ihn aus ihrem Haus. Er sagte: »Sie hat gar nichts verstanden. Aber meine Mutter und mein Vater, die haben immer zu mir gehalten. Die haben das gemerkt, dass sich alles um Xenia drehte und dass das nicht gut für mich war. Sie haben gesagt, das ist jetzt auch schwer für Tim.«

Tim sagte: »Ich habe solche Angst auszurasten wie früher. Ich will das nicht mehr. Ich habe entschieden, dass ich ruhig sein will, nicht so wie mein Opa in Ungarn, aber ich merke, ich bin so, und das macht mir Angst. Da sage ich lieber gar nichts und bleibe in meinem Zimmer.« Ich sagte: »Aber da gibt es vielleicht etwas zwischen dem Ausrasten und dem Im-Zimmer-Bleiben? Man darf doch sagen, was man nicht gut findet.« Tim: »Für mich ist das nicht gut, es geht dann zu weit, es ist besser, wenn ich in meinem Zimmer bleibe.« Ich erwiderte: »Das geht dann in die andere Richtung zu weit.« Er lächelte und verstand, sagte aber: »Bei mir ist das eben schwer, da gibt es dieses Mittlere nicht: es ist schon besser, wenn ich in meinem Zimmer bleibe.« Ich merkte an: »Das ist irgendwie traurig, da bist du ja gar nicht mehr da.« Tim nickte ernst: »Das stimmt, aber es ist so, mit mir ist es schwer, ich bin wie mein ungarischer Opa.« Ich sagte: »Du bist aber auch Tim, nicht nur der ungarische Opa.« Er lächelte wieder und ich fühlte, dass er dachte, dass ich das nicht wirklich verstehen kann, wie schlimm das mit ihm und seiner Wut ist.

Vom ungarischen Opa erfuhr ich auch einiges von der Mutter. Er war der Polizist des Dorfes gewesen und hatte lange Zeit, in der Kindheit der Mutter, schwer getrunken. Die Mutter und ihre Mutter hatten sich vor ihm versteckt, wenn er nach Hause kam, weil er sie sonst verprügelte.

Tim erzählte viel davon, wie die anderen ihn ärgerten – die Onkel und Tanten – und wie er furchtbar wütend auf sie war. Sie ließen ihn nicht in Ruhe, provozierten ihn, auch die Lehrer in der Schule, immer fragten sie – es nerve so schrecklich. Ich sagte: »... und hier ist das wahrscheinlich auch so, manchmal stelle ich Fragen…« Tim sagte erst: »Nein, hier nicht«, dann schaute er mich lange an, »naja, es kommt darauf an.« Ich musste lachen: »Naja, hier ist es auch manchmal nervig.« »Stimmt«, sagte Tim, »aber nicht immer.«

Tim sagte, alle Menschen würden sich verändern, er aber nicht, er wolle das auch nicht. Sogar seine Mutter und sein Vater hätten sich in der letzten Zeit verändert, er merke das. Ich fragte: »Wie?« Er: »Das weiß ich nicht, aber sie sind anders geworden.« Wir schwiegen eine Weile. »Sind sie traurig geworden?«, fragte ich und wusste gar nicht warum. Tim sagte: »Ja, das ist es, sie sind so traurig, aber ich weiß nicht warum. Aber ich merke so was. Ich merke alle Veränderungen bei Menschen.« Einige Zeit später kam er darauf zurück: »Ich habe das jetzt verstanden, warum meine Eltern so traurig waren. Mein Vater hätte fast seine Stelle verloren, weil seine Firma sich verkleinert hat. Er hat gesagt, wir hätten dann umziehen müssen in eine andere Stadt… wir sind alle richtig froh jetzt.«

Tim, der viele Sportveranstaltungen zusammen mit seinem Vater besuchte, spielte auch am Computer Fußball, Eishockey und Formel 1. Er erklärte mir, wie er die Mannschaften auswählte und wie er eingeben konnte, wann das nächste entscheidende Turnier war und dass man das nicht vergessen durfte, weil sonst das ganze Spiel im Eimer war. Er spielte auch Counterstrike. Wir unterhielten uns darüber, dass es für viele Jugendliche nicht so einfach ist, Realität und Spiel zu unterscheiden. Tim hatte von dem Amokläufer von Erfurt gehört. Er sagte: »Bei mir ist das gar nicht so. Ich weiß gut, dass das ein Spiel ist, ich bin nicht so dumm.«

Tim begann auch zu Hause lebendiger zu werden, er machte nicht mehr alles so, wie man es ihm sagte, traute sich, Nein zu sagen, kämpfte mit seiner Schwester, die immer in sein Zimmer wollte. Er ließ sich von der Mutter nicht mehr wie ein kleiner Junge behandeln, den man rumschicken kann. Er ging jetzt aber auch auf die Eltern zu und umarmte sie, suchte ihre Nähe.

In den Stunden ging es immer wieder um seine Angst vor dem Aggressiven in ihm. »Ein bisschen darf man«, sagte er, »aber ich habe Angst, ich kann es nicht stoppen. Manchmal bin ich so wütend und will nicht so werden wie früher, so schrecklich.« »So schrecklich?«, fragte ich. »Ich bin ausgerastet und habe geschrien«, sagte Tim. »Ich hasse das, aber manchmal rege ich mich schon auf.«

Nach der Unterbrechung durch die Weihnachtsferien bemerkte ich, wie er strahlte, als er mich wiedersah. Dann schwieg er lange, sackte regelrecht in sich zusammen. Ich fühlte mich bedrückt in diesem Schweigen, es war wie ganz am Anfang, stand aber in vollkommenem Kontrast zu der herzlichen Begrüßungsszene. »Es ist schwer, wieder anzuknüpfen«, bemerkte ich. Tim nickte und sagte nichts. Einige Male sah er mich unsicher und verstohlen an. Er sah sich auch im Raum um. »Ist alles so geblieben, wie es war«, sagte ich. Er lächelte. »Das ist schwer, wenn man sich lange nicht gesehen hat, es wird irgendwie fremd«, bemerkte ich, »vielleicht wie damals, als du deine Mutter so lange nicht gesehen hattest.« Tim sah mich ernst an und sagte: »Ja, das war so.«

»Ich bin schon gerne wieder in die Schule gegangen… wir Jungen haben uns umarmt, wir haben uns schon ein bisschen vermisst«, begann er plötzlich und lächelte wieder zu mir hin. »Es war richtig gut, die alle wiederzusehen... dass alle noch da sind«, fügte er hinzu. Ich konnte mitfühlen, wie sehr er daran gezweifelt hatte, dass alles noch Bestand hatte. Ich verstand seine spontane Freude mich zu sehen sowie die sich anschließende Skepsis und Vorsicht. Das war Tim, da war seine echte Freude und sein Gefühl des Vermissens, aber da war auch seine Angst: War ich wirklich noch da? War das der Raum, in dem wir uns so oft begegnet waren?

Es war so still, dass ich ein Blatt hätte fallen hören können. ich will nichts sagen, dachte ich; auch sah ich ihn heimlich an; bemerkte seine neue Frisur; suchte ihn zu ergründen. Das war jetzt ich, die ihn verstohlen anschaute und überlegte, ob das der Tim war, den ich verabschiedet hatte vor Weihnachten. Ich fühlte etwas Fremdes und wusste nicht mehr, wie ich ihn ansprechen sollte. Vor den Ferien war das noch einfach gewesen. Da war ein Fluss gewesen, innerhalb dessen wir uns bewegt hatten. Diesen Fluss gab es nicht mehr. Wir saßen uns gegenüber wie Fremde, dachte ich, obwohl wir uns so gefreut hatten, einander zu sehen. »Es ist gar nicht mehr so dunkel wie vor den Ferien draußen«, bemerkte ich schließlich. Für mich war es ein Phänomen, dass Tim und ich sehr oft über die Veränderungen der Jahreszeiten und der Natur gesprochen hatten. Für Tim war es immer sehr wichtig gewesen, im Sommer die Pflanzen zu gießen. Er hatte oft über die Mücken gesprochen, die Bienen, die Wespen und wie man am besten damit umgehe. Auch die Veränderung von Helligkeit und Dunkelheit im Verlauf der Jahreszeiten hatte Tim immer beschäftigt. Er hatte über die Unterschiede des Klimas zwischen Ungarn und Deutschland gesprochen. Die Phänomene der Natur waren wichtig für ihn, sie schienen ihn zu orientieren und ihm Sicherheit zu verleihen. Das war etwas, womit er sich auskannte. »Ja, es wird heller, es wird schon heller«, sagte Tim. Ich hatte wieder das Gefühl, dass er große Sicherheit gewann aus dem immergleichen Wechsel der Jahreszeiten, dem Wechsel von hell und dunkel. »Ich spiele jetzt auch mit den Zivis im Internet«, fügte er schnell an, »überhaupt, das ist neu, ich kann das jetzt, im Internet spielen… da kann man auch miteinander sprechen.« Er strahlte. Ich hatte sofort das Gefühl, das ist gut für ihn, er ist nicht mehr so einsam vor seinem Computer. Er unterhält sich mit den Zivis. Tim: »Morgen besucht mich

Stefan, der eine Zivi, und dann werde ich ihn besuchen.« Tim schloß sich den Zivis stark an. Er pflegte regelmäßigen Kontakt. Er genoss es, mit »normalen« jungen Männern zu tun zu haben. Aber auch ein Junge aus seiner Klasse besuchte ihn inzwischen häufig. Ich sagte: »Da ist etwas neu… du hast Spaß an den Kontakten.« »Die sind nett, ich merke das, dann geht es«, bemerkte er. Ich dachte sofort, dass der Vater einmal erwähnt hatte, dass Tim gesagt hatte: ›Mit Frau Lang-Langer geht das, sie ist nett.‹ Ich dachte darüber nach, dass er es mittlerweile verstand zu differenzieren. Die Welt war nicht voller böser Objekte, die er meiden musste, indem er sich in sein Zimmer zurückzog. Es gab Menschen, die ihn schätzten und gerne mit ihm zu tun hatten. Seine innere Tür öffnete sich immer weiter.

Wichtig war folgende Szene zwischen uns: Tims Eltern hatten einen Termin abgesagt, weil Tim in der Schule eine Feier hatte. Eine Woche vor dem ausfallenden Termin sagte Tim: »Am Mittwoch komme ich ja nicht.« Ich: »Doch, am Mittwoch kommst du, du kommst am Freitag nicht. Das habe ich mir aufgeschrieben.« Tim: »Am Mittwoch ist die Feier.« Ich: »Du verwechselst da was.« Tim, sehr bestimmt: »Das weiß ich ganz genau.« »Okay«, sagte ich, »du musst es ja wissen, aber wenn das so ist, habe ich einen riesigen Fehler gemacht. Ich habe die Freitagsstunde besetzt, da kann ich jetzt gar nicht.« Ich begann, in meinen Unterlagen zu suchen, und fand tatsächlich den Zettel des Vaters. Er hatte den Mittwoch abgesagt, nicht den Freitag. Ich entschuldigte mich bei Tim. »Ich habe einen Fehler gemacht«, sagte ich und war etwas durcheinander. Tim lächelte: »Naja, das kann schon mal passieren… man muss halt aufpassen.« Ich: »Ich habe nicht aufgepasst.« »Stimmt«, sagte Tim und strahlte. Ich: »Du findest das schon gut, dass ich auch Fehler mache, dass du nicht der einzige bist.« Er lachte und sagte: »Das finde ich eigentlich richtig gut.« Ich: »Ich hätte es ja nicht einmal gemerkt, wenn du das jetzt nicht gesagt hättest.« »Gut, dass ich doch auch aufpassen kann«, sagte Tim schelmisch. Ich konnte spüren, wie befreiend diese Szene für Tim war. Er hatte meine Verwirrung, mein Durcheinandersein sozusagen life mitbekommen, auch meine Angst vor den Folgen meines Fehlers. Frau Lang-Langer, so mochte er denken, kriegt auch nicht alles hin, sie verwechselt Termine, und ich bin derjenige gewesen, der klar denken konnte und darauf bestand, dass ich recht hatte.

Ich beobachtete, wie klar er denken konnte: Wir unterhielten uns über eines seiner Lieblingsthemen, den Wandel der Jahreszeiten, dieses Mal über die Umstellung der Uhr im kommenden März. »Es wird dann abends heller werden, wir werden nicht mehr so lange schlafen können«, sagte er. Ich begann sofort zu grübeln, ob er recht hatte. Jedes Jahr musste ich zweimal richtig darüber nachdenken, ob ich eine Stunde verlor oder gewann, ob es früher oder später heller oder dunkler wurde. Ich hatte manchmal das Gefühl, da ein regelrechtes Defizit zu haben. Ich dachte lange nach und bestätigte seine Wahrnehmung schließlich. Ich fügte hinzu:

»Das ist eigentlich schwer für mich, ich muss immer lange nachdenken, und oft denke ich falsch.« »Ich denke sehr oft falsch«, sagte Tim, »da aber nicht, das weiß ich.« Er schaute mich in einer direkt liebevollen Weise an und lächelte. »Das ist so gut«, sagte ich, »wenn man etwas mal richtig weiß und nicht durcheinander ist.« »Manches weiß ich halt«, sagte er.

Er tauchte aber auch auf andere Weise auf: Mit der Versichertenkarte war es immer ein Problem gewesen. Von vorneherein hatte ich ihn mit dieser Angelegenheit beauftragt. Es dauerte immer lange, bis es klappte. Schließlich musste ich den Eltern eine Nachricht mitschicken. Nach den Weihnachtsferien legte er die Karte plötzlich auf den Tisch und strahlte. »Da ist die Karte, Sie brauchen sie doch«, sagte er. Er freute sich über meine Überraschung, erzählte mir, dass er seine Mutter am Morgen darauf angesprochen habe. Es machte ihm großen Spaß, mich zu verblüffen. Tatsächlich hatte ich schon vorgehabt, dieses Mal von vorne herein im Elterngespräch das Thema zu erledigen. Ich hatte gedacht, es ist zu viel für Tim, das klappt nicht.

Tim verblüffte mich immer aufs Neue, er explodierte förmlich. Der Vater hatte ihm vorgeschlagen, in seiner Betriebsmannschaft mit Fußball zu spielen. »Ich weiß noch nicht«, sagte er, »ich überlege noch… ich will eigentlich schon… aber Sie wissen ja, ich traue mich oft nicht.« »Das ist manchmal auch richtig schwer, sich das zu trauen, was man sich wünscht«, sagte ich. Tim traute sich, er wurde eingewechselt und es gelang ihm, ein Tor zu schießen. Ich bemerkte: »Es ist nicht mehr nur dein Zimmer, in dem du dich wohl fühlst.« Er strahlte, dann sagte er ernst: »Ich fühle mich da immer noch wohl, aber ich habe Ihnen noch gar nicht erzählt, dass ich mit meinem Zivi Bowlingspielen war. Er hat mich abgeholt zu Hause und ich habe in seiner Liga mitgemacht… ich überlege mir, ob ich da jetzt jeden Sonntag mitmachen soll.« Ein wichtiges Anliegen Tims war, im sogenannten »Teamspeak« von Counterstrike ein »CA« zu werden. Er erklärte mir, dass man dann Verantwortung übernehmen und dafür sorgen könne, dass Spieler, die immer nur Schimpfworte sagten, hinausgeworfen wurden. »Mich stört das nämlich, und ich versuche, jetzt mit dem Zuständigen zu sprechen, das hat bisher noch nicht geklappt, er ist sehr beschäftigt… ich bin ja jetzt auch Klassensprecher, das wissen Sie noch gar nicht… da muss ich zu den SV-Sitzungen.« »Wie?«, fragte ich, »du bist Klassensprecher?« »Naja«, sagte Tim, »eigentlich wollten viele das werden, aber sie haben mich gewählt, mein Freund hat mich vorgeschlagen zur Wahl, so ist das gekommen.« Er schwieg eine Weile, dann bemerkte er: »Samstag war ich bei der Eintracht mit meinem Vater und meinem Onkel.« »Du hast ja kaum noch Zeit, in deinem Zimmer zu sein«, fügte ich an. »Es stimmt, ich gehe jetzt gerne raus«, sagte Tim, »aber ich gehe auch gerne zurück in mein Zimmer, das ist auch gut, ich brauche das.«

Es waren die Eltern, die mir davon erzählten, dass Tim nun keinerlei Probleme mehr beim Umgang mit Geld hat. Er hatte einfach die Angst verloren, dabei etwas falsch zu machen. Er liebte es, allein einkaufen zu gehen und mit dem Geld aus seinem Portemonnaie zu bezahlen. »Er rechnet alles mit und weiß, wie viel Wechselgeld er zu erwarten hat«, sagte die Mutter, »er ist insgesamt sehr sparsam mit seinem eigenen Geld und spart meistens auf größere Anschaffungen hin.« »Er hat plötzlich angefangen, sein Geld zu zählen, er ist dann oft zu mir gekommen und hat mich gefragt, ob er es richtig macht, irgendwie hat er gemerkt, dass er da was davon hat«, bemerkte der Vater und lachte, »Tim ist gar nicht dumm, das war mir immer klar, er hatte nur diese Angst… er fährt jetzt auch mit seinem Fahrrad in die Schule… er hat selbst danach gefragt, das sind immerhin acht Kilometer. Er hat mir dann genau erklärt, wie er zu fahren vorhat, und das war wirklich durchdacht… Er kennt die Verkehrsregeln… und im nächsten Jahr, das habe ich vor, werde ich ihm vorschlagen, seinen Mopedführerschein zu machen.«

Ich merkte, wie sehr sich die Eltern über Tims Entwicklung freuten, was mir genauso ging. Schon sehr früh, ein dreiviertel Jahr vor dem Ende unserer Stunden, beschäftigte ich mich innerlich mit der Tatsache des Abschiedes. Ich fürchtete mich davor, mit Tim über die Begrenzung der Behandlung zu sprechen, weil ich intensiv fühlen konnte, dass wir uns in einem Fluss mit einer guten Strömung befanden. Alles schien zu gelingen in diesem Fluss. Tim begann sein Leben zu leben. Er feierte seinen sechzehnten Geburtstag mit den Zivis und seinen neu gewonnen Freunden. Sie grillten im Garten von Tims Eltern und unterhielten sich bis Mitternacht.

»Ich werde demnächst ein Praktikum in einem Gartenbaubetrieb machen,« sagte Tim, »nicht in einer Behindertenwerkstatt, die trauen mir das zu. Ich habe vor, später in diesem Bereich zu arbeiten, ich bin gerne draußen.« Ich musste lachen und bemerkte: »Draußen!« Tim lächelte: »Schon, ich weiß schon, wie Sie das meinen, das geht jetzt… und ich kenne mich ja auch wirklich aus mit allem, was mit Garten zu tun hat.« Ich nickte: »Ich weiß.«

Ein halbes Jahr vor dem Ende unserer Stunden nahm ich einen Anlauf und sagte: »Tim, ich möchte heute mit dir darüber sprechen, wie lange unsere Stunden noch dauern werden.« Tim sah mich an und blieb völlig stumm. Ich fühlte mich sofort schlecht. »Wir werden unsere Stunden nicht für immer haben können«, bemerkte ich. »Warum?«, fragte Tim und sah mich sehr ernst an. »Vielleicht deshalb, weil so viel geschehen ist, seit wir uns kennengelernt haben. Jetzt bist das doch auch du, der sich sehr verändert hat… du hast Pläne, du liebst es, dein Zimmer zu verlassen, du bist nicht mehr der Tim, den ich am Anfang kennengelernt habe und der das gebraucht hat, zu mir zu kommen, damit er merkt, was in ihm steckt.« Da ging ein unglaubliches Strahlen über Tims Gesicht, so hatte ich ihn noch nie gesehen, so von Freude erfüllt. »Wir haben noch ein halbes Jahr«, sagte ich, »bis Weihnachten.« »Bis Weihnachten«, wiederholte Tim, »das ist noch lange, aber irgendwie auch wieder nicht.«

Mein Gefühl von Schuld hielt an, ich dachte, er will nicht und es ist wie damals, als seine Mutter ging. Ich beobachtete allerdings, wie er kämpfte und Distanz gewann. Er begann, sich verstärkt seinen Lehrern anzuvertrauen, wenn er z. B. Probleme mit seiner Mutter hatte. »Sie kommt dauernd in mein Zimmer, ohne anzuklopfen«, berichtete er. »Mein Lehrer hat gesagt, die Mütter, sie sind so«, sagte er lächelnd. »Es ist schwer mit den Müttern«, bemerkte ich und dachte an mich, meine Schuld, aber auch daran, dass er sich darauf vorbereitete, sich von mir zu verabschieden. Tim sah mich träumerisch an, dann bemerkte er: »Ich habe soviel zu tun im Moment… ich werde mir einen eigenen Server bei Teamspeak einrichten, das steht jetzt fest, ich werde das von meinem Konto abbuchen lassen, das mein Vater mir einrichten wird… das kostet monatlich vier Euro, ich kann das von meinem Taschengeld bezahlen und werde dann auch eine Bankkarte bekommen… im nächsten Jahr ist es soweit.« Ich dachte darüber nach, dass Tim über »Teamspeak« eine neue Art der Kommunikation gewonnen hatte, dort unterhielt er sich mit seinen Zivis, aber er gewann auch immer wieder neue Kontakte: Jugendliche, mit denen er sich austauschte. Er fasste Fuß in der Welt der Männer, er entfernte sich langsam von seiner Mutter, von mir.

Zu unserer letzten Stunde kam Tim mit einem Päckchen in der Hand, das er während der gesamten Stunde auf seinem Schoß hielt. Dieses Päckchen, das, wie ich später feststellen sollte, eine Schachtel wohlschmeckender Pralinen enthielt, überreichte er mir erst am Ende unserer Stunde. »Das wollte ich Ihnen heute geben«, bemerkte er leise. »Danke«, sagte ich, »vielen Dank«, und reichte ihm die Hand zum Abschied. Da sagte er langsam: »Ich will mich bei Ihnen bedanken für alles, es war eine gute Zeit.« Ich nickte und sagte: »Ich habe das gedacht wie du, es war eine gute Zeit.« Tim sah mir fest in die Augen, bevor er ging, so als wolle er etwas mitnehmen von mir. Und ich war mir ziemlich sicher, dass er in unseren Stunden etwas erlebt hatte, was er mitnehmen, was nicht verlorengehen würde.

Nach und nach war Tim aus dem »inneres Zimmer« aufgetaucht, in dem er in einer kaum erinnerbaren Zeit auf seine Mutter gewartet hatte. Er war wirklich mutig gewesen, er hatte sich hervorgewagt und ein neues Vertrauen in die Welt der Objekte gewonnen.

III.

Psychoanalyse der Depression im Kindes- und Jugendalter – Erfahrungen von Trennung und Verlust

Einführung

Im Folgenden werde ich die Ergebnisse meiner Arbeit mit Kindern und Jugendlichen mit Trennungs- und Verlusterfahrungen systematisieren und in einer Übersicht darstellen, des Weiteren meinen in Teil I begonnenen Versuch, eine psychoanalytische Theorie der Depression im Kindes- und Jugendalter zu umreißen, fortsetzen. Zuerst möchte ich noch einmal darüber sprechen, mit welch frühen, gleichsam bildhaften Erfahrungen wir es zu tun haben. Ich werde mich mit den Bildern Melanie Kleins für die frühen Zustände des sehr kleinen Kindes beschäftigen, für die sie die Worte »gute« und »böse« Brust fand. Auch Kohuts Formulierung vom »Glanz im Auge der Mutter« versucht bildhafte Worte zu finden für eine frühe Zeit. Für viele meiner Patienten zerbarst der Spiegel der Augen ihrer Mutter, in dem sie sich zu erkennen suchten, früh, er wurde zum Spiegel zerbrochener Objektbeziehungen. Sie konnten sich der Realität nicht stellen und verfielen einer depressiven Strömung, einem inneren Gelähmtsein, einem Eingefrorensein. Scham, Desorientierung, Überlebensschuld und sehr oft eine mangelnde Symbolisierungsfähigkeit prägten das Leben dieser Kinder und Jugendlichen.

Der Verlauf der Behandlungen zeigte die Gratwanderung, auf der ich mich mit diesen Patienten befand. Zum einen hatte ich es mit Phänomenen zu tun, die sich dem Übersetzen in Sprache verweigerten, zum anderen waren folgerichtig alle Worte, die ich zu finden trachtete, über einen langen Zeitraum hinweg unannehmbar für meine Patienten. Sie hassten die Worte und damit die Versprachlichung ihres Zustandes. Meine Worte waren wie Messer; wie auch immer ich formulieren mochte, ich berührte einen tiefen Schmerz.

Die Geburt und die Entwöhnung von der Brust sind frühe, erste Erfahrungen von Trennung und Verlust in der kindlichen Entwicklung. Sowohl die Art der Geburt als auch der Modus der Entwöhnung von der Brust entscheiden darüber, inwieweit es sich um eine *aktiv* zu gestaltende oder *passiv* erlebte Erfahrung handelt. Ob ein Kind zu früh kommt oder ob die Geburt eingeleitet werden muss, weil es »übertragen« ist, ob es »spontan« kommt, wenn seine Zeit gekommen ist, ist in enger Weise verbunden mit dem inneren Zustand der Mutter und ihrer Art allem, was ihr selbst wiederfuhr, unbewusst eine Gestalt zu geben. Dasselbe gilt für den Zeitraum des Stillens des Kindes: Kann die Mutter das Kind überhaupt stillen, entzündet sich nicht ihre Brust, hat sie nicht zu wenig Milch? Kann sie nicht aufhören, das Kind zu stillen mit ihrem Körper, ihrer Brust, weil sie Angst hat, es zu verlieren? So werfen diese Erfahrungen ein frühes Licht auf alle späteren Entwicklungen und nahmen in einigen Fällen etwas vorweg, was in einer viel späteren Zeit Bedeutung gewann.

Der Spiegel eines haltenden Objektes zerbrach bei vielen meiner Patienten mit Trennungs- und Verlusterfahrungen schon früh. Oft handelte es sich um Eltern, denen es unbewusst sehr schwer fiel, ihr Kind anzunehmen. Die Wirren ihrer eigenen Geschichte, ihr Schicksal und eine Art von ungestillter Bedürftigkeit verhinderte das Annehmen der Elternschaft. Viele passagere Trennungserfahrungen, aber auch Trennungen der Elternpaare wurzelten hierin. Im Falle des Verlustes von einem Elternteil durch Tod kam es darüber hinaus zum »passageren Verlust« des verbleibenden, von den Geschehnissen überwältigten Elternteiles. Später adoptierte oder in einem Heim lebende Kinder, die häufig in einer unerinnerbaren Zeit ihre leiblichen Eltern verloren hatten, befanden sich in unerträglichen, wirklich schwer zu beschreibenden inneren Zuständen von Einsamkeit und Verlassensein.

Melanie Klein beschrieb die früheste Angst des Kindes als Vernichtungsangst. Sie wählte den Begriff der paranoid-schizoiden Position, der diesen Zustand von nicht beherrschbarer Erregung und Gefahr beschreibt. Henry Krystall hat davon gesprochen, dass in der wortlosen, von Affektvorläufern dominierten Zeit, die die ersten beiden Lebensjahre betrifft, das Kind nur durch den Schutzschild seiner Mutter einem infantilen Trauma entgeht. Die Angst vor der Zerstörung des Selbst führt in der inneren Welt zu einer Aufspaltung in idealisiertes und böses, verfolgendes, zerstörerisches Objekt. Hanna Segal führt aus: »… in diesem Urstadium der Entwicklung gibt es keine Erfahrung der Abwesenheit; das Fehlen des guten Objektes wird als Angriff des bösen Objektes erlebt. (…) Versagung wird als Verfolgungsangst erlebt.«[40]

Die Angst vor Vernichtung resultiert beim sehr kleinen Kind in der Angst vor dem Vernichtetwerden durch die mangelnde innere Präsenz eines guten, haltenden Objektes. Die Aufspaltung zwischen bösem und idealisiertem Objekt wehrt die Verfolgungsangst ab. Das spätere Auftauchen einer »depressiven Position« mildert die Vernichtungsangt. Versagung kann potentiell erlebt werden als die Versagung eines ambivalenten Objektes, das versagt und gewährt.

Die paranoid-schizoide und die depressive Position, die meines Erachtens entwicklungsgeschichtlich chronologisch aufeinander folgen, existieren im Fortgang nebeneinander als Zustände des Ich. Die depressive Position muß immer neu errungen werden. In der analytischen Situation werden depressive und paranoide Ängste wiederbelebt: Das Gefühl etwa, während einer Ferienunterbrechung verlassen zu werden, »kann entweder besagen, dass das Objekt ihn (den Patienten) verlässt, weil er unbewusste aggressive Phantasien gegen es richtet, und dass er nun dem paranoiden Objekt ausgeliefert ist (paranoide Ängste); oder es besteht

[40] H. Segal, Klein, Theories and Techniques of the Pionieer of Child Analysis, S. 110.

in der Furcht, die durch das verinnerlichte gute Objekt garantierte Sicherheit zu verlieren (depressive Ängste).«[41]

Meine Patienten mit Erfahrungen von Trennung und Verlust in der Kindheit konnten mich im Behandlungsverlauf als ein ambivalentes (Übertragungs-) Objekt erleben, das ihnen innerhalb seiner Grenzen zur Verfügung stand und sie nicht (noch einmal) zerstören wollte. Die depressive Abkehr von der Wirklichkeit und den enttäuschenden und verfolgenden Objekten verwandelte sich in einen schmerzlichen Blick auf die Realität der Begrenztheit dieser Objekte und des Schicksals. In dieser Erinnerung an einen glanzlosen Zustand, einen des Verloren- und Verlassenseins, der weder durch Allmachtsphantasien noch durch Idealisierung des verlorenen Objektes rückgängig gemacht werden kann, näherten sich diese Kinder und Jugendlichen der depressiven Position. Sie näherten sich in vielen Fällen einer verlorenen Lebendigkeit und gewannen einen Entwicklungsraum, sie konnten hassen und lieben, sie entrannen der Schuld und dem Sog der sie verfolgenden Objekte.

Depression und depressive Position

> Meiner Anschauung nach macht das Kind seelische Zustände durch, die man mit der Trauer der Erwachsenen vergleichen kann, oder vielmehr, diese frühe Trauer wird durch traurige Erlebnisse im späteren Leben immer wieder neu belebt.
> (Melanie Klein, Das Seelenleben des Kleinkindes)

Melanie Klein hat beschrieben, in wie bedeutsamer Weise das Erreichen einer »depressiven Position« die kindliche und die menschliche Entwicklung insgesamt bestimmt. Die depressive Position entsteht aus der inneren Auseinandersetzung des Säuglings und Kleinkindes mit der »guten«, zur Verfügung stehenden und befriedigenden Brust und der »bösen«, nicht immer zur rechten Zeit zur Verfügung stehenden, enttäuschenden und Befriedigung versagenden Brust. Die »gute« und die »böse« Brust beschreiben somit Aspekte des mütterlichen Objektes, das in der

41 J.-M. Quinodoz, Die gezähmte Einsamkeit, S. 103.

frühen Wahrnehmung des Kindes nicht als Ganzes wahrgenommen werden kann. Die Möglichkeit des sehr kleinen Kindes, sich der »guten Brust« zu versichern, befähigt es, frühe Erfahrungen von Frustrationen mit der »bösen Brust«, die verfolgende Qualität haben, zu bewältigen. Melanie Klein bezeichnet die depressive Position als einen wirklichen Fortschritt in der kindlichen Entwicklung, der nur erreicht werden kann, wenn ausreichend gute Erfahrungen mit der »guten Brust« zu Verfügung stehen.

Viele meiner Patienten konnten diese Erfahrung mit der »guten Brust« nicht machen. Sie entwickelten keine »depressive Position«, weil sie am Aufrechterhalten einer guten inneren Mutter scheiterten, die sie oft früh innerlich und äußerlich verloren. Diese Kinder waren beschäftigt mit ihrer Erfahrung der »bösen Brust«, die sie in allen folgenden Objektbeziehungen wiederbelebten. Sie hatten es zu tun mit in der Regel abgewehrten, schweren depressiven Gefühlen und Verfolgungsängsten, die in der nicht ausreichend vorhandenen Existenz der »guten Brust« – dem frühen Verlust derselben – wurzelten.

Die Begriffe Depression und depressive Position haben etwas ungemein Schillerndes. Sie sind einander so unähnlich, wie man nur denken kann. Gleichzeitig wird klar – wenn man Melanie Kleins Konzept folgt –, wie nahe Normalität und die Abweichung von dieser beieinanderliegen. Die Fähigkeit, das Leben in einer depressiven Weise zu betrachten, kennzeichnet die Normalität, ist ihr vorausgesetzt. Die innere Möglicheit, Stadien von Trennung, Verlust und Einsamkeit ertragen zu können, ohne des guten Objektes verlustig zu gehen und Zuflucht in frühen Spaltungsmechanismen zu suchen, macht die depressive Position aus. D. h. wenn es dem Kleinkind gelingt, mittels einer ausreichend zur Verfügung stehenden »guten Brust«, die Tatsache der »bösen«, nicht immer zur Verfügung stehenden »Brust« zu akzeptieren, gewinnt es eine Möglichkeit der Einfühlung in die Ambivalenz eines prinzipiell guten Objektes und dessen Begrenzungen.

Das Krankheitsbild der Depression entsteht in der kindlichen Entwicklung, wenn die Fähigkeit der Ambivalenz bezüglich des Objektes nicht in ausreichender Weise entwickelt werden kann. »Die Prädisposition zur manifesten depressiven Erkrankung wird wahrscheinlich in einem frühen Stadium der Ich-Entwicklung bestimmt. Wenn keine positiven Ich-Identifikationen, die auf guten Objektbeziehungen beruhen, hergestellt und aufrecht erhalten werden (…), wird sowohl die Ich-Entwicklung als auch die Über-Ich-Entwicklung substantiell geschädigt. Ambivalenz und unbewältigte Aggression, die damit zusammenhängen, machen das Individuum im Erwachsenenleben verletzlich für Frustrierung und Enttäuschung.«[42] Freud und Abraham beschrieben einen Vorgang, in dem die manifest

42 Elizabeth R. Zetzel, Die Fähigkeit zu emotionalem Wachstum, S. 65.

werdende Depression die Aggression gegen das in der inneren Welt verlorene, zum »bösen« gewordene Objekt kaschiert.

Reale Erfahrungen von Trennung und Verlust des versorgenden Objektes führen zu einem Bruch in der inneren Entwicklung und stellen das Kind vor eine nahezu unlösbare Aufgabe. Es kann – vorausgesetzt es konnte diese Fähigkeit überhaupt ausbilden – dem Objekt nicht mehr mit der angemessenen Ambivalenz, die ja die Aggression gegen dieses Objekt enthält, entgegentreten, vielmehr neigt es dazu, dieses zu idealisieren und die Aggression gegen dieses unbewusst zu »kaschieren«. Es selbst bleibt zurück, beladen mit Schuld und Scham, verfolgt von dem Gefühl, nicht genügt zu haben. Es nimmt den Hass und die Wut auf das zeitweise oder für immer verlorengegangene Objekt zurück und richtet diese Gefühle gegen sich selbst. Es erlebt sich als »böse«, das verlorene Objekt in einer idealisierenden Weise als »gut«. Es wird in einer unbewussten Weise zu dem Kind, das die »gute Brust« *real* aushöhlte, aussaugte und zerstörte, ein Kind, das die Rache der »bösen Brust« erfuhr und immer weiter fürchten muss, weil es nicht getröstet, geliebt und umsorgt wurde, als es der Eigenschaften und der Zuwendung der »guten Brust« bedurft hätte.

Edith Jacobson beschreibt, wie der Verlust eines Elternteiles in der frühen Kindheit als schwere narzisstische Kränkung und Kastration erlebt wird. »Aus diesem Grund weigern sich so viele Kinder, den hinterbliebenen (kastrierten) Elternteil oder die Ersatzeltern anzunehmen und sich mit ihnen zu identifizieren; sie neigen dagegen zu Illusionen über die Größe des verlorenen Elternteils, mehr noch, sie bilden in ihrer Phantasie einen intensiv ausgeprägten Familienroman, der ihrer eigenen Überhöhung und Verklärung dient.«[43] Ich konnte diese Idee der projizierten Kastration als ein Moment der inneren Welt von Kindern mit Verlust- und Trennungserfahrungen aufgrund der von mir durchgeführten Behandlungen gut nachvollziehen und bestätigen. Ich habe aber immer wieder festgestellt, dass sie sich auch aus dem Grund an den toten oder verlorenen Objekten festhielten, weil sie den Untergang ihrer Existenz und die Rache der toten, innerlich verlorenen Objekte fürchteten. Die im Verlauf der Trennung bzw. des Verlustes entstehende Aggression wurde in dieser Weise auf das verlorene Objekt projiziert.

Viele meiner Patienten erlebte ich nach einer gewissen Zeit in der Behandlung als ausgesprochen hungrig nach realen Objekten. Sie sehnten sich nach dem Leben, das für sie in Scham und Schuld – einer beschämenden Überlebensschuld – untergegangen war. Sie konnten oft nach einem nur kurzen Behandlungsabschnitt die sie real umgebenden Objekte in einem neuen Licht sehen.

Die von mir behandelten Kinder und Jugendlichen mit realen Trennungs- und

[43] Edith Jacobson, Depression, S. 256.

Verlusterfahrungen befanden sich in ihrer inneren Welt und in ihren unbewussten Phantasien sehr nahe an ihren schwer zu ertragenden Empfindungen von Verlust und Trennung. Die Sehnsucht nach einem Raum für das verlorene Objekt war in einer dramatischen Weise vorhanden. Es war, als hungerten und dürsteten diese Patienten unbewusst danach, dem, was sie verloren hatten, eine Bedeutung zu verleihen. Hinter ihrer Unberührbarkeit und Unerreichbarkeit war keine Leere, eher ein tiefer Schmerz, der für mich, auch in den Fällen, die abbrachen, unmittelbar fühlbar war. Sie reichten mir ihre Hand, während sie sich von mir abkehrten. Die Sehnsucht, zu atmen und lebendig zu sein, war diesen Patienten sehr nahe. Sie vermochten in vielen Fällen das sich ihnen zur Verfügung stellende therapeutische Übertragungsobjekt zu nutzen. Dies bedeutet nicht, dass alles wieder gut wurde. Es war aber doch so, dass einige meiner Patienten während der Behandlung die Fähigeit erlangten, mit ihren Erfahrungen zu *leben.*

Gebrochener Spiegel, verlorener Glanz

»Glanz, der nicht trösten will.
Glanz,
die Toten, sie betteln noch,
Franz.«
(Paul Celan)

In Anlehnung an die Sage von Narcissus beschreibt Narzissmus die Liebe, die man dem Bild von sich selbst entgegenbringt. Die Mutter des Narcissus, eine Nymphe, war von einem Flußgott vergewaltigt worden. Narcissus, ein äußerst schöner Jüngling, der mich mit der Schönheit seiner verführerischen Gestalt an einige meiner Patienten erinnerte, verschmähte sämtliche an ihn herangetragenen Liebeswünsche. Die Göttin Artemis strafte ihn dafür mit unerfüllter Selbstliebe. Narcissus tötete sich dann selbst, nachdem er sein Angesicht, in das er sich verliebte, dem er aber nicht näherkommen konnte, in einem klaren Teich wahrgenommen hatte. Seine Tränen trübten das Wasser immer wieder, er konnte sein Bild nicht halten und besitzen – sowenig wie die an ihn herangetragene Liebe der Objekte. Die gewaltsame Verbindung seiner Eltern hatte Narzissus unbewusst zu schicksalhafter, traumatisch anmutender Einsamkeit verdammt, einem Sich-Fernhalten von Begierden nach dem Objekt und den Wünschen nach dessen Nähe, aber auch zu der Unfähigkeit, sich selbst zu erkennen. Der gebrochene, unerreichbare Spiegel seines Angesichtes, das der Teich ihm zurückwarf, war so dem gebrochenen Auge seiner Mutter ähnlich, die in ihm den vergewaltigenden Flußgott erkannte.

Kohut benannte den »Glanz im Auge der Mutter« als Entwicklungsbedingung des Kindes. Bei schweren narzisstischen Störungen kommt es – aufgrund des Fehlens dieses Glanzes – zu einer immerwährenden Neuauflage einer frühen unbefriedigenden, antwortlosen Situation und einer anhaltenden Sehnsucht nach emotionaler Spiegelung. Die Abhängigkeit des Kindes von der Mutter, die sich zunächst vorbehaltlos in dessen Dienst stellt, gleichsam zum Teil seines Selbst wird, hat Kohut an vielen Stellen ausgeführt und als Vorbedingung der Trennung von Selbst- und Objektrepräsentanzen erläutert. In dieser ungewöhnlich poetischen Formulierung vom »Glanz im Auge der Mutter« ist unwillkürlich etwas von dem Schmerz aufgehoben, der jene trifft, denen dieser Glanz nicht zuteil wird, aber auch derer, die ihn früh verlieren. Die nachfolgende Vereisung, die Verleugnung der Tatsache des Fehlens dieses Glanzes und die unbewusste immerwährende Suche danach in den Augen der Anderen beherrschen das Leben der Betroffenen. »In nicht wenigen klinischen Situationen tritt das Bedürfnis nach einem Gesicht, das einen selbst widerspiegelt, erneut auf. Der Analytiker muss sich in solchen Fällen weniger auf Triebdeutungen stützen, als vielmehr diese mütterliche Funktion über längere Zeit weitgehend übernehmen, um dem Patienten die Möglichkeit zu geben, ein lebendiges Leben zu leben, sich als real zu fühlen und seine eigene Selbstrepräsentanz auszuformen, d. h. zu Objekten in Beziehung zu treten und sich auch wieder auf die eigene Person zurückziehen zu können (…) Psychotherapie selbst hat im weitesten Sinne die Funktion des Gesichts, das widerspiegelt, was sichtbar ist, d. h. dem Patienten sein eigenes Selbst zurückzuspiegeln.«[44]

Für viele meiner Patienten mit Trennungs- und Verlusterfahrungen wurde dieser von Kohut beschworene »Glanz im Auge der Mutter« zu einer Phantasie von Heil- und Ganzsein, nach der sie nicht aufhören konnten zu suchen, so enttäuscht und abgewandt von den Objekten auch immer sie sich positionierten. Es war gerade die Suche nach diesem Glanz, die sie überall abseits stehen ließ. Die ganze Welt enttäuschte sie, weil sie in vielen Fällen etwas verloren hatten, das ihnen einmal in einer fragilen Weise gehört hatte und von dem sie nicht aufhören konnten zu träumen. Etwas war abgebrochen, verlorengegangen, etwas, was sie zu besitzen gewähnt hatten. Doch der unbewusst erinnerte Glanz schien keinen Trost zu spenden. Diese Patienten suchten in der Mehrzahl der Fälle nicht nach etwas, was ihnen niemals zuteil geworden war, sie suchten nach etwas, was sie verloren hatten, etwas Unwiederbringlichem; und es war, als ob einige von ihnen mit dem

[44] Dieter Bürgin, Spiegelphänomene im Säuglings- und Kleinkindalter, S. 6.

unbewussten Verführungsgestus ihrer Gestalt etwas von diesem verlorenen Glanz festzuhalten suchten.

Kohuts Konzept der immerwährenden Suche nach dem nie erlebten Glanz in dem Auge der Mutter erfuhr ich bei meinen Patienten mit Trennungs- und Verlusterfahrungen als die unbewusste Suche nach etwas, was sie in einer fragilen Weise einmal besessen und schließlich verloren hatten. In einigen Fällen jagten sie nach einem Glanz, dessen sie kaum je habhaft geworden waren, der sie aber trotzdem – einer imaginierten Insel gleich – am Leben hielt, während sie zu erlöschen drohten, ganz ähnlich dem Autor Rudyard Kipling, dessen Augen nahezu erblindeten, als er versuchte, in einem langen Stadium der Trennung das Bild seiner Mutter, die ihn verlassen hatte, aufrechtzuerhalten.

Ich bin der Meinung, dass viele meiner Patienten ganz einfach nicht überleben konnten ohne die Imagination eines früh verlorenen, kaum gewesenen Glanzes im Auge des verlustig gegangenen Objektes, nach dem sie unablässig suchten. In einer selbst verlorenen und einsamen Weise suchten sie sich zu panzern und ihrer Sehnsucht zu entrinnen. Ihre Einsamkeit war letztlich unbeschreiblich und der des unglücklichen Narcissus vergleichbar. Sie hatten nichts mehr außer ihrem eigenen fliehenden, gebrochenen Bild. Dieses Bild war ein Spiegel vergangener Bilder, das Bild verlorener Objektbeziehungen.

Die bildhafte Formulierung Kohuts vom »Glanz im Auge der Mutter«, aber auch Melanie Kleins Bild der »guten Brust« und der »bösen Brust« sind Versuche, Worte zu finden für etwas, was in einer sehr frühen Zeit geschieht und mit Worten nicht erinnert werden kann. Es handelt sich in beiden Fällen darum, ein Stadium der kindlichen Entwicklung zu beschreiben, in dem eine absolute Abhängigkeit des Säuglings von seiner Mutter, ihrer physischen und psychischen Präsenz besteht. Die gleichsam poetische Bildhaftigkeit der Formulierungen weist darauf hin, dass wir es mit Vorgängen zu tun haben, die von der Position des Erwachsenen – des Nachdenkenden – aus, nur schwer zu erfassen sind. Es handelt sich in beiden Beschreibungen, bei Kohut und bei Klein, um schwere Defizite in der sehr frühen kindlichen Entwicklung.

Die gute Brust und der Glanz im Auge der Mutter benennen einen idealen Zustand, die böse Brust und der nicht vorgefundene Glanz im Auge der Mutter sind Worte für eine innere Hölle. Melanie Klein beschrieb die genügend vorhandene gute Brust als Voraussetzung für die Möglichkeit des sehr kleinen Kindes, sich mit der bösen Brust auseinanderzusetzen und konkret die Abwesenheit der guten Mutter ertragen zu können. Ihre Ausführungen galten der normalen Entwicklung des Säuglings mit einer ausreichend guten Mutter. Die Fomulierung Kohuts, der vom Glanz im Auge der Mutter als Entwicklungsbedingung des Kindes spricht, verlegt den Fokus der Betrachtung auf das defizitäre mütterliche Objekt. Die Mutter des Narzissus, die vergewaltigte Nymphe, steht für die Mutter, in deren Auge das Kind sich nicht erkennen kann. Die von mir behandelten Kinder variierten in ihrer inneren Welt das Bild der für sie »toten« Nymphenmutter.[45] Was vielleicht einmal, unerinnerbar, real gewesen war, hatte keinen Bestand, war in vielen Fällen ausgelöscht durch Erfahrungen von Trennung und Verlust. Der Spiegel zerbrach. Sie zogen sich zurück, fühlten sich fremd in der Wirklichkeit, abgeschitten von der Welt der Objekte, seltsam, vereist und wie gelähmt. In manchen Fällen war es der Tod der Mutter selbst, in anderen der Tod des Vaters, der den Blick der Mutter auf das Kind bis zur Unkenntlichkeit trübte. Auch Kinder mit passageren Trennungserfahrungen erfuhren den Blick der Mutter nie wieder so, wie er vielleicht einmal gewesen war. Bei allen Scheidungskindern zerbrach der Spiegel des Elternpaares, in dem sie sich zu erkennen gemeint hatten.

In der therapeutischen Übertragungsbeziehung wurde der Wunsch, sich in den Augen eines haltenden Objektes zu erkennen, in einer schmerzlichen Weise wiederbelebt. Es war der Wunsch, sich in einem neu zusammenfügenden Mosaik des zerbrochenen Spiegels wiederzuerkennen. Mit Melanie Kleins Worten: es war der Versuch, sich der guten Brust zu erinnern, die einmal dagewesen und abhanden gekommen war. Es war auch der Versuch, sich eines prekären Glanzes zu versichern, darin einen Trost zu finden. Ich hatte sehr oft das Bild eines zersplitterten Spiegels vor Augen, wenn ich über meine Patienten nachdachte. Die Scherben waren so klein und scharf, zerbröselt gleichsam, nicht zusammenfügbar nahezu.

Der Verlust eines haltenden Objektes oder die Trennung von diesem in einer frühen Zeit intoniert unbewusst die »böse Brust«, das glanzlose Auge der Mutter. Die innere Entwicklung droht abzubrechen. Ohne das Vertrauen in die Welt der Objekte ist Entwicklung nicht möglich. Alle meine Patienten suchten mit ihren Symptomen in einer unbewussten Weise nach der Welt der abhanden gekommenen Objekte, ohne die sie einsam und verloren durch das Leben trieben. Wie Narcissus war es ihnen unmöglich, ihr eigenes Bild zu erkennen und zu halten, das der Welt vergangener, traumatischer Objektbeziehungen verhaftet war.

Es fällt mir noch einmal auf, wie viele meiner Patienten sich am liebsten verstecken und unsichtbar sein wollten. Sie schämten sich vor dem Bild, das ihnen das Auge der Objekte zurückwarf, sie schämten sich für ihre Vergangenheit, für Verlassensein und Trennung, sie sprachen sich schuldig. Wer der Liebe des Objektes, der Welt der Objekte insgesamt, verlustig geht, kann sich selbst nicht lieben und verfällt dem Fluch der Artemis. Narzissus ertränkte sich in dem Teich, in dem er schemenhaft seines Spiegelbildes ansichtig geworden war, das getrübt wurde

[45] Ich gebrauche das Bild der »Nymphenmutter« hier in einer verallgemeinernden Weise, in einem übertragenen Sinn.

durch seine Tränen. Er verfiel einer depressiven Strömung, einer gegen sich selbst gerichteten Aggressivität und Verzweiflung. Er konnte sein Bild nicht lieben und halten. In seiner Einsamkeit und Verlorenheit vernichtete er, was ihn in einer unerträglichen Weise an die verleugnete Welt der Objekte erinnerte.

In einer metaphorischen Weise könnte man sagen, dass meine Existenz – meine Augen in der Übertragungssituation für die von mir behandelten Patienten – dieser Teich des Narzissus war, in dem sie untergehen wollten und verschmelzen mit allem, was sie verloren hatten. Sie erkannten mich über einen langen Zeitraum hinweg nicht als von ihnen unabhängiges Objekt an. Sie hassten ihre verlorene und einsame Existenz, sie bissen sich fest an einem Bild von mir, das verschwamm mit ihrem eigenen, untergehenden Bild. Sie waren dabei zu ertrinken in einer Welt verhasster, verlorener Objekte, die sie verfolgten. Eines davon war, in der Übertragung, ich. In meinem Kampf zu überleben in dieser düsteren, einsamen Welt konnten sich einige meiner Patienten wiedererkennen und Atem schöpfen, sich selbst erkennen.

Schuld, Scham, Desorientierung, Verleugnung der Wirklichkeit und mangelnde Symbolisierungsfähigkeit

Die Dramatik eines unerwarteten, nicht angestrebten Trennungserlebnisses geht immer einher mit *Desorientierung, innerer Verunsicherung und Schuld.* Die Integration *aggressiver Bestrebungen* scheitert. In der neurotischen Variante der Verarbeitung von Trennung wird die Aggression gehemmt und gegen das Ich gerichtet. Bei schwereren Pathologien, die sich bei langen und frühen Trennungen oder Verlusten finden, kommt es häufig zu einer Symptomatik von heftigen Triebdurchbrüchen. Die entscheidende Frage bei einer therapeutischen Behandlung von Trennung und Verlust ist immer, ob es möglich wird, die dissoziativen Erfahrungen des Patienten in der Beziehung zum Therapeuten zu fokussieren und erlebbar zu machen.

Durch die Trennung oder den Verlust eines bedeutsamen Objektes wird die Orientierung in der Realität empfindlich beeinträchtigt. Gefühle von Desorientierung begleiten die Erfahrung von Trennung und Verlust, denn es ist gefährlich und schmerzhaft, genau und klar zu sehen. Die Wirklichkeit wird zu etwas zu Meidendem. Der Verlust von Vertrauen und Sicherheit wird einerseits zu vergessen gesucht in dem vermeidenden, desorientierten Verhalten, in der Flucht vor der Klarheit, andererseits torpediert genau dieses Verhalten das schmerzhafte Gefühl, in der Wirklichkeit nicht zu Hause zu sein. Wie Traumwandler bewegen sich die Betroffenen durch das Leben. Sie scheinen immer auf der Suche zu sein; sie suchen die verlorenen Objekte und erkennen die wirklichen kaum, so als verbrächten sie ihr Leben in einer einsamen Gespensterwelt. Erfahrungen von Trennung und Verlust ziehen die Energien ab von der Wirklichkeit. Es entsteht ein Zustand, den ich als Zombie-ähnlich beschreiben möchte. Unbewusst identifiziert mit den getrennten und verlorenen Objekten, verliert die Realität für diese Patienten an Interesse. Ihnen fehlt das Vertrauen in die lebenden, realen Objekte. Die Gespenster der toten, verlorenen und getrennten Objekte werfen ihren Schatten und nehmen in einer metaphorischen Weise die Luft zum Atmen, sie bewirken die Zombiehaftigkeit, das Halb-tot- und Halb-lebendig-Sein.

Verunsicherung, Schuld, die Leugnung der Realität, aber auch Scham begleiten die Erfahrung von Trennung und Verlust. *Die Scham ist eine Folge der unbewusst schuldhaft erlebten Trennung.* Die Objekte gingen zeitweise verloren oder konnten nicht am Leben gehalten werden. Das eigene Überleben wird zu etwas zutiefst Beschämendem. Diese Überlebensscham wird immer tabuisiert und rationalisiert. Sie ist dem Bewusstsein nicht zugänglich und verschafft sich in den Pathologien – den Symptomen – der Betroffenen Ausdruck. Letztlich ist sie auch der Grund dafür, dass die Wirklichkeit immer wieder verleugnet werden muss. Die tatsächlich toten oder durch Trennungen zeitweise toten Objekte beherrschen die innere Welt in einer Weise, die die Zuwendung zur Wirklichkeit behindert. Ich spreche hier von »zeitweise toten Objekten«, wenn das getrennte Objekt innerlich nicht lebendig erhalten werden kann. D. h. die Trennung vom bedeutsamen Objekt geschah so früh, dass sich keine innere Objektkonstanz ausbilden konnte.

Es ist interessant, dass die Trennung von einem bedeutsamen Objekt sich in der Behandlung sehr unterschiedlich anfühlt, je nach dem, wie alt das Kind ist, das zur Therapie gebracht wird. Je älter das Kind, umso verborgener, abgewehrter und unbewusst verstellter ist die Trennungserfahrung. Die Behandlung der vierjährigen Yvonne, die ich schilderte, gibt einen spontanen und genuinen Einblick in die durch Trennung verwandelte Sicht auf das versorgende Objekt, das zu einem bösen Objekt wird. Das böse Objekt ist tot, unerreichbar für die Bedürfnisse und die Not des Kindes. Es hat durch die erfahrene Trennung sein Recht verwirkt und wird aufgeladen mit bösen und verfolgenden Phantasien. Ohne den Raum, den eine psychotherapeutische Behandlung herstellen kann, besteht die Gefahr, dass dieses Objekt, wie auch immer in der Realität es sich verhalten und Wiedergutmachung suchen mag, zu einer immerwährend bedrohlichen und zerstörerischen inneren Instanz wird.

Nicht immer gelingt es, Erfahrungen von Trennung und Verlust in einer psychoanalytischen Behandlung zu bearbeiten. Gerade in Fällen, in denen eine abrupte Trennung, ein gänzlich unvorbereiteter Verlust geschah, liegt die Wahrscheinlichkeit einer Wiederholung in der Behandlung nahe. Oft knüpfen sich dann die Geschichten und Schicksale der Bezugspersonen an die des Patienten und gehen eine unheilvolle Allianz ein, die zum Abbruch der Behandlung führt. Bei fünf meiner Patienten – bei Luisa, Manuela, Yvonne, Doris und Bruno – war dies der Fall. Die Behandlungen wurden abgebrochen bzw. scheiterten. Gleichwohl ist es auch in diesen Fällen interessant zu sehen, was möglich war und was nicht. Denn nicht immer bedeutet Scheitern die Vergeblichkeit all dessen, was vorangegangen war. In einigen Fällen wirft gerade das Scheitern ein besonders erhellendes Licht auf das, was trotz allem möglich war. Manchmal kann es das Eingeständnis des Scheiterns sein, das wichtig und unumgänglich ist. Die kontraphobischen, einsamen Größenphantasien, mit denen Kinder, die Erfahrungen von Trennung und Verlust erlebten, sich schützen, spielen eine wichtige Rolle in der Gegenübertragung des Therapeuten, der wie sie trotz allem manchmal vermeint, Berge versetzen zu können.

Das vielleicht wichtigste Indiz für den »Erfolg« einer Behandlung ist meiner Meinung nach auch bei »unvollendeten«, abgebrochenen Behandlungen die Trennung: der Abschied in der Behandlung. In welcher Weise gelingt es Patienten mit schwerwiegenden Erfahrungen von Trennung und Verlust sich zu verabschieden? Kann die Trennung in einer anderen Weise, als sie zuvor erlebt wurde, stattfinden? Gibt es eine Möglichkeit für den Patienten, etwas zu verstehen, von dem er zuvor überrollt worden war?

Die endgültige Trennung vom Therapeuten belebt in allen Fällen die vorangegangenen Trennungen und Verluste. Sie konfrontiert erneut mit dem, was unerträglich war und zur Behandlung geführt hatte. In gewisser Weise ist jeder Patient mit Erfahrungen von Trennung und Verlust nach der Behandlung noch einmal allein und auf sich gestellt. Die Frage ist eigentlich, ob die vorangegangene Behandlung in der Lage war, ein Rüstzeug zu vermitteln für das, was der Patient nicht hatte ertragen können, was ihn in die Behandlung geführt hatte.

Die Fähigkeit zu einer inneren Distanzierung und Selbstbeobachtung, an der es meinen Patienten zu Beginn der Behandlung mangelte, entwickelte sich in allen Fällen. Die dramatische Brüchigkeit der Symbolisierungsfähigkeit erkannte ich oft erst spät.

Die Behandlung der vierjährigen Yvonne zeigt den Aufbau der Symbolisierungsfähigkeit durch die Entwicklung eines »Spielraumes«. Für Yvonne war alles tödlich ernst gewesen, sie hatte gar nicht spielen können, als ich sie kennenlernte. Das in der inneren Welt sich immer wieder abwendende und zerstörte, in Versagungen intonierte Objekt verunmöglichte Distanzierung und löste einen starken Drang aus, sich anzuklammern, um ganz real eine unüberbrückbare Kluft zu schließen, die keinen symbolischen Ausdruck finden konnte.

Bei dem fünfjährigen Jonas war das in gewisser Weise ähnlich. Unsere gemeinsame Lektüre von *Max und Moritz* eröffnete einen Spielraum für den Patienten, einen symbolischen Raum, der es ihm ermöglichte, die für ihn auf Leben und Tod erscheinenden Kämpfe mit seiner Mutter, die er immer wieder inszenierte, aus einer Distanz heraus zu betrachten. Die reale Umklammerung löste sich. Er begann, sich selbst zu sehen in seinen Kämpfen. Die in seinem ernsten, todernsten, niemals lächelnden Gesicht versteinerte Todesangst schwand. Er lernte, zu lachen und sich selbst und die Dinge mit Humor zu betrachten.

Es war viel schwieriger, bei einigen meiner älteren Patienten zu erkennen, wie gleichsam aufgepfropft, nicht vorhanden und brüchig ihre Symbolisierungsfähigkeit war, wie nahe sie einem vollkommen ungeschützten Schmerz, einem Verlorensein waren. Der Mangel dieser für das Leben im Grunde vorausgesetzten Fähigkeit wurde von ihnen in einer brüchigen Weise kompensiert durch Anpassung, sozusagen durch Abgelauschtes. Sie erschienen mir oft so begabt, dass ich lange nicht verstehen konnte, wie ungeschützt sie waren, wie ihre Begabung dies zu verbergen trachtete. Die Unfähigkeit zu symbolisieren ist wie eine offene Wunde, die im Verlauf des Lebens durch brüchige Schablonen ersetzt werden muss. Carolina war so ein Mädchen, das sich auf einer scheinbar wirklich hohen Ebene der Symbolisierung bewegte, die keinen Bestand mehr hatte, als sie begann, sich mir wirklich anzunähern. Alles brach zusammen, sie wurde zu diesem sehr kleinen Mädchen, das alles verloren hatte und nicht mehr hatte sprechen, sehen, gehen, leben wollen.

Johan, Luisa, Karl, Marlene, Manuela und Michael waren Kinder, die im Grunde nicht mehr leben konnten, als ich sie kennenlernte. Sie drohten, verrückt zu werden über ihren Erfahrungen von Trennung und Tod, die in einer furchtbar realen und in keiner symbolisierten Weise ihr Leben beherrschten. Sie fanden keine Distanz zu Schuld und Scham, sie gingen unter in einem Szenarium von Zerstörung und Tod. Die Behandlung eröffnete diesen Kindern einen Spielraum, die Entwicklung einer Distanzierungs- und einer Symbolisierungsfähigkeit.

Margitte war eine Patientin, die einen unbewussten Spielraum hatte, auch bei Frauke war das so. In diesen Behandlungen ging es darum, dem unbewusst vorhandenen Spielraum meiner Patienten bewusste Bedeutung zu verleihen. Margitte, die vor ihrer Mutter nach Japan geflohen war, um in einer unbewussten Weise ihren Vater zu finden, konnte gegen Ende der Behandlung formulieren: Ich will nicht, dass meine Mutter nach Japan kommt. Frauke vermochte, ihre Tante als ein Objekt zu erkennen, das nicht ihre Mutter war, sie aber gleichwohl liebte und versorgen wollte.

Die Wunde, die die Trennung von einem oder der Verlust eines Objektes geschlagen hatte, äußerte sich in vielen Fällen als Beeinträchtigung der Symbolisierungsfähigkeit meiner Patienten. Ich dachte, dass es ein Haupteffekt der Behandlung bei mir war, die Schutzfunktion der Symbolisierungsfähigkeit zu entwickeln. Ohne diese erlebte ich meine Patienten wie Haut an Haut mit den verlorenen, getrennten Objekten. Intensive Übertragungsvorgänge ermöglichten meinen Patienten einerseits eine Wiederbelebung der verlorenen Objekte, andererseits, in einem weiteren Schritt, aber auch eine Gewinnung von Distanz. Sie schauten sich selbst und die Objekte an, sie konnten beginnen sich zu schützen. Schuld und Scham konnten sich relativieren, nachdem eine dritte Sicht auf die mit der Vergangenheit verbundene Gegenwart entstand. Ein Spiel- und Denkraum eröffnete sich.

Übersichtstabelle zum Ende der Behandlung

Patient	Alter zum Zeitpunkt der Trennung	Alter zum Zeitpunkt der Behandlung	Vorzeitige Beendigung	Symtom zu Beginn der Behandlung	Symptom am Ende der Behandlung	Einschätzung der Struktur am Ende der Behandlung
Margitte	2 J.	18 J.	-	Schlafstörung	Auflösung d. Symptoms	Ingangsetzen der Entwicklung
Marc	10,8 J.	11 J.	-	Autistisches Verhalten	Auflösung d. Symptoms	Ingangsetzen der Entwicklung
Frauke	5 J.	17 J.	-	Leistungsabfall, Rückzug	Auflösung d. Symptoms	Ingangsetzen der Entwicklung
Marlene	2,5 J.	6 J.	-	Panikattacken, Einkoten	Auflösung d. Symptoms	Ingangsetzen der Entwicklung
Bruno	7 J.	9 J.	nach 70 Std.	Verweigerung, Rückzug	Minderung d. Symptoms	Ingangsetzen der Entwicklung auf gefährdetem Niveau
Doris[1]	11 J.	8 J.	nach 150 Std.	Verweigerungshaltung	Minderung d. Symptoms	Ingangsetzen der Entwicklung auf gefährdetem Niveau
Carolina	nach der Geburt	15 J.	-	Sehstörung, Gehstörung	Auflösung d. Symptoms	Ingangsetzen der Entwicklung
Luisa	3 J.	8 J.	nach 60 Std.	Schreiattacken	Symptomverschiebung	Scheitern des Ingangsetzens der Entwicklung
Manuela	1,5 J.	11 J.	nach 210 Std.	Schreiattacken	Symptomverschiebung	Scheitern des Ingangsetzens der Entwicklung
Karl	4 J.	11 J.	-	Rückzug	Auflösung d. Symptoms	Ingangsetzen der Entwicklung

[1] Doris' Mutter starb während der Behandlung.

Johan	4 J.	13 J.	-	Aggression, depressives Verhalten	Auflösung d. Symptoms	Ingangsetzen der Entwicklung
William	11 J.	12 J.	-	Schulangst	Auflösung d. Symptoms	Ingangsetzen der Entwicklung
Michael	5 Monate	5 J.		Kopfschmerzen, Stottern	Auflösung d. Symptoms	Ingangsetzen der Entwicklung
Jonas	2 J.	5 J.	-	Aggression, Verweigerung	Auflösung d. Symptoms	Ingangsetzen der Entwicklung auf gefährdetem Niveau
Florian	6 J.	14 J.	-	Leistungsabfall, Suizidgedanken	Auflösung d. Symptoms	Ingangsetzen der Entwicklung
Aischa	2 J.	15 J.	-	Depressiver Zusammenbruch	Auflösung d. Symptoms	Ingangsetzen der Entwicklung auf gefährdetem Niveau
Eugenia	4 J.	14 J.	-	Diebstähle	Auflösung d. Symptoms	Ingangsetzen der Entwicklung auf gefährdetem Niveau
Maria	nach der Geburt	14 J.	-	Raubüberfälle	Auflösung d. Symptoms	Ingangsetzen der Entwicklung
Sebastian	3 Monate	10 J.	-	Konzentrations-störungen	Minderung d. Symptoms	Ingangsetzen der Entwicklung auf gefährdetem Niveau
Yvonne	2 J.	5 J.	nach 60 Std.	Trennungsangst	Auflösung d. Symptoms	Ingangsetzen der Entwicklung auf gefährdetem Niveau
Tim	1 J.	14 J.	-	Pseudodebilität	Minderung d. Symptoms	Ingangsetzen der Entwicklung

Erläuterungen zur Übersichtstabelle am Ende der Behandlung

Die Tabelle gibt Auskunft über den Stand der Symptomatik nach erfolgter Behandlung und eine Einschätzung der erreichten inneren Struktur des Patienten. Sie informiert auch über die vorzeitige Beendigung der Behandlung, die in einigen Fällen stattfand. Bei der Einschätzung der erreichten Struktur der Patienten habe ich mich aus Gründen der Übersichtlichkeit auf folgende Begriffe beschränkt: Ingangsetzen der Entwicklung, Ingangsetzen der Entwicklung auf gefährdetem Niveau und Scheitern des Ingangsetzens der Entwicklung.

Was heißt Ingangsetzen der Entwicklung? Es geht bei diesem Begriff um eine Annäherung an die »depressive Position«. Nicht wenige Patienten erfuhren in der Therapie die Möglichkeit, sich ihrer Erfahrungen mit der »guten Brust« zu erinnern, und konnten Spaltungsmechanismen aufgeben, nachdem sie einen Raum für ihre Erfahrungen gefunden hatten. Ihre Symbolisierungsfähigkeiten, aber auch ihre Innensicht und ihre Wahrnehmungsfähigeit insgesamt entwickelten sich aufgrund dieser Möglichkeit.

Wenn ich von »Ingangsetzen der Entwicklung auf gefährdetem Niveau« spreche, geht es in allen Fällen um meine Skepsis, ob das Kind den im Verlauf der Behandlung erreichten Anschluss an seine normale Entwicklung wird halten können. Die Ambivalenz der Eltern oder eines Elternteiles, die sich manchmal – nicht immer – in einer vorzeitigen Beendigung der Behandlung Ausdruck verschaffte, spielt hier eine wesentliche Rolle.

In zwei Fällen kam es zu einem Scheitern des Ingangsetzens der Entwicklung. In diesen beiden Fällen wurde die Behandlung abgebrochen. Es handelte sich um Adoptivkinder. Eines wurde in einem Internat untergebracht, das andere vermutlich in einem Heim. Im Verlauf der Behandlungen der Adoptivkinder Manuela und Luisa verschwand das Symptom – bei beiden Schreiattacken – mit dem sie angemeldet worden waren. Es kam zu einer Symptomverschiebung. Zum Zeitpunkt der Beendigung der Behandlung waren in beiden Fällen Lügen und Betrügen an die Stelle der Schreiattacken getreten.

Tatsächlich kam es im Behandlungsverlauf auch einiger anderer Fälle zu Symptomverschiebungen, die ich in der Statistik nicht erfasst habe, weil dies passagere Phänomene waren, die ich als Entwicklung des betreffenden Patienten begreifen konnte. Bei Michael etwa trat heftigste Aggressivität auf anstelle der Kopfschmerzen und des Stottern, womit er angemeldet worden war. Zum Ende der Behandlung löste sich auch diese Symptomatik auf.

Ausgenommen die Fälle Luisas und Manuelas kam es bei allen weiteren Behandlungen entweder zu einer Auflösung oder einer Minderung der Symptomatik.

In 15 Fällen kam es zu einer Auflösung des Symptomes, in vier Fällen zu einer Minderung der Symptomatik.

In den Fällen, in denen es zu einem Abbruch kam, wurde die Symptomatik bei zwei Patienten gemildert, zweimal scheiterte die Auflösung der Symptomatik – es kam zu einer Symptomverschiebung – und bei einer Patientin, der knapp fünfjährigen Yvonne, kam es zu einer Auflösung der Symptomatik, jedoch auf gefährdetem Niveau. Man kann insgesamt sagen, dass die vorzeitige Beendigung einer Behandlung in allen Fällen eine schlechte oder aber unsichere Prognose bezüglich der Weiterentwicklung dieser Patienten beinhaltet.

Die Auflösung der Symptomatik entsprach nicht in allen Fällen meiner Einschätzung der erreichten inneren Struktur der Patienten. In vier Fällen bewegten sich die Patienten, trotz der Auflösung ihrer Symptomatik, auf gefährdetem Niveau.

In allen Fällen, auch in denen, die scheiterten, kam ich in Kontakt mit einer dem Symptom zugrunde liegenden depressiven Strömung, die in Trennungs- oder Verlusterfahrungen wurzelte.

Zwei meiner Patienten, Maria und Michael nahmen die »beendete« Behandlung nach einem längeren Zeitraum wieder auf. Sie kamen zurück, weil sie sich mit ihrer inneren Entwicklung, die im Behandlungsverlauf stattgefunden hatten, unsicher fühlten und sich rückversichern mussten.

Ergebnisse

Die psychoanalytische Behandlung über den Zeitraum von in der Regel 2½ Jahren mit zweistündiger wöchentlicher Frequenz konnte die Entwicklung meiner Patienten mit Trennungs- und Verlusterfahrungen in der Mehrzahl der Fälle (bei 19 von 21 Patienten) in Gang setzen. Die hinter einer multiplen Symptomatik oft jahrelang andrängende Depression fand einen Raum und eröffnete im Fortgang den Weg zur Anerkennung der Realität und einer neuen Form von Lebendigsein.

Noch einmal ist mir wichtig, darauf hinzuweisen, dass die Eltern, die den Weg zu mir fanden und ihren Kindern eine Behandlung über einen langen Zeitraum ermöglichten, allein durch diese Tatsache in einer besonderen Weise ihre Besorgnis äußerten und sich ihren Kindern in einer spezifisch neuen Weise zur Verfügung stellen konnten.

Kinder mit *passageren Trennungserfahrungen* erfuhren die Möglichkeit eines neuen Blicks auf das verlassende Objekt und konnten sich im Verlauf der Behandlung der verlorenen inneren und ihrer realen Mutter neu annähern.

Patienten mit der Erfahrung des *Verlustes eines Elternteiles durch Tod* vermochten, das Reich der Toten zu verlassen und sich den verbliebenen, lebenden Objekten zuzuwenden.

Der Verlust der Eltern und die folgende Unterbringung in einem Heim oder bei Adoptiveltern tendierte dazu, in einem Spiegel frühen Nicht-Gehaltenseins den Mangel eines nicht ausreichenden Rahmens für die Entwicklung zu wiederholen. Gleichwohl konnte ich in zwei von vier Fällen eine Behandlung erfolgreich durchführen. In einem Fall waren es die Adoptiveltern, im anderen Fall waren es die Betreuer eines kleinen Heimes, die den Kindern eine neue Form von Elternschaft anbieten konnten, ohne die die Behandlung gescheitert wäre.

Bei Kindern mit *Trennung von einem Elternteil durch Scheidung* ging es in allen Fällen in einer dramatischen Weise darum, einen Raum für den abhanden gekommenen Elternteil zu schaffen. Diese Kinder und Jugendlichen kämpften darum wie um die Luft zum Atmen und nutzten dafür den therapeutischen Raum.

In einigen Fällen schätze ich das Ingangsetzen der Entwicklung meiner Patienten als auf einem gefährdetem Niveau ein. Diese Einschätzung betraf die abgebrochenen Behandlungen, aber auch jene, in denen die traumatische Geschichte eines Elternteiles, die immer eine eigene Geschichte von Trennung und Verlust war, abgewehrt bleiben musste. Sie betraf auch die Patienten, für die ich, aufgrund des real brüchigen Rahmens ihres Lebens, nicht nur zu einem Übertragungsobjekt, sondern zu einem konkreten, haltenden Objekt geworden war.

Wie ich bereits an mehreren Stellen beschrieben habe, eröffnete der therapeutische Raum für meine Patienten eine Möglichkeit der lange verleugneten Wahrnehmung und Anerkennung ihrer Verlusterfahrungen. Die Behandlung führte im Wesentlichen zu einem Fühlen und Anerkennen des Schmerzes. Sie führte hinein in eine Akzeptanz depressiver Anteile, die den Weg zu einer Sicht ihrer Erfahrungen auf der Grundlage einer »depressiven Position« und der damit verbundenen ambivalenten Sicht gegenüber den Objekten möglich machte. Dabei war die Annäherung an die »depressive Position« deshalb oft so lange Zeit verstellt, weil das Verleugnen des Verlustes und das Ankämpfen gegen diese Erfahrung für viele Kinder und Jugendliche eine Möglichkeit gewesen war, um zu überleben. Die Akzeptanz des Verlustes, aber auch die Sicht auf die Begrenztheit der Objekte mobilisierte einen Schmerz, der dem ursprünglichen Verlassensein gleichkam.

In dem zerbrochenen Spiegel der von ihnen getrennten und sie verlassenden Objekte, in dem sich meine Patienten nicht mehr sehen und erkennen konnten, in diesem Spiegel, den sie in einer Abwehrbewegung von Phantasien der Idealisierung, des Glanzes, der Überhöhung des Verlorenen und Verleugnung beschworen, erlebten sie meine Existenz – wenn sie begann, sich als Drittes konturieren zu wollen – als vernichtend. Sie sehnten sich danach, mit mir zu verschmelzen, und blieben über einen langen Zeitraum hinweg unerreichbar.

Die Erfahrung des Getrenntseins und Verlassenseins vom versorgenden Objekt intonierte eine die Existenz bedrohene Überlebensschuld, eine damit verbundene Scham und eine innere Einsamkeit und Fremdheit der Wirklichkeit. Das Nachlassen ihrer Abwehrbewegung im Verlauf der Behandlung stürzte meine Patienten in eine innere Hölle, in ein Angesichtigwerden des schon so lange erloschenen Glanzes der verlorenen Objekte. Sie hassten mich, die ich mit meiner im Laufe der Stunden sich entwickelnden, klar für sie umrissenen Existenz zur Inkarnation der Bedrohung der ihren wurde. Sie sehnten sich nach dem Verstummen meiner Worte. Ich sollte nicht das Dritte, die Realität sein, nicht das Ende eines langen, langen (Alp-) Traumes.

Es ist schwer zu beschreiben: Sie sahen mich an, aber das war gar nicht ich. Sie wollten versinken. Mein Versuch, *ich selbst zu sein im Zusammensein mit meinen Patienten,* war für diese überlebenswichtig. Meine Verweigerung, dauerhaft zu verschmelzen, und mein anhaltender, behutsamer Versuch, nicht aufzugeben in meinem Bemühen, Worte zu finden für das, was zwischen uns geschah, waren heilsam. Es eröffnete einen schmerzlichen Blick auf Gegenwart und Vergangenheit. Es war immer die beginnende Akzeptanz von etwas sehr Schmerzlichem, das Entwicklung ermöglichte. Es waren langsam auftauchende Erinnerungen an lange verleugnete Gefühlszustände von Wut, Hass, Hilflosigkeit und Einsamkeit. Es war in allen Fällen ein Weg, der schwere depressive Gefühle wiederbelebte. Die Anerkennung ihres verleugneten Schicksals führte aber auch zu einer Befreiung von Schuld. Es entstand so im Verlauf der Behandlung ein Klima melancholisch getönter Lebendigkeit, eine Annäherung an die Wirklichkeit und die Welt der Objekte.

Die Entwicklung meiner Patienten in der Behandlung implizierte ihre sich wandelnde Sicht von mir als einem Objekt, das entweder tot für ihre Bedürfnisse oder aber für immer mit ihnen vereint war. Sie eröffnete einen Blick auf die Begrenztheit des Objektes und die Schicksalhaftigkeit des Lebens. Das Thema Tod, Verlust und Trennung, das in einer frühen Zeit in das Leben meiner Patienten eingebrochen war und sie zu mir geführt hatte, entfremdete sie in einer letztlich unwiderruflichen Weise der Normalität, es nahm ihnen die Unschuld, das unhinterfragte Recht auf Leben. Sie gewannen ihre Realität über einen langen Prozess des Nachdenkens über sich selbst und ihr Schicksal. Ihre früh empfundene Fremdheit und Einsamkeit in der Welt der Objekte – die Authentizität dieser Erfahrung – kann in keiner psychotherapeutischen Behandlung rückgängig gemacht werden.

Viele der früh in ihrer Entwicklung gestörten Patienten kamen während der Behandlung zu einer *neurotischen* Sicht ihres Lebens. Sie entwickelten eine innere Struktur, die es ihnen ermöglichte, die verlorenen und gegenwärtigen Objekte in einer neuen Weise zu sehen.

Wie endet die Behandlung? Kann sie genügen? Sie ist, wie ich denke, jedenfalls begrenzt. Der schmerzliche Weg über die Anerkennung der depressiven Gefühle führte in den meisten Fällen zu einer Akzeptanz der Wirklichkeit, des Schicksals, der Ambivalenz gegenüber den Objekten, einer »depressiven Position«. Ihre Erfahrungen von Trennung, Verlust und Depression werden meine Patienten im Verlauf ihres Lebens gleichwohl begleiten, sie werden es aber, so dachte ich oft, nicht zerstören können. Sie gewannen eine Art der Nachdenklichkeit, aber auch ein Gefühl für sich selbst, für ihren Körper, ihr Atmen, ihr Am-Leben-Sein.

Literatur

Achmatowa, Anna: Gedichte. Suhrkamp: Frankfurt a. M. 1988

Abelin, Ernest L.: Die Theorie der frühkindlichen Triangulation. In: Jochen Stork (Hrsg.): Das Vaterbild in Kontinuität und Wandlung, fomman-holzboog: Stuttgart 1986

Bibring, E.: The Mechanism of Depression. In: Greenacre, P. (Hrsg.): Affective Disorders. International Universities Press: New York 1953

Bowlby, John: Trennung. Kindler: München 1976

Bürgin, Dieter: Vater als Person und Vater als Prinzip. In: Bürgin, D. (Hrsg.): Triangulierung. Schattauer: Stuttgart 1998

Bürgin, Dieter: Spiegelphänomene im Säuglings-und Kleinkindalter und in der Psychotherapie. In: Forum der Kinder- und Jugendpsychiatrie und Psychotherapie, H. 1, 2002

Celan, Paul: Gedichte I. Suhrkamp: Frankfurt a. M. 1975

Dammasch, Frank/Metzger, Hans-Geert (Hrsg.): Die Bedeutung des Vaters. Brandes & Apsel: Frankfurt a. M. 2006

De Mause, Lloyd: Hört ihr die Kinder weinen? Suhrkamp: Frankfurt a. M. 1980

Dilling/Mombour/Schmidt (Hrsg.): Internationale Klassifikation psychischer Störungen. Hans Huber: Bern 2008

Faimberg, Haydée: The Telescoping of Generations. Deutsch in Vorbereitung bei Brandes & Apsel: Frankfurt a. M. 2009

Figdor, Helmuth: Scheidungskinder – Wege der Hilfe. Psychosozial: Gießen 1997

Freud, Sigmund (1916/1917): Trauer und Melancholie. Studienausgabe, Bd. III, S. Fischer: Frankfurt a. M. 1975

Freud, Sigmund (1926): Hemmung, Symptom und Angst. Studienausgabe, Bd. VI, S. Fischer: Frankfurt a. M. 1975

Freud, Sigmund (1905): Drei Abhandlungen zur Sexualtheorie. Studienausgabe, Bd. V, S. Fischer: Frankfurt a. M. 1975

Fuhrmann, Erna: Ein Kind verwaist. Klett-Cotta: Stuttgart 1977

Herzog, J. M.: Sleep disturbance and father hunger in 18-28 month old boys: The Erlkönig syndrome. In: The Psychoanalytic Study of the Child, Bd. 35, S. 219-233

Herzog, J. M.: Frühe Interaktionen und Repräsentanzen. In: Bürgin, D. (Hrsg.): Triangulierung. Schattauer: Stuttgart 1998

Jacobson, Edith: Depression: Suhrkamp: Frankfurt a. M. 1977

Klein, Melanie: Das Seelenleben des Kleinkindes. Ernst Klett: Stuttgart 1962

Kohut, Heinz: Narzißmus. Suhrkamp: Frankfurt a. M. 1990

Krystall, Henry: Trauma and Affects. In: The Psychoanalytic Study of the Child, 33, 1978

Leung, Tony: »Der Schauspieler aus Traurigkeit.« In: Frankfurter Rundschau, 18. 10. 2007

Loch, Wolfgang (Hrsg.): Die Krankheitslehre der Psychoanalyse. Hirzel: Stuttgart 1989

Mahler, Margaret: Die psychische Geburt des Menschen. Fischer: Frankfurt a. M. 1985

Mahler, Margaret: On Sadness and Grief in Infancy and Childhood. In: The Psychoanalytic Study of die Child, 16, International Universities Press: New York 1961

Miller, Arthur: Timebends. Methuen: London 1987

Pamuk, Orhan: Schnee. S. Fischer: Frankfurt a. M. 2007

Quinodoz, Jean-Michel: Die gezähmte Einsamkeit. edition diskord: Tübingen 2004

Robertson, James und Joyce: Separation and the very young. Free Association Books: London 1989

Segal, H.: Klein. Theories and Techniques of the Pioneer of Child Analysis. London 1979

Shengold, Leonard: Soul Murder. Brandes & Apsel: Frankfurt a. M. 1995

Spitz, René: Vom Säugling zum Kleinkind. Klett-Cotta: Stuttgart 1967

Wallerstein, J./Blakeslee, S.: Gewinner und Verlierer. Frauen, Männer, Kinder nach der Scheidung. Droemer Knaur: München 1989

Zetzel, Elizabeth R.: Die Fähigkeit zu emotionalem Wachstum. Ernst Klett: Stuttgart 1974